U0197064

临床影像诊断必备丛书

MRI 读片指南

主　编　夏黎明　邵剑波　孙子燕

北京大学医学出版社

MRI DUPIAN ZHINAN

图书在版编目（CIP）数据

MRI 读片指南 / 夏黎明，邵剑波，孙子燕主编
—北京：北京大学医学出版社，2016.3（2020.12 重印）
ISBN 978-7-5659-1162-0

Ⅰ.①M…Ⅱ.①夏…②邵…③孙…Ⅲ.①核磁共
振成象—诊断学—指南 Ⅳ.① R445.2-62

中国版本图书馆 CIP 数据核字（2015）第 162255 号

MRI 读片指南

主　　编：夏黎明　邵剑波　孙子燕
出版发行：北京大学医学出版社
地　　址：（100083）北京市海淀区学院路 38 号　北京大学医学部院内
电　　话：发行部 010-82802230；图书邮购 010-82802495
网　　址：http://www.pumpress.com.cn
E — mail：booksale@bjmu.edu.cn
印　　刷：北京信彩瑞禾印刷厂
经　　销：新华书店
责任编辑：宋小妹　　责任校对：金彤文　　责任印制：李　啸
开　　本：787 mm × 1092 mm　1/16　印张：26.75　字数：680 千字
版　　次：2016 年 3 月第 1 版　2020 年 12 月第 3 次印刷
书　　号：ISBN 978-7-5659-1162-0
定　　价：119.00 元

版权所有，违者必究
（凡属质量问题请与本社发行部联系退换）

临床影像诊断必备丛书

编委会

总 主 编　王仁法　夏黎明

副总主编　黄道中　邵剑波　吕国义

编　　委　（按姓氏汉语拼音排序）

陈　浪　　陈欣林　　邓又斌　　龚良庚

黄　璐　　黄道中　　黎春雷　　李开艳

吕国义　　彭红芬　　彭俊红　　彭维恒

秦增辉　　邵剑波　　孙子燕　　唐　超

王　敏　　王　翔　　王仁法　　夏黎明

杨敏洁　　杨四清　　游　建　　张　菁

张　清

《MRI 读片指南》

编委会

主　编　夏黎明　邵剑波　孙子燕

副主编　龚良庚　杨敏洁　唐　超　黄　璐

编　委（按姓氏汉语拼音排序）

曹毅媛　董　进　龚良庚　韩　瑞

胡益祺　黄　璐　李　红　李　茜

李　嫣　李金矿　林　华　鲁　亮

陆　玮　马慧静　马晓琳　庞　颖

彭万红　邵剑波　宋少辉　孙子燕

覃　涛　汤翔宇　唐　超　王　敏

王仁法　席仁刚　夏黎明　鲜军舫

熊灵波　杨敏洁　袁　利　袁思殊

张　尉　张有为　张淯淞　周舒畅

出 版 说 明

医学影像学随着影像设备的发展而突飞猛进，X线、CT、MRI、超声已成为重要的检查手段，且在临床诊疗工作中日益普及，可为循证医学提供重要、客观的诊断依据。医学的发展要求影像科医师不断学习、不断提高。另外，X线、CT检查、超声早已普及到基层医院，但很多基层医生没有机会接受更深入的专业教育，所见病种局限，读片存在困难。目前市场上影像方面的图书或者起点较高（如按专题介绍的诊断及鉴别诊断），或者是针对学生的入门小手册，过于浅显，另有相当多的图书图片质量及印刷质量较差，不能满足实际需要。针对目前现状，我们特邀请华中科技大学同济医学院附属同济医院王仁法、夏黎明两位教授作为总主编，组织编写"临床影像诊断必备丛书"。经过两年多的艰辛付出，本丛书终于与读者见面。

丛书共4个分册，分别是《X线读片指南》《CT读片指南》《MRI读片指南》和《超声诊断指南》，具有下述特点：

1. 以系统分章，以常见病及多发病为主。以《X线读片指南》为例，各疾病从临床表现、X线表现、鉴别诊断三方面叙述。

2. 贴近临床实际，注重理论和临床实际的紧密结合。

3. 叙述诊断征象时结合病理改变。

4. 注意医学影像学的统一性与完整性。

5. 以典型的图片资料为主线，用最简明的语言给出读片分析和鉴别思路。

在编写中我们注重老、中、青专家、学者的配合，采用中老年专家与工作在一线的年轻精英组合完成丛书的编写工作。本丛书在编写过程中得到华中科技大学同济医学院附属同济医院、华中科技大学同济医学院附属协和医院、华中科技大学同济医学院附属普爱医院、首都医科大学附属同仁医院、北京积水潭医院等多家医院专家的支持与帮助，在此表示诚挚的谢意。

希望广大读者不吝赐教，多提意见，以便再版时修订完善。

北京大学医学出版社

2015年8月

前　言

　　近年来，磁共振成像（MRI）技术发展迅速，已经成为了影像医学中非常重要的组成部分。MRI成像速度的加快、扫描时间的缩短、图像质量的提高、操作程序的简化，使得MRI可以更好地走进基层医院，也使其在全国的装机数量不断增加。因此，学习磁共振诊断技术的基层放射科医生越来越多，但很多基层医生没有机会接受更深入的专业教育，所见病种也比较局限，诊断存在困难。针对目前现状，我们编写了这本《MRI读片指南》，总结了各大系统常见病、多发病的临床和MRI表现，同时还加入了一些功能磁共振序列在常见病中的应用，以扩展临床诊断视野。

　　华中科技大学同济医学院附属同济医院磁共振室1994年引进第一台1.5T磁共振设备，开始了MRI在临床和科研方面的应用。经过20余年的发展，已经拥有了4台1.5T和3台3.0T磁共振设备。同济医院作为全国前十的大型综合性医院，病例齐全，病种繁多，这为我们的编写工作提供了良好的条件。全书共十一章，介绍了MRI在中枢神经系统、五官、循环系统、乳腺、腹部、盆腔、肌肉骨骼和儿科等的应用和诊断。各系统的编写涵盖了常见病、多发病的典型表现、不典型表现，少见病的特征表现以及一些简单的功能磁共振成像的应用。本书紧扣MRI诊断的基本诊断要点，同时介绍了一些简单功能磁共振成像的发展和应用，临床实用性强、疾病涵盖面广。

　　在编写过程中，编者密切联系临床实际工作，尽可能地用简明扼要的语言阐明每种疾病的诊断依据，以培养正确的MRI诊断思路，并提供了清晰、典型的图片和简单明了的图片说明。本书内容全面、图文并茂、实用性强，基本涵盖了MRI诊断过程中所涉及的主要知识，适合基层、低年资放射科医生，影像专业的学生及临床各科医师学习、查阅，也可以作为高年资放射科医师和专家作为教学参考，结合自身经验应用于教学中。

　　本书在编写过程中得到华中科技大学同济医学院附属同济医院、武汉市儿童医院、南昌大学第二附属医院、首都医科大学附属同仁医院等国内外多家医院放射科专家的支持与帮助。各位编者均来自于全国不同的教学医院工作在临床一线的技术骨干及专家，在此一并表示诚挚谢意。

　　由于时间仓促，且MRI技术发展迅速，难免有所疏漏和不完善之处，诚望各位同仁批评、指正。

华中科技大学同济医学院附属同济医院

夏黎明

2015年10月

目　　录

第一章 磁共振成像基础知识

磁共振成像（magnetic resonance imaging，MRI）是与计算机断层扫描（computerized tomography，CT）几乎同步发展起来的医学成像技术。其原理是利用 ^{1}H 原子核在磁场内产生共振，加上射频脉冲激励产生信号，经过计算机处理重建成像。MRI 发展日新月异，应用迅速广泛普及，新技术不断发展，诊断价值也日益提高，尤其是近年来高场磁共振超快速成像与功能成像的出现，使得 MRI 诊断的优势更为明显。

第一节 磁共振成像过程和设备

一、磁共振成像过程

MRI 的过程可分解为以下步骤。

（一）人体在磁场内产生纵向磁矢量和 ^{1}H 进动

人体内富含 ^{1}H，^{1}H 进行自旋运动而产生磁矩，犹如一个小磁体。通常，它们排列无序，磁矩相互抵消。当进入磁场内，则依外磁场磁力线方向有序排列，从而产生纵向磁矢量。同时，这些 ^{1}H 的自旋轴围绕磁力线做锥形运动，称为进动，进动的频率与外磁场场强呈正比。

（二）发射特定的脉冲引起磁共振现象

向磁场内人体发射特定频率，即与 ^{1}H 进动频率相同的射频（radio frequency，RF）脉冲吸收能量，从而发生磁共振现象。结果同时产生两种改变：一种吸收能量的 ^{1}H 呈反磁力线方向排列，致纵向磁矢量变小、消失；另一种是 ^{1}H 呈同步、同速，即同相位进动，由此产生横向磁矢量（图 1-1-1）。

（三）^{1}H 恢复原有状态并产生射电信号

停止发射射频脉冲后，^{1}H 迅速恢复至原有的平衡状态，这一过程称为弛豫过程（relaxation process），所需时间称为弛豫时间（relaxation time）。有两种弛豫时间：一种是纵向磁矢量恢复的时间，为纵向弛豫时间（longitudinal relaxation time），亦称 T1 弛豫时间，简称 T1；另一种是横向磁矢量的衰减和消失时间，为横向弛豫时间（transverse relaxation time），亦称 T2 弛豫时间，简称 T2。发生共振的 ^{1}H 在弛豫过程中，就会产生代表 T1 值和 T2 值的射电信号。主要反映组织间 T1 值的差异，称为 T1 加权成像（T1 weighted imaging，T1WI）；

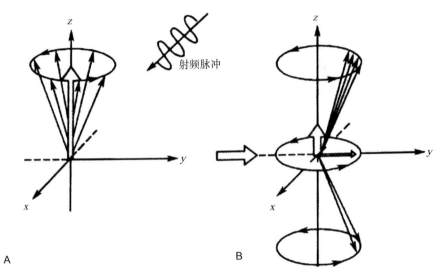

射频脉冲

图 1-1-1　磁共振现象

A. 在强外磁场内，产生纵向磁矢量；B. 发射与质子进动频率相同射频脉冲时，产生磁共振现象，由此发生两种改变：
一种是部分质子吸收射频能量，呈反磁力线方向排列，致纵向磁矢量减小；另一种是质子呈同步、同速即同相位进动，
由此产生横向磁矢量

另一种主要反映组织间 T2 值的差异，称为 T2 加权成像（T2 weighted imaging，T2WI）。人体内各组织及其病变，均有相对恒定的 T1 值和 T2 值。

（四）采集、处理射电信号并重建为 MRI 图像

对于反映人体组织结构 T1 值和 T2 值的 MR 信号，经采集、编码、计算及傅立叶转换等一系列复杂处理，即可重建为 MRI 灰阶图像。MRI 图像上的黑白灰度对比，反映的是组织间弛豫时间的差异而不同于 X 线、CT 和超声。MRI 图像上的黑白灰度称为信号强度。其中白影称为高信号，灰影称为中等信号，黑影称为低信号或无信号。T1WI 图像上，高信号代表 T1 弛豫时间短的组织，常称为高信号或短 T1 信号，例如脂肪组织；低信号代表 T1 弛豫时间长的组织，常称为低信号或长 T1 信号，例如脑脊液。T2WI 图像上，高信号代表 T2 弛豫时间长的组织，常称为高信号或长 T2 信号，例如尿液；低信号代表 T2 弛豫时间短的组织，常称为低信号或短 T2 信号，例如骨皮质。表 1-1-1 列举了常见正常组织在 T1WI 和 T2WI 图像上的信号强度与影像灰度。

二、磁共振成像设备

磁共振成像设备包括了产生、采集、处理及显示部分。磁共振成像设备的主要指标是磁场强度，即场强，单位为特斯拉（Tesla，T），核心部分是磁体。磁体有常导型、超导型和永磁型 3 种，常导型和永磁型的磁场强度较低，一般在 0.35T 以下，超导型的场强多为 0.35 ~ 3.0T。其他磁共振成像设备还有超高场强的 7.0T 磁共振成像机、肢体专用磁共振成像机、心脏专用磁共振成像机、复合手术室磁共振成像机等。

表 1-1-1 几种正常组织在 T1WI 和 T2WI 图像上的信号强度与影像灰度

组织	T1WI		T2WI	
	信号强度	影像灰度	信号强度	影像灰度
脑白质	较高	白灰	中等	灰
脑灰质	中等	灰	较高	白灰
脑脊液和水	低	黑	高	白灰
韧带	低	黑	低	黑
肌肉	中等	灰	中等	灰
脂肪	高	白灰	较高	白灰
骨皮质	低	黑	低	黑
骨髓	高	白	中等	灰

第二节 磁共振成像的优势及局限性

一、磁共振成像的优势

（一）组织分辨力高

这是 MRI 突出的优点。MRI 为多参数、多序列成像，除了常规自旋回波（spin echo，SE）序列 T1WI 和快速自旋回波（fast spin echo，FSE）序列 T2WI 检查外，其他序列如梯度回波（gradient echo，GRE）序列、反转恢复（inversion recovery，IR）序列和平面回波成像（echo planar imaging，EPI）等亦经常使用。在这些成像序列中，改变成像参数，可获得更多的成像序列和产生更多成像技术，而同一组织或病变在不同成像序列或成像技术上可具有不同的信号强度。如短反转时间（time of inversion，TI）的短时反转恢复（short time inversion recovery，STIR）序列和液体衰减反转恢复（fluid attenuated inversion recovery，FLAIR）序列同属于 IR 序列，但前者脂肪组织为低信号或无信号，FLAIR 序列抑制富有游离水的信号（例如脑脊液），呈低信号。另外，在 GRE 序列上，分别应用特定的成像参数回波时间（time of echo，TE），可分别获取水质子与脂肪中质子处于同相位和反相位的图像，用于检查组织中是否含有丰富的脂类物质。此外，在常规 SE 序列 T1WI 或 T2WI 上叠加预饱和脂肪抑制技术，可使脂肪组织呈低信号表现，而保留其他组织的 T1 或 T2 对比。以上例子说明 MRI 检查的成像序列和成像技术类型较多，致使这些图像上同一种组织的信号强度亦呈多样化表现，正是由于这些多种成像学、多种成像技术的优势，使得 MRI 具有高的组织分辨率，能够显示器官结构或病变的某些组织学特征，有助于疾病的检出以及定性诊断。

（二）水成像

利用重 T2WI 序列检查，不用任何对比剂，就能够整体显示含有液体的器官和间隙，效果类似 X 线造影检查，此即 MR 水成像（MR hydrography）。包括 MR 胆胰管成像（MR rholangiopancmatography，MRCP），MR 尿路成像（MR urography，MRU）和 MR 脊髓成像（MR myelography，MRM）等。

（三）血管成像

血液的流动类型包括层流和湍流。血管垂直成像层面时，接受射频脉冲激励的血液在成像时流出成像层面而形成回波，即不产生信号；血管与层面平行时，收到 90° 射频脉冲激励的血流去相位而不能被 180° 射频脉冲翻转而相位一致，MRI 信号极弱；流速引起去相位以及湍流引起相位移动等因素，均使血流在 MRI 图像上无信号，称为流空效应。磁共振血管成像（MR angiography，MRA）利用液体流动效应，不用对比剂，采用时间飞跃（time of flight，TOF）或相位对比（phase contrast，PC），显示血管，类似 X 线血管造影。

1. 时间飞跃（time of flight，TOF）法 有二维及三维采集，其基本原理是利用流入性增强效应，使静止组织饱和而血管中流入的血液中质子群显示增强而显影。在 TOF 基础上发展起来的多层重叠薄层面采集（multiple overlapping thin slab acquisition，MOTSA），可以采集数块相叠的血管信号，显示范围更大。

2. 相位对比（phase contrast，PC）法 也有二维和三维采集，其主要原理是利用血流诱发的相位改变在流动质子群和周围静止组织间形成对比而使血管显示。MRA 的辅助技术有最大信号强度投影（maximum intensity projection，MIP），磁化传递对比（magnetization transfer contrast，MTC），以及对比增强后的 MRA，其结果都使血管显示更好。在体部 MRA 检查中，静脉注射对比剂可取得良好的效果。TOF 法和 PC 法各有其特点。TOF 法显示血管范围大，但背景噪声多；而 PC 法背景抑制噪声的效果优于 TOF 法，但受流速的影响，难以兼顾流速快的大血管和流速慢的小分支。

（四）反映组织、器官功能状态

目前在临床上广泛使用的功能性磁共振成像技术包括磁共振波谱（magnetic resonance spectroscopy，MRS）技术，灌注加权成像（perfusion weighted imaging，PWI），扩散加权成像（diffusion weighted imaging，DWI），扩散张量成像（diffusion tensor imaging，DTI），以及血氧水平依赖（blood oxygenation level dependent，BOLD）磁共振成像等。另外，也将其他一些技术，如磁敏感成像、动态增强成像、运动成像等归为功能性磁共振成像的范畴。同时分子影像学（molecular imaging）也已逐步从实验研究走向临床，成为功能性磁共振成像的一个重要组成部分。

1. 磁共振波谱（MRS）技术 能够在分子水平反映人体内病变的信息，可对疾病进行早期诊断并监控病情。MRS 技术能够观察组织器官的能量代谢情况，从而对人体的生化环境、组织代谢物及某些特定的化合物进行无创的定量分析，是一种很有潜力的活体生化分析技术。MRS 技术在临床方面有着广泛的应用，最常用的是 ^{1}H-MRS，其次是 ^{31}P-MRS，临床上最先应用于颅内疾病的诊断中，一般使用 ^{1}H-MRS，这时脑部代谢物在波谱中的对应的共振峰主要包括：N- 乙酰天门冬氨酸（NAA）、肌酸（Cr）、胆碱（Cho）、乳酸（Lac）、脂质（Lip）、肌醇（MI）等。在机体出现某些病变的情况下，与此疾病相关代谢物的浓度会发生改变，从而使得对应的波谱共振峰发生改变。NAA 是存在于神经元的一种特征性物质，临床中用它作为神经元标志。当神经发生病变时，神经细胞 NAA 的代谢就会减少，与之对应的 MRS 中 NAA 峰亦降低。Cr 是体现组织的能量代谢标志物质。Cr 在成年人体内一般是固定的，不过机体处于慢性疾病的情况下，Cr 的浓度也可能发生改变。Cho 在肿瘤组织中比较活跃。当然在多发性硬化、炎症或其他脑白质疾病中也可以观察到 Cho 的增加。Cho 减少则多发生在脑组织的坏死。这些物质峰值的变化可以帮助对疾病进行诊断。目前，MRS 的应用领域正在逐渐拓宽，已经广泛地应用于对前列腺、乳腺、肝、肾及骨骼、肌肉疾病良、恶性的鉴别诊断。当这些部位有恶性肿瘤发生时，肿瘤细胞膜的合成和降解能力增加，Cho 化合物随之增多。MRS 测得肿瘤局部 Cho 峰就会明显增高，而良性病变的 Cho 峰升高不显著。另外，前列腺的正常腺体可以产生高浓度的枸橼酸盐（Cit），而前列腺癌细胞会不同程度地破坏腺体，从而使腺体产生、分泌 Cit 的能力减小或丧失，从而导致 Cit 峰明显下降，前列腺增生 Cit 峰变化不明显。^{1}H-MRS 检测信号最强的是水和脂肪，因此，^{1}H-MRS 常用于脂肪肝和心肌脂肪变的定性和定量研究。然而，肝和心脏中许多化合物都含有 ^{31}P，因此对于其他疾病的诊断，肝和心脏 MRS 中比较常用的是 ^{31}P-MRS。研究发现磷酸单酯（PME）/磷酸二酯（PDE）在肝硬化患者中明显降低，可用于中重度慢性肝炎与肝硬化的鉴别诊断；心力衰竭、心瓣膜病和冠状动脉粥样硬化性心脏病（冠心病）时，磷酸肌酸（PCr）/三磷酸腺苷（ATP）会明显下降。肾病变的 ^{1}H-MRS 比较特殊，在良性嗜酸细胞瘤中，脂质（Lip）成分和胆碱（Cho）浓度大体相当，低度恶性肾癌的 Lip 与 Cho 浓度比值急剧上升。然而，这一比值在高级别肾癌中出现相反变化，Cho 浓度远远超过 Lip 浓度。

2. 灌注加权成像（PWI）　是建立在流动效应基础之上的成像方法。其本质是血流通过毛细血管网，将携带的氧及其他物质输送给周围组织的功能。它能反映组织微观血流动力学的信息，与单光子发射计算机化断层显像（SPECT）、正电子发射断层显像（PET）相比，具有高时间分辨率和空间分辨率，无放射性损伤，操作方法比较简单，检查费用较低等优点。灌注成像技术一般有两种方法，一是通过静脉注射对比剂来研究器官、组织和病灶的血管灌注的情况；二是采用特殊设计的脉冲序列对动脉血液中的质子进行标记，将标记的质子作为内源性对比剂，来检测组织的血流动力学信息，即不用对比剂来检测血流灌注。从这些特点看，灌注是使用外源性对比剂或内源性对比剂在毛细血管的水平上来测量血流改变情况的，在观察脑缺血患者的血流动力学、肿瘤的血管分布以及坏死区的血供情况中具有重要的价值。与 PET 及 X 线相比，PWI 具有普及性与无损伤性，有可能成为评价脑血液流动的首选方法。目前 MR 灌注成像临床研究相对较多的领域有：脑血管性病变(包括脑缺血、脑出血及其他脑血管性病变)、全身各部位肿瘤的血供情况、心肌缺血及静息状态和负荷状态下检测心肌灌注储备等。PWI 反映了微循环灌注情况，可以用于全身各系统良、恶性肿瘤的鉴别诊断。恶性肿瘤由于生长迅速，肿瘤实质部分微循环活跃，肿瘤血管滋生，在灌注成像中，表现为高灌注信号，时间 - 信号曲线大多为"快进快出"型和"平台"型；良性肿瘤一般情况下，曲线呈"递增"型。PWI 还可以敏感地反映脑缺血区，与 DWI 结合可以检出缺血半暗带。心肌灌注成像时，经静脉团注对比剂并同时对心脏进行多期相快速扫描，观察对比剂首次到达及通过心肌的情况进而判断心肌的血流灌注储备情况。心肌缺血时缺血部位首过时会表现为低信号区，强化慢于正常心肌而正常心肌会明显强化。心肌延时增强可以评估心肌活性，即判断存活心肌，延迟强化心肌大多为坏死心肌，其特异性、敏感性已经与 PET 心肌灌注相当，对临床行经皮介入疗法（PCI）具有指导意义。延迟增强现在也用于非缺血性心肌病的诊断中，其延时强化一般提示心肌纤维化的范围及程度，可以用于预测患者的预后情况。

3. 扩散加权成像（DWI）与扩散张量成像（DTI）　分子因受热而具有随意运动，即所谓的布朗运动。这种运动是一种无规律的运动模式，一般所指的扩散是由分子的随意平移所致。扩散使 MRI 的信号失去聚合。从而使接收的信号发生减弱。磁共振中用其来描述组织中液性分子的微观运动状况。分子扩散的程度一般用表观扩散系数（apparent diffusion coefficient，ADC）来表示。ADC 值越大，扩散的速率越大，反之则越小。根据分子的扩散是否受到阻碍将其分为自由扩散和限制性扩散两种。在自由扩散中，分子的运动不受限制，扩散距离与扩散时间呈线性比例关系。限制性扩散中情况很复杂，在短的扩散时间时分子的扩散与自由扩散相似，随着扩散时间的延长，多数分子扩散到足够远时会遇到细胞膜而受阻，限制分子进一步运动。这样一来，分子的扩散就与细胞膜的渗透性有关。若细胞膜无渗透性，分子会反射回来，导致扩散下降；如果细胞膜有一定的渗透性，则扩散距离也随扩散时间的延长而有所增加。限制性扩散在不同的方向上可有利于分子扩散或限制分子扩散，这种现象叫做各向异性扩散（anisotropic diffusion，AD），脑白质内水分子的扩散属于 AD。分子扩散与方向无关时称为各向同性扩散（isotropic diffusion）。分子的扩散效应非常微弱。必须在常规脉冲序列上加一对极性相反、强大的扩散敏感梯度，临床上通常与 EPI 脉冲序列进行结合。而扩散张量成像（DTI）是在充分研究各向异性的基础上提出的最新扩散成像技术。扩散成像是一种真正的定量的检测方法，而扩散系数是直接反映观察对象（主要是水，也有代谢物）随机迁移运动方式的组织特征参数。扩散在临床上主要应用于神经系统，在早期脑缺血和白质病的诊断方面有很大的突破。DWI 可以在脑缺血后的半小时发现缺血部位，而常规的 T2 加权在缺血后 3 小时内尚难以诊断，从而有利于脑缺血疾病的早期诊断，对患者的治疗及预后有着重大的意义。而且 DWI 可用于蛛网膜囊肿和表皮样囊肿、囊肿与实性肿瘤的鉴别诊断，部分囊肿内含有较多的蛋白成分，在 T1WI 和 T2WI 上都可类似于实性肿瘤的信号强度，有时会给两者的鉴别带来较大的困难。囊肿内水分子呈自由扩散，ADC 值明显大于实性肿瘤，在 DWI 上呈低信号，ADC 图像上则呈高信号，与脑脊液的信号强度相似。DTI 在诊断脑白质病、多发性硬化、Alzheimer 病、精神分裂症等疾病中具有一定的潜力。

4. 血氧水平依赖（BOLD）功能磁共振成像　是利用内源性血红蛋白作为对比剂，通过血氧饱和度的对比变化而实现的成像方法。血氧水平依赖（BOLD）功能磁共振成像，它是目前功能磁共振成像使用的主要方法。当大脑接收外界刺激而执行某个命令时，某个脑区的神经元的活动就会增强。其局部的血管床的血流量和血流容积增加，导致神经元活动区局部氧合血红蛋白含量增加，该区域里的氧供应远远超出了神经元新陈代谢所需的氧量，导致了血流中氧供应和氧消耗之间的失衡，结果造成了功能活动区血管结构中氧合血红蛋白（oxyhemoglobin）的增加，而脱氧血红蛋白（deoxyhemoglobin）的相对减少，即神经元活动区毛细血管床和静脉血中作为顺磁性物质的脱氧血红蛋白含量少于非活动区，由于脱氧血红蛋白中的铁离子是以二价铁的形式存在的，这种血红素铁上的非成对电子具有较大磁矩，从而使其具有与外源性顺磁性对比剂类似的顺磁性特征，有明显的缩短 T2 的效应。因此在某一脑区脱氧血红蛋白的浓度相对减少将会造成该区域 T2 信号的相对延长，使得该区域中的 MR 信号强度增强。因此在脑功能成像时功能活动区的皮质表现为高信号。虽然这一信号差别很微小，但通过适当的后期处理可以将这种代表神经元兴奋活动的信号提取出来，显示出明确可靠的信号变化。BOLD 主要用于脑功能研究，还可以用于肾的生理与病理研究以及肾移植术后的评估。未来可能用于其他器官的功能性研究。

5.其他功能磁共振技术　将分子生物学的技术和现代医学影像学相结合产生了分子影像学这门新的边缘学科。目前，由于受限于技术的原因，分子影像学的研究大多还处于动物试验阶段。但是分子影像学作为分子生物学和医学影像学之间的桥梁学科，其间产生积极的互动会有力地推动分子影像学的健康发展。磁敏感加权成像（susceptibility weighted imaging，SWI）是一种以T2WI梯度回波序列作为序列基础，根据不同组织间的磁敏感性差异提供对比增强机制的新技术。它采用3D梯度回波扫描，完全速度补偿，射频脉冲扰相等技术，具有三维、高分辨率、高信噪比等特点。为显示清晰的静脉血管影像，还采用了相位蒙片，邻近层面的最小强度投影重建等图像后处理技术。临床上现在已应用于铁沉积、肿瘤、脑梗死和出血、特发性帕金森病等疾病的诊断中。动态增强磁共振成像（DCE-MRI）是通过静脉注射对比剂无创地评价组织和肿瘤血管特性的一种功能性成像方法，这种技术先已经普遍应用于临床。目前应用于动态增强的对比剂主要有以下几种：①可迅速扩散至细胞外间隙的小分子对比剂（分子量＜1000）；②在血管内滞留较长时间的大分子对比剂（分子量＞30 000）；③血管生成因子介导的特异性靶对比剂。小分子对比剂DCE-MRI技术已成功地进入临床应用阶段，并发挥重要作用。大分子对比剂（MMCM）DCE-MRI技术正处于临床实验及临床应用前期阶段。靶分子对比剂正处于临床前期研究阶段，短期内不会应用于临床。在它在对肿瘤的诊断，以及良、恶性肿瘤的鉴别诊断中发挥着重大的作用。

二、磁共振成像的局限性

1.通常不能整体显示器官结构和病变　与CT相同，MRI常规为断层图像，不能整体显示器官结构与病变。

2.多序列、多幅图像不利于快速观察　这一点也与CT相同，尤其是对于多序列图像，其间需要进行对比观察。

3.受部分容积效应影响　常规MRI图像也为体素成像，同样受部分容积效应影响。

4.检查时间相对较长　常规MR1检查为多序列成像，耗时较长，不利于急症患者和难以制动者检查。快速成像序列和技术，例如平面回波成像（echo planar imaging，EPI），可在一定程度上缩短检查时间。

5.易发生不同类型伪影　MRI图像上常有运动性、外磁场不均匀性、梯度相关性等伪影，给图像的解释带来困难。

6.识别钙化有限度　常规MRI检查多不易识别钙化，磁敏感加权成像有所帮助，但总体而言，MRI对钙化识别不及CT检查。

第三节　磁共振成像的伪影及提高图像质量的方法

磁共振成像过程中产生伪影的因素较多，如呼吸、心血管搏动、液体流动、生理性的吞咽动作，某些化学成分如脂肪或气体对周围组织的影响，体内外的金属物等。针对上述因素设计了以下软件及硬件，以克服伪影，提高图像质量：心电门控、外周脉搏门控、呼吸补偿、流动补偿、预饱和技术等，在检查一定部位时必须应用。常用脂肪抑制技术有两种，即频率选择饱和法和 STIR 技术。在不同机器上可用不同的方法，以克服化学位移伪影，并有助于诊断分析。

MRI 的图像质量标准有信号噪声比、空间分辨率、对比度、对比噪声比和均匀度等。信号噪声比是指信号与噪声强度的比值，简称信噪比，与磁场强度、像素大小、重复时间（TR）、回波时间（TE）、反转恢复时间（TI）以及层厚、视野大小、矩阵等有关。对比度是指相邻区域信号强度差，取决于 被检组织特性及各种参数。均匀度包括信号均匀度、信噪比和对比噪声比。信号均匀度是指一均匀物体上信号强度的差异。

第四节　磁共振成像对比剂及其临床应用

随着 MRI 在临床的广泛应用，人们对其寄予更高的希望。MRI 能进一步提高对软组织的分辨率，使一些较小的病变得以显示，使一部分疑难病变得以定性。MRI 对比剂的增强机制是改变局部组织的磁环境而间接增强。

一、磁共振对比剂的分类

物质置于磁场中后，可以具有磁性，这一过程称为磁化，而表示此磁化的量者，称为磁化率。根据磁化性质的不同，物质可分为以下几类：

1. 磁性物质　它们的磁化率为负值，其组成原子的外电子是成对的。人体内大多数物质和有机化合物属于这类物质。

2. 顺磁性物质　它们所含的外层电子是不成对的，故具有较大的磁矩，磁化率也较大。外加磁场存在时，顺磁性物质中的原子偶极子的排列与磁场方向平行，从而具有磁性。而外加磁场一旦移去或消失，其原子偶极子的排列即呈随机，则磁性消失，顺磁性原子的相干性也丧失。

3. 铁磁性物质　为具有磁矩而紧密排列的一组原子所组成的晶体。这样紧密聚集的一组原子的直径约为 50nm，由于原子间的相互作用，使这些原子的磁矩排列有序，形成一个远大于单个原子磁矩的永久磁矩，称为磁畴。一次磁化后，即使在没有外加磁场作用的情况下，铁磁性物质的磁畴也不完全是随机排列，故仍带一定磁性。一般而言，铁磁性物质的磁矩大于顺磁性者。

4. 超顺磁性物质　由具有磁矩物质的小粒子或晶体紧密聚集而成。这种粒子或晶体也由磁畴所组成。当存在外加磁场的影响时，如顺磁性物质中那样，聚集粒子或晶体中的每一粒子或晶体也倾向于排列成序。由于这种粒子或晶体的磁矩相当于成千上万的电子磁矩，所以其磁性大于顺磁性者。超顺磁性物质在外加磁场中更加易于磁化，且磁化也迅速。这些含有单个磁畴的粒子或晶体，在外加磁场不存在的情况下，仍具有较大磁矩。但是，这些粒子或晶体是积极活动的，且在无外加磁场存在时各磁畴的排列是随机的，故其净磁矩为零。也即超顺磁性物质在外加磁场不存在时，其磁性消失。

由于抗磁性物质的磁化率为负值，且已大量存在于体内，所以它是不能被开发为对比剂的。其他三种物质中，已经开发成功和正在开发中者为数不少，但获批准并已用于临床者为钆（Gd）的螯合物，其他已进入临床试验阶段者还有镝（Dy）、锰（Mn）和铁的化合物，如 Dy-DT-PA、Mn-DPDP 和超微粒型的氧化铁等，它们几乎均属顺磁性的超顺磁性物质。至于铁磁性物质，也有人试图开发成为 MRI 对比剂。故就目前情况而论，MRI 对比剂大致可以分为 3 类（表 1-4-1）。

表 1-4-1　MRI 对比剂的分类

对比剂	对 T1 的影响	对 T2 的影响	每分子或颗粒的原子偶极数
顺磁性螯合物	缩短（低浓度）	缩短（高浓度）	1
超顺磁性颗粒	无甚改变	明显缩短	10^{10}
铁磁性颗粒	无甚改变	极大缩短	10^{12}

二、磁共振对比剂的作用原理

绝大多数对比剂都是通过改变含对比剂组织的 T1 和 T2 弛豫时间，来达到增强局部信号强度的目的。MRI 的组织信号强度最主要取决于该组织的质子浓度和弛豫特性。当特定的组织中的浓度一定时，质子弛豫时间（T1 或 T2）的长短就决定组织的信号强度。MRI 对比剂就是通过影响质子的弛豫时间 T1 或 T2 来增加或降低其信号强度。所以说 MRI 对比剂的增强作用是间接的。

（一）顺磁性螯合物类对比剂的作用原理

顺磁性物质含有不成对电子，其不成对电子与质子一样成为磁偶极子 i，具有磁矩，但电子质量很轻，其磁矩约为质子的 657 倍。在无顺磁性物质的情况下，组织的 T1 混合 T2 弛豫时间是质子之间的偶极子 - 偶极子相互作用，形成局部磁场波动引起的。有不成对电子的顺磁性物质存在时，由于电子的磁化率 657 倍于质子，产生局部巨大磁波动，此时，大部分电子的进动频率与 Larmor 频率相近，而使邻近水质子的 T1、T2 弛豫时间缩短，即形成所谓质子偶极子—电子偶极子之间的偶极子相互作用，引起所谓质子弛豫增强，其结果造成 T1 和 T2 弛豫时间缩短。顺磁性物质对 T1、T2 弛豫时间的影响和顺磁性物质中心到发生弛豫的氧原子核间距离的 6 次方成反比。研究证实，为满足这个条件，质子和顺磁性物质电子之间的距离必须小于 0.3nm，一旦其距离大于 0.3nm，质子弛豫增强效应即会迅速变小，直至到零。所以 MRI 对比剂必须能在磁场作用下易于与有关组织的氢原子核互相交换，或者这种对比剂必须容易与水分子十分接近，即对比剂内部配位体能与水分子可复性结合，也即在对比剂的结合位置和邻近含水环境之间恒定而快速地交换水分子。

T1 和 T2 弛豫时间的倒数，即 1/T1，和 1/T2，分别称为两者的弛豫率（分别用 R1 和 R2 代表之）。顺磁性物质对 T1 和 T2 弛豫时间以及 R1 和 R2 的影响与顺磁性离子的不成对电子和 水分子中氢原子核的相互作用密切相关。水溶性顺磁性对比剂对机体组织的弛豫率的影响与对比剂的浓度（mmol/L）呈线性关系。

在采用常规诊断剂量的顺磁性物质（Gd-DTPA）后，图像上主要反映为 T1 缩短，所以我们常选短 TR 和短 TE 的自旋回波或反转恢复等 T1 加权序列来显示顺磁性对比剂的最大增强效果，也即增强区显示为高信号，这种形成信号增高的 MRI 对比剂又称为阳性对比剂，影响 MRI 对比剂显示效果者，除上述不成对电子的数量和配体数量外，还与某些元素的磁矩和电子自旋弛豫时间有关。磁矩大者，也即磁化率大者，易于形成去相位；电子自旋弛豫时间十分短者，常能更有效地改变磁化率和 MR 共振频率。

由此可见，顺磁性物质缩短 T1 和 T2 弛豫时间与下列因素有关。①磁性物质的浓度：在一定的浓度范围内，顺磁性物质的浓度越高，顺磁性就越强，对 T1 和 T2 的影响就越明显。②顺磁性物质的磁矩：物质的磁矩取决于不成对电子数，不成对电子越多，磁矩越大，顺磁作用越强，对 T1 和 T2 的缩短作用越明显。③顺磁性物质局部磁场的扑动率：局部磁场的扑动率是由于顺磁性物质的中心位置与质子之间的相互作用形成的，质子与中心位置的原子不断地结合构成了局部磁场的扑动，所以实际上扑动的大小可以用结合时间来衡量。对于内层水分子来说，结合时间与顺磁性物质的旋转再定向时间、电子弛豫时间由水分子与配体的交换时间来决定；对于外层水分子来讲，结合时间取决于溶剂中质子和顺磁性物质的中心位置的相对穿梭弥散速率、顺磁性物质的电子弛豫时间和水分子与顺磁性物质中心位置的距离。④顺磁性物质结合的水分子数：顺磁性物质结合的水分子越多，其顺磁作用越强。

（二）超顺磁性和铁磁性粒子类对比剂的作用原理

这两类粒子也能加快 MRI 中的质子弛豫，但其增强原理与顺磁性螯合物类对比剂有不同之处。这两类对比剂的不成对电子，与其造影环境中水质子的距离很难达到 0.3nm 以下，但它们的磁矩和磁化率均远大于人体组织结构，也远大于顺磁性螯合物，故又称这两类对比剂为磁化率性对比剂。这两类对比剂可造成磁场不均匀，水分子弥散通过此对比剂时改变了质子横向磁化的相位，从而加速了去相位过程，形成了有关质子的 T2 或 T2* 弛豫时间的缩短，即所谓的 T2 或 T2* 弛豫增强。磁化率和磁矩愈大，去相位也愈快。磁化率型对比剂用于 T2 和 T2* 加权成像时，使有关质子 T2 弛豫时间缩短，造成信号减低，呈黑色或暗色，故又称为 MRI 阴性对比剂，T2 或 T2* 弛豫增强与上述质子弛豫增强的区别在于后者是 T1 和 T2（包括 T2*）弛豫时间均缩短，同前者主要是 T2（包括 T2*）弛豫时间缩短，而对 T1 弛豫时间无甚影响。

这种磁化率对比剂与成像速度很快的 MRI 技术结合应用时，可用于心肌和脑组织的灌注功能、血流量和血容量等的研究。利用对比剂在病理组织和正常组织之间的灌注差异，有助于病灶的显示及诊断。

（三）磁共振对比剂的临床应用

钆喷酸葡胺（Gd-DTPA）之类顺磁性对比剂最初主要用于中枢神经系统，静脉注入的 Gd-DTPA 可通过受损的血 - 脑屏障进入病变组织，或滞留于病灶内缓慢流动的血液中，病灶的增强与否及其增强程度可因病灶血供的多少及血 - 脑屏障破坏的程度而异。近年来 Gd-DTPA 还用于乳腺、肝、心肌、横纹肌、肾、骨骼等组织和器官的增强检查以及灌注研究和肝动态扫描成像等。

可经肝细胞排泄的对比剂包括钆贝葡胺（Gd-BOPTA）、钆塞酸二钠（Gd-EOB–DTPA）、锰福地吡三钠（Mn-DPDP）等，静脉注射后由肝细胞摄取并排入胆汁中，从而增强肝及胆道系统，提高肝、胆道病变的检出率。对于肝细胞与由它而来的肝占位病变，如肝癌、肝腺瘤等均可增强。正常肝细胞表面存在涎糖蛋白受体，超微型超顺磁氧化铁晶体由涎糖蛋白包裹后可被肝细胞摄入致正常组织信号下降。而不含涎糖蛋白受体的病变组织保持信号不变，从而增加反差，故由涎糖蛋白包裹的超顺磁氧化铁亦属肝细胞对比剂。用于网状内皮系统增强的对比剂包括超顺磁性氧化铁及脂质体，注入血管后由网状内皮细胞吞噬，主要集中在肝、脾、骨髓、淋巴结中。超顺磁氧化铁的另一重要应用是淋巴结增强，静脉注射或皮下注射给药，由淋巴管引流至淋巴结内，正常淋巴结造影后信号减低，肿瘤转移淋巴结则保持不变。磁共振胃肠对比剂用于勾勒胃肠腔，以便更好地显示胰腺、腹主动脉旁淋巴结及盆腔器官。目前已有多种对比剂在临床试用，何者为佳尚无定论。

对于人体富于脂肪的结构和血管，应用钆制剂作增强 MRI 时，一般都采用 T1 加权成像。这时脂肪组织和对比剂增强的组织均显示为高信号区，对观察可能会带来不利的影响。为此，采用脂肪抑制技术，使脂肪组织成为无或低信号，可以改善造影的增强效果。

第五节 MRI 的诊断价值

众所周知，MRI 提供了无损伤、高密度分辨率、多方位成像的诊断技术，更重要的是反映了人体组织器官的病理改变。

1. 中枢神经系统　颅脑及椎管内的肿瘤、感染、先天畸形、血管性病变、外伤、代谢性疾病，MRI 的诊断价值较高，尤其是对颅底部病变、脱髓鞘病变的诊断优于 CT，避免了骨质伪影，敏感性也较高。MRA 提供了不用对比剂的、无损伤的血管成像方法。近几年来开展的灌注和扩散成像方法对早期的脑梗死等病变有新的发现，MRS 在颅脑疾病诊断应用也比较多。

2. 肺及纵隔　肿瘤或感染均可由 MRI 诊断，应用心电门控及呼吸补偿技术是必要的。由于流空效应，纵隔内肿瘤或增大的淋巴结可不必注射对比剂而显示清晰。多方位成像有助于肿瘤的术前定位，但肺内细小病灶的发现不及螺旋 CT 诊断效果好。

3. 心脏及大血管　必须用心电门控及呼吸补偿。MRI 可诊断主动脉夹层、先天性心脏病、瓣膜狭窄及关闭不全等疾病。用快速心脏采集及动态或电影显示，可观察血流及瓣膜异常。

4. 腹部、腹膜后及盆腔　肝、胆、胰、脾、肾及肾上腺病变的 MRI 诊断价值也很高，在观察病变性质、淋巴结转移及血管受累方面优于 CT。成像技术方面，呼吸补偿、脂肪抑制及增强都很重要。用重 T2WI 加脂肪抑制的液体成像技术，包括磁共振胰胆管造影（MRCP）和尿路造影（MRU），对诊断胆道及输尿管阻塞性病变效果突出。MRCP 的图像与经皮肝穿胆道造影相近，并具无创伤性，十分安全而受到重视。腹主动脉 - 门脉 MRA 和肾动脉的MRA 诊断也很满意。盆腔 MRI 检查前准备比 CT 简单，不需特殊准备，矢状位观察更清楚。盆腔内淋巴结也容易发现。

5. 骨关节　显示软组织包括肌肉、韧带及关节囊、软骨等是 MRI 的优势。多回波序列、多方位成像及脂肪抑制技术，增强扫描等，更进一步提高诊断准确性。MRA 同样可显示四肢血管。MRI 对肩、膝等易患慢性长期劳损的关节尤其容易发现病变。

（王仁法）

第二章 MRI 在中枢神经系统的应用

第一节 颅脑的正常 MRI 表现

一、大脑半球、小脑

大脑半球占据幕上颅腔，由大脑纵裂将其分为左、右两侧大脑半球。大脑纵裂前端达前颅窝，中间部止于胼胝体，后部分隔两侧枕叶。大脑镰伸入大脑纵裂内。大脑半球的后部借小脑幕与小脑相隔。大脑半球的表面覆盖有脑灰质，称为脑皮质，深部是有出入皮质的纤维构成的脑白质，部分白质可深入到脑皮质内，称为皮质下白质。埋在白质内的灰质团块，称为基底神经节。

由于不同部位脑皮质的胚胎发育速度不同，发育快者隆起，形成脑回，发育慢者深陷，形成脑沟。出现较早的沟比较深，称为脑裂。T1 信号灰质信号低于白质，T2 灰质信号高于白质。外侧裂、中央沟和顶枕沟将大脑半球分为 4 个叶：额叶，为中央沟以前、外侧裂以上的部分，内侧面为中央沟到胼胝体的假想线；枕叶，为大脑半球后的一小部分，其内侧面的前界为顶枕沟，外侧面的前界是一条假想线，该线起自半球上缘顶枕沟的上缘，止于下外侧缘的枕前切迹；顶叶，位于额叶与枕叶之间，外侧面的下界为外侧裂的后部和外侧裂到枕叶前缘线的中点连线，内侧面后界为顶枕沟；外侧裂以下部分为颞叶。

二、深部脑结构和脑室系统

基底节是埋藏在两侧大脑半球深部的一些灰质团块，是组成锥体外系的主要结构。它主要包括尾状核、豆状核（壳核和苍白球）以及屏状核。此外，与锥体外系功能有关的丘脑底核、黑质和红核，也可视为基底节的组成部分，它们为更靠下部的神经核团。丘脑底核：即 Luys 核，为一梭状结构，位于间脑的基部和中脑脚的移行处，中脑大脑脚的背面，正好是内囊转入大脑脚的转折处。红核：左、右各一，位于中脑中线的两侧，黑质之背内侧，横断面呈微红色的圆形核团，接受小脑的神经纤维，并发出红核脊髓束。红核及其联系神经受损时，可引起小脑性动作性震颤或小脑性共济失调。黑质：位于中脑大脑脚的背侧面，是中脑最大的细胞核团，断面上为一半月形的黑色团块，它贯穿于中脑的全长并向上延伸到间脑的尾侧部。黑质细胞的变性、减少是帕金森病的主要病理学基础。

内囊为一宽厚的白质层，位于尾状核、背侧丘脑与豆状核之间。大脑内的投射纤维绝大部分经过内囊。在端脑的水平切面上，内囊呈尖端向内侧的">"字形，可分为三部：内囊前肢（位于尾状核头与豆状核之间，含额桥束及丘脑前辐射）、内囊后肢（在背侧丘脑与豆状核之间）和内囊膝（前、后脚汇合处，含皮质核束）。其中，内囊后肢按其部位又可划分为三部：①丘脑豆状核部——在豆状核与背侧丘脑之间，主要含皮质脊髓束、皮质红核束和丘脑中央辐射（背侧丘脑腹侧核群→大脑半球中央沟前、后方皮质的纤维）；②豆状核后部——在豆状核后方的部分，含视辐射和顶枕桥束；③豆状核下部——在豆状核下方连于颞叶的纤维。有听辐射和颞桥束。

脑室系统是由侧脑室、第三脑室、第四脑室组成。脑脊液循环：左右侧脑室脉络丛→左右室间孔→第三脑室（脉络丛）→中脑水管→第四脑室（脉络丛）→正中孔和外侧孔→蛛网膜下隙（腔）→蛛网膜粒→硬膜窦。

三、边缘系统

边缘系统所属的各种结构，在大脑半球的内侧恰好形成一个闭合的环圈。它包括：内嗅区、眶回、扣带回、胼胝体下回、海马旁回、杏仁核群、隔区、视前区、下丘脑、海马和乳头体等部位。此外，中脑被盖部分一些神经核团以及中央灰质，也因与边缘系统联系密切而被称为边缘中脑区。边缘系统各部分之间的联系复杂，其中有 4 个传导束，即：①穹窿——连接海马、隔区、下丘脑、丘脑以及中脑的往返纤维所组成的传导束；②髓纹——联系嗅皮质、隔区、缰核以及边缘中脑区的传导束；③终纹——连接杏仁核群与下丘脑的传导束；④内侧前脑束——连接前脑边缘系统各部分和中脑边缘区的重要传导束。

四、蝶鞍和鞍旁区

蝶鞍指的是蝶骨在颅中窝中间部分高起，形如马鞍的骨结构。蝶鞍中央凹陷叫垂体窝，容纳垂体。正常情况下，蝶鞍与垂体之间紧密相贴，几乎没有空隙。鞍结节为部分蝶骨基底部。垂体包括神经垂体和腺垂体。

鞍旁结构：上为鞍膈、蛛网膜下隙（腔）、视交叉、第三脑室前隐窝、下丘脑；两侧为海绵窦内容物——颈内动脉，第 III、IV、VI 对脑神经及第 V 对脑神经之第一、第二分支，脑膜；下面为蝶骨、蝶窦；鞍上池上方为 Willi 环。

垂体信号与脑灰质一致，强化均匀，无症状垂体瘤强化时可见局部低信号影，垂体后叶为亮信号。正常垂体高度：儿童，≤10mm；男性和绝经期女性，≤8mm；年轻女性，≤10mm；妊娠、哺乳期女性，≤12mm。

五、颅后窝

小脑位于后颅窝，占据后颅窝的大部分，上面借小脑幕缘与大脑半球相隔，后面紧贴枕骨内板，前外侧面贴于颞骨内板。中部称为蚓部，向两侧连接小脑半球，向下连接小脑扁桃体。小脑以三对脚与脑干相连：小脑中脚（即桥臂）连于脑桥，上脚连于中脑，下脚连于延髓。

小脑表面覆盖有薄层灰质，即小脑皮质。内部由白质形成髓体，自髓体发出白质板，深入各叶。髓体中每侧有四个核，即顶核、球状核、齿状核和栓状核。顶核位于第四脑室的顶壁，靠近中线。球状核位于顶核的外侧。齿状核位于髓体中部，呈皱褶袋状，袋口称齿状核门。栓状核位于齿状核门。

脑桥与小脑交界的区域为小脑脑桥角区。内听道和三叉神经是小脑脑桥角区最重要的解剖结构。内听道内有脑膜、神经束和血管，神经束内包括面神经和听神经。面神经和听神经从脑干发出后通过小脑脑桥角池进入内听道，在内听道中，神经束的粗细约为 3mm，呈束状，在 T1WI 和 T2WI 呈等信号，周围脑脊液在 T1WI 为低信号，在 T2WI 呈高信号，与神经束形成良好的自然对比。内听道内的动脉主要为小脑前下动脉，在 MRI 上不能显示。三叉神经束从脑桥腹侧面近脑桥上缘处行走，粗细约为 2mm，略呈弧形在桥池内呈前后方向行走，向前越过岩尖入 Meckel 腔连于三叉神经节，三叉神经节及其下颌支位于海绵窦外，下颌支经卵圆孔出颅，眼支和上颌支向前行于海绵窦外侧壁内分别进入眶上裂和圆孔。三叉神经桥池段在 T1WI 和 T2WI 均呈等信号，与桥池内的脑脊液有良好的自然对比。

第二节　颅脑肿瘤

一、神经上皮组织肿瘤

（一）星形细胞瘤

毛细胞型星形细胞瘤

【临床表现】

毛细胞型星形细胞瘤（pilocytic astrocytoma），经典型为 WHO 分类［WHO 中枢神经系统肿瘤分类（2007），下同］Ⅰ级星形细胞瘤。好发于儿童和青少年，10～20 岁多见，少数可见于中年人，男女发病无明显差异。临床上常见颅内压增高、共济失调、视力下降或视野受损症状。预后多良好。

【MRI 表现】

（1）影像上将毛细胞型星形细胞瘤分为单纯囊肿型、囊性伴壁结节型及实性肿块型 3 类。肿瘤多呈类圆形或略不规则形，边界多清楚，瘤内钙化及出血少见，瘤周多无水肿或有轻微水肿，占位效应较轻，发生部位邻近脑室结构者可引起梗阻性脑积水（图 2-2-1、图 2-2-2）。

（2）单纯囊肿型：壁薄且内缘光滑，没有壁结节及实性肿块。囊液呈长 T1、长 T2 信号，T2 FLAIR 上呈等或稍高信号；囊壁呈等 T1、稍长 T2 信号。增强扫描囊壁呈轻至中度强化。

（3）囊性伴壁结节型：多发生在小脑，多为大囊大结节表现，囊性部分为单囊或多囊状，呈长 T1、长 T2 信号，T2 FLAIR 上呈等或稍高信号；壁结节呈等或稍长 T1、稍长 T2 信号，内出现黏液变、囊变区则信号不均匀。强化方式多样，可表现为壁结节和囊壁均明显强化（系囊壁为活性肿瘤细胞组成）、壁结节明显强化而囊壁无强化（系囊壁为反应性胶质增生成分）、壁结节和囊壁均轻度强化（多见于发生在脑干的肿瘤血供不丰富者）。

（4）实性肿块型：多发生在鞍区且多沿视觉通路生长而呈前后方向走行。以实性成分为主，内部常伴多发微囊泡变或坏死囊变区。肿块多呈等或长 T1、长 T2 信号，内部信号欠均匀，DWI 上呈等、低信号。增强扫描肿块呈明显均匀或不均匀性强化。

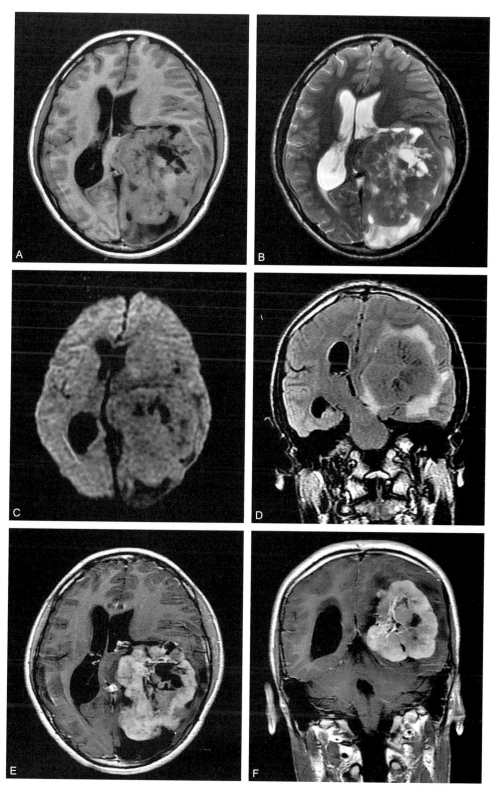

图 2-2-1　左顶颞叶毛细胞型星形细胞瘤

A、B. 分别为 T1WI 和 T2WI，巨大不规则形肿块，边界清楚，以等 T1、等 T2 信号为主，内可见多发明显长 T1、长 T2 信号的小囊变区，瘤周有轻度水肿；C. DWI 呈等信号为主；D. T2 FLAIR 肿瘤实质呈等信号，瘤周水肿呈高信号；E、F 为增强扫描，肿瘤实质呈明显不均匀性强化

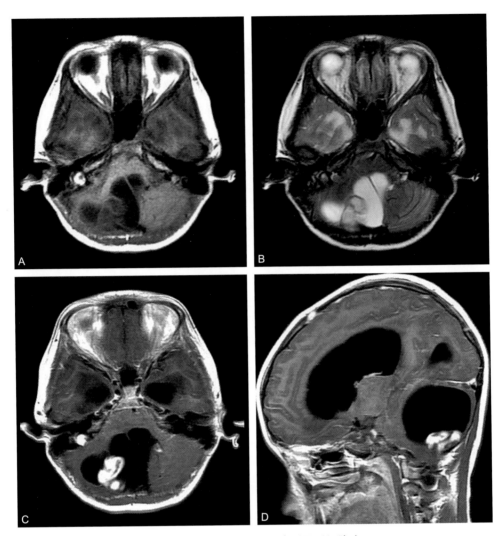

图 2-2-2　小脑半球毛细胞型星形细胞瘤

A、B 分别为 T1WI 和 T2WI，右侧小脑半球不规则囊实性占位，囊腔呈长 T1、长 T2 信号，内可见较大附壁结节影，呈等 T1、等 T2 信号，病灶边界清楚，瘤周无水肿；C、D. 分别为横断面及矢状面 T1WI 增强扫描，壁结节明显强化，囊壁无强化

【诊断与鉴别诊断】

1. 诊断依据　青少年多见，病变多好发于幕下小脑，肿瘤以大囊大结节或不均匀的实质性肿块为表现，肿瘤边界清楚，瘤周无水肿或仅轻度水肿带，强化明显。

2. 鉴别诊断

（1）毛细胞型星形细胞瘤位于幕上者需与其他类型的星形细胞瘤鉴别。其他类型的星形细胞瘤均伴有不同程度的瘤周水肿带，在 MRI 表现中，如果无瘤周水肿带，伴有结节明显强化，要首先考虑本病的可能。

（2）血管网状细胞瘤：位于小脑者主要与血管网状细胞瘤鉴别，血管网状细胞常伴发于 von Hippel-Lindau（VHL）综合征。多呈大囊小结节型，壁结节较小且多偏离中线位置，而毛细胞型星形细胞瘤壁结节较大且多处于中线位置，有多种强化方式，且程度不及血管网状细胞瘤。

室管膜下巨细胞型星形细胞瘤

【临床表现】

室管膜下巨细胞型星形细胞瘤（subependymal giant cell astrocytoma），属 WHO 分类 I 级星形细胞瘤。好发于 20 岁以下，男性发病多于女性。临床常伴发结节性硬化，很少单独存在。常见症状为：癫痫、智力低下和皮脂腺瘤。

【MRI 表现】

（1）多发生在孟氏孔（Monro 孔）区和侧脑室前角区，突向脑室内生长的类圆形或不规则形肿块，大小多在 2cm 以上，边界清楚。

（2）信号多较均匀，在 T1WI 上呈等或稍低信号，T2WI 上呈等或稍高信号；T2 FLAIR 呈稍高信号，DWI 上呈等或稍低信号；瘤内出现钙化、囊变及出血时则信号不均匀（图 2-2-3）。

（3）瘤周一般无水肿，常堵塞孟氏孔引起梗阻性脑积水。

（4）增强扫描时肿块多呈明显不均匀强化。

（5）室管膜下结节：沿脑室外侧壁对称或不对称性分布多发结节，直径多小于 1.5cm，多呈稍长 T1、长 T2 信号。CT 见多发结节状钙化影。增强扫描结节可无明显强化或轻度强化。

（6）脑实质内错构瘤样结节：多位于幕上皮质和皮质下，呈结节状或斑片状稍长 T1、长 T2 信号，信号多均匀，增强扫描结节一般无强化。

【诊断与鉴别诊断】

1. 诊断依据　好发于青少年男性，常与结节性硬化伴发，临床典型三联征是：面部皮脂腺瘤、癫痫、智力低下。多表现为孟氏孔区和侧脑室前角肿块伴有多发的室管膜下钙化结节。

2. 鉴别诊断

（1）室管膜瘤：多位于第四脑室，呈溶蜡样生长且常可浸润邻近脑实质，导致明显瘤周水肿。

（2）脉络丛乳头状瘤：主要发生在侧脑室体部及三角区，脑积水显著且症状出现较早。

（3）脑膜瘤：中年妇女多见，好发于侧脑室三角区，脑积水可不显著且症状出现较晚。

（4）中枢神经细胞瘤：位于透明隔及 Monro 孔附近，以一侧生长为主，多为左侧，可呈囊实性，囊变部分多位于周边。

多形性黄色星形细胞瘤

【临床表现】

多形性黄色星形细胞瘤（pleomorphic xanthoastrocytoma）属 WHO 分类 II 级。好发于儿童和青少年（多小于 18 岁），无明显的性别差异。临床主要表现为长期癫痫发作，预后相对较好。

【MRI 表现】

（1）多为颞叶表浅部位的类圆形或不规则形占位，且常浸润邻近脑膜而颅骨很少有改变，边界清楚，瘤周水肿多不明显（图 2-2-4）。

（2）肿块可以是实性、囊实性或囊性，囊壁可见附壁结节且多靠近脑膜面。壁结节及囊壁多呈等或稍长 T1、稍长 T2 信号，囊变区多呈长 T1、长 T2 信号。囊实性肿块内有多发、大小不一的囊变区而无典型壁结节形成，呈不均匀长 T1、长 T2 信号。

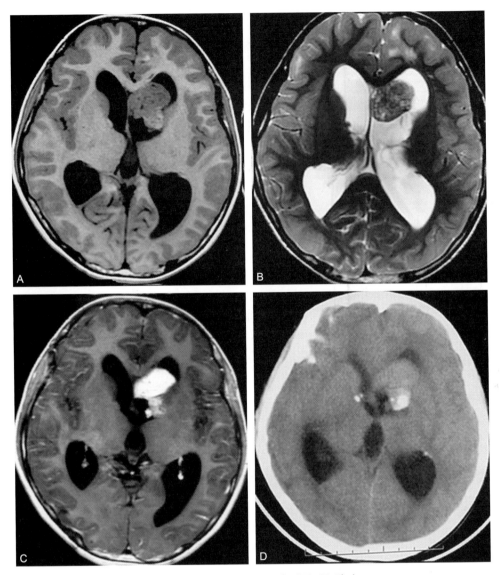

图 2-2-3　室管膜下巨细胞型星形细胞瘤

A. T1WI，示左侧脑室孟氏孔区不规则实性肿块影，呈稍长 T1 信号；B. T2WI，呈混杂信号，病灶边界清楚，双侧侧脑室扩大，有积水，左侧额叶皮质下见片状长 T2 信号灶（错构瘤样结节）；C. 增强扫描，呈明显强化，脑室外侧壁及左额叶结节未见强化；D. CT 平扫，示左侧脑室孟氏孔区病灶呈高密度并见有结节状钙化，室管膜下见多发小结节状钙化

（3）增强扫描结节明显强化，囊壁无或有轻中度强化。囊实性肿块者呈中度至明显不均匀性强化，邻近脑膜可见受累、增厚并强化。

【诊断与鉴别诊断】

1. 诊断依据　好发于 18 岁以下儿童及青少年，幕上颞叶表浅部位占位，多表现为囊性病变伴壁结节，且结节多靠近脑膜面，瘤内钙化很少见，瘤周水肿多不明显。

2. 鉴别诊断

（1）毛细胞型星形细胞瘤：多为好发于幕下小脑的囊性伴壁结节性占位，壁结节较大且多处于中线位置，壁结节内常伴有小囊变而信号不均匀。

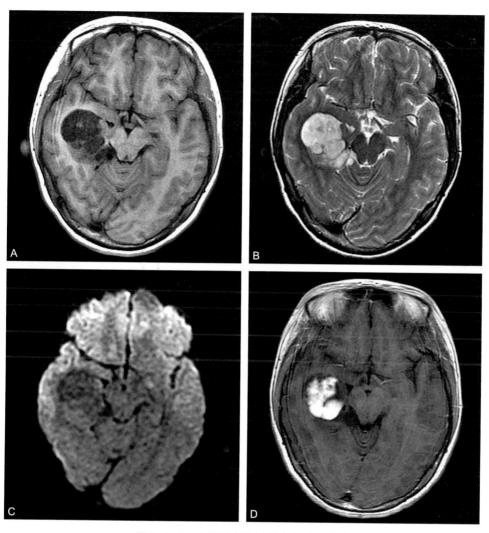

图 2-2-4　右颞叶多形性黄色星形细胞瘤

A、B. 分别为横断面 T1WI 及 T2WI，示右颞叶类圆形占位，信号不均匀，实性部分呈稍长 T1、稍长 T2 信号，囊性部
分呈长 T1、长 T2 信号，边界清楚，瘤周无明显水肿，占位效应轻微；C.DWI，示病灶实性部分呈等信号，囊性部分
呈低信号；D.横断面 T1WI 增强扫描，示病灶呈明显不均匀性强化，囊变区无强化

（2）脑膜瘤：好发于中年女性，广基底与颅骨相贴，邻近颅骨多呈增生性改变。囊性
脑膜瘤常位于大脑镰附近，多具典型脑外肿瘤特征。

弥漫性星形细胞瘤

【临床表现】

弥漫性星形细胞瘤（diffuse astrocytoma）为 WHO 分类 Ⅱ 级肿瘤，以细胞高度分
化、缓慢生长、弥漫浸润脑组织为特征，包括纤维型星形细胞瘤（fibrillary astrocytoma）、
肥胖细胞型星形细胞瘤（gemistocytic astrocytoma）和原浆型星形细胞瘤（protoplasmic
astrocytoma）。好发于儿童和 20～40 岁人群，多见于大脑半球。儿童和青少年好发于小脑、
脑干和丘脑。男女发病无明显差异。临床常见症状为癫痫发作。

【MRI 表现】

（1）好发于大脑半球，表现为局灶性或弥漫性肿块，以额、颞叶常见。

（2）瘤周水肿多较轻，有占位效应，表现为受累脑回肿胀，脑沟裂变浅或消失，中线结构亦可移位。

（3）病变在 T1WI 呈等或稍低信号，T2WI 呈高信号，在 T2 FLAIR 呈高信号，DWI 多以等、低信号为主，生长活跃区域（间变或恶变区）呈稍高或高信号。肿瘤内可见有更长 T1、T2 的囊性变区（图 2-2-5、图 2-2-6）。

（4）增强扫描病灶多无明显强化，局部亦可呈轻度斑片状或结节状强化。

【诊断与鉴别诊断】

1. 诊断依据　好发于儿童和 20～40 岁人群，常见癫痫发作。沿白质弥漫性生长或局限性肿块，有不同程度占位效应，中线结构可移位。增强扫描呈斑片状强化。

2. 鉴别诊断

（1）病毒性脑炎：起病急，临床常见发热且多可伴抽搐及意识障碍症状，表现为脑实质内散在或弥漫分布的脑回样或斑片状 T2WI 高信号，增强扫描可无强化或局部轻度脑回状、线状或环状强化。

（2）脑梗死：老年人多见，发病突然。病灶与脑血管供血区域相一致，同时累及灰质和白质，急性期及亚急性早期在 DWI 上呈高信号，MRS 上出现明显的乳酸峰。

（3）转移瘤：好发于皮、髓质交界处，典型者表现为小结节大水肿，增强扫描多呈明显结节状或不均匀环形强化。

间变性星形细胞瘤

【临床表现】

间变性星形细胞瘤（anaplastic astrocytoma）为 WHO 分类 Ⅲ 级，约占脑内胶质瘤的 1/4，多数为低度恶性的胶质瘤转变而来。好发年龄是 40～50 岁。临床表现主要是癫痫或局部定位症状。临床预后较差，平均存活时间为 2 年左右。

【MRI 表现】

（1）好发于额叶、颞叶与顶叶的交界区，幕下少见。

（2）T1WI 呈低信号，有出血时可见片状高信号区。T2WI 呈高信号为主，常由于瘤内坏死而表现为混杂信号，DWI 肿瘤实质部分呈稍高信号，坏死区呈低信号。瘤周水肿带呈长 T1、长 T2 信号（图 2-2-7）。

（3）肿瘤组织可以通过细胞外间隙和沿白质束扩散，也可通过脑脊液和室管膜扩散，在播散通路上出现相似信号的肿块影。

（4）增强扫描见肿瘤实质部分呈不规则环形强化，极少肿瘤可无明显强化。

【诊断与鉴别诊断】

1. 诊断依据　好发于额叶、颞叶与顶叶的交界区，信号不均质，不规则环形强化。

2. 鉴别诊断

（1）脑转移瘤：有原发肿瘤病史，好发于皮、髓质交界处，典型者呈"小病灶、大水肿"。

（2）脑脓肿：急性炎症期有发热、脑膜刺激征等感染症状，脓肿形成后脓腔在 DWI 上呈明亮高信号，增强扫描可见脓肿壁呈完整、薄壁、厚度均一的环形明显强化。

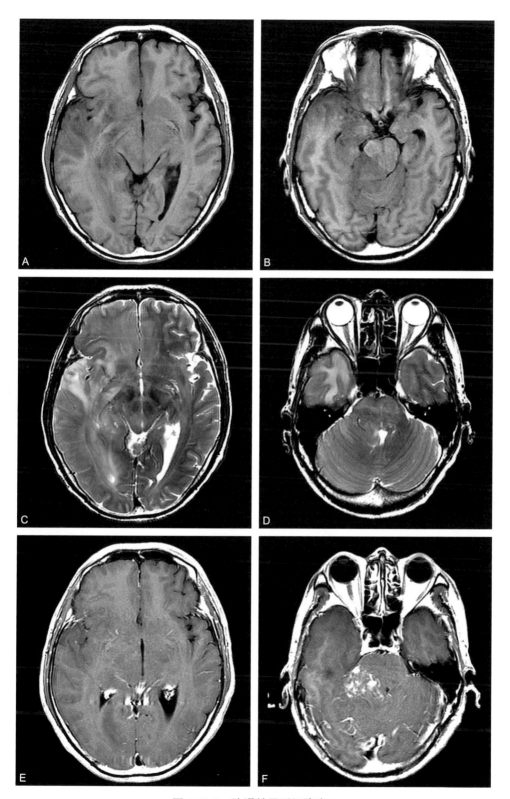

图 2-2-5　弥漫性星形细胞瘤 1

A、B. T1WI，示右侧额叶、颞叶、枕叶、脑桥，左侧额叶弥漫性长 T1 信号，无明显肿块影，无明显坏死、囊变；C、D. T2WI，示大片状不均匀的长 T2 信号，脑组织肿胀明显；E、F. 增强扫描，示病灶大部分无明显强化，少部分病灶呈斑片状强化

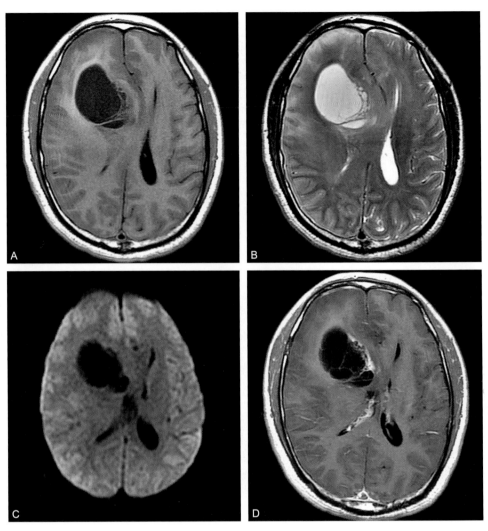

图 2-2-6 弥漫性星形细胞瘤

A. T1WI，示右侧额叶见局限性生长、囊性为主的肿块，囊内呈长 T1 信号，内侧缘见少许分隔状实质成分；B. 囊腔呈长 T2 高信号，实质部分呈等信号；C. DWI，呈明显低信号；D. 增强扫描，示囊性区无强化，实质部分呈中等强化

多形性胶质母细胞瘤

【临床表现】

多形性胶质母细胞瘤（glioblastoma multiforme 或 pleomorphic glioblastoma）属 WHO 分类Ⅳ级，是最为常见的原发性脑肿瘤，约占星形细胞瘤的 50%。好发于中老年人（多在 50 岁以上），男性相对多见。临床常见症状为颅内压增高及局灶性脑功能障碍。肿瘤进展快，病程短，预后极差，中位生存期仅 8～12 个月。

【MRI 表现】

（1）肿瘤位于幕上深部脑白质，以额叶最常见，颞、顶次之，而枕叶、丘脑及基底节区较少见。常沿白质纤维束走行且易经半球联合纤维跨越中线生长，累及双侧半球而呈蝶翼状分布，肿瘤体积较大，形态多不规则。

（2）信号明显不均匀，中心常坏死囊变而呈长 T1、长 T2 信号，周边不规则厚壁肿瘤

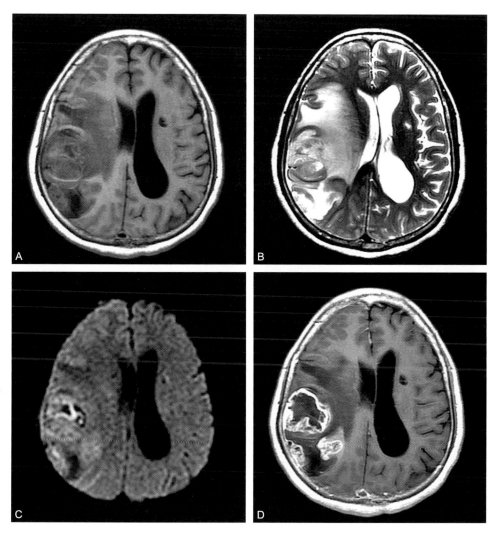

图 2-2-7　右颞叶间变型星形细胞瘤

A、B. 分别为横断面 T1WI 及 T2WI，示右颞叶不规则形占位，信号不均匀，实性部分呈稍长 T1、稍长 T2 信号，内部
坏死囊变呈长 T1、长 T2 信号，且周围可见两个子灶。占位效应明显；C.DWI，示病灶实性部分呈稍高信号，部分呈高
信号；D.增强扫描，示病灶呈明显不均匀的花环状强化，肿块边界较平扫显示得更清楚

实质呈稍长 T1、稍长 T2 信号，内伴出血时出血区域多呈 T1WI 高信号（图 2-2-8）。

（3）边界不清，瘤周常伴有中、重度水肿，占位效应显著，中线结构多明显移位。

（4）常见软脑膜受累呈条带状增厚或形成结节。出现卫星病灶时，表现为与母灶信号
类似的单发或多发结节。

（5）增强扫描肿瘤多呈明显不规则花环状强化，坏死后的肿瘤囊壁厚薄不均，常伴有
室管膜及软脑膜受累。

（6）可见到"假缩小征"（即同一病灶在 T1WI 增强后强化的边界比在 T2 FLAIR 上显
示的边界要小）与"瘤外浸润征"（即肿瘤在 T1WI 增强后呈不规则花环形强化时，环外还
可见到斑片状异常强化信号影）。

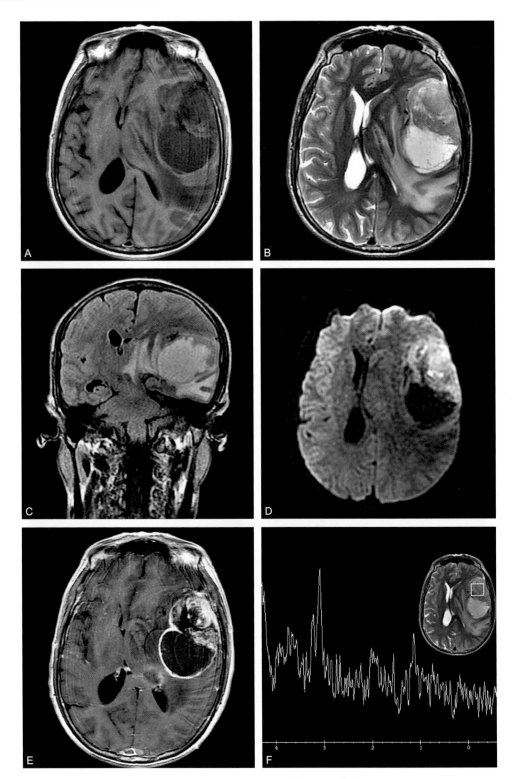

图 2-2-8　左颞叶多形性胶质母细胞瘤

A、B. 分别为横断面 T1WI 及 T2WI，示左颞叶不规则形占位，信号不均匀，实性部分呈稍长 T1、稍长 T2 信号，内部囊变区呈长 T1、长 T2 信号，占位效应显著；C. 冠状面 T2 FLAIR，示实质部分呈稍高信号，中央坏死区呈高信号；D. DWI 示病灶实性部分呈高信号，坏死区呈低信号；E. 实性部分呈明显不均匀性强化，形成厚薄不一的环状强化；F. MRS 波谱示 NAA 峰明显下降

【诊断与鉴别诊断】

1. 诊断依据　多见于 50 岁以上的中老年人，好发于幕上深部脑白质区，常跨中线结构生长，瘤周水肿明显。肿瘤明显坏死、囊变、出血等，增强扫描多呈明显不均匀的花环状强化。

2. 鉴别诊断

（1）原发中枢神经系统淋巴瘤：瘤周水肿及占位效应较轻，坏死、囊变不多见，增强扫描较均匀，可见"凹陷征""缺口征"。

（2）脑转移瘤：有原发肿瘤病史，好发于皮、髓质交界处，肿瘤结节与水肿带不成比例，典型者呈"小病灶、大水肿"。

（3）脑脓肿：急性炎症期有发热、脑膜刺激征等感染症状，囊壁较薄且均匀，内壁光整，DWI 腔内呈明显高信号。

（二）少突胶质细胞瘤

【临床表现】

少突胶质细胞瘤（oligodendroglioma）组织学上为起源于少突胶质细胞的颅内神经上皮肿瘤，WHO 分类为少突胶质细胞瘤（Ⅱ级）和间变性少突胶质细胞瘤（Ⅲ级）。发病高峰为 30 ~ 50 岁，男女发病比例约 2∶1。常以长时间癫痫发作为首发症状，部分表现为偏瘫或偏身感觉障碍。大多数肿瘤生长缓慢，预后相对良好。

【MRI 表现】

（1）病灶呈类圆形或不规则形，在 T1WI 呈低信号，T2WI 和 T2 FLAIR 呈不均匀高信号，DWI 上呈等、低信号。瘤内出现钙化时均呈低信号。

（2）肿瘤边界较清楚，瘤周无或有轻度水肿。增强扫描无明显强化或斑片状、不均匀性强化。

（3）肿瘤间变后出现边界不清楚，占位效应明显。

（4）增强扫描肿瘤的非钙化实质部分呈较明显强化（图 2-2-9）。

【诊断与鉴别诊断】

1. 诊断依据　好发于 30 ~ 50 岁，常以癫痫为首发症状。好发于额叶表浅部位，CT 可见点片、条索、脑回或团块状钙化，是特征性表现之一。

2. 鉴别诊断

（1）低级别星形细胞瘤：多发生在大脑深部白质区，钙化较少见且呈点状或斑片状。

（2）节细胞胶质瘤：颞叶最多见，以囊性变伴强化壁结节或局部脑回增厚为典型表现，实质内钙化呈斑点状。

（3）脑结核球：呈结节状，边界清楚，可多发，钙化多呈斑点状，强化呈实性结节状或环形强化。脑底池钙化斑出现及结核病史、脑脊液生化检查等有助诊断。

（三）室管膜瘤

【临床表现】

室管膜瘤（ependymoma）是一种生长较缓慢的来源于室管膜细胞的胶质瘤，WHO 分类为 Ⅱ ~ Ⅲ级。好发于儿童及青少年，少数可见于中老年人。室管膜瘤无固定的临床特点，症状取决于肿瘤所在位置。常出现癫痫和颅内压增高。脑室内的肿瘤定位体征少。

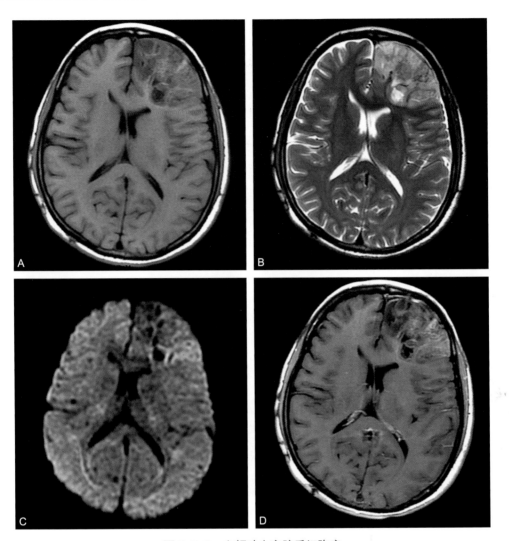

图 2-2-9　左额叶少突胶质细胞瘤

A、B. 分别为 T1WI 及 T2WI，示左额叶表浅部位不规则形占位，信号不均匀，以稍长 T1、稍长 T2 信号为主，内可见点状及条索状均匀低信号影，病灶周边小囊变区，病灶边界清楚，瘤周无水肿，占位征象轻；C. DWI，示病灶呈等或略高信号；D. 横断面 T1WI 增强扫描，示病灶呈轻度不均匀斑片状强化

【MRI 表现】

1. 脑室内型

（1）以第四脑室多见，其次是第三脑室后部、侧脑室体部或三角区。

（2）肿瘤呈可塑性生长，即"溶蜡征"，肿瘤沿脑室通路突入邻近脑室。第四脑室肿瘤可沿着正中孔或侧孔蔓延到延髓背侧面和小脑脑桥角区。肿瘤常可浸润邻近脑实质，边缘不整（图 2-2-10）。

（3）肿瘤在 T1WI 为低或等信号，T2WI 上呈等或高信号，信号多不均匀，囊变较多见，出血少见。

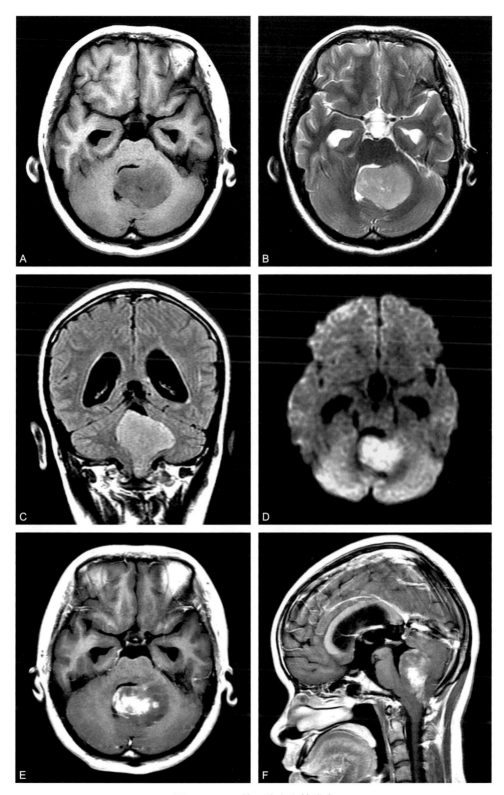

图 2-2-10　第四脑室室管膜瘤

A、B. 分别为横断面 T1WI 及 T2WI，示第四脑室内占位，呈稍长 T1、稍长 T2 信号，病灶边界清楚；C. T2 FLAIR，示病灶呈均匀的高信号，且通过第四脑室正中孔向下呈"溶蜡样"生长；D. DWI，示病灶呈高信号；E、F. 为增强扫描，示病灶呈明显强化，矢状面见肿块沿第四脑室正中孔向下生长，幕上脑室扩大，有积水

（4）增强扫描呈明显不均匀性强化。

2. 脑实质型　分完全实性型、部分实性型及大囊型 3 种类型。多位于顶、颞、枕叶交界区，发生在儿童及青少年的肿瘤易发生大的囊变和钙化。

（1）完全实性型多为 WHO 分类Ⅱ级，好发于邻近脑膜的区域，边界较清，瘤周多无水肿，平扫与脑灰质信号类似，增强扫描呈中度不均匀性强化。

（2）部分实性型多为 WHO 分类Ⅲ级（即间变性室管膜瘤），好发于脑实质深部邻近脑室区域，形态欠规则，可见浅分叶，边界欠清，瘤内含多发囊性结构且出血常见，瘤周有轻中度水肿。实性部分在 T1WI 以混杂稍低信号为主，T2WI 以混杂稍高信号为主。增强扫描实性部分可见不均匀强化。

（3）大囊型多为 WHO 分类Ⅱ级，相对少见，好发于脑表面与脑膜有较长的接触面，多为体积较大的类圆形偏心性肿块，囊性部分位于脑实质侧，脑表面侧囊壁明显增厚或见壁结节，边界多清楚，水肿常见，而出血少见。增强扫描可见实性部分及囊壁呈中度不均匀性强化。

【诊断与鉴别诊断】

1. 诊断依据　多在 5 岁前发病，多位于侧脑室三角区。CT 可见斑点状钙化。脑室内病灶呈溶蜡样生长，且常可浸润邻近脑实质，增强扫描呈明显不均匀性强化。脑实质内室管膜瘤实质成分信号与脑灰质相似或较混杂，增强扫描呈中度或轻至中度不均匀性强化。

2. 鉴别诊断

（1）脉络丛乳头状瘤：多见于 10 岁以内儿童，呈分叶状，体积多较小但强化显著，常伴交通性脑积水，症状出现较早。

（2）胶质母细胞瘤：多见于 50 岁以上，常位于深部脑白质，常沿白质束跨越中线向对侧生长，分叶明显，瘤周水肿明显。

（3）节细胞胶质瘤：多见于 30 岁以下，有长期顽固性癫痫发作史。以颞叶最多见，以囊性变伴强化壁结节或局部脑回增厚为典型表现，无或有轻度瘤周水肿。

（四）脉络丛乳头状瘤

【临床表现】

脉络丛乳头状瘤（choroid plexus papilloma）为常见的脑室内肿瘤之一，起源于脉络丛上皮细胞，大多数为良性，10%～20% 为恶性。可发生于任何年龄，但绝大多数发生在 5 岁以下的儿童，男性多见。临床上主要表现为较早出现的脑积水所致的颅内压增高。

【MRI 表现】

（1）常发生于侧脑室三角区，也可见于体部。左侧多见，偶可见于双侧。

（2）肿瘤呈分叶状实质性肿块，边界清楚，居于扩大的脑室内，与脑脊液分界清楚。

（3）T1WI 上呈低或等信号，较脑实质低，但较脑脊液高；T2WI 上呈等或高信号。可伴钙化，瘤内可见血管流空影（图 2-2-11）。

（4）增强扫描呈明显强化并病灶与强化的脉络膜相连续。

【诊断与鉴别诊断】

1. 诊断依据　好发于儿童及青少年的脑室内肿块，边界清楚，肿瘤多呈乳头状、小结节状、绒毛颗粒状等混杂信号是脉络丛乳头状瘤的 MRI 特征性表现。钙化较多见，增强扫描瘤体实质成分呈明显强化，且肿瘤与脉络膜相连续。

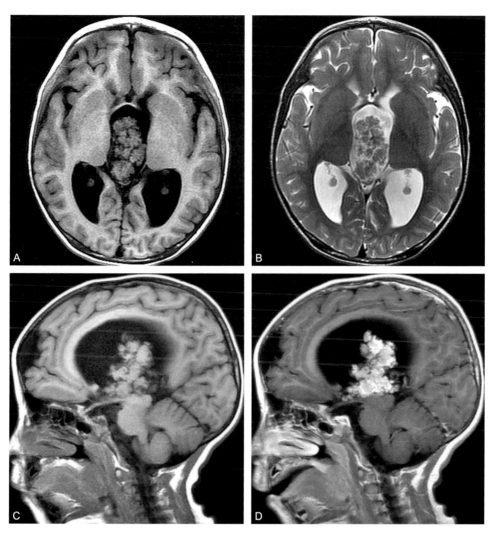

图 2-2-11　脉络丛乳头状瘤

A、B. 横断面 T1WI 及 T2WI，示侧脑室体部及第三脑室内实质性肿块，与脑脊液分界清楚，呈菜花状，呈等 T1、等 T2 信号，伴脑积水；C. 矢状面 T1WI；D. 增强扫描，示病灶呈明显均匀性强化

2. 鉴别诊断

（1）室管膜瘤：脑室内室管膜瘤有溶蜡样生长的特性，且常可浸润邻近脑实质，囊变较多见，出血少见，增强扫描呈明显不均匀性强化。

（2）脑室内脑膜瘤：好发于中年女性，多位于侧脑室三角区，密度或信号均匀，轮廓光滑、规则，脑积水多不显著且症状出现较晚，增强扫描示明显均匀性强化。

（3）中枢神经细胞瘤：位于透明隔及 Monro 孔附近，以一侧生长为主，囊变部分多位于周边。

（五）神经元和混合性神经元神经胶质肿瘤

小脑发育不良性神经节细胞瘤

【临床表现】

小脑发育不良性神经节细胞瘤（dysplasticgangliocytoma of the cerebellum），又称 Lhemitte-Duclos disease（LDD），好发于 30 ~ 40 岁人群，但婴儿及老年人也可发生，无明显性别倾向；有颅内压增高，后颅窝占位表现，如共济失调、眼球震颤等，以及脑神经麻痹等为常见临床症状；属小脑少见良性病变，术后预后多良好，少数可复发。临床上 LDD 与 Cowden 综合征（CS）常伴发。

【MRI 表现】

（1）LDD 常累及一侧或两侧小脑半球，小脑蚓部也可发生。病变部位与正常小脑实质分界欠清。瘤周无明显水肿，有轻度占位效应，第四脑室受压、变形、移位可引起梗阻性脑积水。

（2）病变区在 T1WI 呈等或稍低信号，T2WI 呈混杂的稍高信号，由于受累的小脑皮质与中央萎缩的白质区的信号差异，形成等与稍高信号相间的特征，称为"虎纹征"，在 T2 FLAIR 成像中，由于脑脊液信号被完全抑制，使这种条纹状或分层状改变显示越为清晰，此为 LDD 的影像特征（图 2-2-12）。

（3）DWI 示病变区多呈略高信号，ADC 值轻度下降。

（4）因病变区血 - 脑屏障无明显破坏且瘤周无明显水肿，故增强扫描肿瘤多无明显强化。

【诊断与鉴别诊断】

1. 诊断依据　好发于 30 ~ 40 岁人群，出现进行性后颅窝占位性症状及体征，MRI 示典型的特征性"虎纹征"表现，轻度占位效应，增强扫描无强化。

2. 鉴别诊断

（1）神经节细胞胶质瘤：多见于 30 岁以下年轻人，表现为颞叶囊实性占位，边界不清，钙化常见，实性结节较大，增强扫描实性部分明显不均匀性强化。

（2）胚胎发育不良性神经上皮肿瘤（DNET）：好发于颞叶皮质内，临床上有长期癫痫发作史，病灶内可见多数小囊状改变，T2 FLAIR 成像示病灶边缘的高信号环影，此为特异征象。

胚胎发育不良性神经上皮肿瘤

【临床表现】

胚胎发育不良性神经上皮肿瘤（dysembryoplastic neuroepithelial tumor，DNET）。好发于儿童及青少年，20 岁之前发病多见。男性略多于女性。临床上以长期反复发作性的复杂性癫痫为主要表现，一般无颅内压增高表现，无明显阳性神经系统体征，无进行性神经功能缺陷。首选手术治疗，预后良好，术后无需放疗和化疗。

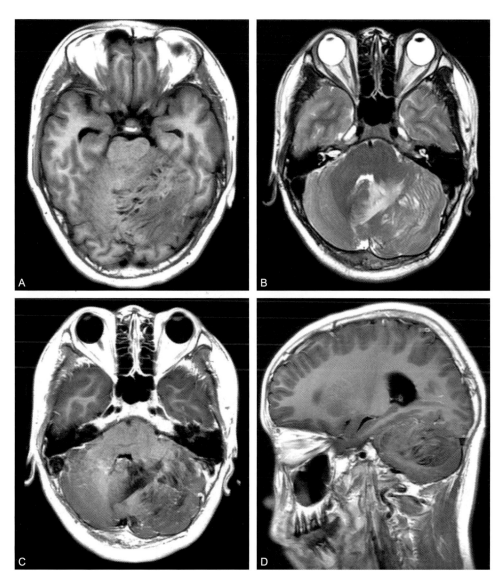

图 2-2-12　小脑发育不良性神经节细胞瘤
A、B. 分别为横断面 T1WI 及 T2WI，示左侧小脑半球内异常信号，T1WI 上呈稍低信号，T2WI 上条状等信号与高信号
相间呈"虎纹征"，占位效应轻微；C、D. 分别为横断面及矢状面增强扫描，病灶无明显强化

【MRI 表现】

（1）DNET 主要发生于脑皮质区，可累及白质，最常见为颞叶，其次为额叶、顶叶、枕叶，脑深部灰质核团及小脑皮质亦可发生（图 2-2-13）。

（2）病灶呈扇形或倒三角形，以大脑表面为基底，尖端指向大脑深部，边界清晰，病灶呈不规则的多结节融合脑回状或呈弥漫性脑回肿胀样皂泡状隆起。

（3）T1WI 呈低信号或低、等混杂信号，瘤内可见分隔，见多发"假囊肿"样的更低信号区；T2WI 呈稍高或高信号；T2 FLAIR 上呈稍低或稍高信号，病灶边缘可见高信号环影，代表周围疏松的神经胶质成分；DWI 上呈等低信号。

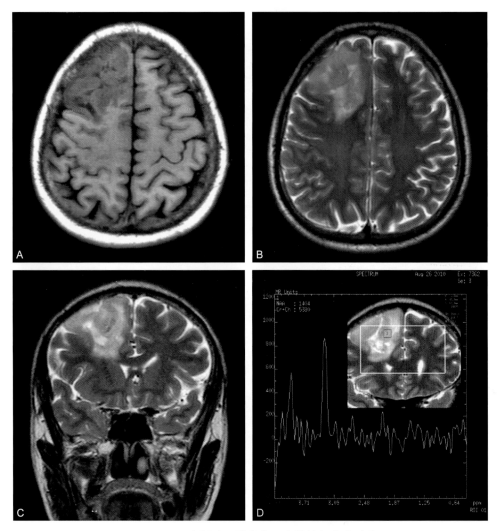

图 2-2-13 右额叶胚胎发育不良性神经上皮肿瘤

A、B. 分别为横断面 T1WI 及 T2WI，示右额叶扇形病灶，呈稍长 T1、稍长 T2 信号，信号不均匀，内有多发小囊变；C.冠状面 T2WI ；D.MRS 波谱，示 NAA 峰下降而（Cr+Cho）峰升高

（4）病灶无占位或有轻微占位效应，周围水肿极少见，出血少见。

（5）增强扫描病灶多无强化，少数实性结节或囊壁及分隔可见轻度强化，弥漫性脑回肿胀样病灶增强可见脑回样血管强化影。

【诊断与鉴别诊断】

1. 诊断依据 好发于儿童及青少年，20 岁以下多见，最常发生于颞叶皮质内，呈三角形多发小囊状，病灶呈结节脑回状或皂泡样隆起，瘤周无水肿，增强肿瘤多无强化或仅呈局灶性轻度强化。

2. 鉴别诊断

（1）少突胶质细胞瘤：好发于 30 ~ 50 岁成人，以额叶白质多见，CT 显示条、片状钙化为特征性表现。囊变较少，有占位效应，瘤周可见水肿，增强扫描多有强化。

（2）节细胞胶质瘤：以囊性变伴明显强化壁结节或局部脑回增厚为典型表现，瘤周可见水肿。

（3）毛细胞型星形细胞瘤：常见于幕下小脑蚓部或小脑半球，主要表现为大囊小结节，增强囊壁及壁结节明显不均匀性强化，囊内可出现液液平面，瘤周一般无水肿，钙化少见。

神经节细胞胶质瘤

【临床表现】

神经节细胞胶质瘤（ganglioglioma）是一种既含有神经元又含有胶质的肿瘤，是神经元和混合型神经元–神经胶质肿瘤中最常见的肿瘤。WHO 分类Ⅰ～Ⅱ级。好发于儿童及青少年，年龄多在 30 岁以下，无明显性别差异。长期顽固性癫痫为主要临床症状。属生长缓慢的低度恶性肿瘤，术后预后较好，少数可恶变。

【MRI 表现】

（1）节细胞胶质瘤多为单发，以幕上多见，最常见于大脑半球，尤以颞叶好发，其次为额、顶、枕叶。幕下者好发于小脑蚓部或中线旁。

（2）以单个囊性灶合并壁结节最为常见，瘤周一般较轻或无水肿。实性者表现为类圆形或不规则形肿块，亦可表现为病变区脑回显著肿胀、增厚。

（3）实性部分呈等或稍长 T1、等或稍长 T2 信号，T2 FLAIR 呈高信号，囊性部分呈更长 T1、长 T2 信号，T2 FLAIR 呈低信号（图 2-2-14）。

（4）增强扫描实性结节呈明显强化，囊壁呈不同程度强化。

【诊断与鉴别诊断】

1. 诊断依据　好发于儿童及青少年，颞叶囊实性病灶，瘤周无明显水肿，附壁结节常有钙化，增强扫描壁结节强化。

2. 鉴别诊断

（1）多形性黄色星形细胞瘤：钙化相对少见，并易侵犯脑膜在增强扫描时呈现"脑膜尾征"，且壁结节多位于囊壁的脑膜面。

（2）少突胶质细胞瘤：好发于 30～50 岁成人，以额叶为多，多为点片、条索、团块或脑回状钙化，囊变较少，增强扫描时强化多不显著。

（3）胚胎发育不良性神经上皮肿瘤（DNET）：常发生于颞叶皮质内，呈三角形多发小囊状，病灶呈结节脑回状或皂泡样隆起，瘤周无水肿。

中枢神经细胞瘤

【临床表现】

中枢神经细胞瘤（central neurocytoma, CNC）为少见的中枢神经系统肿瘤（WHO 分类Ⅱ级），归类于神经元和混合性神经元神经胶质肿瘤。多见于中青年，平均发病年龄为 25～30 岁左右，男女发病无明显差异。临床常见因颅内压增高症状就诊，生长缓慢，预后较好。

【MRI 表现】

（1）好发于侧脑室 Monro 孔附近，多有宽基底附着于透明隔。多呈分叶状或不规则形软组织肿块，边界清楚，多向一侧侧脑室内生长，且左侧较右侧更为多见（左侧出现频率为右侧的 2 倍左右）。

（2）瘤周一般无水肿，部分可见侧脑室边缘的间质性脑水肿带，伴有不同程度的脑积水。

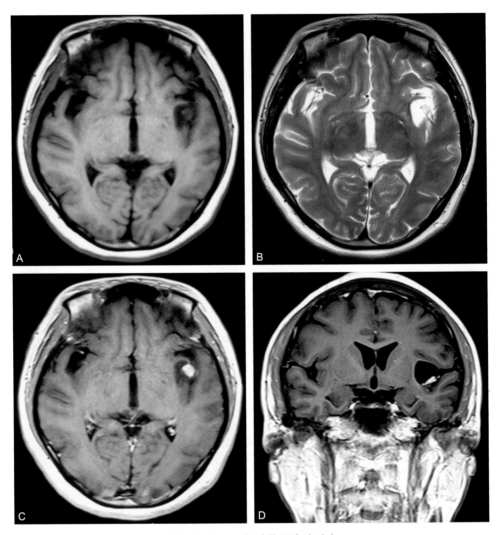

图 2-2-14　左岛叶节细胞胶质瘤

A、B. 分别为横断面 T1WI 及 T2WI，示左岛叶不规则形囊实性占位，囊性部分呈长 T1、长 T2 信号，壁结节呈稍长 T1、稍长 T2 信号，病灶边界清楚，瘤周无水肿；C、D. 分别为横断面及冠状面增强扫描，壁结节明显均匀强化，囊壁无明显强化

（3）部分 CNC 可在脑实质内发生，多见于幕上大脑半球，额叶多见，极少数可见于小脑、延髓及脊髓等部位。

（4）肿块信号不均匀，实性成分呈等或稍长 T1、等或稍长 T2 信号，在 DWI 上呈稍高或高信号，以实质内花斑状高信号为其特征。瘤内囊变多见，囊变部分多位于周边，多发囊变区的分隔呈条索样结构并与脑室壁、透明隔及胼胝体相连，使边缘呈绳索状，形成典型的"蜂窝状"或"丝瓜瓤样"改变（图 2-2-15）。

（5）瘤体边缘及中心常可出现斑点状或匍行性流空血管信号影。瘤内也常可见散在点片状钙化、出血。

（6）增强扫描瘤体实质成分呈轻至中度强化，且可见明显强化的较粗大血管影。坏死、囊变、钙化及出血区无强化。

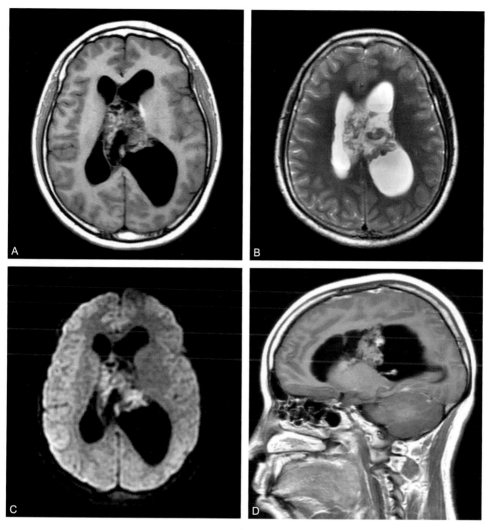

图 2-2-15　中枢神经细胞瘤

A、B. 横断面 T1WI 及 T2WI，侧脑室 Monro 孔附近的不规则肿块，边界清楚，以宽基底附着于透明隔上且向双侧侧脑
室内生长，信号明显不均匀，双侧侧脑室不同程度扩大，有积水；C. DWI，呈不均匀花斑状高信号，囊变区呈低信号；
D. 增强扫描矢状面，肿块呈轻度不均匀性强化

【诊断与鉴别诊断】

1. 诊断依据　多见于中青年，好发于侧脑室 Monro 孔附近，且多以宽基底附着于透明
隔的分叶状或不规则形肿块，多位于侧脑室前 2/3，少数可同时累及第三脑室，肿瘤多局限
于脑室内而一般不会侵入脑室外脑实质。

2. 鉴别诊断

（1）室管膜下巨细胞星形细胞瘤：多见于结节性硬化患者，同时还多伴有多发室管膜
下易钙化结节、多发皮质及皮质下错构瘤样结节或脑白质内脱髓鞘样改变。

（2）室管膜瘤：幕下者多见于儿童，好发于侧脑室三角区，在脑室内者呈溶蜡样生长，
边缘不整，常可浸润邻近脑实质而瘤周出现明显水肿，增强扫描呈明显不均匀性强化。

（3）脉络膜丛乳头状瘤：好发于侧脑室三角区，脑积水显著且症状出现较早。肿瘤多呈分叶状。增强扫描呈明显强化且与脉络丛相连续。

（4）侧脑室内脑膜瘤：好发于中年女性，多见于侧脑室三角区，囊变少见。

（六）松果体细胞瘤

【临床表现】

松果体细胞瘤（pineocytoma）为 WHO 分类 I 级，可发生于任何年龄，以成年人多见（平均年龄为 38 岁），男女发病无明显差异。常见临床症状为颅内压增高、神经功能损害（主要为 Parinaud 征）及性早熟。肿瘤生长缓慢，对放疗不敏感，预后较好。

【MRI 表现】

（1）松果体区的较小的圆形或类圆形病灶，T1WI 呈等或稍低信号，T2WI 呈稍高信号，信号多均匀，伴钙化时常见瘤体周边出现散在多发的斑点状低信号区（图 2-2-16）。

（2）肿瘤呈膨胀性生长，边缘多光整，境界清楚，瘤周无水肿，常可突向第三脑室后部生长致其呈杯口状扩大。

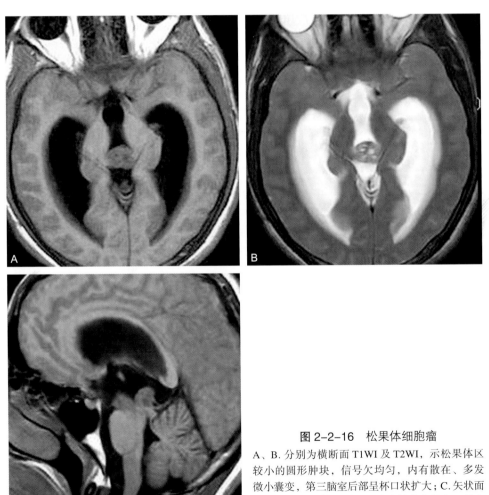

图 2-2-16　松果体细胞瘤

A、B. 分别为横断面 T1WI 及 T2WI，示松果体区较小的圆形肿块，信号欠均匀，内有散在、多发微小囊变，第三脑室后部呈杯口状扩大；C. 矢状面 T1WI，示四叠体板受压，中脑导水管闭塞，幕上脑积水

（3）大脑大静脉受压时则可见其流空信号消失，常可见中脑上丘及导水管受压，使脑脊液循环通路受阻而表现为幕上脑积水，无脑脊液播散种植病灶。

（4）增强扫描肿瘤多呈轻度或中度均匀性强化。

【诊断与鉴别诊断】

1. 诊断依据　好发于成年人的松果体区肿块，信号与灰质相似且均匀，周边常伴散在斑点状钙化的低信号区。增强扫描多呈轻度或中度均匀性强化。

2. 鉴别诊断

（1）松果体区生殖细胞瘤：好发于儿童及青少年，常推移或包裹钙化的松果体，肿瘤对放疗敏感。增强扫描强化程度较松果体细胞瘤更显著。

（2）松果体母细胞瘤：好发于儿童的较大的分叶状或不规则形肿块，信号不均匀，常伴出血及囊变，邻近结构可受肿瘤侵犯浸润。

（3）畸胎瘤：多见于儿童及青少年，多呈囊实性占位性病变，信号极为混杂。发生自发破裂时可于脑室及蛛网膜下隙（腔）内见脂液平面。

（七）胚胎性肿瘤

髓母细胞瘤

【临床表现】

髓母细胞瘤（medulloblastoma）是一种高度恶性（WHO分类Ⅵ级）的原始神经外胚层肿瘤。发病年龄多在20岁以内，高峰在15岁之前，男性多见。躯体平衡障碍、共济失调、脑干受压及神经根受刺激为常见其临床症状。

【MRI表现】

（1）病变位于第四脑室顶部及小脑蚓部，呈类圆形或类椭圆形，有分叶，边界不清。以实性成分为主（图2-2-17）。

（2）肿瘤的上方或前方可见新月形脑脊液残留，瘤周有轻中度水肿，第四脑室及脑干受压变形移位，引起幕上梗阻性脑积水，易经脑脊液广泛种植转移。

（3）信号较均匀，T1WI呈低信号，T2WI呈等或稍高信号，T2 FLAIR及DWI呈高信号，ADC值明显降低。

（4）增强扫描示病变呈明显较均匀性强化。

（5）成人髓母细胞瘤常位于小脑半球，边界一般较清楚，但无明确包膜，囊实相间或以囊性成分为主，信号不均匀，囊变区呈更长T1、长T2信号。增强扫描多为不规则环状强化，可见大的壁结节，小脑半球表面受累时呈脑回样强化。

【诊断及鉴别诊断】

1. 诊断依据　第四脑室顶部及小脑蚓部实性肿块，DWI呈高信号，常致幕上梗阻性脑积水，易经脑脊液播散种植于脑室及蛛网膜下隙。

2. 鉴别诊断

（1）毛细胞型星型细胞瘤：多为囊性，囊壁可伴或不伴壁结节，增强扫描呈花环状或不规则强化，强化程度不及髓母细胞瘤。

（2）室管膜瘤：第四脑室内最多见，常伴有交通性脑积水，瘤周可见脑脊液呈环形线状包绕，多有钙化。

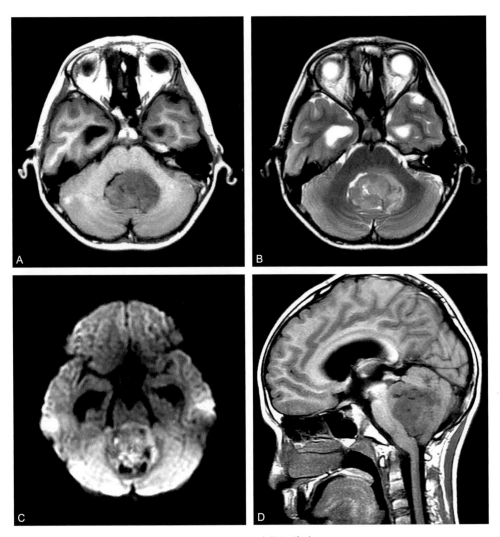

图 2-2-17　髓母细胞瘤

A、B. 分别为横断面 T1WI 及 T2WI，示小脑蚓部及第四脑室腔内类圆形肿块，呈稍长 T1、稍长 T2 信号，信号欠均匀，边界欠清，瘤周无明显水肿；C.DWI，示病灶呈高信号；D.矢状面 T1WI，示病灶与小脑蚓部分界不清，脑干呈受压改变

（3）血管网状细胞瘤：典型者呈大囊小结节型，壁结节内及瘤周见流空血管影，增强壁结节明显强化。

中枢神经系统原始神经外胚层肿瘤

中枢神经系统原始神经外胚层肿瘤（CNS primitive neuroectodermal tumor）定义为位于大脑或鞍上的，由未分化或低分化的神经上皮所构成的高度恶性的肿瘤，瘤细胞可沿神经元细胞、星形细胞、室管膜细胞、肌细胞或黑色素细胞谱系分化。幕上原始性神经外胚层肿瘤包括神经母细胞瘤、节细胞神经母细胞瘤、非典型畸胎瘤样／横纹肌样瘤。

【临床表现】

好发于儿童及青少年，10～20 岁为发病高峰，少数可发生在成年人，男性较多见。临床症状无特异性，常因颅内压增高就诊。恶性程度高（WHO 分类Ⅳ级），预后差。

【MRI 表现】

（1）表现为幕上脑实质的实性肿块，多呈浅分叶状，境界不清。肿块多邻近脑膜，但脑膜无明显增厚。易经脑脊液广泛播散种植于脑室及蛛网膜下隙（腔）。

（2）在 T1WI 上呈稍低或低信号，T2WI 呈稍高或高信号，信号多不均匀，瘤内常可见坏死、囊变、出血、钙化，可见有流空血管影（图 2-2-18）。

（3）增强扫描肿块多呈明显不均匀性强化，其内坏死囊变、钙化及出血区无强化。部分可呈环形强化。伴脑室及蛛网膜下隙（腔）种植转移时表现为室管膜及脑膜线状、条带状及结节状异常强化影。

【诊断与鉴别诊断】

1. 诊断依据　好发于 10～20 岁的幕上脑实质较表浅部位的体积较大的浅分叶状实性

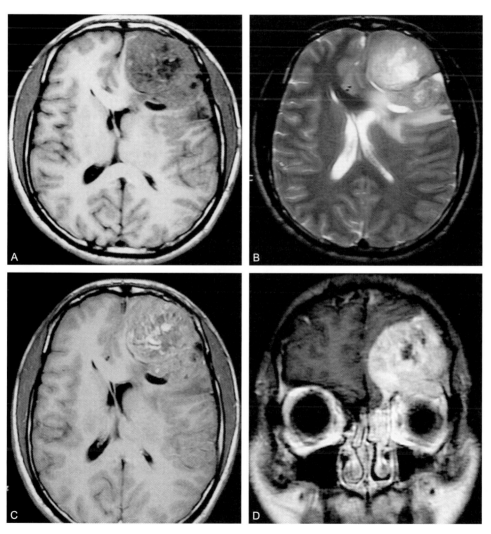

图 2-2-18　幕上原始神经外胚层肿瘤

A、B. 分别为横断面 T1WI 及 T2WI，示左额叶表浅部位类圆形占位，信号不均匀，病灶内见坏死囊变区；C、D. 分别为横断面及冠状面增强扫描，病灶呈明显不均匀性强化，囊变区无强化，向下浸润性生长侵犯左侧眼眶及筛窦肿块，信号多不均匀，内部常见散在坏死囊变及钙化，有时还可见流空血管影。占位效应明显。增强扫描多呈明显不均匀性强化且常伴有室管膜及脑膜线状、条带状或结节状转移灶强化影。

2. 鉴别诊断

（1）星形细胞瘤：多位于脑白质内，位置较深在。随恶性程度升高，信号越不均匀，坏死囊变及出血越多见，钙化越少见，瘤周水肿越多见且明显，占位效应也越明显，增强扫描强化程度越高且多不均匀。

（2）少突胶质细胞瘤：与 PNET 相比，少突胶质细胞瘤偏良性，生长缓慢，占位效应较轻，且一般不会发生脑脊液播散和转移。

（3）淋巴瘤：好发于中老年人的幕上深部白质区或中线结构处的实体性或弥漫分布的占位性病变，信号多均匀且与脑灰质相近，瘤周水肿及占位效应较轻。

二、脑神经和脊髓旁神经肿瘤

（一）听神经瘤

【临床表现】

听神经瘤（acoustic neurinoma）多见于 30 ~ 50 岁人群。男女发病无明显差异。临床上以单侧耳鸣并伴有进行性听力减退、耳聋为首发症状，后期表现为小脑脑桥角综合征。

【MRI 表现】

（1）肿瘤多以内听道为中心生长，内听道被侵蚀并呈喇叭口样扩大（大于 8mm），可见患侧听神经增粗，呈瘤蒂样。

（2）由于组织学上神经鞘瘤主要由多细胞的 Antoni A 型和少细胞的 Antoni B 型组织组成。前者组织内细胞排列紧密，后者组织内细胞排列疏松，肿块在 T1WI 呈等或稍低信号，T2WI 呈高信号，信号多不均匀，内部囊变区呈更长 T1、长 T2 信号，亦可见脂肪变性或合并出血而形成的 T1 及 T2 均为高信号区，且出血可与囊液形成液液平面（图 2-2-19）。

（3）瘤周无或有轻度水肿，病灶边缘有时可合并有蛛网膜囊肿，有占位效应，可引起梗阻性脑积水。

（4）增强扫描多数呈明显不均匀性斑片样强化，且同侧听神经增粗并明显强化，呈"瓶塞征"或"苹果柄样"改变。

（5）多发性听神经瘤见于神经纤维瘤病 II 型（NF-2）的患者。同时可以合并脑膜瘤等。

【诊断与鉴别诊断】

1. 诊断依据　好发于中年人的小脑脑桥角区类圆形占位，内听道呈喇叭口样扩大，信号多不均匀，增强扫描呈明显不均匀性强化且同侧听神经增粗并强化呈蒂样。

2. 鉴别诊断

（1）脑膜瘤：好发于中年女性，宽基底，可见皮质扣压征，邻近颅骨多有骨质增生硬化，内部可见沙粒样钙化或流空血管的低信号影，增强扫描多呈明显均匀性强化。

（2）胆脂瘤：有"钻缝生长"的特性，在 T2WI 及 T2 FLAIR 上病灶内见絮状稍高信号影；DWI 呈明显高信号，增强扫描多无强化。

（3）三叉神经瘤：肿瘤多跨中、后颅窝占位，长轴与三叉神经走行一致，典型者呈"哑

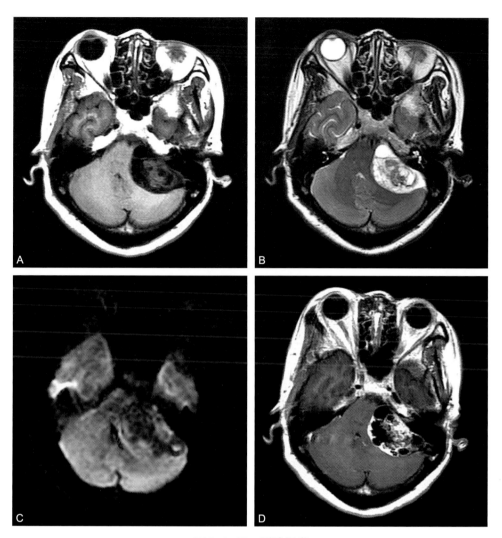

图 2-2-19　听神经瘤

A、B. 分别为横断面 T1WI 及 T2WI，示左侧小脑脑桥角区不规则形囊实性占位，实性部分呈稍长 T1、稍长 T2 信号，病灶中央及周边均可见多发囊变，呈明显长 T1、长 T2 信号；C. DWI，示病灶呈等、低信号；D. 横断面 T1WI，示病灶呈明显不均匀性强化，囊变区无强化；且可见患侧听神经增粗

铃状"。

（二）三叉神经鞘瘤

【临床表现】

三叉神经鞘瘤（trigeminal neurinoma）多见于 20～50 岁，好发于青壮年，男性略多。临床常以三叉神经麻痹或三叉神经痛为首发症状。

【MRI 表现】

（1）中颅窝或后颅窝的类圆形肿块，跨颅窝生长者呈哑铃状，岩骨尖骨质可见破坏，且其间隙的脂肪信号消失。

（2）肿块在 T1WI 呈低或等信号，T2WI 呈高信号。

（3）瘤内容易出现囊变、坏死，囊变区呈更长 T1、长 T2 信号，伴亚急性出血时均呈高信号区，瘤周无水肿，有不同程度的占位效应（图 2-2-20）。

（4）增强扫描呈明显均匀或不均匀性强化。

【诊断与鉴别诊断】

1. 诊断依据　好发于青壮年的中、后颅窝占位，有三叉神经相关症状。典型者肿块呈"哑铃状"，与三叉神经走行方向一致。增强扫描实质成分呈明显强化。

2. 鉴别诊断

（1）听神经瘤：好发于中年人的小脑脑桥角区类圆形占位，内听道呈喇叭口样扩大，信号多不均匀，增强扫描呈明显不均匀性强化且同侧听神经瘤增粗并强化呈蒂样。

（2）脑膜瘤：好发于中年女性，宽基底，可见皮质扣压征，邻近颅骨多有骨质增生硬化，内部可见沙粒样钙化或流空血管的低信号影，增强扫描多呈明显均匀性强化。

（3）胆脂瘤：多为囊性，有钻缝生长特性，在 T2WI 及 T2 FLAIR 上病灶内见絮状稍

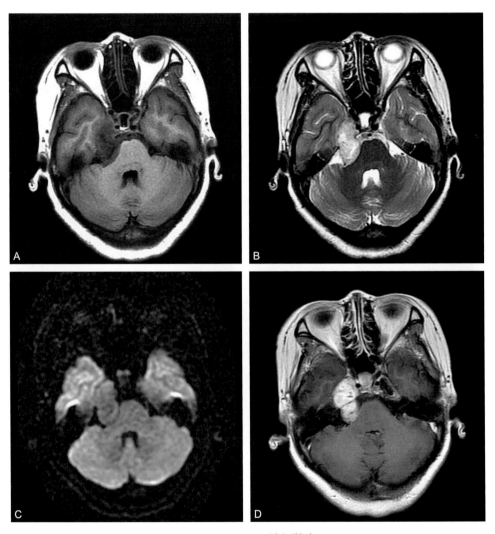

图 2-2-20　三叉神经鞘瘤

A. T1WI，示右侧跨岩尖的肿块，肿块长轴与三叉神经走行方向一致，呈不均匀的稍低信号；B. T2WI，呈高信号，内部见有更高信号的坏死囊变区；C. DWI，呈等或稍低信号；D. 增强扫描，呈明显强化，内部囊变区无强化，肿块境界清楚

高信号影，DWI 呈明亮高信号，增强扫描多无强化。

三、脑膜肿瘤

（一）脑膜瘤

【临床表现】

脑膜瘤（meningioma）多见于 40～60 岁成年女性，儿童少见。临床症状常出现较晚且程度较轻，与肿瘤生长部位有关，最常见症状为颅内压增高。多为良性，生长缓慢，病程长，易于手术切除，预后良好。

【MRI 表现】

（1）肿瘤以宽基底与硬脑膜相连，内缘可见有"皮质扣压征"（也称"皮质塌陷征"），

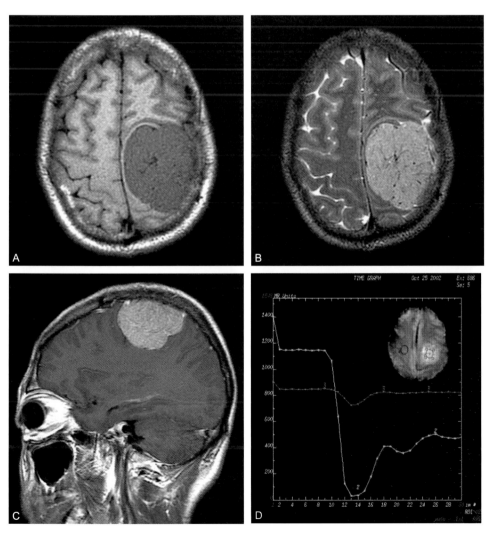

图 2-2-21 左顶部脑凸面脑膜瘤

A、B. 分别为横断面 T1WI 及 T2WI，示左顶部大脑凸面实质性肿块，呈稍长 T1、长 T2 信号，信号较均匀。肿块边界清楚，内侧缘可见"皮质扣压征"；C.增强扫描矢状面，病灶呈明显均匀强化；D.灌注成像，示肿瘤区呈明显高灌注

肿块与脑组织之间有低信号分界或合并有蛛网膜囊肿形成（图 2-2-21）。

（2）T1WI 等或稍低信号，T2WI 及 T2 FLAIR 上呈等或稍高信号，信号多均匀；DWI 上多呈均匀稍高至高信号，沙粒型则呈 DWI 低信号。

（3）增强扫描肿瘤多呈明显均匀性强化，并可见"脑膜尾征"（图 2-2-22）。

（4）非典型征象：少数脑膜瘤可以全瘤钙化；囊性脑膜可表现为囊性病灶，增强扫描呈囊壁环形强化（图 2-2-23）；部分患者可以表现为多发脑膜瘤，影像表现与单发脑膜瘤相似（图 2-2-24）。

【诊断与鉴别诊断】

1. 诊断依据　好发于中年女性，肿瘤体积多较大时才出现症状，广基底与颅骨相贴，信号与脑灰质相似且信号多均匀，多具典型脑外肿瘤特征。增强扫描肿瘤多呈明显均匀性强化，并可见"脑膜尾征"。

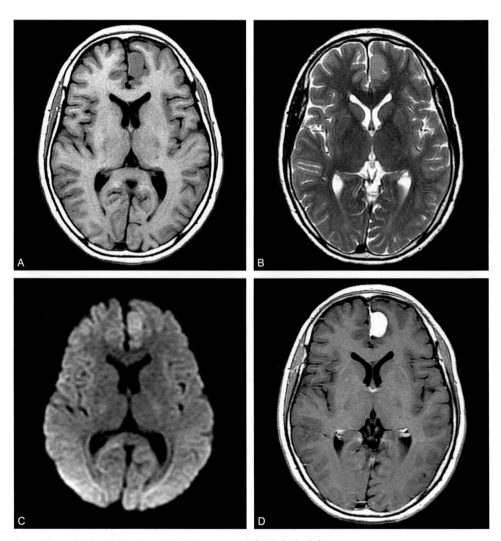

图 2-2-22　左额镰旁脑膜瘤

A. 左额镰旁肿块，与周围脑组织之间有低信号分界，与大脑镰宽基底相连，T1WI 呈等信号；B. T2WI 信号与大脑皮质类似，内部信号均匀；C. DWI 呈均匀的稍高信号；D. 增强扫描见肿块呈明显均匀强化，邻近大脑镰增厚并见有"脑膜尾"征

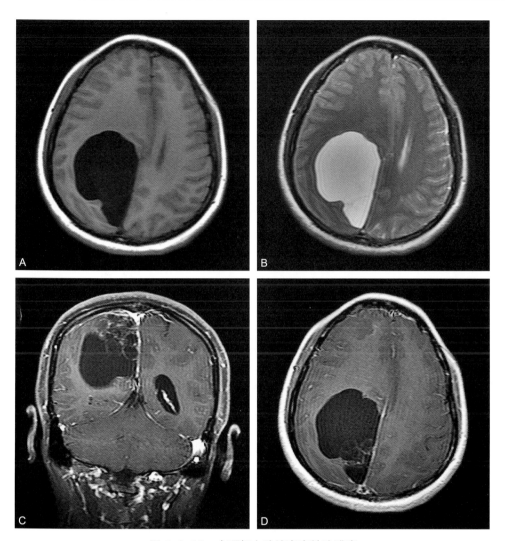

图 2-2-23　右顶部大脑镰旁囊性脑膜瘤

A. T1WI，示右顶部镰旁边界清楚的囊性病灶呈均匀低信号；B. T2WI，呈均匀高信号，周边脑组织受压但未见水肿；C、
D. 增强扫描冠状面及横断面，病变以宽基底附着于大脑镰上，囊性部分无强化，内上缘见不均匀分隔状轻度强化

　　2. 鉴别诊断　　脑膜瘤发生部位广泛，不同部位的脑膜瘤鉴别诊断不同，需与常见的脑外肿瘤相区分。

　　（1）垂体瘤：鞍区及鞍旁脑膜瘤需与垂体瘤鉴别，后者容易出现坏死，正常垂体结构消失，增强扫描多呈明显均匀或不均匀性强化。

　　（2）海绵状血管瘤：鞍旁脑膜瘤需与鞍旁的海绵状血管瘤鉴别，后者常呈长 T1、长 T2 信号，质地不均匀，内部可见有出血，增强扫描呈持续的不均匀性强化。

　　（3）原发中枢神经系统淋巴瘤：当肿瘤浸润脑膜出现脑膜尾征时需与脑膜瘤区分。原发中枢神经系统淋巴瘤属脑内占位性病变，无脑外肿瘤征象，增强扫描呈明显均匀的棉花团状或呈"凹陷征""缺口征"。

　　（4）胶质瘤：靠近脑表面的囊变的胶质瘤需与明显囊变的不典型脑膜瘤相鉴别。恶性胶质瘤中心不规则坏死、囊变显著，且恶性胶质瘤常浸润性生长，指状水肿更多见。而在

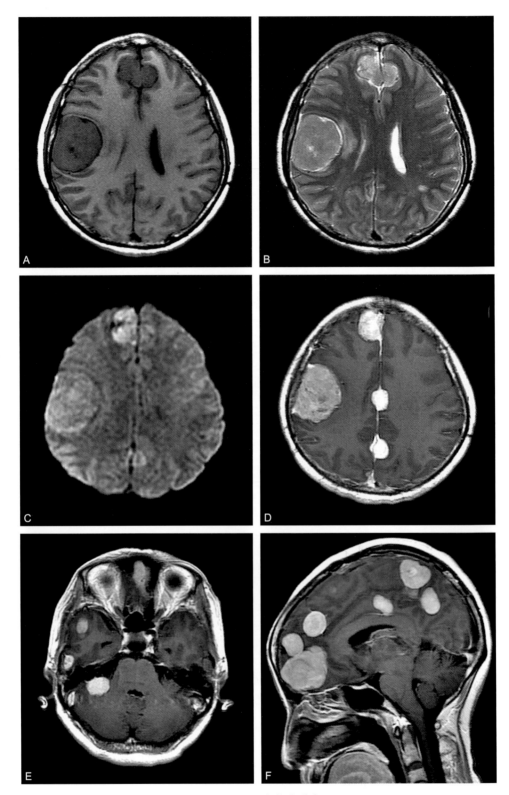

图 2-2-24　多发脑膜瘤

A. 额部大脑镰双侧及右侧大脑凸面见多个肿块，T1WI 信号与皮质信号类似，边界清楚，见"皮质扣压"征；B. T2WI
与皮质信号类似，肿块与脑实质之间有脑脊液信号分隔；C. 与 A，B 不同层面，DWI 见多个稍高信号的肿块或结节影；
D～F. 增强扫描的不同方位，见多发均匀强化的肿块或结节影，边界清楚，部分见典型的"脑膜尾征"

囊变脑膜瘤中，脑膜尾征、白质塌陷征及宽基底征较胶质瘤更常见。

（二）血管网状细胞瘤

【临床表现】

血管网状细胞瘤（hemangioblastoma）发病高峰为 30 ~ 40 岁，病程缓慢，进行性颅内压增高，常出现小脑定位症状，如共济失调及眼球震颤；其生物学特征呈良性经过，术后预后良好。当肿瘤同时发生于颅内和视网膜时，称为 von Hippel-Lindau 病，还可合并有肝肾胰肺等内脏器官的囊肿或肿瘤，为家族性疾病。

【MRI 表现】

（1）血管网状细胞瘤好发于小脑，常见于中线旁小脑半球，也可见于小脑蚓部。影像学上分三型，即大囊小结节型，单纯囊型及实质型，以大囊小结节型最为典型。

（2）肿块边界清楚，内壁光滑，其内壁结节较小，常附于近脑表面侧，壁结节内及瘤周可见血管流空信号影。

（3）囊腔内呈长 T1、长 T2 信号，壁结节信号与脑实质类似，T2 Flair 呈高信号。血管呈迂曲的流空信号影。

（4）瘤周一般无明显水肿或轻度水肿。脑干可受压推移，第四脑室受压引起梗阻性脑积水。

（5）增强扫描囊壁无强化或轻度强化，壁结节呈显著的均匀性强化或环形强化，瘤周见强化的迂曲血管影。

【诊断与鉴别诊断】

1. 诊断依据　成人后颅窝常见肿瘤，常出现小脑定位症状，典型者呈大囊小结节，壁结节内及瘤周见流空血管影，增强扫描壁结节明显强化，而囊壁及囊液无强化。

2. 鉴别诊断

（1）毛细胞型星形细胞瘤：多发生于儿童，附壁结节通常较大，且壁结节强化程度不及血管网状细胞瘤。

（2）胶质瘤及转移瘤：两者内壁均不光滑，囊壁厚薄不均，常有多个较厚的壁结节。

（3）动静脉畸形：AVM 内团状或蚯蚓状血管流空信号影较血管网状细胞瘤多且粗，多无占位效应，无瘤周水肿。

四、淋巴瘤和造血系统肿瘤

原发性中枢神经系统淋巴瘤

【临床表现】

原发性中枢神经系统淋巴瘤（primary central nervous system lymphomas, PCNSL），好发于 30 ~ 70 岁的成年人，免疫系统缺陷者更易患病。男性多见。临床少见的非霍奇金淋巴瘤，多急性起病，病程短，常发展迅速，常见颅内压增高和局限性神经功能损害症状，嗜血管性淋巴瘤常引起进行性痴呆。肿瘤对激素及放、化疗敏感。

【MRI 表现】

（1）局灶性者多表现为大脑深部如脑室周围白质、基底核区、丘脑等部位的单发或多发圆形或分叶状病灶，位于胼胝体膝部和压部的病灶呈蝴蝶状，部分病灶可累及单个皮质。

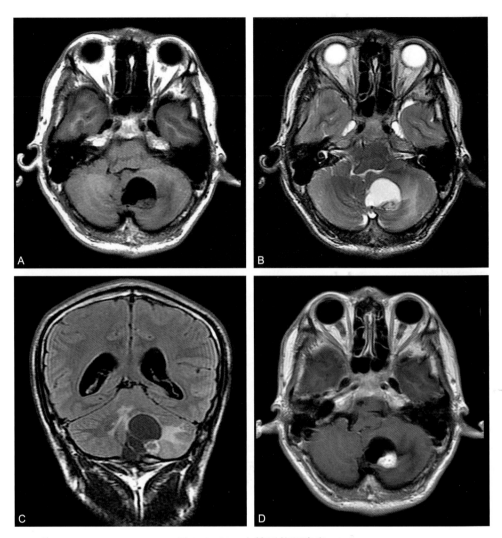

图 2-2-25   血管网状细胞瘤

A、B. 分别为横断面 T1WI 及 T2WI，示左侧小脑半球近中线旁囊实性占位，囊变区呈明显长 T1、长 T2 信号，附壁结节呈稍长 T1、稍长 T2 信号，且其内可见迂曲的血管流空影；C. 冠状面 T2 FLAIR，示病灶囊变区信号较脑脊液高，壁结节呈环状高信号；D.增强扫描，示壁结节呈明显强化，囊壁无强化

弥漫性病变则为边界不清、弥漫浸润的病灶，跨脑叶生长，灰质常累及。肿瘤还可侵及室管膜、软脑膜，并沿其播散。

（2）肿瘤未经治疗时囊变、坏死少见，周围水肿及占位效应较轻（少数表现明显），且肿瘤的大小与瘤周水肿和占位效应并不相称。肿瘤有"此消彼长"交替生长现象。

（3）病变在 T1WI 上多呈等或稍低信号，T2WI 及 T2 FLAIR 上多为稍高信号，有些可呈明显长 T1、长 T2 信号，信号较均匀，很少有出血、坏死囊变及钙化。

（4）DWI 上呈明显均匀高信号，ADC 上呈低信号，明显低于正常脑白质。

（5）增强扫描多呈明显均匀的团块状强化，呈"握拳状"或"棉花团状"。有些表现为不均匀性强化或不完整的环形强化，呈"脐凹陷征""缺口征"特征性强化。累及皮质时出现局灶性皮质异常强化（图 2-2-26）。

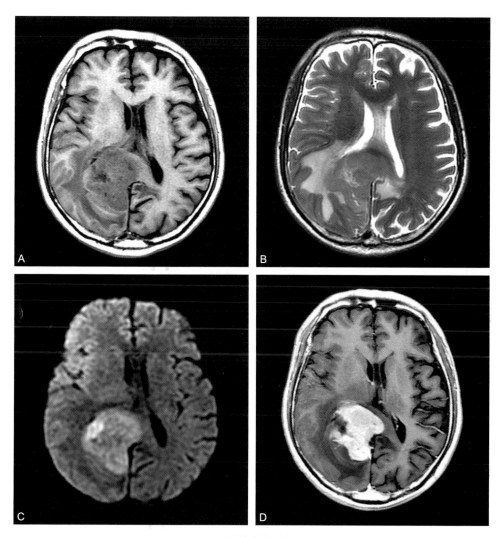

图 2-2-26　原发性中枢神经系统淋巴瘤

A. 右侧顶叶深部及胼胝体见分叶状实性肿块，T1WI 呈稍低信号，周边水肿呈明显低信号；B. T2WI 呈等信号，周边水肿广泛，累及左侧半球；C. DWI，示肿块呈较均匀的高信号；D. 增强扫描，示病灶呈明显较均匀强化，可见"缺口征"

【诊断与鉴别诊断】

1. 诊断依据　好发于中老年人的幕上深部白质区或中线结构处的实体性或弥漫分布的占位性病变，信号多均匀，且与脑灰质相近，瘤周水肿及占位效应较轻，增强扫描呈明显均匀的棉花团状或呈"凹陷征""缺口征"，对放、化疗敏感，必要时可进行诊断性治疗后短时间复查。

2. 鉴别诊断

（1）恶性胶质瘤：多呈长 T1、长 T2 信号，易出现坏死、囊变及出血，增强扫描呈不规则斑片状或花环状强化，环壁厚薄不均并有壁结节。DWI 多为等或稍低信号，ADC 值明显高于正常白质。

（2）脑膜瘤：需与邻近脑膜且浸润脑膜引起脑膜尾征的淋巴瘤区分，脑膜瘤属脑外肿瘤，宽基底，可见"皮质扣压征"，邻近颅骨多有骨质增生硬化，内部可见钙化或流空血管的低信号影。

（3）转移瘤：多表现为皮髓交界处的散在分布的多发性病灶，"小病灶、大水肿"为特征性表现，中心易出现坏死、囊变，出血亦多见，增强扫描呈均匀结节状或厚薄不一的环形强化，多有原发肿瘤病史。

五、生殖细胞肿瘤

（一）生殖细胞瘤

【临床表现】

生殖细胞瘤（germ cell tumor）好发于儿童及青少年，发病高峰为 12～14 岁，男性多见。女性患者多为鞍区型。临床主要症状是 Parinaud 综合征，内分泌功能紊乱（如尿崩、肥胖），视野障碍或肢体偏瘫。实验室检查有甲胎蛋白（AFP）升高或 HCG 阳性。肿瘤对放疗高度敏感，在影像提示该诊断时，可以行诊断性放疗后短时间复查观察肿瘤变化，如果缩小明显则支持生殖细胞瘤的诊断。属预后较好的恶性肿瘤。

【MRI 表现】

（1）松果体区型：多为类圆形或分叶状肿块，边界较清楚，T1WI 多呈等或稍低信号，T2WI 呈等或稍高信号，DWI 多呈明显高信号，信号多均匀，一般无出血、坏死、囊变。瘤体本身钙化少见，常见肿瘤包埋松果体钙化灶，无或伴有轻度瘤周水肿及占位效应，但常见中脑导水管及其顶盖受压而引起幕上脑积水，亦可见大脑大静脉受压并流空效应减弱。增强扫描多呈明显均匀性强化（图 2-2-27）。

（2）鞍区型：多位于鞍上，早期可表现为垂体柄部分或完全增粗，MRI 表现与松果体区型相似，垂体后叶受累者其 T1 高信号消失。此型坏死囊变较松果体区型多见，信号可不均匀，无钙化，常沿脑脊液播散，可见下丘脑、垂体前叶及视交叉受累征象，增强扫描呈明显均匀或不均匀性强化。

（3）基底节区型：大多发生于一侧，同侧丘脑常可见受累，常伴有同侧大脑半球皮质萎缩，肿瘤亦可沿神经纤维束向对侧基底节扩散，一般呈类圆形，亦可呈不规则片状分布，边界较清楚，体积相对较大，但占位效应一般不明显，瘤周水肿少见，常有坏死囊变，可合并出血，钙化少见，信号多不均匀。增强扫描呈中等至明显的斑片样不均匀性强化。

（4）三种类型可合并存在，且均可发生室管膜下转移，表现为沿脑室壁的线状或条片状强化；亦可沿脑脊液向蛛网膜下隙（腔）播散，表现为脑表面、脑池的线状或结节状强化。

【诊断与鉴别诊断】

1. 诊断依据　儿童及青少年的松果体区、鞍区病变，可多发，瘤周水肿及占位效应多不明显，增强扫描多呈明显的较均匀性强化，常伴有室管膜及脑脊液种植播散的线状或结节状转移灶。

2. 鉴别诊断

（1）松果体细胞瘤：好发于成年人，周边常伴散在斑点状钙化低信号影。常突向第三脑室后部生长使其呈杯口状扩大。增强扫描多呈轻度或中度均匀性强化。

（2）颅咽管瘤：多为鞍上池囊性或囊实性肿块，囊壁蛋壳样钙化为其特征。

（3）垂体瘤：小儿罕见，多发生于鞍内，鞍底骨质变薄、下陷，向鞍上生长呈"束腰征"。

（4）星形细胞瘤：基底节的病变需与星形细胞瘤鉴别，后者通常位于下丘脑，并沿视交叉或视束延伸，信号不均匀，伴出血、坏死及囊变，增强扫描呈明显不均匀的花环状强

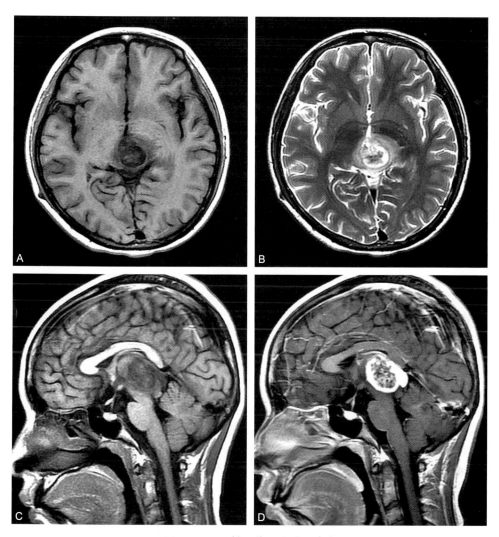

图 2-2-27　松果体区生殖细胞瘤

A、B. 分别为横断面 T1WI 及 T2WI，示松果体区类圆形肿块，信号不均匀，实性成分呈等 T1、等 T2 信号，囊变区呈长 T1、长 T2 信号，瘤周有水肿；C. 矢状面 T1WI，示肿块呈浸润性生长，边界不清楚；D. 矢状面 T1WI 增强扫描，示病灶呈明显不均匀环状强化

化并可见壁结节。

（二）颅内畸胎瘤

【临床表现】

颅内畸胎瘤（intracranial teratoma）是一种先天性异位的生殖细胞源性肿瘤。好发于儿童及青少年，男性多见。肿瘤的恶性倾向随年龄增长而呈上升趋势。多以颅内压增高为首发症状，临床表现依发生部位而异，位于松果体区者可出现 Parinaud 征、共济失调、性早熟、脑神经麻痹等；鞍区者可出现尿崩症、嗜睡、视觉障碍及肥胖症等；小脑脑桥角者可出现小脑脑桥角综合征。部分可合并有 Dandy-Walker 畸形或与其他肿瘤（如脑膜瘤或胶质瘤）混合存在。

【MRI 表现】

（1）肿瘤好发于颅中线区域，常见于松果体区，其次为鞍区。类圆形或分叶状肿块，多为囊实性。

（2）囊壁上可伴有等或稍长 T1、稍长 T2 信号的实性结节。囊腔内含脂肪、毛发、黏液、角化物及出血等成分，故信号很混杂。脂肪抑制序列上脂肪成分区域信号明显减低。

（3）肿块边界多清楚，有不同程度的占位效应，邻近结构可见受压移位改变，且可引起梗阻性脑积水，瘤周一般无或有轻微水肿。

（4）增强扫描示实质成分多呈不均匀性轻中度强化，囊壁可呈多个环状强化影且可伴有强化瘤结节。伴发脑膜及室管膜炎症时可见其增厚并明显强化（图 2-2-28 ）。

（5）非成熟性及恶变者多以实质成分为主，呈稍长 T1、长 T2 信号，形态多不规则，

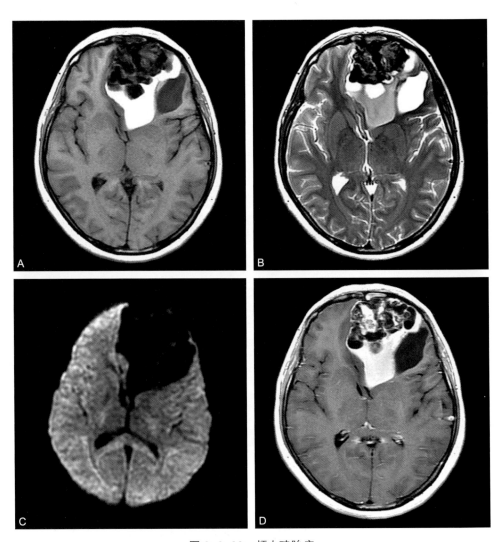

图 2-2-28　颅内畸胎瘤

A、B. 分别为横断面 T1WI 及 T2WI，见左侧额叶巨大不规则肿块，信号混杂，内有长 T1、长 T2 囊变，有短 T1、长 T2 脂肪信号，有长 T1、短 T2 的钙化信号；C. DWI，病变呈极低信号为主，内有线状等信号；D. 增强扫描，示囊变、钙化及脂肪区无强化，肿瘤实质部分呈明显不均匀强化

瘤周水肿明显，出血多见。可经脑脊液播散种植于脑室及蛛网膜下隙（腔）。增强示实质成分呈不均匀性强化，室管膜及脑膜转移时的线状或结节状强化灶。

【诊断与鉴别诊断】

1. 诊断依据　好发于儿童及青少年，好发于松果体或鞍区等中线结构肿块，内含有脂肪、钙化等成分为特征性表现。

2. 鉴别诊断

（1）颅咽管瘤：好发于鞍上，多为囊实性，囊壁呈特征性蛋壳样钙化，肿瘤多向上后方或向下生长。

（2）垂体瘤：多见于 30～60 岁，多位于鞍内，常向两侧生长侵犯海绵窦，向上生长典型者呈"束腰征"，正常垂体形态消失。

（3）生殖细胞瘤：好发于松果体区、鞍区及基底节区病变，多发时有助诊断。信号多与灰质类似且较均匀，DWI 多呈明显高信号，增强扫描多呈明显的较均匀性强化。发生在鞍区时常伴发有垂体性尿崩症。

六、鞍区肿瘤

（一）颅咽管瘤

【临床表现】

颅咽管瘤（craniopharyngioma）常见于儿童及青少年（高峰为 8～12 岁），亦可在中老年人（高峰为 40～60 岁）中出现。儿童及青少年以发育障碍、颅内压增高为主；中老年人以视力障碍及垂体功能紊乱为主。

【MRI 表现】

（1）肿瘤好发于鞍上区，鞍旁少见，为鞍区第二常见的良性肿瘤。肿瘤呈类圆形或不规则形，边界清楚。

（2）MRI 信号复杂，变化多样。典型的囊实性肿块的囊性部分信号混杂，与病灶内蛋白质、胆固醇、正铁血红蛋白、钙质的含量多少有关，可出现不同信号的液液平面。实性部分或囊壁在 T1WI 呈等或稍低信号，T2WI 相对囊内容物呈低信号。

（3）肿瘤多向上后方或向下生长，其下缘可见受压变扁的垂体结构，邻近器官如视交叉、海马等可见受压移位征象，第三脑室、室间孔等受压引起梗阻性脑积水。

（4）增强扫描囊壁及实性部分均匀或不均匀性明显强化，并可在肿瘤下缘见线样明显强化的受压垂体（图 2-2-29）。

【诊断与鉴别诊断】

1. 诊断依据　好发于儿童的鞍上囊实性肿块，CT 见囊壁呈蛋壳样钙化是特征性表现。MRI 示囊性部分信号混杂，出现高信号时较为特征。增强扫描囊壁及实性部分均匀或不均匀性明显强化，可见正常或受压垂体。

2. 鉴别诊断

（1）垂体瘤：鞍内肿块，可见蝶鞍增大、鞍底凹陷、侵犯海绵窦，向上生长典型者呈"束腰征"。正常垂体结构多被完全破坏而不能显示，内部钙化少见。

（2）鞍区脑膜瘤：多见于蝶鞍前床突附近或两侧蝶骨嵴，宽基底，邻近颅骨多呈骨质增生改变，增强扫描多明显均匀强化，可见"脑膜尾征"。其长轴极少向后倾斜，而颅咽管

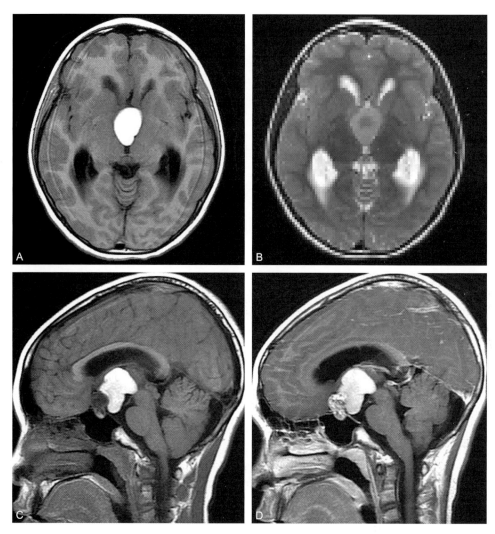

图 2-2-29　颅咽管瘤

A、B. 分别为横断面及矢状面 T1WI，鞍上区不规则肿块，呈短 T1、长 T2 信号为主，境界清楚；C. 矢状面 T1WI，肿块前下方见有实性成分，呈稍低信号；D. 增强扫描矢状面，示病灶前下方的实性成分，呈明显不均匀强化

瘤长轴多向后倾斜。

（3）皮样囊肿 / 表皮样囊肿：皮样囊肿多为短 T1、长 T2 信号，抑脂信号减低，边缘光滑锐利，囊壁极少有强化；表皮样囊肿形态不规则，见缝就钻，DWI 呈明显高信号，T2 FLAIR 上病灶内可见絮状稍高信号影。

（二）垂体腺瘤

【临床表现】

垂体腺瘤（pituitary adenoma）可发生于任何年龄，以 30 ~ 60 岁多见。男女发病无明显差异，但泌乳素瘤多见于女性。临床表现依腺瘤性质而不同，有分泌功能的腺瘤早期主要表现为内分泌亢进，如泌乳素腺瘤出现闭经、泌乳，生长激素腺瘤出现肢端肥大，促肾上腺皮质激素腺瘤出现库欣病等，无分泌功能的腺瘤主要表现为视力障碍等压迫症状，发生垂体卒中时有突发头痛、呕吐、视力急剧下降、昏迷等急症。

【MRI 表现】

1. 垂体微腺瘤（pituitary microadenoma） 需行冠状位和矢状位薄层（3mm）检查，尤以冠状位重要。必要时行动态增强和常规延迟增强扫描（图 2-2-30）。

（1）微腺瘤多位于垂体一侧，大多数在 T1WI 呈低信号，在 T2WI 呈高或等信号，内部信号较均匀。

（2）间接征象包括垂体高度增加，上缘膨隆，鞍底骨质变薄、塌陷或侵蚀，垂体柄偏移或变短。

（3）动态增强扫描早期见肿瘤信号低于正常强化的垂体。

2. 垂体大腺瘤（pituitary macroadenoma） 肿瘤大于 1cm，多有囊变、坏死或出血。

（1）鞍内肿块，肿瘤呈圆形或不规则形，伴有蝶鞍扩大，鞍底下陷。向上生长突破鞍

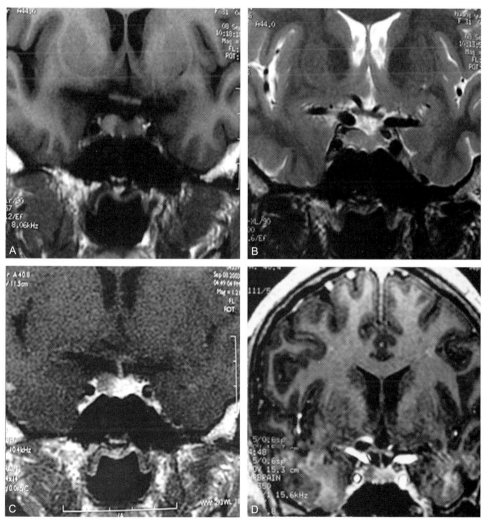

图 2-2-30　垂体微腺瘤

A. 冠状面 T1WI，垂体右侧缘隆起，与正常腺垂体信号比较呈稍高信号；B. 冠状面 T2WI，病灶呈等信号；C. 动态增强扫描，早期见正常垂体明显均匀强化，右侧缘病灶呈相对低信号，垂体柄略左偏；D. 延迟扫描，病灶呈相对低信号

隔出现典型的"雪人状"或"束腰征";向两侧鞍旁生长,可压迫或侵犯海绵窦;向下可突入蝶窦。

(2)肿瘤实性部分在 T1WI 及 T2WI 显示信号强度与脑灰质相似或略低,DWI 呈稍低信号,正常垂体结构多不能显示。肿瘤坏死囊变多见,呈长 T1、长 T2,在囊变区内可出现不同信号的液液平面,合并出血时出现相应高信号(图 2-2-31)。

(3)较大肿瘤时可伴有鞍上池受压变形、闭塞,视交叉及垂体柄移位,室间孔受压可致梗阻性脑积水;向后生长可压迫脑干。

(4)增强扫描可见实质部分呈明显均匀性强化,坏死、囊变及出血区无强化。

【诊断与鉴别诊断】

1. 诊断依据   多见于 30～60 岁,起源于鞍内,可见蝶鞍增大,正常垂体结构消失,鞍底凹陷,常向两侧生长侵犯海绵窦,向上生长典型者呈"束腰征",增强扫描多呈明显均匀或不均匀性强化。

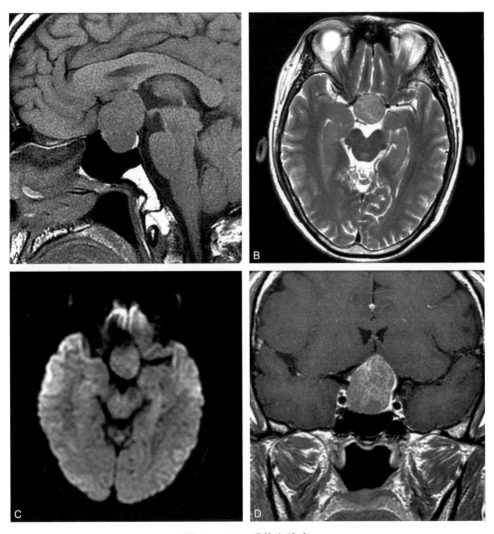

图 2-2-31   垂体大腺瘤

A. 矢状面 T1WI,蝶鞍扩大,鞍底下陷,视交叉上抬,鞍区病变呈等信号,后下缘见正常垂体后叶高信号;B. 横断面 T2WI,病变呈略高信号;C.DWI 示病灶呈等信号;D. 增强扫描冠状面,病灶呈中度强化,呈"雪人征"

2. 鉴别诊断

（1）颅咽管瘤：多见于儿童及青少年，好发于鞍上，肿瘤多呈囊实性。典型者 CT 可见蛋壳样钙化。增强扫描囊壁及实性部分均匀或不均匀性明显强化。

（2）鞍区脑膜瘤：多呈等 T1、等或稍长 T2 信号，可见钙化，向前生长，宽基底，邻近颅骨多呈骨质增生改变，增强扫描多明显、均匀，可见"脑膜尾征"。

（3）Rathke 囊肿：多无明显临床表现，少部分出现内分泌紊乱和视力减退。体积小的囊肿位于垂体前后叶之间，类似"三明治"。其增大时，易通过鞍隔的裂隙延伸至鞍上区，形成"葫芦状"，一般不会造成蝶鞍的扩大。增强扫描囊壁无强化或呈环形强化。

七、脑转移瘤

【临床表现】

脑内转移瘤（metastatic tumor）多见于中老年人，男女发病无明显差异。临床多有原发肿瘤病史，以肺癌最为常见。临床表现无特异性，可为顽固性进行性加剧的头痛而脑膜刺激征阴性，有时表现酷似脑卒中，预后差。

【MRI 表现】

（1）多表现为灰白质交界处的多发占位性病变，是特征性表现之一，单发病灶也可见。瘤周多伴有明显水肿，即"小病灶、大水肿"，占位效应多明显。不过至小脑的转移瘤可无明显水肿（系小脑的细胞外间隙紧密所致）。

（2）实性成分多呈稍长 T1、稍长 T2 信号，DWI 多呈高信号。中心常见呈长 T1、长 T2 信号的坏死、囊变区，内壁多不光整，而外壁相对光整，囊壁多厚薄不均，有时还可见壁结节（图 2-2-32）。

（3）病灶内出血常见于黑色素瘤、绒毛膜癌、甲状腺癌、肺癌及肾癌的转移，多呈 T1WI 上点片状高信号影。来源于白血病、淋巴瘤、乳腺癌、黑色素瘤、绒毛膜癌的脑转移还可出现弥漫性脑膜浸润，即癌性脑膜炎。

（4）在 T2WI 肿瘤表现为低或等信号者，多半是来源于胃肠道的黏液腺癌、骨肉瘤及黑色素瘤。

（5）增强扫描多呈不均匀环形明显强化或结节状强化。较多来源于腺癌的转移瘤在增强扫描时可见病变内缘细小毛刷样征象。

【诊断与鉴别诊断】

1. 诊断依据　好发于中老年人，多见于皮、髓质交界区的多发病灶，呈现"小病灶、大水肿"征象，占位明显。增强扫描时肿瘤常因坏死、囊变呈现不均匀环形强化。

2. 鉴别诊断

（1）星形细胞瘤：体积较大的单发转移瘤与恶性胶质瘤难鉴别。病程进展较快多提示转移，血清学检查转移瘤患者的肿瘤标志物水平常见有升高。

（2）淋巴瘤：好发于幕上深部白质区或中线结构处，呈实体性或弥漫分布的占位性病变，信号多均匀，病灶内囊变少见，瘤周水肿及占位效应较轻，增强扫描可见"凹陷征""缺口征"样的不完整的环形强化。

（3）脑脓肿：临床有局部或全身感染症状。典型脓肿其环壁较薄，内壁光整。DWI 见脓腔内呈明显高亮信号，囊壁呈等或稍低信号。

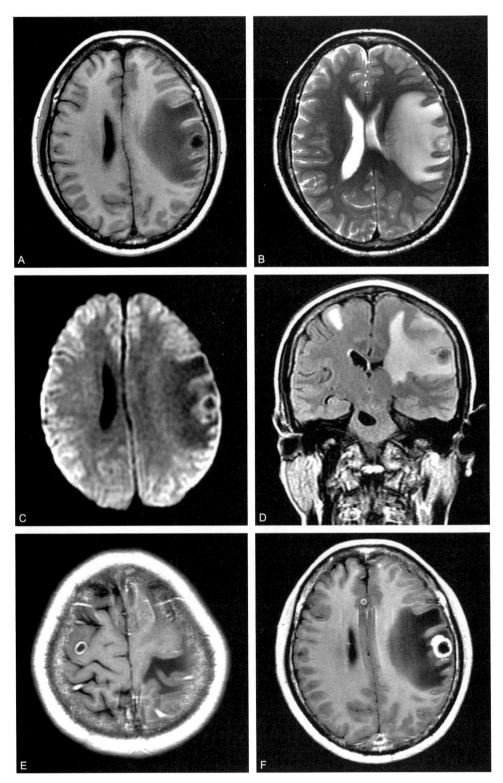

图 2-2-32 脑转移瘤

A、B. 分别为横断面 T1WI 及 T2WI，左颞叶皮髓交界处小囊性占位，呈长 T1、长 T2 信号，囊壁呈等信号，瘤周重度水肿，呈 "小病灶、大水肿"；C. DWI，病灶囊壁呈高信号，内部囊变及瘤周水肿呈低信号；D. 冠状面 T2 FLAIR，病灶囊壁呈等信号，囊变区呈低信号，瘤周水肿呈高信号，右额叶见片状水肿；E、F. 增强扫描横断面，脑内多个大小不等的环形强化

（4）多发结核球：多呈结节状，边界清楚，中心可含干酪样坏死物，内壁多较规则。钙化也常见，多呈斑点状低信号影。常伴有脑底池脑膜线状或结节状增厚且异常强化，或伴有脑底池多发的钙化斑。结合临床结核病史及脑脊液生化检查等有助诊断。

八、其他未分类肿瘤或肿瘤样病变

（一）灰结节错构瘤

【临床表现】

灰结节错构瘤（tuber cinereum hamartoma）又称下丘脑错构瘤（hypothalamic hamartoma）及下视丘错构瘤，系由先天性脑组织发育异常形成的异位脑组织肿块。多见于儿童及婴幼儿，临床常以性早熟为首发症状，其次为痴笑样癫痫、行为异常及智力障碍等。

【MRI 表现】

（1）鞍上灰结节处肿块，位于鞍上池视交叉的后方及双侧视束之间，与灰结节相连，向上发展于垂体柄与乳头体之间，向后下方往脚间池生长，还可延伸至鞍上和桥池前。

（2）分为四种类型：①窄基型；②宽基型；③骑跨型；④第三脑室内型。肿块边缘光整，边界清楚。

（3）肿块在 T1WI 上呈等信号，在 T2WI 上多呈等信号，且内部信号均匀，部分肿块可呈不均匀稍高或高信号，系瘤内坏死、脂肪及钙化所致；在 DWI 上呈等或稍低信号。增强扫描示病灶无强化（图 2-2-33）。

（4）部分可合并存在一些先天性畸形，如小脑回或灰质异位、囊肿、胼胝体缺如、多指、面部畸形、心脏缺陷等。

【诊断与鉴别诊断】

1. 诊断依据　多见于儿童及婴幼儿，常见性早熟及痴笑样癫痫症状。影像表现为与灰结节相连的边界清楚的软组织肿块，在 T1WI 和 T2WI 上多呈均匀等信号；增强扫描病灶无强化。

2. 鉴别诊断

（1）颅咽管瘤：多呈囊实性肿块，内部钙化常见；增强扫描肿块实性部分及囊壁呈明显不均匀性强化。

（2）生殖细胞瘤：在松果体区及基底节区可出现类似病灶，常可随脑脊液播散种植于室管膜及柔脑膜。增强扫描呈明显均匀或不均匀性强化。

（3）下丘脑胶质瘤：多沿视觉通路生长呈前后方向走行，常可出现囊变，信号多不均匀。增强扫描病灶有强化。

（二）脊索瘤

【临床表现】

脊索瘤（chordoma）可发生于任何年龄，多见于 30～60 岁（发生在骶尾部者年龄偏大），男性多见。临床症状不一，发生在颅底斜坡处的常以脑神经及垂体功能障碍或鼻咽部症状就诊，发生在骶尾部的则以直肠、膀胱及相应神经受累症状就诊。属于低度恶性肿瘤，生长缓慢，但具有侵袭性，不易彻底切除，复发率较高，预后较差。

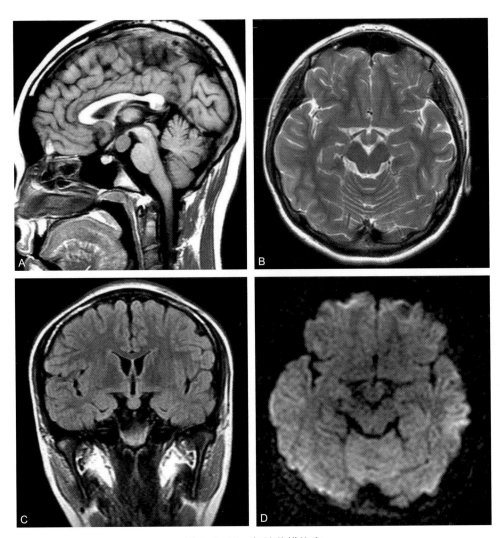

图 2-2-33　灰结节错构瘤

A. 矢状面 T1WI，乳头体区见类圆形结节影，呈略低信号，边界清楚，边缘光整；B. 横断面 T2WI，呈等信号；C. 冠状
面 T2 FLAIR，呈等信号；D. DWI，示病灶呈等信号

【MRI 表现】

（1）肿瘤表现为类圆形或分叶状软组织肿块，多在中线区域生长，亦可偏离中线结构，边界较清晰，边缘不规则。

（2）T1WI 呈低或稍低信号，T2WI 呈中度或明显高信号，信号多不均匀，与内部出血、坏死、黏液囊变及钙化、碎骨片有关；受累骨质呈膨胀性溶骨性破坏，瘤内伴有粗细不等的条索样低信号影，呈现特征性的"蜂房状"改变（图 2-2-34）。

（3）增强扫描呈缓慢渐进性持续性强化，中等至显著的不均匀性强化，特征性表现为条索样、颗粒样强化，呈"蜂房状"改变，邻近硬脑膜受累时可见明显增厚并强化。

（4）按肿瘤进展程度分四期。Ⅰ期：肿瘤局限于原发部位，无邻近结构侵犯。Ⅱ期：肿瘤向原发部位周围间隙或组织结构侵犯，只累及一个颅底解剖间隙，脊柱肿瘤则为累及椎弓根。Ⅲ期：累及两个颅底解剖间隙，脊柱肿瘤为累及整节脊椎。Ⅳ期：累及两个以上

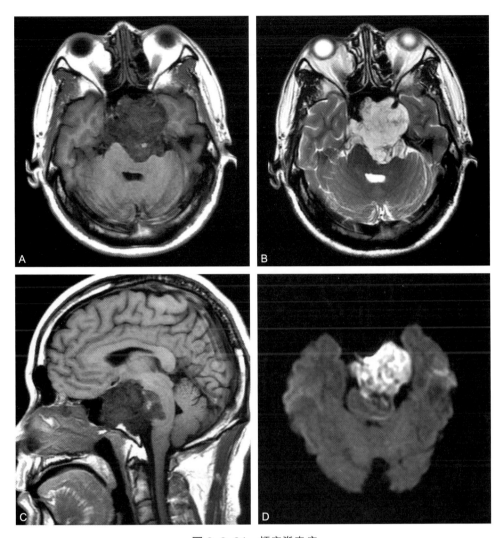

图 2-2-34　颅底脊索瘤

A. 横断面 T1WI，颅底不规则形占位，呈低信号，边界较清楚；B. T2WI，呈高信号，内可见线状低信号影；C. 矢状面 T1WI，示病灶位于斜坡的（颅底蝶枕结合处），受累骨质呈膨胀性破坏，肿块突破颅底骨质向蝶窦内生长；D. DWI，示病灶呈不均匀高信号，似"蜂房状"

颅底解剖间隙，脊柱肿瘤为累及椎旁软组织或向椎管内侵犯，复发或伴有转移。

【诊断与鉴别诊断】

1. 诊断依据　多见于 30 ~ 60 岁，好发于颅底蝶枕结合处及骶尾部的不规则软组织肿块，信号不均匀，呈"蜂房状"特征性改变，受累骨质呈膨胀性溶骨性破坏，增强扫描呈持续缓慢的中等至显著的不均匀性强化。

2. 鉴别诊断

（1）软骨肉瘤：常发生于破裂孔区，偏中线生长，钙化常见且呈点状、环形或半环形，不均匀长 T1、长 T2 信号，增强扫描示迅速且明显的不均匀性强化。

（2）鼻咽癌：好发于咽隐窝和鼻咽顶后壁的软组织肿块，内部钙化及碎骨少见，多为一侧的骨质破坏，常可见颈部淋巴结转移，增强扫描呈"快进快出"的轻至中度强化。

（3）骨巨细胞瘤：好发于上部骶椎的偏心性、膨胀性生长的皂泡样病变，内无钙化及骨化，信号较均匀。

（三）嗅神经母细胞瘤

【临床表现】

嗅神经母细胞瘤（olfactory neuroblastoma，ONB）可发生在任何年龄，发病有两个高峰：10～20岁和50～60岁，男女发病无明显差异。临床表现无特异性，常见鼻塞及鼻出血症状，其次为头痛及嗅觉减退；起病隐匿，病程进展较缓慢，预后相对较差。

【MRI 表现】

（1）肿瘤沿嗅神经走行，呈膨胀性和浸润性生长，邻近受累骨质多呈明显破坏性改变。肿瘤中心多位于鼻腔上部或前组筛窦，可跨颅内、外生长侵入前颅窝，多呈不规则形软组织肿块。

（2）多呈 T1WI 稍低信号，T2WI 稍高信号，较大者边界多不清楚，信号多不均匀，可见囊变、出血、钙化及骨化区域呈低信号影（图 2-2-35）。

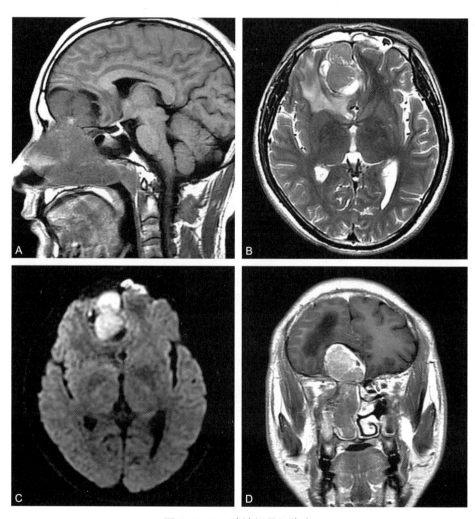

图 2-2-35　嗅神经母细胞瘤

A. 矢状面 T1WI，示颅内外沟通的不规则形肿块，呈稍低信号，侵犯筛窦与鼻甲，与脑组织之间分界清楚；B. 横断面 T2WI，示病灶累及右额叶，呈稍高信号；C. DWI，示病灶呈高信号；D. 增强扫描，示病灶呈不均匀性强化

（3）增强扫描肿瘤呈中度至明显均匀或不均匀性强化；有时在肿瘤与脑实质交界处可见多个无明显强化的较大囊变区域；额叶脑膜受累时可见增厚并明显强化。

（4）累及鼻旁窦时可见黏膜肿胀、增厚，且伴有分泌物潴留或继发性炎症；鼻咽部受累时可阻塞咽鼓管咽口而引起中耳乳突炎；眼眶也常有侵犯。

（5）常伴有颈部淋巴结转移灶；发生远处转移时常在肺和骨内出现多发转移灶。

【诊断与鉴别诊断】

1. 诊断依据　常见鼻塞及鼻出血症状。多表现为以鼻腔上部及前组筛窦为中心生长的不规则形软组织肿块影，典型者跨颅内外生长。瘤内可见坏死囊变、钙化、骨化及出血，向周围结构广泛侵袭，呈浸润性生长。

2. 鉴别诊断

（1）内翻性乳头状瘤：好发于鼻腔侧壁，特别是中鼻甲游离缘，以膨胀性生长为主，周围骨质多呈受压吸收破坏性改变。

（2）鼻腔及鼻旁窦鳞癌：多见于老年人，常见于上颌窦，其次为筛窦，多为浸润性生长，肿瘤生长迅速，增强扫描时肿块强化程度不及嗅神经母细胞瘤明显。

（3）嗅沟脑膜瘤：中年女性多见，呈圆形或类圆形，广基底与前颅窝底相连，边界清晰，信号多均匀，邻近骨质常呈反应性增生，增强扫描呈明显均匀性强化且常见脑膜尾征。

（四）胶样囊肿

【临床表现】

胶样囊肿（colloid cyst）多见于中青年人，极少数见于儿童和婴幼儿，发病率无明显性别差异。临床上患者可较长时间无任何症状，多引起间歇性脑积水，常表现为体位性头痛，预后良好。

【MRI 表现】

（1）好发于第三脑室前上方，靠近室间孔后方的圆形或类圆形囊性肿块，且多附着于该处室管膜或脉络丛上，边缘光滑，境界清楚，小者直径数毫米，大者达数厘米，瘤周无水肿。

（2）囊肿信号变异很大，在各序列均可表现为高、等或低信号，其信号多样的原因与囊内容物及其成分比例有关，即与角蛋白、脱落上皮、出血、胆固醇结晶、脑脊液及多种顺磁性物质等含量有关。

（3）最典型且最多见者表现为 T1WI 呈高信号，T2WI 呈低信号，多数囊肿内部信号均匀，但少数也可呈不均匀性混杂信号（图 2-2-36）。

（4）囊肿较大时可间歇性或持续性阻塞一侧或双侧室间孔而引起一侧或双侧侧脑室扩大积水。

（5）增强扫描囊肿多无强化，部分囊肿可出现囊壁轻度强化。

【诊断与鉴别诊断】

1. 诊断依据　好发于中青年人，临床常见症状为体位性头痛。大多为位于第三脑室前上方、靠近室间孔后方的圆形或类圆形囊性占位。典型信号为短 T1、短 T2 信号，内部信号多均匀，增强扫描囊肿多无强化。

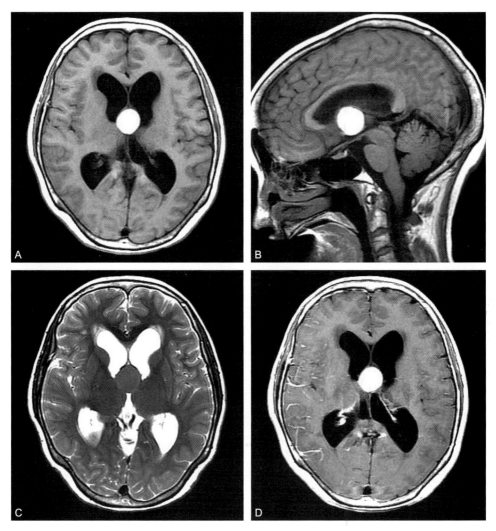

图 2-2-36　胶样囊肿

A. T1WI，见第三脑室前上缘圆形病灶，边缘光整，呈均匀高信号；B. 矢状面 T1WI；C. T2WI，呈中等信号，双侧侧脑室扩大，周边见脑脊液外渗；D. 横断面 T1WI 增强扫描，示病灶无强化

2. 鉴别诊断

（1）室管膜下巨细胞星形细胞瘤：多见于 20 岁以下且多伴有结节性硬化。好发于侧脑室孟氏孔附近的实质性肿块，信号多较均匀且强化明显。

（2）室管膜瘤：脑室内者呈溶蜡样生长，边缘不整，常可浸润邻近脑实质而瘤周出现明显水肿。增强扫描呈明显不均匀性强化。

（3）脉络丛乳头状瘤：好发于侧脑室三角区及第四脑室，脑积水显著且症状出现较早。

（五）表皮样囊肿

【临床表现】

表皮样囊肿（epidermoid cyst），又称胆脂瘤（cholesteatoma）或珍珠瘤，好发于 20～50 岁，发病高峰为 40 岁左右，男女发病无明显差异。临床症状与发病部位有关，位于小脑脑桥角区者主要表现为面瘫、听力障碍、三叉神经痛等小脑脑桥角综合征；鞍区者主要为内分泌失常、视力下降。属生长缓慢的良性病变，预后良好，少数可恶变为鳞状细胞癌。

【MRI 表现】

（1）好发于小脑脑桥角池或鞍上池的不规则病变，沿着蛛网膜下隙（腔）蔓延生长。

（2）肿瘤边缘锐利，包膜壁薄，呈等或低信号；瘤周无水肿，有轻度占位效应，邻近血管、脑神经可见包绕或移位征象，脑积水较少见。

（3）T1WI 上信号为介于脑脊液和脑实质之间的低信号，内可见胆固醇结晶或合并有出血时的高信号影。T2WI 上多呈不均匀高信号，T2 FLAIR 呈混杂高信号，内含不同数量的絮状、漩涡状或卷发状稍高信号影，T2 抑脂序列上信号无减低，仍呈不均匀高信号。DWI 呈明显的不均匀高亮信号（图 2-2-37、图 2-2-38）。

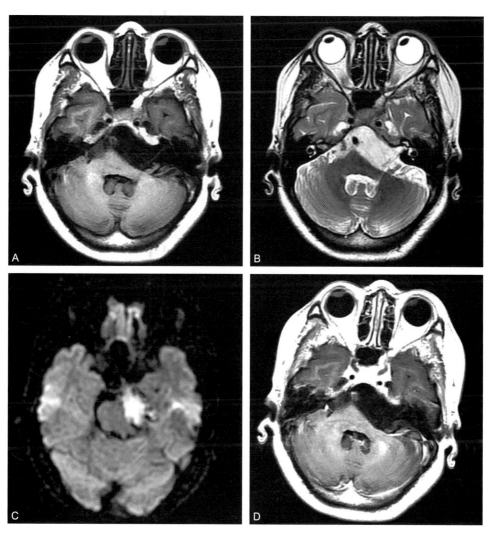

图 2-2-37　左侧小脑脑桥角区表皮样囊肿

A. T1WI，见左侧小脑脑桥角池增宽，呈低信号为主，内见有点状或细线状等信号；B. T1WI，病灶呈不均匀高信号，左侧 CPA 区不规则囊性病灶，沿蛛网膜下隙（腔）蔓延生长，内信号较均匀，包膜壁薄呈等信号，病灶边界清楚，占位征象轻，邻近血管及脑神经呈推移或包绕改变；C. DWI，示病灶呈高信号；D. 横断面 T1WI 增强扫描，示病灶无强化

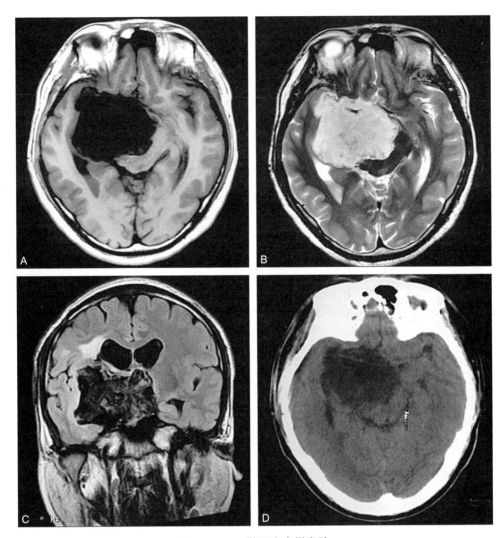

图 2-2-38　鞍区表皮样囊肿

A. 横断面 T1WI，示鞍上区不规则囊性占位，沿脑池呈塑形性生长，呈低信号；B. 横断面 T2WI，示病灶呈不均匀高信号，内有数量不等的絮状稍高信号影，邻近血管被包绕；C. 冠状面 T2 FLAIR，示病灶信号混杂；D. 横断面 CT 扫描，示病灶呈低密度

（4）增强扫描多数无强化。

【诊断与鉴别诊断】

1. 诊断依据　好发于 20～50 岁，多见于小脑脑桥角区及鞍上区的囊性病变，有钻缝生长特性，多呈稍长或等 T1、长 T2 信号，T2 FLAIR 见絮状高信号。DWI 呈明亮不均匀高信号是特点，平扫即可定性诊断。

2. 鉴别诊断

（1）皮样囊肿：常位于后、前颅窝中线区域的囊性占位性病变，多呈类圆形。DWI 上呈等、稍低信号。增强扫描无明显强化，合并感染时囊壁可见点条状强化；

（2）蛛网膜囊肿：信号与脑脊液相似，且均匀，T2 FLAIR 及 DWI 呈低信号，病灶常呈圆形或卵圆形，形态较规则，没有见缝就钻的特点。

（3）听神经瘤：少数表皮样囊肿向内听道方向生长可引起内听道的破坏及扩大，需与听神经瘤鉴别，后者可见患侧听神经增粗呈瘤蒂样改变。增强扫描示肿瘤实质成分明显强化。

第三节　颅内感染性疾病

一、细菌和病毒感染

（一）化脓性脑膜炎

脑膜炎是指由于细菌、病毒等感染脑膜引起的炎症，分为化脓性和非化脓性。化脓性脑膜炎由化脓性细菌引起。非化脓性脑膜炎由结核、病毒、真菌、寄生虫等引起。

化脓性脑膜炎常见的致病菌为脑膜炎奈瑟菌、脑炎奈瑟菌、变形杆菌、流感嗜血杆菌等。感染途径多为血行播散，少数可由邻近组织的炎症如鼻窦炎、乳突炎等直接蔓延。病变主要位于蛛网膜下隙（腔），在蛛网膜和软脑膜间又称为软脑膜炎，扩散至脑实质为脑膜脑炎。

【临床表现】

可以有发热、头痛、精神异常和脑膜刺激征，严重者可以发生昏迷等，颅内压增高，白细胞和蛋白质的含量增高，约有半数可以找到致病菌，新生儿和婴幼儿患者还可以合并化脓性室管膜炎和硬膜外积脓或硬膜下积脓。

【MRI 表现】

（1）早期可以表现为正常，随着化脓性物质渗出增多，脑沟、脑裂、脑池变窄，显示不清，可以出现局灶性或者广泛性水肿。基底池信号可增高，病变累及脑实质内可见高信号。

（2）增强扫描后大部分可见到脑膜增强和脑池内强化。增强的脑膜可以深入脑沟内，硬膜增厚并出现条状强化（图 2-3-1）。

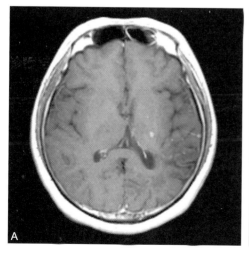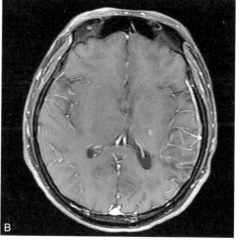

图 2-3-1　化脓性脑膜炎

A. T1WI，示左侧颞叶和枕叶较对侧信号低并发左侧基底节区出血；B. 增强扫描，显示病灶周围脑膜强化

（3）稍晚期可以显示由于脑脊液吸收障碍引起的脑积水、硬膜下积脓，炎症还可以沿着脑脊液播散引起室管膜炎，并可以出现静脉窦血栓等并发症。

（4）晚期可以出现脑萎缩和脑软化等。

【诊断与鉴别诊断】

一般情况下根据发热、头疼、脑膜刺激征等临床表现以及脑脊液检查可以作出诊断。影像学诊断可以辅助评判病变的严重程度及并发症的情况。主要应该与脑膜转移相鉴别，后者可以看到脑实质内常常同时有转移的病灶存在，结合病史，对于鉴别诊断有帮助。

（二）颅内积脓

硬膜下积脓

硬膜下腔严重感染引起脓液积聚于这一潜在腔隙内称硬膜下积脓，约占颅脑细菌感染的 20%，常见的原因有化脓性细菌性脑膜炎、脑脓肿、颅骨切开术后感染、颅外伤、鼻窦炎、中耳炎、骨髓炎等。

【临床表现】

开始表现为发热、呕吐、癫痫、轻偏瘫等，逐渐发展为嗜睡，昏迷伴有颈强直的局限性神经体征，可以产生静脉窦栓塞、脑栓塞等并发症，严重者可导致死亡。

【MRI 表现】

（1）硬膜下积脓的范围较广，可局限于一侧大脑半球凸面，也可累及双侧，少数可以位于颅底、天幕下、大脑镰旁，常伴有严重的脑水肿。位于半球凸面者 MRI 表现为覆盖于一侧或双侧大脑表面的新月状异常信号区，常常可以伸入纵裂或者外侧裂，但不跨越中线。

（2）积脓一般呈长 T1、长 T2 信号。硬膜下积脓往往占位效应较明显，除可引起邻近的脑结构、脑室受压外，还常可导致中线结构向对侧移位。增强扫描，积脓周边出现铸型边缘性强化（图 2-3-2）。

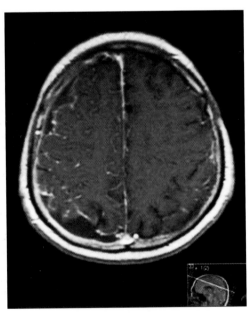

图 2-3-2 硬膜下积脓

轴位增强扫描图。示右侧额顶部硬膜下可见脓腔，边缘脑膜明显强化

（3）与硬膜外积脓比较，硬膜下积脓的内缘模糊不清，容易导致邻近脑实质发生损害，此种脑组织损害可能是对积脓占位效应的反映或者是并发的脑炎。

【诊断与鉴别诊断】

需要鉴别诊断的疾病主要是硬膜下血肿和硬膜外脓肿。

（1）硬膜下血肿：结合病史及有无外伤史及感染等，鉴别并不难。硬膜下积脓呈长 T1、长 T2 信号，而硬膜下血肿在急性期呈短 T1、长 T2 信号。增强后前者有脓肿壁的强化，而后者则无强化。

（2）硬膜外积脓：鉴别见后面硬膜外积脓部分。

硬膜外积脓

硬膜外积脓指的是颅骨内板与硬脑膜之间的感染并发积脓，致死率高，极为少见。Narendra 报道硬膜外积脓占颅内化脓性疾病的 1.86%。硬膜外积脓常继发于中耳炎、鼻窦炎、额窦炎性感染和颅脑外伤手术后感染。

【临床表现】

可有一般感染的症状，如发热、头痛、乏力、食欲缺乏等，积脓部位的颅骨可有骨髓炎表现，如局部皮肤肿胀和明显叩痛。较少的硬膜外积脓可无颅内症状。当硬膜外积脓较多压迫脑组织时，可出现局灶性癫痫或其他局限性神经症状，一般不引起脑炎和脑梗死。

【MRI 表现】

MRI 表现为颅骨内板下方双凸镜状异常信号区（图 2-3-3），信号为呈长 T1、长 T2，脓肿内可有气体，可以跨越中线，内缘光滑。内缘和脑表面间有 T1 和 T2 均为低信号的硬脑膜，即为"硬膜外征"。若相邻颅骨受累，表现为颅骨内板线条状低信号中断，板障的短 T1 信号缺如。硬膜外积脓有以下特点：①范围局限，张力高；②占位效应较轻；③可跨中线；④可导致颅骨改变。

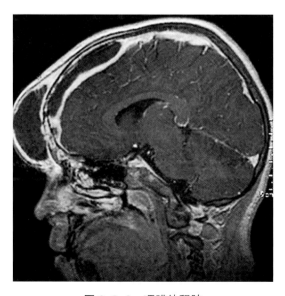

图 2-3-3　硬膜外积脓

矢状位增强扫描图。示额部硬膜外可见脓腔，边缘呈铸型强化，相应部位的脑组织受压。伴发额部皮下积脓

【诊断与鉴别诊断】

主要与硬膜下积脓相互鉴别：硬膜下积脓不跨越中线，内缘模糊不清，而硬膜外积脓可以跨越中线，内缘相对较清晰。前者呈新月形，后者呈双凸镜形。硬膜外积脓常常可以出现"硬膜外征"，即在 T2 上脓肿的高信号和脑皮质的等信号间有一弧形低信号的硬脑膜存在。

（三）脑炎

脑炎是脑组织的炎症，可以由多种病原体感染引起，主要包括细菌、病毒、真菌、寄生虫、螺旋体、立克次体等。其中病毒性脑炎最为常见，这里主要讨论病毒性脑炎。

【临床表现】

病毒性脑炎在脑炎中最为常见，可以由多种病毒引起，其中以单纯疱疹病毒性脑炎、乙型脑炎、腮腺炎病毒性脑炎较为常见。病毒性脑炎系多种病毒引起，可同时侵犯脑膜和脑实质，诊断主要依据临床症状、体征和脑脊液检查。

（1）单纯疱疹病毒性脑炎分为两种：口腔菌株（Ⅰ型菌株）引起的暴发性坏死性脑炎，见于成人；生殖器菌株（Ⅱ型菌株）通过胎盘、产道传播，引起新生儿发病。主要累及颞叶、岛叶和颞叶眶面，可以双侧同时发病，也可以引起弥漫性脑膜脑炎、出血、坏死、晚期脑萎缩、软化，新生儿还可以有脑室周围的钙化、积水，还常常引起脑发育不全，视网膜剥离等。临床症状为头痛、发热、行为异常、嗜睡，局部或者全身癫痫等。血和脑脊液中单纯疱疹病毒补体结合试验阳性，或有特异性 IgM 抗体。

（2）乙型脑炎是一种主要于夏秋季节流行，蚊虫为传播媒介的急性传染病，临床表现为高热，意识障碍、脑膜刺激征、抽搐等。丘脑对称性受累是乙脑病灶的特征性表现。

（3）腮腺病毒性脑炎是流行性腮腺炎的并发症，临床症状较轻，常常在腮腺肿大逐步消退时突然发生，主要表现为发热、头痛，有时有呕吐、颈部强直等。

【MRI 表现】

（1）MRI 对于病毒性脑炎的显示比 CT 更有优势，典型 MRI 多表现为病灶多发散在分布，分布常常不对称，主要在海马、颞叶、额叶眼眶面、皮质和扣带回等部位，可以伴发出血，在 T1WI 和 T2WI 上均为高信号区，一般占位效应不明显（图 2-3-4、图 2-3-5）。

（2）增强扫描后表现为局灶性、线样、脑回样强化，结合病史并不难诊断。但是不典型病例也可表现多样，有时很难与胶质瘤、脑梗死等鉴别。由于新生儿脑大部分无髓鞘，所以难以发现弥漫性脑白质水肿。

（3）儿童病毒性脑炎病变容易累及基底核、丘脑、脑干，引起小血管病变，故病灶较小，儿童病毒性脑炎与成人相比大脑半球较少受累。

【诊断与鉴别诊断】

根据影像学表现来区分是何种病毒感染是非常困难的，但是有些病毒性脑炎累及部位有一定的特点，比如单纯疱疹病毒性脑炎常常累及颞叶，乙型脑炎和腮腺炎性病毒性脑炎有侵犯基底核的趋向。

病毒性脑炎的病灶部位和信号特点可以和以下脑内病变类似，应该注意鉴别：

（1）脑梗死：发生在颞叶的病毒性脑炎和脑梗死的鉴别，依据影像学有时候难以区分，还要依据临床和发病情况来综合分析。有多种脑卒中危险因素，如高龄、动脉硬化高血压等，起病紧急。MRA 或脑血管造影可以发现病变区域的血管闭塞或者分支明显减少，无发热、

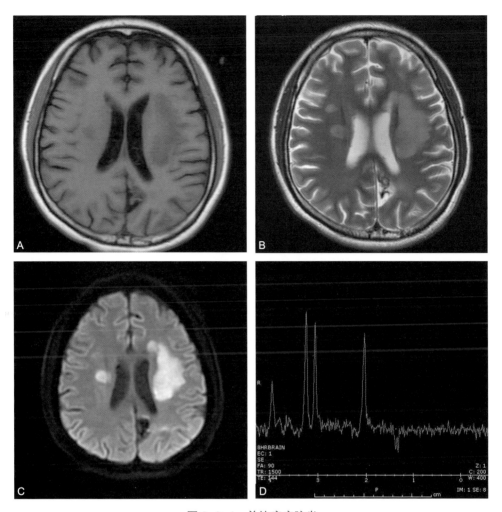

图 2-3-4　单纯疱疹脑炎

A、B. T1WI 及 T1WI 显示侧脑室体部周围脑白质内多发长 T1WI、长 T2WI 信号的团片及结片影；C. DWI 上病灶呈高信号；D. ^{1}H-MRS 图示病变区 NAA 峰轻度降低，Cho 峰轻度升高

感染病史。

（2）多发性硬化（MS）：位于侧脑室周围的脑白质的病毒性脑炎需要与此病鉴别。MS多发于 20～40 岁的女性，特点是病灶多发，常常有缓解和复发反复出现，而病毒性脑炎多为急性起病。MS 脱髓鞘病灶在轴位及矢状位上多垂直于侧脑室，冠状位呈条形。激素治疗有效，活动期可以有显著的异常强化。

（3）代谢性疾病：肝豆状核变性（Wilson 病）主要表现为双侧豆状核，大脑导水管周围灰质及大脑脚的异常信号；Wernicke 脑病典型改变为第三脑室和导水管周围对称性的T2WI 高信号等。

（4）脑肿瘤：CT 和 MRI 上显示为肿块，瘤周水肿以及占位效应，增强扫描后呈结节样或者环形强化，血管造影可以发现肿瘤血供和肿瘤染色。临床病程较长，发展比较缓慢。

（5）脑脓肿：多半有其他原发的感染性病灶，逐渐出现颅内压增高，并有局灶性的脑损害症状，增强扫描后表现为内部的脓腔无强化，脓肿壁有强化。

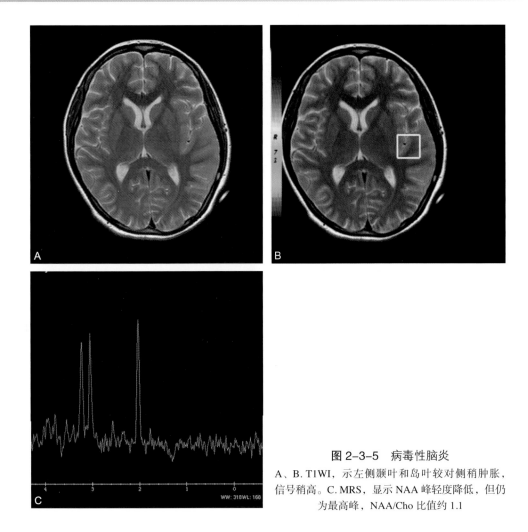

图 2-3-5　病毒性脑炎
A、B. T1WI，示左侧颞叶和岛叶较对侧稍肿胀，信号稍高。C. MRS，显示 NAA 峰轻度降低，但仍为最高峰，NAA/Cho 比值约 1.1

（四）脑脓肿

　　脑脓肿是指脑实质内局限性化脓性感染并且伴有脓腔形成。脑脓肿死亡率有所降低，但近年来由于免疫缺陷疾病患者的比例显著增高，抗生素滥用引起的耐药性上升，脑脓肿的发病率并没有下降。引起脑脓肿的病原体多见于化脓性细菌，少数脑脓肿也可以由结核分枝杆菌、真菌、寄生虫等引起。感染途径包括：①直接蔓延，占脑脓肿的 60%～70%，以化脓性中耳乳突炎、鼻窦炎多见，好发于小脑和颞叶；②血源性感染，占脑脓肿的 25%，多为脓毒血症或远处感染经血道播散至脑内，皮、髓质交界区多发；③外伤直接感染，占脑脓肿的 10% 左右，主要见于开放性颅脑损伤等。

【临床表现】

（1）全身或邻近部位原发感染的症状。

（2）急性脑炎阶段的急性感染症状，如发热、寒战、肌肉酸疼、头痛、呕吐等。

（3）脓肿形成阶段，脓肿占位效应所引起的颅内压增高表现，如头痛、视盘水肿等。

（4）局部神经损害症状，如偏瘫、偏盲、失语等，大脑半球表浅的脓肿可有局灶性的癫痫发作。

【MRI 表现】

由脑炎发展为脑脓肿大概需要 3～4 周，分为 4 个阶段，即脑炎早期、脑炎晚期、早期脓肿壁形成，晚期脓肿壁形成。通过 CT 及 MRI 检查，脑脓肿的诊断准确率达 92%～100%。

（1）脑炎早期：发病 1～3 天，脑组织有局灶性的炎症改变，有水肿、充血、血管周围炎性渗出和中心坏死等。T1WI 呈低信号，T2WI 呈高信号。增强扫描后早期一般无强化，当脑组织坏死、软化，血 - 脑屏障破坏时，病灶区出现斑点状或者斑片状的不规则强化或者脑回样强化。

（2）脑炎晚期：发病 4～10 天，脑组织逐步向坏死演变，周围有肉芽肿形成。MRI 表现为环形或者结节样强化的占位病变，周围有水肿，但无中心液性的脓腔。

（3）脓肿壁形成期：发病者 10 天以后，病灶中心出现脓腔，周围伴有水肿带。脑脓肿壁与新生血管和成纤维细胞炎性增生带有关。脓肿壁表现为 T1WI 呈等信号，T2WI 呈明显的低信号的环形边缘，壁的厚度基本均匀一致，内缘光滑。脓腔内的信号依据其内的物质成分不同而异。凝胶状态的脓液趋近于等信号，充分液化的脓液在 T1WI 呈低信号，T2WI 上呈高信号。脓肿晚期增强扫描后可以清晰地区分脓肿壁、脓腔，以及其周围的水肿带。表现为中心无强化的脓腔，中间环形强化的脓肿壁和外缘的水肿带。脓肿壁大多光滑，厚度均匀，呈类圆形或者圆形。若有子脓肿形成时，可因母、子脓肿处于不同阶段而表现为不同的信号。

^{1}H-MRS 表现：脑脓肿典型表现为出现显著的 Lac 峰，而 NAA、Cr 和 Cho 峰均明显下降（图 2-3-6）。

【诊断与鉴别诊断】

（1）脑转移瘤：多发脑转移瘤多呈圆形或者卵圆形，外缘光整清晰，由于肿瘤组织容易发生坏死，出血使得环壁厚薄不均。囊壁内外缘不光滑，常伴壁结节。瘤周水肿比较广泛，占位效应比较明显。

（2）脑囊虫病：分为脑实质型、脑膜型、脑室型及混合型。病灶多发，与脑脓肿不同表现之处主要为囊虫体积较小，平扫常可见 T1WI 上等信号头节，增强扫描后见环状强化伴环内头节的结节状强化。血液和脑脊液补体结合实验阳性。

（五）颅内结核

【临床表现】

临床症状无特征性，与病灶累及部位有关。常表现为头痛、发热、呕吐及不同程度的意识障碍。

【MRI 表现】

颅内结核 MRI 可分为单纯结核性脑膜炎、单纯性脑内结核瘤、结核瘤合并结核性脑膜炎 3 型，以及颅内结核的继发性改变，现结合其病理基础分析各型的 MRI 表现：

（1）结核性脑膜炎：蛛网膜下隙（腔）（以脑底部为甚）大量炎性渗出物积聚，渗出物聚集在以脑基底池为主的蛛网膜下隙（腔）内，表现为脑池、脑裂填塞，模糊，消失，在 MRI 上呈等信号或稍长 T1、稍长 T2 信号，以及在脑膜表面出现散在的或呈串珠状排列的结核结节，增强扫描后脑膜呈斑片状、线样及串珠样强化，部分较重病例可见鞍上池铸形强化，为脑膜炎的特征性改变。国外部分学者认为脑池变窄、闭塞及脑膜强化是结核性脑

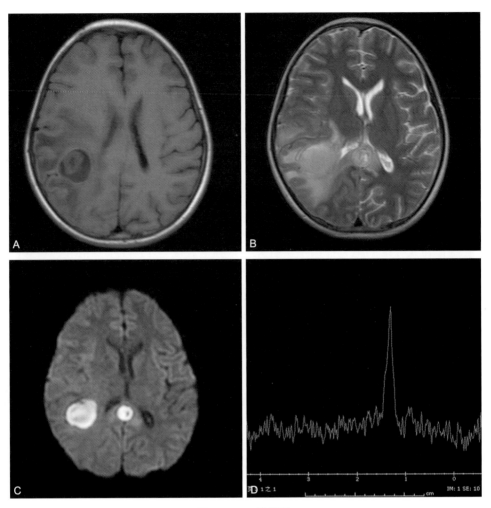

图 2-3-6　脑脓肿

A、B. T1WI 及 T2WI，显示右侧颞顶叶交界区及胼胝体压部均可见一边界清楚的环，环壁光整、均匀，T1WI 显示病灶周围有长 T1 水肿带；C. DWI，可见病灶呈高信号；D. 短 TE（=35ms）SV-MRS，示正立高耸的 Lac 峰，而 Cho 峰和 NAA 峰几乎看不到

膜炎的特征性表现。

（2）结核瘤：大部分为圆形或椭圆形，单发或多发，可发生于幕上、幕下，大多位于皮质、皮髓质交界区，少数可出现在深部脑实质或脑室周围，平扫 T1WI 表现为低或等信号，其 T2WI 信号与瘤腔内物质结构有关，如为脓性液化物则呈高信号，如为钙化或干酪样物，则病变中心呈低信号或较低信号（图 2-3-7）。

（3）结核瘤合并结核性脑膜炎：同时出现以上两种表现。

（4）颅内结核的继发性改变：脑积水、脑萎缩、脑动脉炎及脑梗死是颅内结核的常见继发性改变。

【诊断与鉴别诊断】

1. 诊断　结合患者的临床表现、结核菌素试验、胸部 X 线片、脑脊液检查以及手术、病理或药物治疗，多可明确诊断。影像学方面 MRI 不失为辅助临床诊断的一种重要手段，

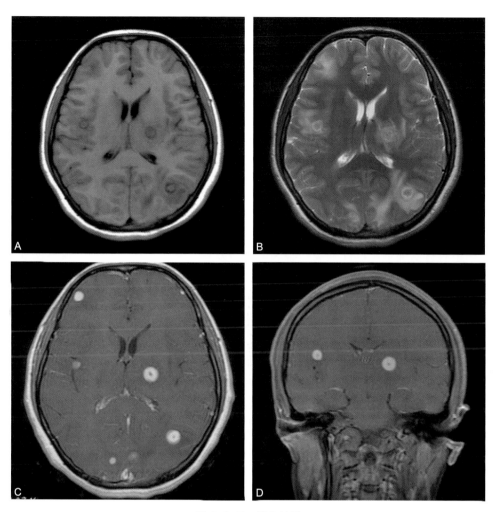

图 2-3-7　颅内结核

A、B. T1WI 及 T2WI 显示颅内多发的环状等长 T1WI 短 T2WI 信号的结节，周围有水肿带；C、D. 增强扫描后病灶呈环形或者结节样强化

有助于指导临床治疗和预后判断。

2. 鉴别诊断

（1）脑膜癌：脑膜癌的强化范围较广，可分布于一侧半球或两侧半球，甚至大脑纵裂内，可呈线条状强化，也可呈结节型强化。结核性脑膜炎的脑膜强化表现为脑膜线形强化，主要强化的脑膜位于脑底部的脑池内，有时脑内可见结核瘤病灶而出现结节状强化，但这种结核瘤一般只出现在颅底而很少会出现在脑凸面脑膜或室管膜下。

（2）胶质瘤：单发多见，花簇样或环状强化，瘤周水肿重。

（3）多发脑脓肿：有明显的临床体征，壁光滑锐利，壁厚，均匀增强，可见到子母环征象。

（4）脑囊虫病：增强扫描后常见腔内点状的头节影，病灶小，壁薄，血清免疫学检查有助鉴别。

（5）转移瘤：有原发恶性肿瘤病史，表现为灰白质交界区多发病变，平扫时 T2 很少表现为低信号，周围水肿明显。

（六）脑巨细胞病毒感染

巨细胞病毒性脑炎又称为巨细胞包涵体脑炎。是由巨细胞病毒（CMV）所引起，可为先天性子宫内感染或后天获得性感染。巨细胞病毒属于疱疹病毒属。本病遍布全球，免疫学检查提示多数人在幼年或青年时获得感染。据统计部分地区健康人群血清学调查，成人CMV 抗体阳性率在 83% ～100% 之间，男女无明显差异。

【临床表现】

儿童巨细胞病毒感染是先天性畸形及婴儿智力障碍的重要原因。病毒经胎盘侵入胎儿，子宫内感染引起胎儿脑发育不全，小头畸形，在出生后短期或至数年后出现症状。在成人，中枢神经系统感染仅发生于细胞免疫缺陷、器官移植的患者，亦见于艾滋病患者。10%成年艾滋病患者有巨细胞病毒性脑炎，临床表现有发热、神经系统及血液系统疾病症状。常见症状为嗜睡、昏迷、惊厥、运动障碍、脑性瘫痪，有时有脑积水、智力减退、视网膜脉络膜炎、脑脊液检查单核细胞增多。

【MRI 表现】

MRI 显示脑内弥漫性或局限性异常信号灶，T1WI 呈低信号，T2WI 号高信号，脑室周围钙化呈无信号影，比较特征的是病灶多沿脑血管走行分布，还可见脑萎缩。先天性者可以发现神经元异位畸形、脑软化灶、脑室扩大、脑沟增宽、髓鞘形成延迟、室管膜下及脑室周围囊肿和钙化等改变（图 2-3-8）。

二、寄生虫病

（一）弓形虫病

弓形虫病（toxoplasmosis）是由于弓形虫侵犯中枢神经系统引起的脑部感染，分为先天性和后天获得性两种类型。病原体系弓形体原虫。先天性弓形虫病系胎儿由母体经胎盘感染所致。后天获得性者与吞食未煮熟的肉类或饮用污染囊合子的水有关，其发病及病情轻重与机体免疫功能有关。在免疫缺陷或免疫力受损如白血病、淋巴瘤、艾滋病患者中可见。无免疫功能的胎儿易感染本病，且感染后易导致弥漫性或局限性脑炎。

【临床表现】

无论是先天性还是后天获得性，弓形虫病大多为隐性感染，临床症状多由新近感染或潜在病灶活化所致。先天性感染可以引起早产、死胎、流产，出生后可以表现为脑积水或小头畸形、大脑钙化、抽搐和精神运动障碍，也可于数月或数年后发生癫痫、精神及智力发育迟钝，脑内钙化等。后天性感染轻者病情轻重不一，局限性感染多表现为淋巴结肿大，全身性感染轻者可以有轻微发热、乏力，重者其病较急，先有头痛、畏寒与乏力，1周后出现高热、皮疹、脑膜脑炎等。

【MRI 表现】

MRI 对于脑内弓形虫病病灶的显示较增强 CT 更敏感。在 T1 加权像上病灶表现为局限性低信号区，在 T2 加权图像上病灶的信号强度有较大的差异，可与周围水肿区相同，呈明显高信号，也可等于或低于周围正常脑组织信号强度，或者表现为结节性病灶周围有水肿区。据报道，T2WI 对多发病灶的显示更加敏感，病变治愈后常可显示钙化。大多数病

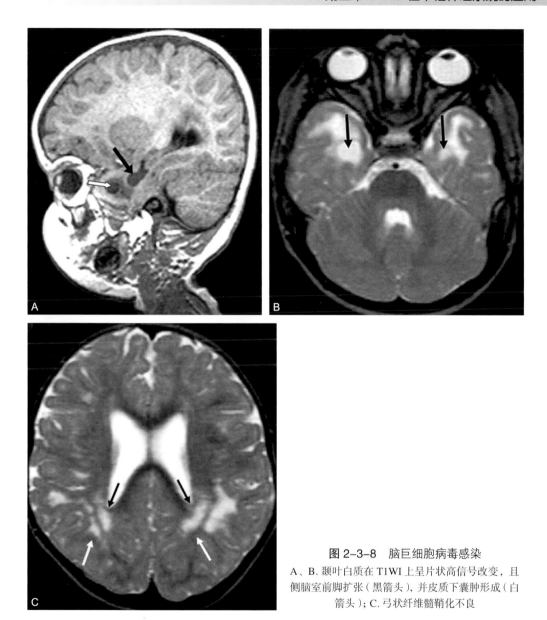

图 2-3-8　脑巨细胞病毒感染
A、B. 颞叶白质在 T1WI 上呈片状高信号改变，且
侧脑室前脚扩张（黑箭头），并皮质下囊肿形成（白
箭头）；C. 弓状纤维髓鞘化不良

灶位于大脑半球灰白质交界处，其次为侧脑室周围，常波及两侧大脑半球基底节、视丘及皮髓质接连处，而中脑、脑桥、延髓与小脑很少受累，病变多发为其特点。增强扫描绝大多数病变呈不同程度强化，其中以片状或斑片状强化最为常见，其次为环状强化。增强扫描显示，活动性病灶有环状或结节状增强。小的病灶增强环光滑、锐利，大的病灶周边常呈厚的不规则环状增强，偶尔可见室管膜下增强（图 2-3-9）。

【诊断与鉴别诊断】

先天性弓形虫病导致的新生儿和婴儿脑内钙化需与其他疾病所引起的婴幼儿脑内钙化相鉴别，后者包括先天性风疹病毒感染、先天性巨细胞病毒感染、梅毒及脊髓灰质炎。一般弓形虫病性脑内钙化分布较广泛，而先天性巨细胞病毒性脑内钙化局限于脑室周围。

后天获得性脑弓形虫病的确诊主要靠病理切片寻找弓形虫，依据血清、脑脊液的弓形

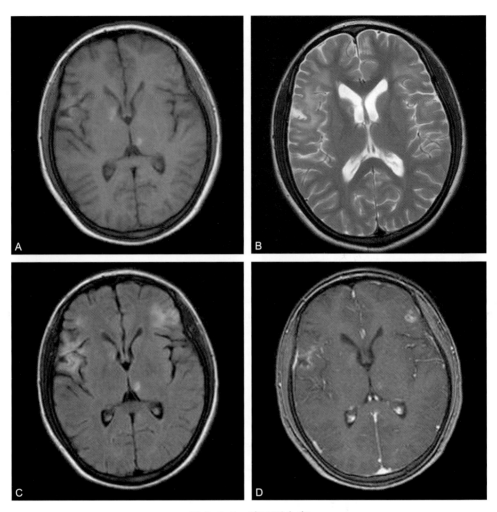

图 2-3-9　脑弓形虫病

A、B、C.分别为 T1WI、T2WI 及 T2 FLAIR，显示双侧额叶、右侧颞叶片状 T1WI、长 T2WI 信号影伴发右侧尾状核头、
左侧丘脑出血灶；D.增强扫描，示病灶强化较为明显，呈斑片状或结节状

体抗体测定，在免疫功能低下或者遭受破坏的情况下应该考虑此病，当弓形体病灶呈环形
增强时，需与脑肿瘤和其他病原性脑脓肿相鉴别。

（二）脑囊虫病

【分型和临床表现】

1. 根据病程可以将脑囊中分为 3 期：囊虫存活期、囊虫变性期和囊虫死亡期。

2. 依据发病部位可以将脑囊虫分为以下 4 种：

（1）脑实质性：最常见，常常多发。囊虫为圆形或者卵圆形，有光滑的囊壁，内部为
半透明的液体和头节，在急性期囊虫周围的脑组织有炎性反应和水肿，可以引起颅内压增
高和脑膜炎的表现，还可以有意识障碍、癫痫发作、感觉或运动障碍等。慢性期周围有纤
维结缔组织增生，病程迁延，常常有反复，囊虫死亡后囊液吸收发生皱缩。囊虫可以存活
3～20 年，死后 2～3 年形成钙化。

（2）脑室型：为囊虫居于脑室系统，以第四脑室最为常见。囊虫存活时浮动于脑室内，出现不全梗阻性或体位性梗阻性脑积水。囊虫退变死亡时刺激室管膜可致炎性肥厚与粘连，加重脑积水的程度与症状。脑室型囊虫病主要表现有头痛、头晕、呕吐及视盘水肿，部分患者的症状可随体位变动出现或缓解。另外，第四脑室囊虫可出现共济失调或眼球运动障碍。单纯脑室型囊虫病很少出现癫痫发作。

（3）脑池型：呈透明的水泡状，大小不等，可以形成多数子囊，位于脑池及脑沟中，引起慢性脑炎，蛛网膜肥厚、粘连，脑神经麻痹，并可以阻塞脑脊液循环造成交通性脑积水。主要表现为头痛、恶心、呕吐、脑膜刺激征等。

（4）混合型：以上各种表现可以同时出现。

【MRI 表现】

（1）脑实质型：颇具特征。多为圆形，大小为 2~8mm 的囊性病变，内部有偏心的小点状影，附在囊壁上，即为头节。囊虫活动期时，周围水肿不明显。增强扫描后可以强化也可不强化（图 2-3-10）。囊虫退变死亡后，头节显示不清晰，水肿加剧。占位较明显，强化明显。MRI 上表现为"白靶征"，即 T2WI 上囊肿内的囊液及周围的水肿呈高信号。而囊壁与囊内的头节呈低信号。低信号表示脑囊虫逐步向纤维化、机化及钙化过渡。脑囊虫死亡后发生钙化，呈长 T1WI、短 T2WI 信号，即所谓的"黑靶征"，是指 T2WI 上囊肿内除有一点状高信号之外，均为低信号。

（2）脑室型：常常位于第四脑室，其次为第三脑室、侧脑室。MRI 上表现为囊虫所在的脑室体积不对称增大，存活期的囊虫呈圆形或者卵圆形囊状影，信号同脑脊液，边缘清晰光滑，可以伴发梗阻性脑积水，增强扫描示无强化。

（3）脑池型：囊状或者"葡萄串状"的长 T1WI 和 T2WI 信号影位于脑池内，局部的蛛网膜下隙（腔）增宽，产生占位效应，可以伴发蛛网膜粘连，造成交通性脑积水。增强扫描示轻微强化或不强化。

（4）混合型：以上各种表现可以同时有 2 种或 2 种以上的类型存在。

【诊断与鉴别诊断】

1. 诊断标准

（1）有癫痫、头痛、头晕（尤其是发作性）、轻型感觉运动障碍、颅内压增高等症状。

（2）触及皮下囊虫结节或囊虫免疫学检查阳性或有绦虫排出史者。

（3）MRI 有上述表现。

2. 鉴别诊断　虽然本病的影像学表现具有特征性，结合病史比较容易诊断，但影像表现为多发性病灶和不同病理时期的改变时，需与脑血吸虫病、颅内结核等疾病相鉴别，因为它们有很多类似表现之处。靠近脑表面，病变广泛的脑膜型或者脑实质型的脑囊虫需要与颅内结核鉴别，头节的显示对鉴别诊断大为有利。在 MRI 图像上，脑囊虫和颅内结核都表现为无数个几毫米大小的异常信号。但囊虫的头节偏心依附于囊壁上，而结核的小脓肿或小钙化为于中心部位。与 CT 相比，MRI 能清晰显示囊虫的存活期。对于 CT 不易显示的部位，如头顶部、脑底部、眼眶等，MRI 检出率较高。

（三）脑肺吸虫病

脑肺吸虫病是一种人畜共患病，是由于肺吸虫脑内异位寄生所致，人体生食入石蟹或

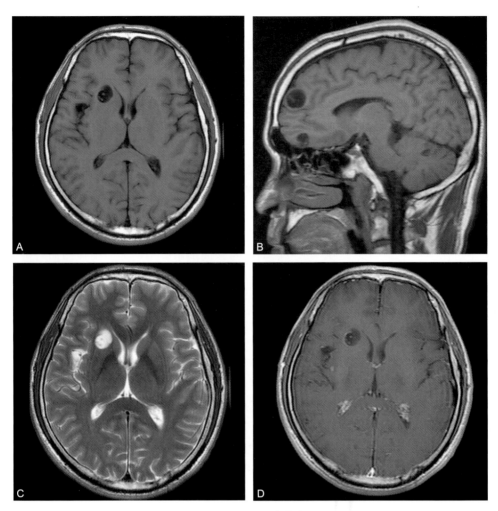

图 2-3-10　脑囊虫病

A、B、C. T1WI 及 T2WI 示颅内多发圆形长 T1WI、长 T2WI 囊性占位，囊壁薄，光滑，边界清晰，其内可见等信号头
节影；D. 增强扫描显示囊壁及头节轻度强化

蜩蛄而感染。脑内好发于颞叶、枕叶。

【临床表现】

由于肺吸虫在脑内移行，可以造成多发部位的脑组织损害，临床症状广泛且多变，感染性症状有畏寒、呕吐、失语、发热、头疼，可以有脑膜刺激征、颅内压增高、偏瘫、癫痫等。实验室检查有脑脊液和血液嗜酸性粒细胞增多，脑脊液、痰液、粪便中可以检查到肺吸虫的虫卵。血清和脑脊液特异性肺吸虫抗体 IgG 水平升高（ELISA 试验阳性）。

【MRI 表现】

按照病理上不同发展阶段分为三型：

（1）脑炎型：表现为大小不一、数目不等的片状长 T1WI 长 T2WI 信号区，增强扫描后无或者轻度不均匀强化，可以伴有轻度的占位效应。

（2）囊肿型：平扫可见水肿区内大小不一、数目不等的环形影，囊肿壁和肉芽肿在 T1WI 上呈等信号，在 T2WI 上呈稍高或者等信号，增强扫描后呈光滑的环形强化，数个强化环聚集，呈"葡萄串样"，为本病的特征性表现，脑水肿和占位效应明显（图 2-3-11）。

MRI 可以比 CT 更早发现的病灶，发现病灶更多、更小，能够更好地显示亚急性和慢性出血灶。

（3）钙化型：通常是晚期表现。钙化在 MRI 上难以显示，但是脑水肿和占位效应已经消退，脑萎缩时可见明显扩大的脑室和脑沟裂。

【诊断与鉴别诊断】

需要结合病史，患者是否来自疫区和生吃螃蟹等，以及神经系统症状与体征，实验室检查，影像学表现和手术、病理等进行综合分析、诊断。

（四）脑血吸虫病

脑血吸虫病是由于寄生在门静脉内的血吸虫成虫排出大量的虫卵经血液循环进入大脑内沉着而引起，其发病率占血吸虫病的 2%~4%，好发于 20~50 岁人群，主要分布在我国长江流域及以南地区。

【临床表现】

急性期出现头痛、昏迷、抽搐、颅内压增高等，慢性期以癫痫和颅内压增高为主要症

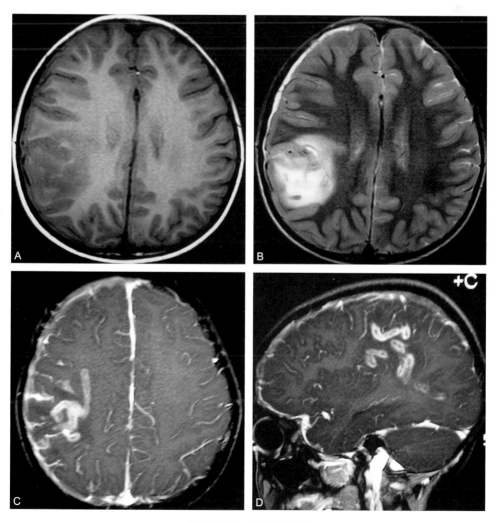

图 2-3-11　脑肺吸虫病

A、B. 右侧顶叶可见等长 TIWI、长 T2WI 信号；C、D. 增强扫描后囊壁呈环形强化

状。急性期是由于成熟的活卵内的毛蚴的头腺分泌物引起的急性炎症反应。慢性期表现为局灶性肉芽肿。

【MRI 表现】

急性期表现为长 T1WI、长 T2WI 信号，脑水肿较明显，表现为脑室、脑池、脑沟变窄。慢性期在 T1WI 上表现为略低或等信号，在 T2WI 上为略高信号。增强扫描后可见呈片状或者类圆形，串珠样强化。强化的病灶常常位于皮质或者皮质下灰白质交界区，小脑可以单独发生，也可以与大脑半球同时发生。第四脑室常常受压移位，伴有不同程度的阻塞性脑积水。

【诊断与鉴别诊断】

（1）胶质瘤：可呈结节状或者环形强化，占位效应明显，常常位于脑白质深部，且血清免疫学检查为阴性。

（2）结核瘤：常常为多发厚壁环形或者结节状强化，形态规则，可有基底池的强化。

（3）脑囊虫病：多发散在的小囊泡及小结节样强化，可伴有头节。

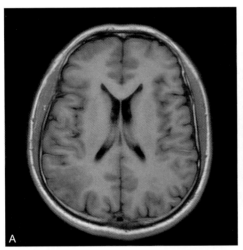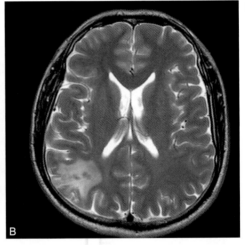

图 2-3-12　脑血吸虫病

A、B 分别显示右侧枕叶可见多发串珠样等长 T1WI、短 T2WI 信号的结节影，周围可见片状的水肿带

三、真菌感染

颅内真菌感染少见，但近年来发病率有增加的趋势。真菌入颅内后可以引起脑膜炎或者累及脑实质，也可以两者均累及。病理改变和真菌的种类有密切关系。隐球菌性脑膜炎是真菌脑部感染中最常见的。此外，球孢子菌、组织胞质菌可以引起脑膜炎；念珠菌和放线菌常常引起脑内多发散在的脓肿，烟曲菌主要引起脑内单发脓肿。

【临床表现】

真菌颅脑感染者常常有脑膜刺激征，脑实质脓肿形成者可以有严重的颅内压增高，引起癫痫、失语、偏盲、偏瘫等。

【MRI 表现】

（1）真菌性脑膜炎：以隐球菌最为多见。T1WI 上可见脑池底部及外侧裂池信号增高，增强扫描，可见脑底池和外侧裂不规则条形或者结节状的强化。慢性病例可以见到脑积水。

（2）真菌性脑脓肿：脓肿壁在 T1WI 上呈稍高信号或者等信号，T2WI 上呈低信号。脓液则呈长 T1WI、长 T2WI 信号，增强扫描后环壁呈环形显著强化。

（3）真菌性肉芽肿：病灶表现可以单发，也可以多发，并发脑梗死、脑出血、脑膜炎、局部硬膜下（外）脓肿等。单发的肉芽肿体积较大，周围可以有水肿带。大的肉芽肿或者水肿明显者可以有占位效应。在 T2WI 上呈略低信号，增强扫描后呈明显强化，可以呈结节状（图 2-3-13），多发小环状，大环状后壁强化，此时表明有真菌性脓肿存在。

【诊断与鉴别诊断】

脑部真菌感染的影像学表现多样化，缺乏特征性，脑脊液找到致病菌是确诊的标准。还可以进行血清学试验、皮肤试验、抗原检测等，均有一定的诊断价值。脑内真菌性肉芽肿应该与胶质瘤，结核性肉芽肿等相鉴别。结核性肉芽肿在 CT 上常常有钙化，有助于其诊断，胶质瘤在 T2WI 上呈以高信号为主的混杂信号，DWI 及 MRS 有助于鉴别。真菌性

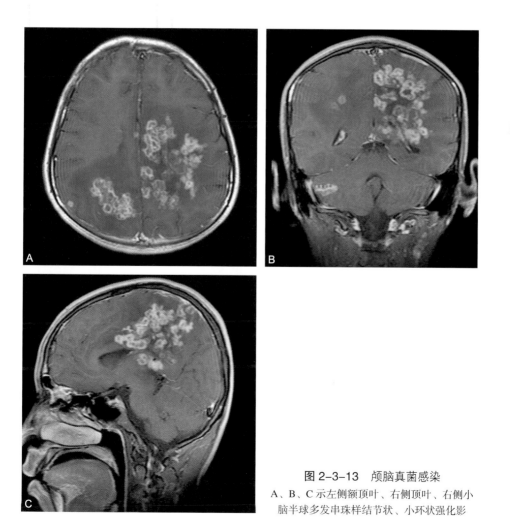

图 2-3-13　颅脑真菌感染
A、B、C 示左侧额顶叶、右侧顶叶、右侧小
脑半球多发串珠样结节状、小环状强化影

脑脓肿应该与细菌性脑脓肿相鉴别，后者壁较均匀，为连续性强化，临床表现以及血常规，脑脊液检查有一定的特征。

四、艾滋病所致颅内病变

人类免疫缺陷病毒（HIV）感染人体后造成的 T 细胞免疫功能的严重缺陷，诱发各种机遇性感染或恶性肿瘤，称为获得性免疫缺陷综合征（艾滋病，AIDS）。自 1981 年发现首例艾滋病患者以来，艾滋病正以惊人的速度在全世界蔓延，严重威胁着人类的生存。正确认识艾滋病的影像学表现，对于艾滋病的发现、疗效评定及预后判断等方面都有重要价值。

【临床表现】

临床症状为发热，咽喉痛，咳嗽，长期腹泻、肌肉酸痛，体重减轻，全身淋巴结肿大等。还常常伴发机遇性感染，如原虫、真菌、细菌、病毒等。约 1/3 的患者出现 Kaposi 肉瘤和淋巴瘤等恶性肿瘤。本病预后极差，一旦发病，死亡率几近 100%。

【MRI 表现】

艾滋病所致的中枢神经系统的病变根据病理分为 HIV 的原发性感染，机遇性感染、肿瘤及血管性疾病。

1. HIV 感染　艾滋病引起的中枢神经系统疾病最常见的原因是病毒直接侵犯。HIV 可以引起急性无菌性脑膜炎和脑病。MRI 上表现为 T1WI 上呈低信号，T2WI 上呈高信号，病灶多位于脑室周围，半卵圆中心，但皮质下及灰白质交界区正常，无占位效应，亦不强化。边界不清，多可融合。大多双侧对称分布，偶见单侧病变。多伴有不同程度的脑萎缩。发病数月后即可出现脑沟增宽、脑室增大（图 2-3-14）。

2. 机遇性感染

（1）弓形体病：是艾滋病患者最常见的中枢神经系统的机遇性感染，好发于基底节区、灰白质交界区。MRI 上 T1WI 呈低信号，T2WI 呈等或者较高信号。增强扫描后可见结节状或者环状强化，环壁比较薄，治疗后常常遗留钙化、脑萎缩及瘢痕等。

（2）真菌感染：以隐球菌最常见，居机遇性感染之第二位。还可以有其他少见的真菌感染如念珠菌、曲霉菌、毛霉菌、酵母菌等。影像学检查方面，多数表现正常或仅有脑萎缩，少数可见脑膜强化，典型表现为脑实质内，范围广泛，双侧对称分布的多发圆形病灶，边界清楚，多见于基底节、丘脑和脑干，也可见于小脑、脑室旁和皮质内。MRI 上 T1WI 呈等或低信号，T2WI 呈高信号，有占位效应，水肿不明显。

（3）病毒感染：巨细胞病毒（CMV）最常见，在艾滋病末期，感染率可以高达 40%，可以引起脑炎。MRI 表现为 T1WI 低信号，T2WI 高信号，增强扫描后可以见到室管膜下强化。

（4）结核：多发生在 HIV 感染的早期阶段，多数患者有胸部 X 线异常。中枢神经系统结核的影像学表现为脑膜炎、脑积水、脑梗死、结核球和结核脓肿。

（5）神经梅毒：由于艾滋病患者免疫力低下，易感染梅毒，范围广泛，容易发展为神经梅毒。影像学上表现为脑梗死、动脉炎、梅毒瘤少见。

3. 肿瘤

（1）淋巴瘤：原发于中枢神经系统的淋巴瘤是艾滋病最常见的中枢系统肿瘤，可单发也可多发。非艾滋病患者中枢神经系统淋巴瘤 CT 平扫表现为高密度，增强扫描后均匀强化，

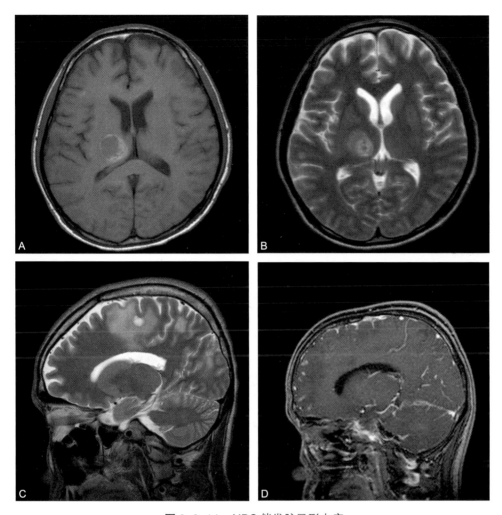

图 2-3-14　AIDS 伴发脑弓形虫病

A、B、C.示颅内多发长 TIWI、长 T2WI 信号结节影伴渗血，病灶周围可见片状水肿带；D.增强扫描显示脑内病灶强化，
且脑膜明显呈结节状强化

而艾滋病患者中，肿瘤增强扫描后呈环状或不均匀结节状强化，MRI 上 T1WI 为低或等信号，T2WI 示实体部分为等或低信号，坏死部分为高信号，增强扫描后信号不均匀增高，常有中等程度的水肿和占位效应。好发于脑室周围白质、基底节区和丘脑，肿瘤在脑室周围浸润形成特征性的"脑室包埋"现象，常侵犯胼胝体。

（2）Kaposi 肉瘤：颅内侵犯比较少见。

4.血管性病变　最常见的为脑梗死，也可以有脑出血。

【诊断与鉴别诊断】

脑部艾滋病脑部病变常需要与其他原因造成的脑部多发病变鉴别。要仔细询问病史，重视实验室检查结果，以获得艾滋病的诊断客观依据。当临床诊断为艾滋病，并行影像学检查发现颅内的不同表现，可以作出艾滋病侵犯中枢神经系统的诊断。

五、结节病

结节病是一种原因不明的以非干酪样肉芽肿形成为特征的系统性肉芽肿疾病，发病率较低。临床上主要见于 30～40 岁的中年人，女性多见。全身性结节病中，仅有 5%～15% 累及中枢神经系统，且女性多见。

【临床表现】

结节病在颅内有两种表现，脑膜炎和脑内肉芽肿。脑膜炎多见，主要是在脑底部尤其是下丘脑区域（包括垂体、垂体柄、视交叉、丘脑下等）引起的慢性肉芽肿性脑膜炎，不仅影响脑脊液循环，导致阻塞性脑积水、脑膜刺激征、尿崩、内分泌失调等，还使垂体、下丘脑功能低下，视力发生障碍。此外，结节病还可以在脑内形成肉芽肿性肿块，肿块较大者可以类似脑瘤的表现。临床症状为颅内压增高和局部神经损害症状。

【MRI 表现】

结节病脑膜炎和脑内肉芽肿的 MRI 表现和结核性脑膜炎及结核瘤相似，结节病的特征在于病变多位于下丘脑区域，常常累及脑垂体，T1WI 上呈低或者等信号，T2WI 上呈高信号，而且增强扫描后病变有明显的异常强化，强化比较均匀。另外可表现为脑积水、脑萎缩、垂体柄及下丘脑增大及强化、脑神经强化等（图 2-3-15）。

【诊断及鉴别诊断】

颅内结节病诊断比较困难，对于已知有颅外结节病的患者颅内出现病变时要考虑到颅内结节病的可能。

结节病所造成的慢性肉芽肿性脑膜炎并无特征性表现，与结核病不易鉴别。结合临床包括胸部 X 线片及痰液检查可能有帮助。结节病脑内肉芽肿在 MRI 上与结核瘤、隐球菌性肉芽肿难以区分。

结节病累及垂体、下丘脑区域时应与颅咽管瘤、鞍上生殖细胞瘤鉴别。颅咽管瘤不发生异常强化，生殖细胞瘤无脑积水发生。还要与漏斗部的组织细胞增生症 X、胶质瘤等鉴别。

脑内结节病肉芽肿体积较大时要与颅脑肿瘤相鉴别，结节病激素治疗后病灶缩小或消失，可助于鉴别。

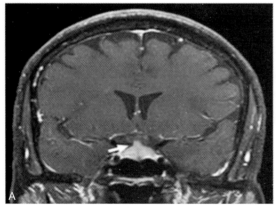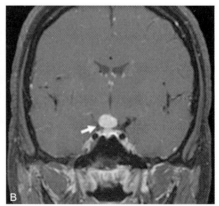

图 2-3-15　结节病

A.T1 增强冠状位图显示垂体漏斗部增大并强化；B.另一位患者，T1 增强冠状位图显示漏斗部的强化并伴有下丘脑的占位

（庞　颖）

第四节 脑血管疾病

一、缺血性脑血管病

（一）动脉硬化性脑梗死

动脉硬化性脑梗死是脑大动脉或中动脉发生粥样硬化，继发血栓形成，导致管腔狭窄、闭塞，引起病变血管供应区脑组织坏死，多见于老年人，动脉硬化、糖尿病、高脂血症患者发病率较高。

【临床表现】

颈内动脉闭塞时，可出现同侧眼失明、对侧肢体运动受限；大脑中动脉闭塞时，对侧肢体出现"三偏征"，即偏瘫、偏麻、偏盲，优势半球受累可伴有失语；大脑前动脉闭塞时，对侧偏瘫下肢重于上肢，远端又重于近端；椎基底动脉系统闭塞多出现神志不清、眩晕、复视、共济失调、交叉瘫或"四瘫"。

【MRI 表现】

脑梗死的 MRI 表现主要取决于梗死的时间（急性期、亚急性期和慢性期），此外，与侧支循环是否建立亦有关系。

（1）在梗死 6 小时内，由于细胞毒性水肿，细胞内大量自由水聚集，造成梗死区 T1 和 T2 值延长。在梗死后 1 天到 1 周，水肿进一步加重，占位效应加重。此时，由于血管源性水肿开始发生，蛋白质渗入缺血区，所以 T1 和 T2 延长不如早期阶段明显。此时，梗死区可有异常增强，有时可发现病变动脉变窄、流空效应减弱或消失（图 2-4-1）。

（2）在梗死第 2 ~ 3 周，坏死物质逐渐被清除，梗死区周围出现新生血管，血 - 脑屏障重新建立。此时梗死区仍呈长 T1、长 T2 信号。此时出现强化，有脑回状强化表明梗死处于亚急性期。

（3）在梗死几个月后，MRI 可呈两种不同表现：一部分患者由于梗死范围小，治疗及时，仅稍有遗留性改变，主要表现为局部脑萎缩；另一部分患者则在梗死区发生明显神经胶质增生，引起脑萎缩并形成软化灶，可有 T1 和 T2 显著延长，接近脑脊液信号。

（4）MRA 可显示大血管的狭窄或闭塞。

【诊断与鉴别诊断】

1. 诊断依据 老年人，有动脉硬化、糖尿病、高脂血症病史出现肢体障碍等其他神经系统症状，MRI 检查相应脑功能区呈长 T1、长 T2 信号，增强扫描可见脑回状强化，急性期 DWI 高信号。

2. 鉴别诊断

（1）胶质瘤：多位于脑深部，占位效应明显，不符合脑血管分布，常有不均一强化，脑梗死所致的异常密度或异常信号的部位符合病变动脉的供血区域，脑白质和灰质可同时受累，可有脑回状强化。

（2）脑转移瘤：多位于皮质区或皮质下区，常引起广泛水肿，占位明显，增强扫描多呈环形、小结节形或团块状强化，可多发，而脑梗死多呈脑回状强化。

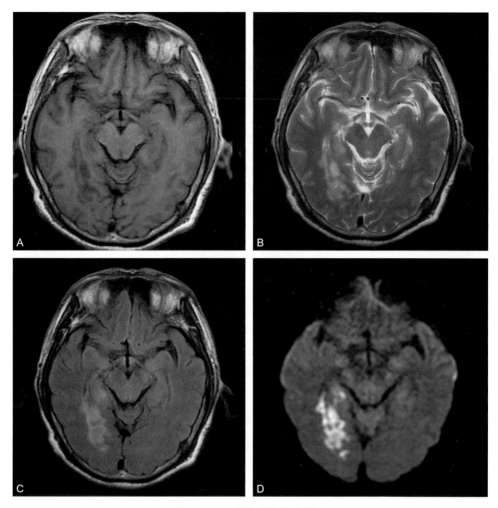

图 2-4-1 动脉硬化性脑梗死

A、B. 轴位 T1WI、T2WI，右侧枕叶可见片状长 T1、长 T2 信号病灶；C. 轴位 T2 FLAIR 上呈高信号；D. 轴位 DWI 序
列上呈高信号，提示为新鲜梗死灶

（3）脑干梗死、脑干肿瘤、炎症、脱髓鞘等甚难鉴别，信号强度变化类似，有时需随
访才能诊断。

（二）腔隙性脑梗死

腔隙性脑梗死是大脑动脉深穿支微小血管闭塞的结果，最常见于大脑中动脉的豆纹动
脉，大脑后动脉的丘脑穿支及基底动脉的正中旁支，无分支血管与末梢吻合。腔隙性脑梗
死最常见的原因之一是长期高血压引起分支血管的脂质透明样变性，纤维蛋白样坏死及粟
粒状动脉瘤形成。

【临床表现】

腔隙性脑梗死发生在脑内的重要的功能位置，可表现出典型的临床症状，最常见的症
状为单纯性一侧运动性轻瘫，其他体征有单纯性一侧感觉障碍，运动 / 感觉联合障碍，偏
侧的共济运动失调以及脑干梗死的交叉性神经功能损害表现。

【MRI 表现】

梗死灶大多分布在特殊的大脑深部，为圆形或卵圆形，直径常为 5～15mm，主要包括放射冠、底节、内囊、丘脑及脑干；病灶呈长 T1、长 T2 信号，T2 FLAIR 呈高信号，没有占位效应（图 2-4-2）。

【诊断与鉴别诊断】

1. 诊断依据　基底节区、丘脑区类圆形小病灶，在 MRI 上呈长 T1、长 T2 信号，边界清楚，无明显占位效应，可多发，结合病史，可以诊断。

2. 鉴别诊断　有时难与软化灶、血管周围间隙鉴别，需结合临床表现。

（三）分水岭脑梗死

分水岭脑梗死是指两支主要脑动脉供血交界区或脑边缘动脉、脑深穿动脉，如基底节上部脑白质供血区的单支动脉分布区内发生的脑梗死，梗死区域的供血动脉常没有闭塞。

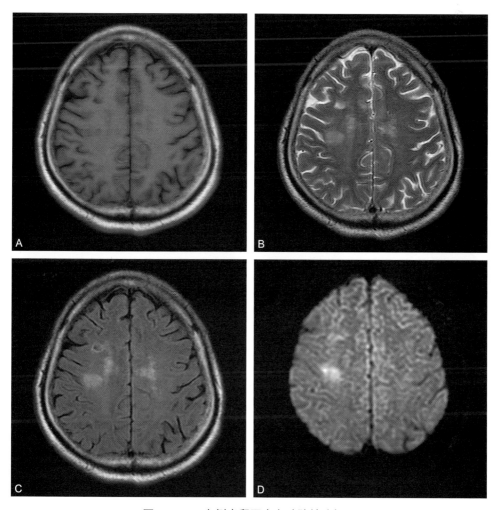

图 2-4-2　右侧半卵圆中心腔隙性脑梗死

A. 轴位 T1WI；B. 轴位 T2WI；C. 轴位 T2 FLAIR；D. 轴位 DWI。右侧半卵圆中心可见团片状长 T1、长 T2 信号灶，直径约 1.3cm，T2 FLAIR 及 DWI 序列上均呈高信号，提示新鲜腔隙性脑梗死，其前方额叶白质内亦可见一不规则椭圆形长 T1、长 T2 信号灶，T2 FLAIR 上呈低信号，提示腔隙性脑梗死软化灶形成

【临床表现与分型】

（1）皮质下型：又称前分水岭脑梗死，是大脑前、中、后动脉皮质支与深穿支分水岭区，或大脑前动脉回返支与大脑中动脉豆纹动脉分水岭区梗死，主要表现为偏瘫、偏身感觉障碍，优劣半球者表现为不完全性失语。

（2）皮质前型：又称后上分水岭梗死，大脑前、中动脉交界区梗死，主要表现为面部以外的偏瘫，下肢感觉异常。

（3）皮质后型：又称后下分水岭梗死：是大脑中、后动脉或大脑前、中、后动脉皮质支分水岭区梗死，表现为偏盲症状。

（4）小脑型：又称幕下分水岭梗死，小脑上、前动脉交界区梗死，表现为共济失调症状。

【MRI 表现】

（1）MRI 平扫呈长 T1、长 T2 信号，无明显占位效应。

（2）皮质下型：病灶位于大脑深部白质、壳核和尾状核等。

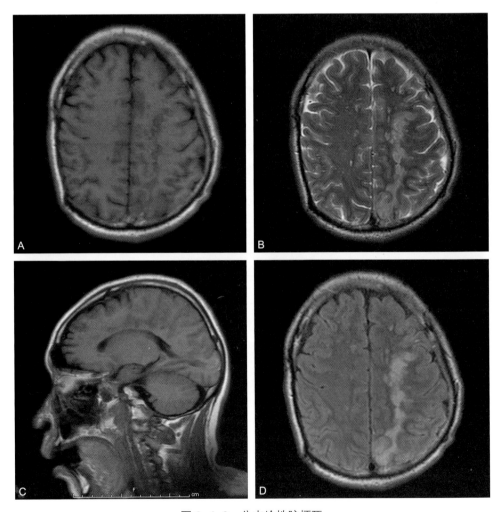

图 2-4-3　分水岭性脑梗死

A. 轴位 T1WI；B. 轴位 T2WI；C. 矢状位 T1WI；D. 轴位 T2 FLAIR 左侧半卵圆中心至左侧顶叶可见团片状长 T1、长 T2 信号灶，T2 FLAIR 上呈高信号

（3）皮质前型：病灶位于额中回，可沿前后中央回上部带状行走，直达顶上小叶。呈楔形，尖端朝向侧脑室前角。

（4）皮质后型：病灶位于顶、枕、颞交界区。

（5）小脑型：梗死病灶为类圆形，直径<2cm，多位于小脑边缘。

二、脑血管性痴呆

脑血管性痴呆是由于脑血管疾病引起的痴呆，可分为多发性脑梗死痴呆和大面积脑梗死性痴呆，因为脑内因小动脉硬化使脑血液循环障碍引起全脑或局部脑组织缺血所致，临床脑血管性痴呆多见于 60 岁以上年龄段，无性别差异，患者常有高血压、冠心病、糖尿病，以及卒中史。

【临床表现】

血管性痴呆临床症状由两类症状组成：

（1）构成痴呆的症状：核心症状为记忆力减退。患者有近记忆力、远记忆力和即刻记忆力减退，最早期出现的是近记忆力减退，并逐渐出现注意力不集中，时间定向力、计算力和理解力不同程度减退。

（2）脑血管病引起的神经系统受损症状：由于不同部位脑血管病变引起不同的神经系统局灶症状，如优势半球病变，可能有失语、失读、失写、失算等症状，非优势半球病变可导致空间觉障碍、体象障碍等。双侧大脑半球病变都能引起脑神经麻痹、偏侧运动感觉障碍。

多梗死性痴呆临床症状可呈阶梯状发展，大面积脑梗死性痴呆多急性起病，病情严重，存活者多遗留严重的神经系统症状，丘脑性痴呆以情绪异常和嗜睡为主，并伴有脑干病变症状。

【MRI 表现】

（1）多发性脑梗死性痴呆表现为双侧基底节、丘脑及侧脑室旁多发散在的非对称片状病灶，T1 加权像上呈稍低或低信号，T2 加权像上呈高信号，陈旧梗死灶边界清晰，新鲜者边界模糊，常伴脑萎缩。

（2）脑梗死面积>3cm^2 并累及脑解剖部位的 2 支大血管主干供应区者为大面积脑梗死，MRI 最早可在发病后 3 小时显示异常改变，病灶呈楔形或斑片样或不规则，梗死部位和脑供血动脉分布相关，表现为一侧大脑半球内大面积（大片状扇形或楔形）等信号或稍低的 T1 信号，稍高的 T2 高信号，在压水像上呈高信号，脑沟回界限清楚。发病 1 周后，MRI 信号改变更明显，并出现 T1WI 高信号的出血、渗出，MRA 可直观看到闭塞的血管（图 2-4-4）。

三、高血压性脑出血

高血压性脑出血是由于脑动脉硬化、血压骤然升高、小血管痉挛、破裂所致，出血多见于基底节 - 内囊和丘脑，其次是脑桥、小脑和脑皮质区。血肿引起周围水肿，具有占位效应，使邻近脑组织受压、推移和坏死，重者可形成脑疝，血肿可破入脑室和蛛网膜下隙（腔），引起脑室和蛛网膜下隙（腔）积血，血肿液化可形成脑内空洞，后遗脑囊肿或穿通畸形。

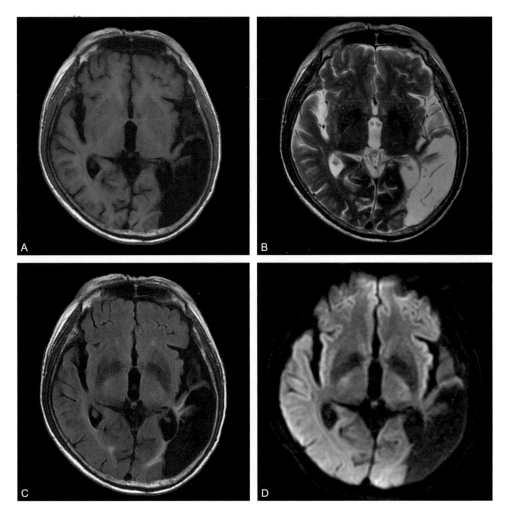

图 2-4-4　脑血管性痴呆

大面积脑梗死。A. 轴位 T1WI；B. 轴位 T2WI；C. 轴位 T2 FLAIR；D. 轴位 DWI。左侧颞叶可见大片长 T1、长 T2 信号灶，T2 FLAIR 及 DWI 上呈低信号，为大片脑梗死并软化灶形成，同时双侧脑沟增宽，脑室扩大，伴有脑萎缩征象

【临床表现】

起病急，表现为剧烈头痛、呕吐、昏迷、偏瘫、抽搐、大小便失禁等。基底节区出血出现对侧偏瘫、偏盲和偏麻，重度有昏迷，优势半球受损则有失语；脑叶出血表现为头痛、呕吐、失语、偏盲、偏瘫、偏麻、精神障碍等；丘脑出血表现为对侧偏麻、偏瘫、双眼上视障碍；脑桥出血表现为头痛、头晕、复视、呕吐；小脑出血表现为突发头痛，伴有头晕、呕吐、眼震、构音障碍、共济失调、步态不稳；脑室内出血，可出现昏迷、呕吐、高热、血压升高等表现。

【MRI 表现】

血肿在 MRI 上分为四层：核心层、核外层、边缘层和周围脑组织反应带。核心层位于血肿中心，核外层位于核心层外周，边缘层为吞噬了含铁血黄素的吞噬细胞沉积在血肿壁上构成，周围脑组织反应带由血肿造成胶质细胞增生和脑水肿。

（1）急性早期：红细胞内主要含氧合血红蛋白，在 T1 加权像上，呈等信号或略高信号，

在 T2 加权像上,呈等信号或信号略不均匀,核心层和核外层表现类似,无边缘层信号减低带,早期阶段可无水肿带, 数小时后可出现轻、中度脑组织水肿

（2）急性期：红细胞内的血红蛋白主要为去氧血红蛋白，在 T1 加权像上，血肿仍为等信号，在 T2 加权像上，核心层和核外层呈低信号，而核心层更明显，周围水肿较明显。

（3）亚急性期：红细胞内的去氧血红蛋白进一步氧化成高铁血红蛋白，同时红细胞发生溶解。在 T1 加权像上，核心层为等信号，核外层为高信号；在 T2 加权像上，核心层和核外层均为低信号，周围水肿为高信号，溶血发生后，高铁血红蛋白游离于细胞外，T1仍旧缩短，T2 延长，故 T2 加权像上出现高信号。此外，在本期后期含铁血黄素亦开始在血肿壁沉积成环，引起 T2 缩短。因此，此时血肿在 T1 加权像上呈 3 层结构，分别为等信号的核心层、高信号的核外层和等信号或低信号的周围带，无边缘层；在 T2 加权像上呈4 层结构，分别为低信号核心层、高信号核外层、薄层低信号边缘层和高信号的周围带（图2-4-5）。

（4）慢性早期：此时血肿内的去氧血红蛋白全部或几乎全部氧化成高铁血红蛋白，红细胞也全部或几乎全部发生溶血，典型表现为核心层和核外层均为高信号，含铁血黄素沉积致边缘层呈低信号，周围水肿常已消失。

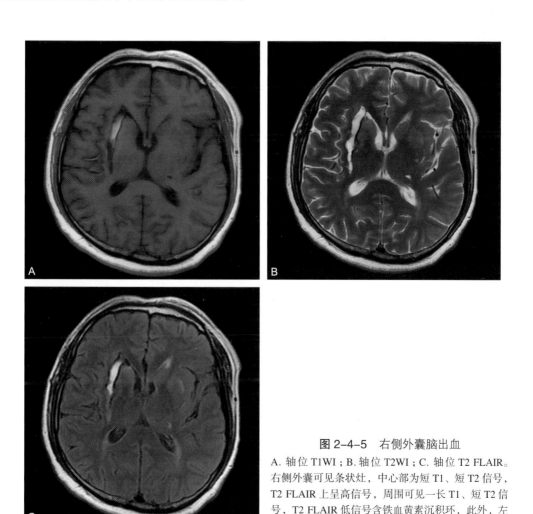

图 2-4-5　右侧外囊脑出血
A. 轴位 T1WI；B. 轴位 T2WI；C. 轴位 T2 FLAIR。
右侧外囊可见条状灶，中心部为短 T1、短 T2 信号，
T2 FLAIR 上呈高信号，周围可见一长 T1、短 T2 信号，T2 FLAIR 低信号含铁血黄素沉积环，此外，左侧丘脑可见一小腔隙性梗死灶

（5）慢性期：此期与慢性早期类似，而含铁血黄素更明显。这种表现可持续数月或更长时间。此后，血红蛋白不断分解并产生大量含铁血黄素和血红蛋白，形成蛋白含量较低，但含大量含铁血黄素和血红蛋白的囊腔，T1 和 T2 加权像上均呈低信号。此情况可不出现而直接形成一类似脑脊液的囊腔，呈长 T1 和长 T2 信号（图 2-4-6）。

【诊断与鉴别诊断】

高血压性脑出血应与其他原因所致的脑出血及出血性脑梗死相鉴别，如血肿表现为低密度时，要和脑梗死、脑肿瘤相鉴别，增强扫描有助于鉴别。

四、脑血管瘤与瘤样病变

（一）颅内动脉瘤

颅内动脉瘤是指发生于颅内动脉的局限性异常扩大，多发生在脑底动脉环及其分支，85%～95% 起源于颈内动脉系统，5%～15% 起源于椎 - 基底动脉系统，部位依发病率依次

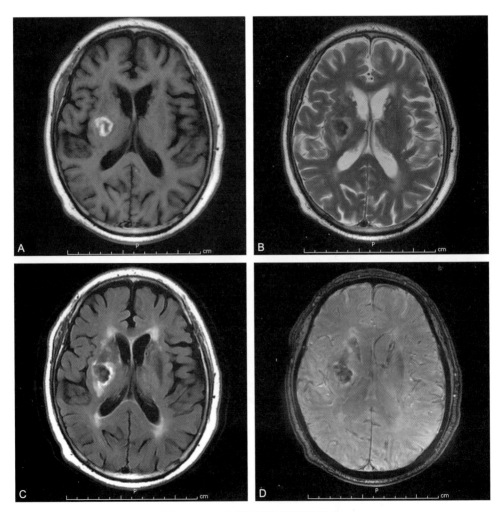

图 2-4-6　右侧豆状核陈旧性出血

A. 轴位 T1WI；B. 轴位 T2WI；C. 轴位 T2 FLAIR；D. 轴位 SWI。右侧豆状核可见不规则圆形病灶，中心部分为长 T1、短 T2 信号，T2 FLAIR 上呈低信号，外围部分呈短 T1、长 T2 信号，T2 FLAIR 和 SWI 上呈低信号，病灶周围可见胶质增生改变

为大脑前动脉、前交通动脉、后交通动脉、大脑中动脉，可单发或多发。根据形态分为 5 种类型：粟粒状动脉瘤、囊状动脉瘤、假性动脉瘤、梭形动脉瘤及壁间动脉瘤。

【临床表现】

动脉瘤未破裂时，多无特殊临床症状，如瘤体较大可产生压迫症状，压迫后交通动脉可引起动眼神经麻痹；压迫视交叉可引起单侧或双侧视野缺损；海绵窦后方和颈动脉管内动脉瘤可引起三叉神经痛。动脉瘤破裂引起蛛网膜下腔出血、脑水肿及颅内压增高，可出现剧烈头痛、呕吐、昏迷、抽搐、脑膜刺激征等。

【MRI 表现】

（1）无血栓形成的动脉瘤：瘤腔内由于血流速度快，形成流空效应，在 T1 加权像及 T2 加权像上均呈低信号或无信号灶。

（2）部分血栓形成的动脉瘤：瘤腔内血栓多位于周围，多表现为高信号、低信号和等信号混合而成，瘤腔的中心或偏中心多通畅，形成流空效应。新鲜血栓可发生强化，陈旧性血栓则无强化。动脉瘤周围出血若在亚急性期可表现为瘤壁附近高信号出血，提示正铁血红蛋白存在（图 2-4-7）。

（3）MRA 可显示动脉瘤的大小、部位、数目等。TOF-MRA 可同时显示血栓和瘤腔，增强 MRA 更有助于识别。PC-MRA 则只可同时显示瘤腔，不能同时显示血栓和反映动脉瘤真正大小。此外，对直径 2mm 以下的动脉瘤由于受 MRI 成像空间分辨率限制常常难以显示（图 2-4-8）。

【诊断与鉴别诊断】

鞍上或鞍旁较大的动脉瘤有血栓形成时易误诊为垂体瘤或脑膜瘤。增强扫描时两者有显著强化可鉴别。无血栓的动脉瘤在 MRI 增强扫描时，强化程度大于肿瘤，且边界极清楚。另外，还需与其他脑内外肿瘤鉴别。

（二）动静脉畸形

动静脉畸形（arterior-venous malformation，AVM）是一种先天性脑血管发育异常性疾病，多发生于皮质下区，供血动脉常扩张、迂曲，并有多支粗大的引流静脉与静脉窦和脑深静脉相连，畸形血管纠缠成团。当颈内外动脉属支直接与静脉沟通，引流粗大静脉窦则称为动静脉瘘。病变可自发出血，引起脑内、脑室内或蛛网膜下腔出血。病变周围静脉可形成血栓，可伴钙化。脑组织因长期而萎缩。

【临床表现】

好发于青年，主要症状为蛛网膜下腔出血和脑内血肿引起的症状，可反复发作，表现为急起剧烈头痛、呕吐、偏瘫、失语，重者引起昏迷，大多数患者可有癫痫发作，尤以额、顶叶病灶癫痫发病率高，此外，尚可因脑内盗血和畸形血管对周围脑组织机械压迫而导致的对侧肢体肌力减弱和感觉障碍等进行性神经功能缺损症状。

【MRI 表现】

（1）畸形血管团：扩张扭曲的畸形血管长轴与扫描平面平行时，呈弯曲条状或细管状，与扫描平面垂直或成角时，呈圆形或椭圆形。畸形血管拥挤成团呈葡萄状或蜂房状，横断扫描畸形血管团呈不规则形，冠状面扫描往往呈楔形，其底部靠近脑表面，尖部指向脑深部。血流较快的血管一般呈低信号或无信号，血流缓慢的血管在 T2 加权像第二回波图像上可呈高信号（图 2-4-9）。

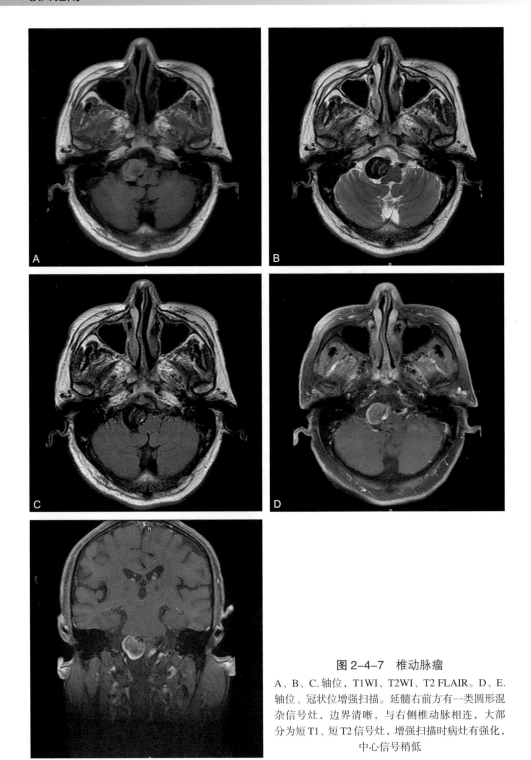

图 2-4-7　椎动脉瘤

A、B、C.轴位，T1WI、T2WI、T2 FLAIR。D、E.轴位、冠状位增强扫描。延髓右前方有一类圆形混杂信号灶，边界清晰，与右侧椎动脉相连，大部分为短 T1、短 T2 信号灶，增强扫描时病灶有强化，中心信号稍低

（2）供血动脉及引流静脉：较大的供血动脉由于流空现象，呈无信号区，较大的引流静脉呈无信号区，引流静脉通常比供血动脉粗，可追踪到其汇入脑深部静脉系统或静脉窦。有时因引流静脉血流缓慢，在 T1 加权像上呈低信号，在 T2 加权像上呈高信号（图 2-4-10）。

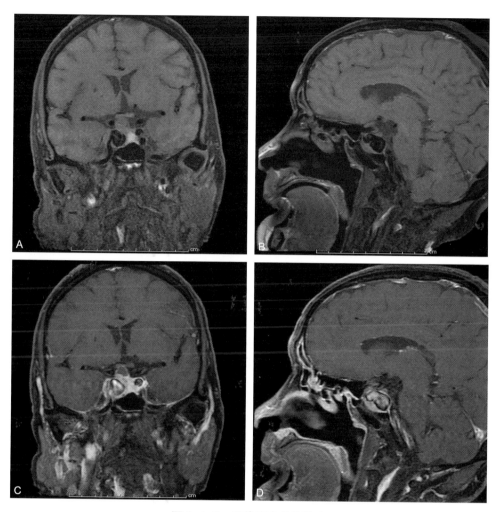

图 2-4-8　垂体瘤合并动脉瘤

A. 冠状位 T1WI；B. 矢状位 T2WI；C、D. 冠状位、矢状位增强扫描。鞍区可见不规则明显强化肿块，包绕双侧颈内动脉，右侧颈内动脉可见一圆形囊袋状突起，边界清晰，T1WI 上呈流空表现，增强扫描可见明显稍不均匀强化

（3）AVM 伴血栓形成：T1 加权像上表现为低信号灶内夹杂等或高信号区，T2 加权像上表现为低信号区内夹杂高信号区。

（4）AVM 伴出血或血肿：信号变化与其他原因所致出血相似。急性期 T2 加权像呈低信号，亚急性期 T1 和 T2 加权像均呈高信号。随着时间延长，T1 加权像上信号逐渐变为等或低信号，T2 加权像上仍为高信号。血肿边缘或中心有时可见信号不均匀的 AVM 信号，有时仅见血肿，而 AVM 原有的低信号被掩盖。脑干 AVM 常以出血为主要表现，很少能显示畸形血管。

（5）MRA 可清楚显示供血动脉、引流静脉及畸形血管团。

【诊断与鉴别诊断】

AVM 伴出血时常易与其他出血性疾病相混，且血肿可压迫 AVM 使之难以显示，如在 MRI 上显示血肿边缘或中心有 AVM 信号，可确定为 AVM 出血。

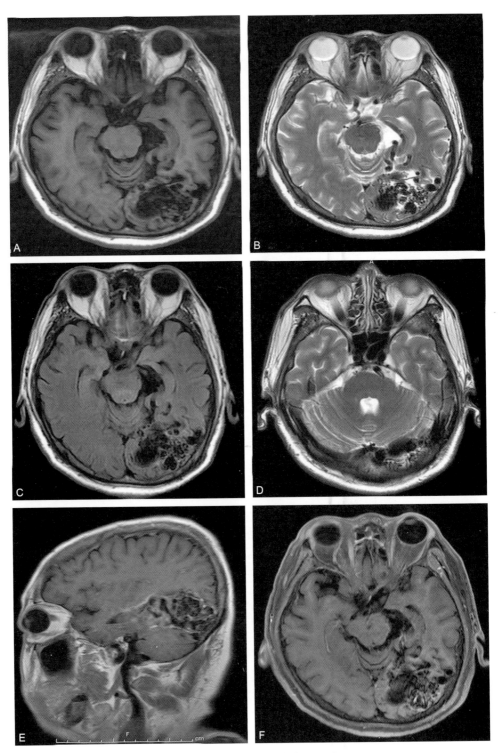

图 2-4-9　动静脉畸形

A. 轴位 T1WI；B、D. 轴位 T2WI；C. 轴位 T2 FLAIR；E、F. 矢状位、轴位增强扫描。左侧枕叶可见一团畸形的血管团，蜂窝状，血管迂曲、增粗，呈流空信号，左侧大脑后动脉增粗，为供血动脉，引流入窦汇，增强扫描时枕叶脑组织稍有强化

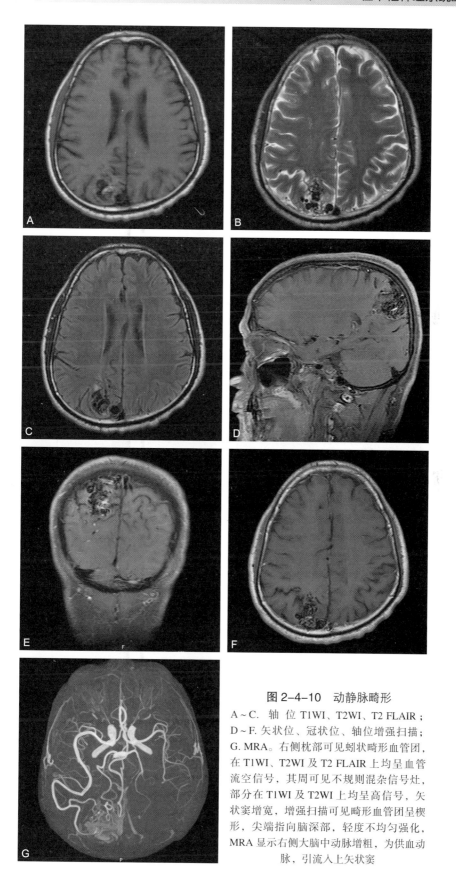

图 2-4-10　动静脉畸形

A～C. 轴 位 T1WI、T2WI、T2 FLAIR；D～F. 矢状位、冠状位、轴位增强扫描；G. MRA。右侧枕部可见蚓状畸形血管团，在 T1WI、T2WI 及 T2 FLAIR 上均呈血管流空信号，其周可见不规则混杂信号灶，部分在 T1WI 及 T2WI 上均呈高信号，矢状窦增宽，增强扫描可见畸形血管团呈楔形，尖端指向脑深部，轻度不均匀强化，MRA 显示右侧大脑中动脉增粗，为供血动脉，引流入上矢状窦

（三）静脉畸形

静脉畸形（cerebral venous malformation，CVM）常发生于大脑和小脑深部白质，多单发，静脉畸形起始于脑髓质内，由多支扩张的异常静脉呈放射状或树根状排列构成，共同汇流至粗大的中央静脉干，然后向脑深部或表浅部引流至静脉汇流系统，而动脉正常。

【临床表现】

多数患者无症状于检查时偶然发现，当有出血时症状较明显。

【MRI 表现】

静脉畸形发生部位多接近脑室（侧脑室前角、第四脑室为最常见部位）。引流静脉于自旋回波序列可呈流空效应，表现为大小脑半球管状无信号影（引流静脉干），血流缓慢时可呈高信号，可引流至硬膜窦或深部室管膜静脉；髓静脉网在 T1WI 呈低信号，T2WI 呈高信号，与血流较慢有关，且发现率较引流静脉低；增强扫描可显示 CVM 特征性表现，髓静脉网及引流静脉均显示强化，且多支细小扩张的髓静脉呈放射状汇入 1 条或 2 条引流静脉，呈"海蛇头"样表现，

【诊断与鉴别诊断】

脑静脉血管畸形行 MRI 多序列检查绝大多数均能明确诊断，只有 CVM 破裂出血时表现不甚典型，需与海绵状血管瘤及动脉瘤鉴别。海绵状血管瘤一般出血较少，时间亦长，症状较轻，MRI 有典型的含铁血黄素沉着的"铁环"征表现。动脉瘤则可见典型流空征象。

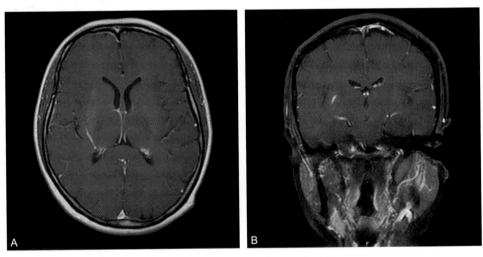

图 2-4-11　右侧基底节区静脉畸形

A、B 分别为轴位、冠状位增强扫描。右侧基底节区可见一条状强化血管影

（四）海绵状血管瘤

脑海绵状血管瘤又称为海绵状血管畸形，是一种比较特殊的血管畸形，多发生于大脑半球的表面和皮质下区或蛛网膜下隙（腔）或脑室，也可发生于脑深部，如基底节、丘脑、内囊等。约 1/4 发生于幕下，主要是脑桥。可多发。海绵状血管瘤是由许多薄壁窦状腔隙组成，其间隔由纤维组织构成，缺乏弹性，易破裂。

【临床表现】

本病可见于任何年龄，但以 20～40 岁最为常见，男女发病无差异。一般无症状，但可出现颅内出血、癫痫、头痛和局灶性神经功能障碍。有随病程延长而逐渐加重的趋势。

【MRI 表现】

T1 加权像上，海绵状血管瘤大部呈等信号，也可呈高信号；T2 加权像上，呈高信号。流空现象不明显，无明显占位效应。如近期瘤内有出血，信号可出现改变，并可有占位效应。

亚急性期出血在 T1 加权像上呈高信号，在 T2 加权像上在高信号之外缘往往有一环状低信号区，为含铁血黄素沉着所致（图 2-4-12）。

海绵状血管瘤易反复出血，血肿由新、旧出血成分组成，故信号常不均匀。

海绵状血管瘤大多靠近脑表面，出血易破入蛛网膜下隙（腔），造成邻近脑池中正铁血红蛋白形成，线条状高信号可勾画出附近脑回。

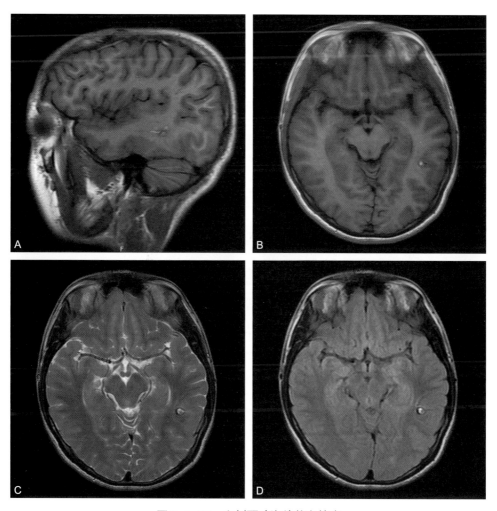

图 2-4-12　左侧颞叶海绵状血管瘤

A. 矢状位 T1WI；B～D. 轴位 T1WI、T2WI、T2 FLAIR。左侧颞叶可见一小圆形混杂信号灶，其中心为小片状不均匀高信号灶，在 T2WI 及 T2 FLAIR 上，周围可见一低信号含铁血黄素沉着环

【诊断与鉴别诊断】

应与脑膜瘤鉴别。海绵状血管瘤可位于脑内或脑外，而脑膜瘤位于脑外。脑内海绵状血管瘤常伴出血，形成脑内血肿或蛛网膜下腔出血。海绵状血管瘤一般无瘤周水肿，无或仅有轻度占位表现。

（五）Sturge-Weber 综合征

Sturge-Weber 综合征（Sturge-Weber syndrome，SWS）即脑三叉神经血管瘤病，又称路面血管瘤病，是一种罕见的先天性神经皮肤综合征。SWS 的病理表现为累及软脑膜、面部三叉神经支配区及眼脉络膜的血管瘤；受累脑组织因局部的血管畸形、血管淤滞常有局部萎缩、钙化。

【临床表现】

SWS 发病率仅为 0.002%，无性别及种族差异。患者多为儿童，一般多为单侧发病。临床上，患者除表现为颜面部血管瘤（葡萄酒色斑）外，常伴发癫痫、青光眼、智力障碍、偏瘫及偏头痛等症状。

【MRI 表现】

（1）MRI 平扫可清晰显示颅板增厚、颅腔狭小及脑萎缩等继发性改变，但是显示钙化不敏感（CT 上可见沿脑回、脑沟走行的条带状钙化），仅部分病例可见沿脑回、脑沟走行的曲线状或条带状低信号影（图 2-4-13）。

（2）MRI 增强扫描可精确显示软脑膜血管瘤及其伴发的血管异常（表现为特征性的脑回样强化），起到定性诊断的重要作用。

（3）SWI 可以显示受累脑组织内增多的静脉。

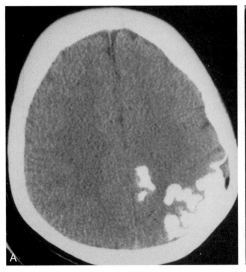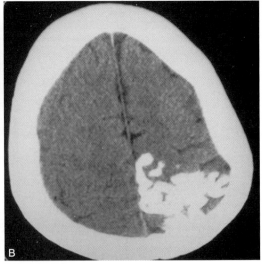

图 2-4-13　Sturge-Weber 综合征

A、B. 为轴位平扫 CT，可见左侧顶部沿脑沟、脑回分布的条状钙化

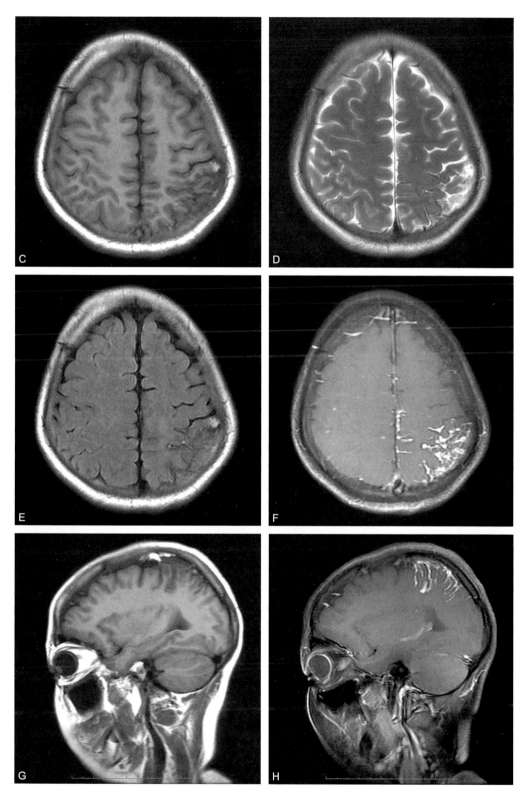

图 2-4-13（续）　Sturge-Weber 综合征

C ~ F 分别为轴位 T1WI、T2WI、T2 FLAIR 和增强扫描；G、H. 为矢状位 T1WI 和增强扫描。示左侧顶叶脑回萎缩，脑沟加深，左侧顶部沿脑回状、脑沟有弧状条状低信号，增强扫描可见脑回状、迂曲状强化，并向深部引流的扭曲静脉

【诊断与鉴别诊断】

SWS 是一种少见疾病，根据颜面部血管瘤、临床上典型的癫痫病史及 MRI 增强典型的脑回样强化，可予以确诊，应注意与动静脉畸形、海绵状血管瘤等血管畸形性疾病及其他引起颅内钙化的疾病相鉴别。

（六）Galen 静脉瘤

Galen 静脉瘤也称大脑大静脉瘤，约占颅内血管畸形 5%。因为 Galen 静脉瘤具有动脉瘤的特征，所以国内外一些作者也把它叫做 Galen 动脉瘤或 Galen 静脉畸形。由于动静脉短路、大量血液流入 Galen 静脉造成局部压力过大形成瘤样扩张。病理上典型的静脉瘤包括明显扩张的 Galen 静脉和引流 Galen 静脉短路血管，大多数来源于颈内动脉或椎 - 基底动脉系统。病理上分为动静脉瘘和动静脉畸形两型。

【临床表现】

临床表现与静脉瘤的大小有关，较大的静脉瘤可引起颅内压增高及静脉回流障碍的症状和体征。

【MRI 表现】

四叠体池内边界清楚的圆形或三角形信号不均匀的病灶，其中血流较快在 T1WI 及 T2WI 上流空信号，湍流和血液淤滞表现为 T1WI 呈低信号或等信号，T2WI 呈稍高信号，附壁血栓在 T1 和 T2 像上均为高信号。增强扫描显示更清晰。

MRA 可直接显示供血动脉，扩张的大脑大静脉及引流的静脉窦（图 2-4-14）。

【诊断与鉴别诊断】

Galen 静脉瘤影像学表现典型，四叠体池圆形或三角形病灶，MRA 显示更佳，可以出现脑积水表现，易于诊断。

（七）脑静脉窦血栓形成

脑静脉窦血栓形成（cerebral sinus thromsis）是指颅内静脉窦形成血栓，引起窦腔狭窄、闭塞，脑静脉回流和脑脊液吸收障碍，继而引起脑水肿、颅内压增高等一系列病理生理改变，以及相应局灶症状的一组疾病。

【临床表现】

颅内静脉窦互相沟通，侧支循环丰富，较小的血栓形成可无任何症状；静脉窦完全性阻塞并影响大量侧支循环，或者扩展到皮质静脉时，则发生脑水肿、出血、梗死等症状，并有严重颅内压增高表现。炎性静脉窦血栓尚伴有感染或败血症等症状，表现为发热、寒战、乏力、肌肉酸痛、皮下瘀斑等；合并脑膜炎、脑炎时，可出现昏迷、谵妄、偏瘫、精神错乱等症状。

乙状窦血栓可有三叉神经、展神经、舌咽神经、迷走神经、副神经受累症状。海绵窦血栓出现一侧或两侧眼球突出、红肿、角膜反射消失、眼球固定等症状。上矢状窦血栓如累及脑皮质静脉，则出现癫痫、偏瘫、失语、黑矇等症状。

【MRI 表现】

MRI 对静脉窦血栓形成敏感，可显示静脉窦血栓形成的直接征象，即静脉窦内异常信号，静脉窦内血栓信号随时间变化而改变，一般分为 3 个时期。

（1）急性期（1～3 天）：T1W I 为等信号，T2W I 为低信号。此期血栓主要为去氧血

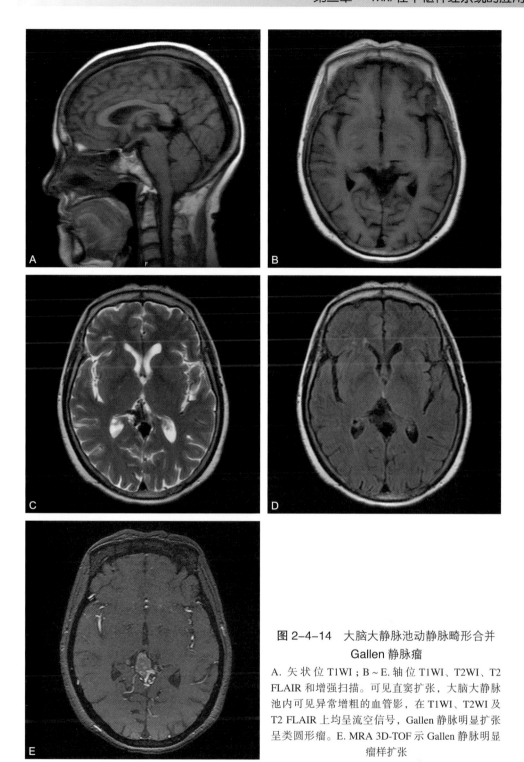

图 2-4-14　大脑大静脉池动静脉畸形合并 Gallen 静脉瘤

A. 矢状位 T1WI；B ~ E. 轴位 T1WI、T2WI、T2 FLAIR 和增强扫描。可见直窦扩张，大脑大静脉池内可见异常增粗的血管影，在 T1WI、T2WI 及 T2 FLAIR 上均呈流空信号，Gallen 静脉明显扩张呈类圆形瘤。E. MRA 3D-TOF 示 Gallen 静脉明显瘤样扩张

红蛋白，在自旋回波序列中有缩短 T2 弛豫时间的作用，而对 T1 弛豫时间不产生明显影响。T2WI 上低信号易被误诊为正常的流空，此期 MRI 不易诊断，易出现假阴性。本组常规 MRI 漏诊 2 例均为急性期患者。文献报道 T2WI 静脉窦内呈极低信号，而静脉窦壁呈高

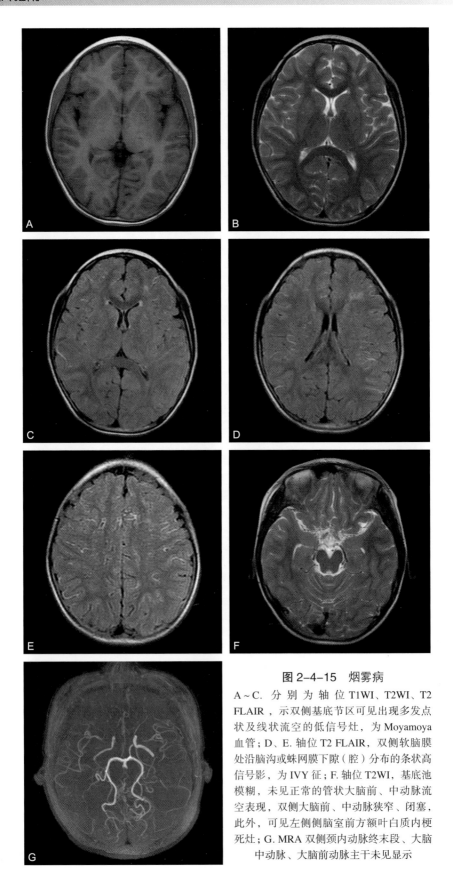

图 2-4-15　烟雾病

A ~ C. 分别为轴位 T1WI、T2WI、T2 FLAIR，示双侧基底节区可见出现多发点状及线状流空的低信号灶，为 Moyamoya 血管；D、E. 轴位 T2 FLAIR，双侧软脑膜处沿脑沟或蛛网膜下隙（腔）分布的条状高信号影，为 IVY 征；F. 轴位 T2WI，基底池模糊，未见正常的管状大脑前、中动脉流空表现，双侧大脑前、中动脉狭窄、闭塞，此外，可见左侧侧脑室前方额叶白质内梗死灶；G. MRA 双侧颈内动脉终末段、大脑中动脉、大脑前动脉主干未见显示

信号，是诊断急性期脑静脉窦血栓的重要征象。

（2）亚急性期（4 天 ~1 个月）：T1WI、T2WI 均为高信号。此期血栓主要是正铁血红蛋白，尤其当红细胞破坏后，细胞外正铁血红蛋白可产生 T1WI、T2WI 明显高信号。此期信号典型，容易诊断。

（3）慢性期（1 个月后）：T1WI、T2WI 血栓信号均降低且不均匀，静脉窦再通，重新出现流空信号，MRV 是显示静脉的最直接的方法，可很好地反映脑静脉窦的血流状态和静脉窦的形态。脑静脉窦血栓形成时，MRV 表现为受累静脉窦内的血流高信号影完全或部分缺失。由于静脉窦回流障碍，常见脑表面及深部静脉扩张、静脉血淤滞及侧支循环形成。

五、烟雾病

烟雾病（Moyamoya disease）又称脑底异常血管网症，主要以双侧颈内动脉虹吸部末端及大脑前、中动脉近端进行性狭窄或者闭塞，伴有颅底软脑膜、穿通动脉代偿性扩张，异常毛细血管网形成为特点。可发生于任何年龄。

本病病因不明，可能与先天遗传或脑底动脉环发育不良有关，或者继发于后天性特异性或非特异性炎症如钩端螺旋体病、脑膜炎、脑动脉硬化和创伤等。

【临床表现】

要表现为缺血型和出血型两组症状，缺乏特异性。儿童和青少年烟雾病患者以缺血型为主，儿童主要表现为进行性智力减退和偏瘫，青少年多表现为反复的短暂性脑缺血发作（TIA）和缺血性卒中。成人烟雾病患者则以出血型为主，最常见部位为基底节区和脑室系统，其次为蛛网膜下隙（腔）和丘脑。

【MRI 表现】

（1）颈内动脉末端或大脑中动脉和大脑前动脉近端狭窄闭塞。

（2）侧支血管的存在：丘脑 - 基底节区出现血管流空影（又称 Moyamoya 血管）。

（3）烟雾病尚可见一特殊征象——IVY 征，即常春藤征，指柔脑膜的高信号（沿着脑沟或蛛网膜下隙（腔）的连续的或不连续的线样高信号），像爬在石头上的常春藤一样，多见于增强后的 T1WI。

（4）MRI 结合 MRA 检查不仅可显示血管病变，而且能显示继发于血管病变的脑梗死、脑出血、蛛网膜下腔出血、脑萎缩等，烟雾病所致脑梗死常见于基底节区、侧脑室旁和额顶颞叶，梗死病灶常多发，分布于脑部两侧，大小不等，位于颈内动脉系统供血区，少数患者在枕叶可见梗死灶，一般不发生在小脑和脑干（表 2-4-15）。

【诊断与鉴别诊断】

烟雾病主要应与脑深部的 AVM 区别，以下几点可作为二者鉴别的参考依据：① MRI 和 MRA AVM 无脑动脉狭窄，而是供血动脉增粗扩张；② AVM 血管团排列常方向不定杂乱无章，Moyamoya 血管则多为纵行条纹状；③ AVM 可见粗大的引流静脉，烟雾病则无。

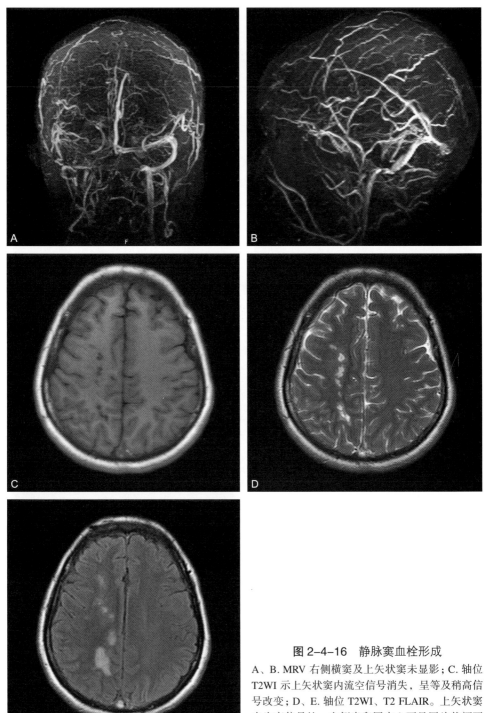

图 2-4-16　静脉窦血栓形成

A、B. MRV 右侧横窦及上矢状窦未显影；C. 轴位
T2WI 示上矢状窦内流空信号消失，呈等及稍高信
号改变；D、E. 轴位 T2WI、T2 FLAIR。上矢状窦
内为高信号灶，右侧半卵圆中心可见团片状梗死
灶，为静脉窦血栓形成伴右侧分水岭性脑梗死

第五节　脑变性病和脑白质病

一、阿尔茨海默病

阿尔茨海默病（Alzheimer disease，AD）又称老年性痴呆，占痴呆的 48% ~ 65%。男女发病比例为 1 : 3 至 1 : 5，65 岁以后起病。病因未明，与年龄、教育、家族史、有关。本病起病隐匿，呈进行性加重，一般起病 2 ~ 3 年后症状明显，病程 5 ~ 10 年。

【临床表现】

（1）认知功能障碍：记忆力障碍为 AD 的最早表现，尤其以早期、近期记忆力障碍为主，容易遗忘人名等抽象名词。

（2）地点定向力和人物定向力障碍：表现为经常走失和不认识过去非常熟悉的人。

（3）精神行为异常：以失眠、躁动、谵妄，被害妄想为主；可并发感染或其他疾病而死亡。

【MRI 表现】

（1）主要为脑萎缩表现，脑沟加深，脑室系统扩大，尤其是颞叶和海马萎缩明显（图 2-5-1）。

（2）海马径线测量。

（3）MRS：N-乙酰天门冬氨酸（NAA）下降，肌醇（MI）升高。

【诊断与鉴别诊断】

1. 诊断依据　AD 发病隐匿，无明显的局灶体征，认知功能减退常为全面广泛性，非认知功能常受影响。MRI 表现为广泛皮质萎缩。

2. 鉴别诊断　血管性痴呆：起病急骤，多有局灶体征，以记忆力减退和计算力减迟为主，非认知功能较少受损。MRI 表现多为局灶异常，海马体积、钩间距变化不明显，而阿尔茨海默病的海马萎缩和钩间距增宽。

二、肾上腺脑白质营养不良

肾上腺脑白质营养不良（Adrenoleukodystrophy，ALD）为性连锁隐性遗传疾病，多见于男童。由于乙酰辅酶 A 合成酶缺乏，导致长链脂肪酸在细胞内异常堆积（脑、肾上腺皮质）。大脑白质广泛脱髓鞘，从后部向前发展。

【临床表现】

多在 3 ~ 10 岁起病，最常见的症状是听力及视力障碍，行为异常，情绪不稳定，痴呆等。新生儿型肾上腺脑白质营养不良是常染色体隐性遗传，在婴儿期发病，有严重智力低下并伴抽搐，视神经萎缩，病情发展迅速，常早期夭折，此型较典型 X- 连锁隐性遗传的肾上腺脑白质营养不良少见。

【MRI 表现】

（1）侧脑室三角区周围白质对称性 T2WI 高信号（图 2-5-2）。

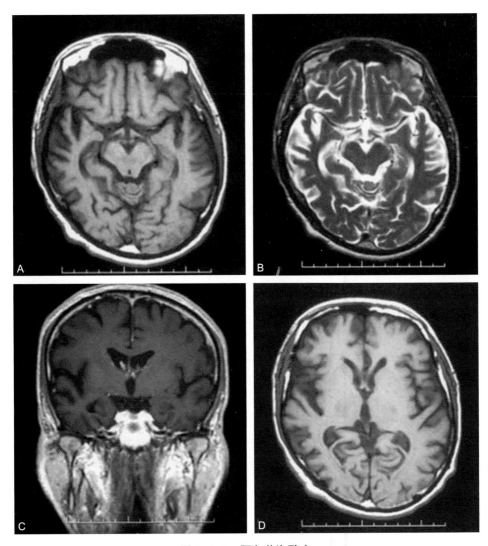

图 2-5-1 阿尔茨海默病

A、B、C、D 分别为海马水平的轴位 T1WI、T2WI，冠状位 T1 增强及基底节水平轴位 T1WI。主要表现为脑萎缩，以
颞叶和海马明显

（2）病灶从后向前发展，枕、顶、颞叶开始，最后额叶。

（3）增强检查活动期周边环形强化，非活动期无强化。

（4）锥体束、脑桥基底部、小脑萎缩。

【诊断与鉴别诊断】

1. 诊断依据 肾上腺脑白质营养不良伴有肾上腺功能不全的症状，根据其临床症状及典型的双侧侧脑室后角旁白质区对称性斑片状异常信号，呈"蝶翼状"改变，先累及枕叶并从后向前发展。

2. 鉴别诊断

（1）异染质脑白质营养不良：对称性累及额、顶、枕叶脑白质，即前、中、后同时对称性受累。

（2）纤维蛋白质脑白质营养不良：首先累及额叶脑白质并从前向后发展。

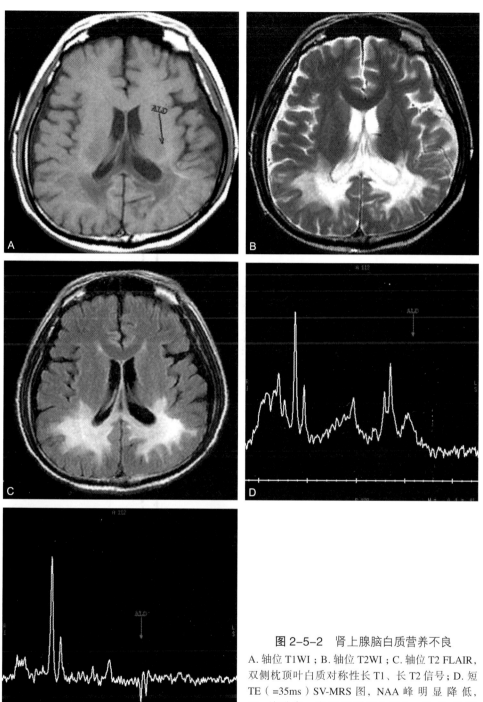

图 2-5-2　肾上腺脑白质营养不良

A. 轴位 T1WI；B. 轴位 T2WI；C. 轴位 T2 FLAIR，双侧枕顶叶白质对称性长 T1、长 T2 信号；D. 短 TE（=35ms）SV-MRS 图，NAA 峰明显降低，Cho 峰升高，出现 M 形正立的 Lac 峰；E. 长 TE（=144ms）SV-MRS 图，NAA 峰明显降低，Cho 峰升高，出现倒置的 Lac 峰

三、多发性硬化

多发性硬化（multiple sclerosis，MS）是脑白质脱髓鞘疾病中较常见的一种，是一种自体免疫性疾病，与病毒感染或遗传有关。好发于中年女性。

【临床表现】

时好时坏，反复发作。视物模糊，头痛、恶心、肢体无力等神经系统症状。病程反复，激素治疗有效。

【MRI 表现】

（1）MS 具有特征性，在快速液体衰减反转恢复序列（T2 FLAIR）及冠状位 T2WI 图像上可清晰地显示（图 2-5-3）。

（2）T1WI 呈等或低信号，T2WI 呈高信号，T2 FLAIR 图像上斑块的大小、范围、轮廓显示更加清晰。

（3）新鲜病灶边界模糊，增强扫描，病灶出现结节状均一或环形强化，说明病灶处于急性活动期。

（4）陈旧性病灶大多边界锐利，也不发生强化改变，提示病灶处于慢性静止期。

（5）在冠状位上，病灶呈"直角脱鞘征"，具有一定的特征性。

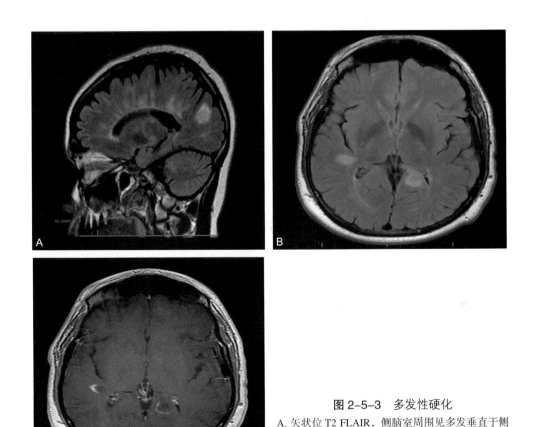

图 2-5-3 多发性硬化

A. 矢状位 T2 FLAIR，侧脑室周围见多发垂直于侧脑室的高 T2 FLAIR 信号灶；B. 轴位 T2 FLAIR；C. T1 增强扫描。双侧枕角周围可见高 T2FLAIR 信号灶，并见环形强化

（6）位于脑干的病灶以脑桥居多，呈斑点状或小圆形。

（7）DWI可以显示在T2WI上不能显示的早期炎性病灶。

（8）MRS也可用来监测髓鞘的破坏。

【诊断与鉴别诊断】

1. 诊断依据　临床表现反复发作。MRI诊断标准为：初次临床发作后3个月在不同部位出现强化病灶，或者初次临床发作最少30天以后再次出现新的T2高信号病灶。

2. 鉴别诊断

（1）高血压脑病：白质病变多位于额叶和顶叶，枕叶不太常见，一般不会累及颞叶。

（2）急性播散性脑脊髓炎：在感染或疫苗接种之后10~14天，在白质区及基底节出现多发病变，这些病变常常较大，并且见于更年轻的人群，无反复发作的病史。

（3）进行性多灶性白质脑病：是一种JC病毒引起的脱髓鞘病变，多见于免疫抑制者，有占位效应，U形纤维内没有强化的白质病变，常表现为双侧非对称性病变。

四、皮质下动脉硬化性脑病

皮质下动脉硬化性脑病，又称Binswanger脑病，是在动脉硬化基础上，引起的进行性痴呆为特征的脑血管病，发生率为1%~5%。

【临床表现】

多在50岁以后发病，临床上可以仅表现为头晕、头痛、肢体麻木等非特异性症状。只有当病变发展到一定程度，如病变累及额叶，病变的总体积较大或有脑萎缩，临床上可表现为明显的精神障碍：如记忆力减退、抽象思维障碍、语言障碍等。

【MRI表现】

（1）双侧脑室旁对称或不对称、大小不一的片状T1WI稍低信号、T2WI稍高信号灶，边缘不清，无强化（图2-5-4）。

（2）脑萎缩，脑室扩大，脑池、脑沟增宽。

（3）多伴有小的腔隙性梗死和软化灶。

【诊断与鉴别诊断】

1. 诊断依据　60岁以上（少数可50岁以上）发病，常见头晕、头痛等症状；缓慢逐渐式或阶梯式起病，可有数月或数年的病情稳定期；早期可无智能障碍及神经系统定位体征，随着病情的发展出现不同程度的智力衰退且逐渐加重；有影像学检查［CT或（和）MRI］的典型改变。

2. 鉴别诊断

（1）多发性硬化：多见于20~40岁女性，30%累及胼胝体，急性期MRI上有强化。大多数为多年反复发作，缓解与发展交替，病灶散在、多发。

（2）多发性脑梗死：有多次发生趋势，常见陈旧性和急性脑梗死并存，梗死区形态与血管分布一致。

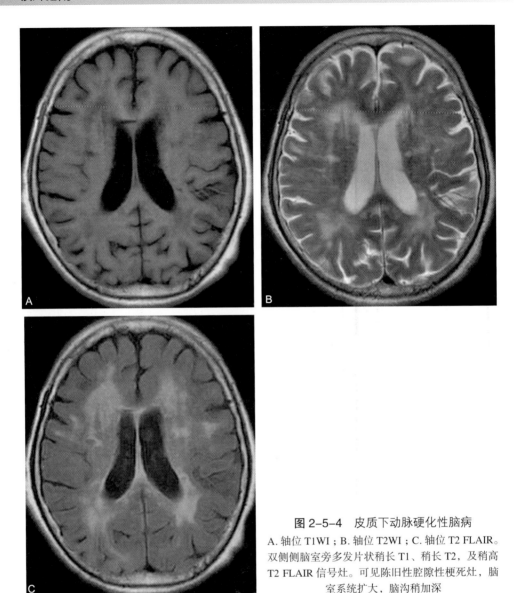

图 2-5-4　皮质下动脉硬化性脑病
A. 轴位 T1WI；B. 轴位 T2WI；C. 轴位 T2 FLAIR。
双侧侧脑室旁多发片状稍长 T1、稍长 T2，及稍高
T2 FLAIR 信号灶。可见陈旧性腔隙性脑梗死灶，脑
室系统扩大，脑沟稍加深

五、肝豆状核变性

肝豆状核变性（hepatolenticular degeneration，HLD）又称 Wilson 病，为家族性常染色体隐性遗传，引起铜代谢障碍。常见于青少年。

【临床表现】

肝硬化、角膜 Kayser-Fleisher 色素环（K-F 环）和豆状核变性为其三大表现，临床症状为构音障碍、震颤、手足徐动症和痉挛等。

【MRI 表现】

（1）豆状核对称性稍长 T1 及 T2WI 高信号灶（图 2-5-5）。

（2）脑干、皮质、小脑等 T2WI 高信号。

（3）脑萎缩。

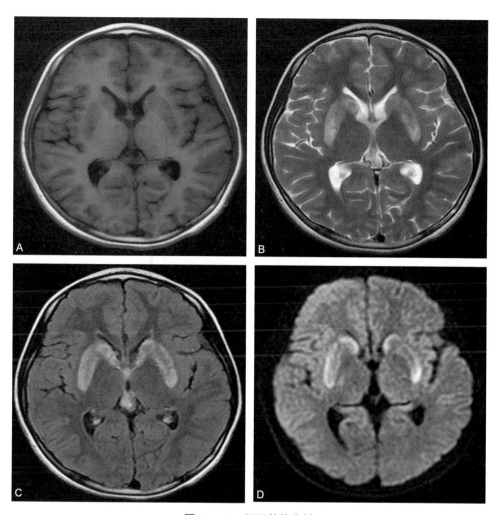

图 2-5-5　肝豆状核变性

A、B、C、D 分别为轴位 T1WI、T2WI、T2 FLAIR 及 DWI。双侧豆状核及尾状核头对称性稍长 T1、稍长 T2 信号，T2 FLAIR 呈高信号，DWI 亦呈高信号

【诊断与鉴别诊断】

1. 诊断依据　儿童或青少年多发，临床有进行性加重肢体震颤、肌强直、构音障碍等锥体外系症状，双侧基底节区对称性、形态完全相同的异常信号影，呈现各部位断面解剖形态，以豆状核和丘脑常见，尾状核、中脑次之，均可考虑为 HLD。

2. 鉴别诊断　需与中毒性脑病和缺氧性脑病鉴别，二者都有相应的临床病史，以及导致中毒、缺氧的原因。

六、橄榄脑桥小脑萎缩

橄榄脑桥小脑萎缩（olivopontocerebellar atrophy，OPCA）是中枢神经系统变性萎缩性疾病，分为遗传性和散发性两种。

【临床表现】

主要为缓慢进行性加重的小脑共济失调，可有大脑功能受损、锥体外系、锥体束及眼球运动障碍等。上肢轮替试验和指鼻试验大多为阳性。

【MRI 表现】

MRI 对诊断 OPCA 特别敏感，是目前能够早期确诊本病的最佳影像学方法。

（1）脑干形态变细，以脑桥前后径变小更明显（图 2-5-6）。

（2）小脑对称性萎缩及小脑半球体积变小，半球小叶变细变直，呈枯树枝状。

（3）脑池及脑室增大，以前桥池增宽更明显。

（4）其他表现：大脑皮质（额叶及颞叶）萎缩，其萎缩程度比小脑半球轻微，多发性腔隙性脑梗死等。萎缩的小脑及脑干在 T1WI 及 T2WI 上均未见异常信号。

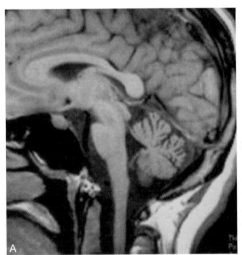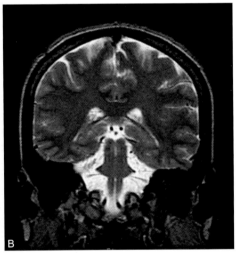

图 2-5-6　橄榄脑桥小脑萎缩

A. 矢状位 T1WI；B. 冠状位 T2WI。脑干变细，小脑萎缩，小脑延髓池扩大

【诊断与鉴别诊断】

1. 诊断依据　小脑共济失调为首发症状，具有 OPCA 典型的 MRI 表现。

2. 鉴别诊断　Shy-Drager 综合征：更易发生体位性低血压，且在 MRI 上常有大脑半球萎缩，其萎缩程度常比小脑及脑干更为明显。

七、脑桥中央溶解症

脑桥中央溶解症（central pontine myelinolysis，CPM）是一种罕见的继发性脱髓鞘疾病。于脑桥外见类似信号改变，被称为脑桥外髓鞘溶解症。本病由于血清钠的迅速改变使脑组织承受较大梯度的渗透压力，血清钠迅速升高可引起脑桥及脑其他部位的髓鞘溶解所致。

【临床表现】

电解质紊乱常为其发病诱因，临床表现为昏迷、意识不清、四肢抽搐、二便失禁、不发音等。

【MRI 表现】

MRI 能于早期确定病变的存在，且能精确定位。

（1）病变位于脑桥基底部中央区，呈对称性分布，病灶累及脑桥的桥核与白质，由中央向两侧发展，边缘皮质一般不受累，亦不累及脑室周围区。

（2）脑桥上部中央可见异常长 T1、长 T2 信号影，DWI 呈稍高信号影（图 2-5-7）。

（3）增强扫描，病灶可强化。

（4）发病数日后，T1WI 呈低信号，T2WI 呈高信号，占位征象不明显。增强扫描一般无强化改变。

【诊断与鉴别诊断】

1. 诊断依据　对称性累及脑桥基底部的横行纤维（脑桥小脑纤维），病灶不累及锥体束和被盖部，形成"三叉鱼叉"样、条片状或"猫头鹰"样的改变，病灶不强化。

2. 鉴别诊断

（1）脑桥胶质瘤：多位于脑干中部，但常引起脑干明显增粗，占位效应显著，桥前池及第四脑室常受压变形，T2WI 上胶质瘤多表现为均匀性高信号，而不是 CPM 特有的形态。

（2）脑桥的病毒性脑炎：常位于桥臂，T1WI 为片状稍低信号影或等信号影，T2WI 多

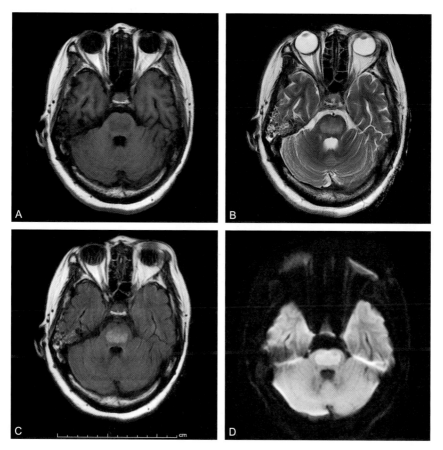

图 2-5-7　脑桥中央溶解症

A.轴位 T1WI；B.轴位 T2WI；C.轴位 T2 FLAIR；D.轴位 DWI。脑桥中央区见稍长 T2、高 T2 FLAIR 信号灶，DWI 呈稍高信号，呈对称性分布，边缘皮质不受累

为片状稍高信号影；边缘模糊，病灶形态各异，静脉注入对比剂一般无增强或轻度增强；患者起病突然，伴发热和意识障碍，无高钠血症、酒精中毒等病史。

八、海洛因海绵状白质脑病

海洛因海绵状白质脑病（spongiform leucoencephalopathy after inhaling heroin vapor）于1982 年由 Wolters 等首次发现，其发病机制不甚清楚，Celius 等认为可能与以下 3 个因素有关：①与海洛因制品的成分有关，可能是某种添加剂起作用，该病的区域性发病特点是有力证据。②烟雾吸入较烟卷吸食（smoking）和鼻吸式吸食（sniffing）方式吸入的量大。③可能是海洛因或其中的不纯成分在加热的过程中生成了新的化合物。该病主要引起脑白质广泛海绵状变性，坏死少见，镜下表现为髓鞘肿胀，形成无数小空泡，进而融合成较大空腔。有些髓鞘完全破坏，而轴索则较完整。海洛因海绵状白质脑病的发病不受性别、年龄、吸毒时间、每日吸毒量及戒毒次数的影响，而与地理分布及吸毒方式有关。

【临床表现】

临床上主要出现共济失调、构音障碍、饮水呛咳等症状。脑电图、诱发电位、脑脊液一般正常。本病的好发部位为小脑半球、脑干、内囊后肢、胼胝体压部及大脑后部脑白质内。

【MRI 表现】

（1）双侧小脑半球、脑干、内囊后肢、大脑脚、胼胝体压部、额叶后部、枕部、顶叶脑白质内广泛明显的长 T1、长 T2 信号（图 2-5-8），近似脑脊液信号，边界较清晰，无占位效应。

（2）脑室增大，脑沟增宽。

（3）Gd-DTPA 增强扫描，病灶无强化。

（4）FLAIR 序列对观察病变部位、范围、数目很有帮助，病灶在 FLAIR 像上呈明显高信号。

（5）MRS 可以对局部脑细胞代谢改变作出分析，局部脑细胞活性减低，代谢异常（有无氧代谢），神经元有缺失，但不是很严重。

【诊断与鉴别诊断】

1. 诊断依据　有明确加热吸食海洛因烟雾的病史；临床上多出现共济失调、构音障碍等症状，脑电图、颅神经、脑脊液检查多正常；影像学的特征表现为双侧对称性病灶，广泛累及小脑半球、脑干、大脑脚、内囊后肢、胼胝体压部，以及大脑后部脑白质区，MRI表现为长 T1、长 T2 信号，脑室扩大，脑沟增宽。

2. 鉴别诊断　麻黄碱过量可引起多灶性白质损害，但小脑无累及。海洛因静脉注入过量，引起双侧苍白球、内囊前肢的坏死，可累及尾核、壳核，以及额、顶枕叶皮髓质交界区，但小脑和脑干正常。其他中毒性脑病亦较少累及小脑和脑干。

九、中毒性脑病

中毒性脑病（toxic encephalopathy）主要是脑白质受累，表现为大脑半球白质弥漫性对称性肿胀。水肿可为血管源性水肿，也可为细胞毒性水肿，如有机磷中毒性脑病；也可引起部分神经核团及灰质的改变，主要累及齿状核。常见的有有机溶剂中毒性脑病、硫化氢中毒性脑病、有机磷中毒性脑病、地西泮中毒性脑病、一氧化碳中毒性脑病等。有机溶剂

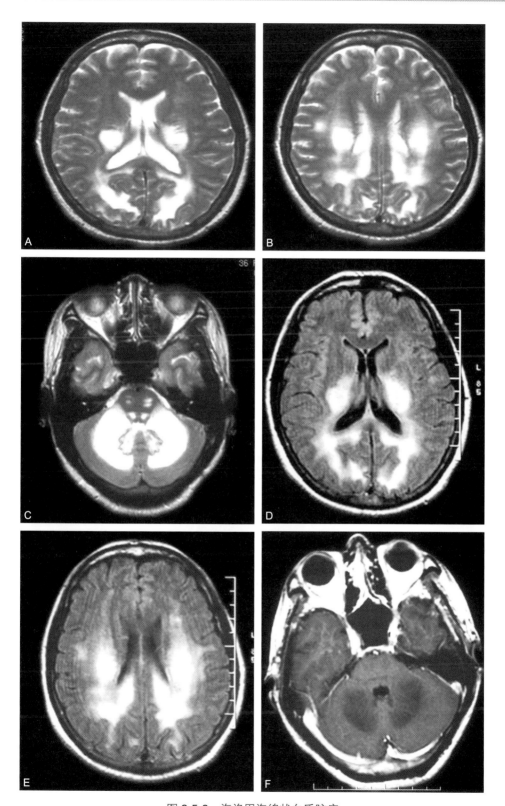

图 2-5-8　海洛因海绵状白质脑病

A、B、C.轴位 T2WI；D、E.轴位 T2 FLAIR，F、轴位 T1WI 增强扫描。双侧小脑半球、脑干、内囊后肢、大脑脚、胼胝体压部、额叶后部、枕部、顶叶脑白质内广泛明显的长 T1、长 T2 信号，高 T2 FLAIR 信号影，增强扫描没有强化

中毒多为工业中毒。多因长期接触工业用的胶水、油漆、涂料等所致，这些有机溶剂中含有大量的甲苯、甲醛等有害气体，均为脂溶性，易在富含脂质的脑组织中聚集，长期接触会对中枢神经系统造成不可逆损害。反复接触硫化氢（H_2S）后在有髓鞘神经纤维和单神经元中发现有严重的破坏性变化，即核溶解和细胞质肿胀。有机磷中毒后主要变现为脑水肿。地西泮为常用的镇静、催眠药，急性中毒以中枢神经系统抑制为主，表现为脑水肿。一氧化碳（CO）进入体内后，由于其与血红蛋白结合的特异性，使机体组织缺氧，尤其脑组织缺氧可产生不可逆的损伤。

【临床变现】

临床症状多样，可以表现为间断性头痛、恶心、呕吐，也可以表现为口吐白沫、神志不清，严重者可表现为昏迷。若及时治疗，预后尚可。

【MRI 变现】

（1）有机溶剂中毒性脑病：表现为广泛脑白质及小脑齿状核受累。病变表现为长 T1、长 T2 信号影，T2 FLAIR 序列上呈高信号，DWI 上亦呈高信号。

（2）一氧化碳中毒性脑病：表现为大脑皮质广泛对称性长 T2、高 T2 FLAIR 信号灶，苍白球变性坏死呈等 T1 或长 T1、长 T2 的异常信号，海马区呈长 T2 信号，腔隙性脑梗死呈长 T1、长 T2 信号，DWI 为高信号（图 2-5-9）。

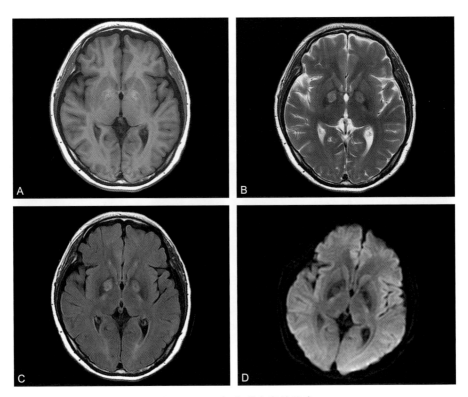

图 2-5-9 一氧化碳中毒性脑病

A. 轴位 T1WI；B. 轴位 T2WI；C. 轴位 T2 FLAIR；D. 轴位 DWI。双侧基底节及岛叶皮质对称性长 T2 高、T2FLAIR 信号灶，DWI 呈稍高信号

（3）中药中毒性脑病：表现为双侧小脑齿状核对称性长 T2、高 T2 FLAIR 信号灶。

【诊断与鉴别诊断】

1. 诊断依据　有明确毒物接触史作出诊断并不困难，但影像学检查仍是必要的，以正确判断脑实质受累的程度、病变的范围、有无并发症等。

2. 鉴别诊断　中毒性脑病有明确毒物接触史，不难诊断。

十、Wernicke 脑病

Wernicke 脑病是由维生素 B_1（硫胺素）缺乏引起的严重代谢性脑病。Wernicke 脑病的病因繁多，常见于慢性酒精中毒和妊娠剧吐者。Wernicke 脑病在显微镜下主要表现为毛细血管增生及其扩张，其内膜及外膜细胞增生，破裂的小血管周围有许多片状出血，星形胶质细胞及小胶质增生、神经核团大量空泡样变和神经元坏死等。

【临床表现】

1. 临床症状　与病变累及的部位有关，如导水管及第四脑室周围灰质受损累及脑干网络激活结构，易引起意识障碍、昏迷。眼外肌的动眼神经、车神经及展神经的损伤，常导致眼球运动异常，若损伤脑乳头体则出现 Korsakoff 综合征等。临床特征性表现为眼球麻痹、

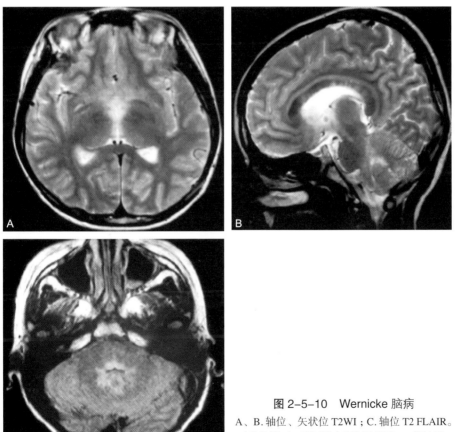

图 2-5-10　Wernicke 脑病
A、B. 轴位、矢状位 T2WI；C. 轴位 T2 FLAIR。
对称性第三、第四脑室周围见稍长 T2 信号影，
T2 FLAIR 呈高信号

精神意识障碍和共济失调三联征，多数患者仅出现三联征的一种或两种症状。

2. 临床预后　及时补充维生素 B_1 后，症状好转。

【MRI 表现】

（1）MRI 是 Wernicke 脑病首选的影像学检查方法，对于 Wernicke 脑病的早期诊断有很大价值。

（2）特征性 MRI 表现为对称性第三、第四脑室旁，中脑导水管周围，乳头体，四叠体，丘脑为常见受累部位，MRI 上可见上述部位病变呈稍长 T1、长 T2 信号，T2 FLAIR 序列上呈高信号（图 2-5-10），DWI 序列病变急性期为高信号，亚急性期为低信号。

（3）急性期由于血 - 脑屏障破坏病灶可强化。

（4）小脑齿状核、脑桥被盖、红核、中脑顶盖、尾状核及大脑皮质等少见部位也可发生，急性期病灶还可表现为出血。

【诊断与鉴别诊断】

1. 诊断依据　Wernicke 脑病的早期诊断需要与临床表现、病理及相关检查相结合。

2. 鉴别诊断

（1）多发性硬化：大约 90％的患者可以在 T2WI 看到典型的侧脑室周围及深部白质、大脑脚、中脑导水管、脊髓侧柱和后柱等部位呈稍长 T1、长 T2 信号，在横断位成圆形，在冠状位成条形，均垂直于侧脑室，其被称为"直角脱髓鞘征象"。多发性硬化主要特征为在性质和严重程度上随时间变化的多样性和趋势，经常发生病情的加重和缓解。

（2）血管性痴呆：双侧额叶、内囊前肢、尾状核、半卵圆中心前部、侧脑室体旁前部白质及丘脑等部位呈稍长 T1、长 T2 信号，特征是梗死面积大、范围广。

（3）病毒性脑炎：病毒性脑炎脑内有多发或单发的对称或不对称大片状病灶，主要位于皮质、皮质下及基底节 - 丘脑区，MRI 呈稍长 T1、长 T2 信号。病毒性脑炎发生有一定的季节性和流行性，而 Wernicke 脑病一般不伴有发热。

十一、放射性脑病

放射性脑病是头颈部肿瘤放射性治疗后的严重的并发症。1930 年 Fisher 等首先报道。Krarner 及 Class 等先后报道了颅外放射治疗引起放射性脑病。放射性治疗后发生放射性脑病的发生率约 0.4％，近年来发病率有上升趋势。病发时间为 1～7 年，平均 2.5 年。放射性脑病的病理改变主要有：病变初始的脑组织损伤、水肿、血管内皮损伤坏死，最后继发脑组织的坏死和胶质增生、坏死肉芽组织形成。病变范围无明确的边界。随时间的推移，病变部脑组织软化及囊状坏死。少数病例病变区内可见钙化斑。

【临床表现】

主要有下列 3 种表现：①没有临床症状。②头痛、眩晕、乏力，癫痫发作及颅内压增高等征象。③神经损害的定位征象：颞叶损害为主，表现为精神症状，如记忆力减退；性格改变（感情淡漠、喜怒无常、多语等）、幻觉、怪癖）等。脑干损害脑神经受损：有复视、外展受限、视物模糊、舌瘫、面瘫、吞咽困难，声音嘶哑和饮水呛咳等。锥体束受损的症状有偏等。小脑损害为主时则出现走路不稳、共济失调等。

【MRI 表现】

（1）病灶主要分布在颞叶，初期限于一侧，后期双侧（这时病灶多为对称性），病变多

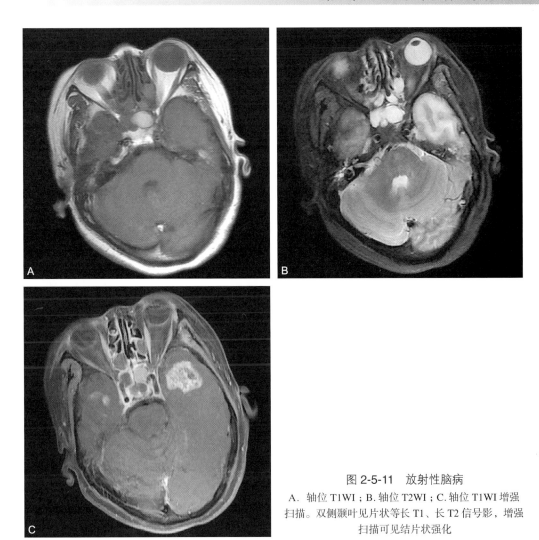

图 2-5-11　放射性脑病
A. 轴位 T1WI；B. 轴位 T2WI；C. 轴位 T1WI 增强
扫描。双侧颞叶见片状等长 T1、长 T2 信号影，增强
扫描可见结片状强化

位于颞叶底部，偶可波及额叶后部及顶叶下部。其次为脑干、小脑。病变以脑桥和延髓为主，偶尔可向两端延伸，上至丘脑，下至颈髓上端。小脑病灶位于小脑半球，亦可累及小脑蚓部。这种特定部位与照射野的范围基本一致。颞叶病变多为耳前野照射，脑干病变多为耳后野与鼻前野照射。

（2）形状以不规则为多，其次为椭圆形及圆形，四边形及长条形。病灶由中间的坏死和周围的病变水肿构成。颞叶病灶周围的水肿可沿放射冠延伸，形成波浪状，形态多不规则。

（3）大小不等，以颞叶病变范围最大，小脑居中，脑干最小。

（4）T1WI 病变多为低信号，也可为等信号。低信号表现不均匀，病灶中间常有更低区，提示组织坏死、囊变；T2WI 病灶均为高信号（2-5-11），但高信号中间亦可以不均匀，这与病灶中的坏死物质，残留组织分隔有关。

（5）放射性脑病注射 Gd-DTPA 后，脑组织水肿多无强化，而脑坏死所致的胶质增生及肉芽组织形成可有强化，强化的形式也多为不规则，这与血 - 脑屏障破坏有关（图 2-5-11）。

（6）放射性脑病占位征象者少见，以颞叶大的囊变者明显。脑干病灶也可以有占位征象，但比脑干胶质瘤轻得多，一般不会出现第四脑室闭塞。萎缩征象多出现在病灶坏死后期，可能是周围的纤维瘢痕所致。

（7）MRS 示早期肌酸（Cr）、乳酸盐（Lac）升高，胆碱（Choline）升高，而 N- 乙酰天门冬氨酸（NAA）浓度降低。

【诊断与鉴别诊断】

1. 诊断依据　有头颈部肿瘤的放疗病史，病灶部位与照射野的范围基本一致，颞叶病变多为耳前野照射，脑干病变多为耳后野与鼻前野照射。

2. 鉴别诊断

（1）鼻咽癌的颅内侵犯、转移：颅内侵犯常在冠状或矢状位扫描可见颅底上下肿瘤是连续的并有颅底骨质的破坏。颅内转移：鼻咽癌的颅内转移是罕见的，转移灶不以照射灶为中心，可位于颅内任何部位，并且多数多发，一般富血供，呈实质性或囊实性、有壁结节，占位效应的程度较 REP 重。

（2）颅内原发神经胶质瘤：肿瘤可位于脑内任何部位，一般同时侵犯灰质和白质，MRI 多见占位效应。多数病程较短，临床有明显的占位体征及颅内压增高症状。位于脑干的胶质瘤多见于小儿，脑干内膨胀性改变，常伴导水管、第四脑室阻塞及其以上脑室扩张，无放射治疗病史等。

（3）脑脓肿：由于脓肿成分不同，其表现不一，临床上常有感染因素存在，另外脑脓肿多病史较短，多为青年发病。

（4）脑梗死：病灶分布区域与血管供血区一致。

（龚良庚　汤翔宇　孙子燕　周舒畅　庞　颖　夏黎明）

第三章　MRI 在五官的应用

第一节　五官正常 MRI 表现

一、眼和眼眶

眼眶由 7 块骨组成：额骨、蝶骨、上颌骨、颧骨、筛骨、泪骨及腭骨，骨皮质呈低信号，髓质呈 T1 高信号、T2 等信号。

支配眼球的 7 条肌肉是：上、下、内、外直肌，上、下斜肌及提上睑肌，眼外肌构成肌锥，将眼球后间隔分为肌锥内、肌锥外两部分。

视神经分为颅内段、管内段、眶内段及球内段，T2WI 可显示视神经。

眼球包括三层被膜：纤维性被膜（巩膜、角膜）、富血管性色素被膜（脉络膜、睫状体、虹膜）、神经性被膜（视网膜）；前房、晶状体、玻璃体（图 3-1-1）。

二、鼻咽

鼻腔后方，上达颅底，下至软腭。前壁为鼻后孔及鼻中隔；后壁为头长肌、枕骨基底和第一、二颈椎；顶壁为蝶骨体和枕骨斜坡、咽扁桃体；侧壁为咽鼓管咽口、圆枕、咽隐窝及筋膜和肌肉（图 3-1-2）。

第二节　眼眶常见疾病的 MRI 诊断

一、眼眶隔前病变

（一）眶隔前蜂窝织炎

【临床表现】

发病高峰为 30~40 岁，平均年龄 34 岁。男女发病无明显差异。最常继发于鼻窦炎，常见临床症状为眼部疼痛，眼睑、结膜红肿，眼眶疼痛，眼球突出，眼球运动受限，视力下降等。

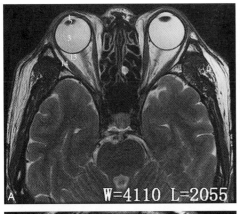
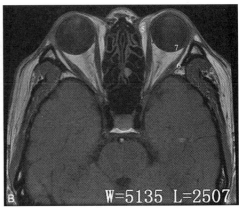
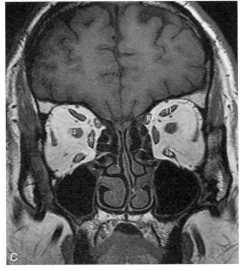

图 3-1-1　眼眶 MRI 解剖

1.前房；2.晶状体；3.玻璃体；4.视神经；5.眼眶内壁；6.眼眶外壁；7.眼球；8.内直肌；9.外直肌；10.上斜肌；11.眼上肌群；12.下直肌；13.肌锥内间隙；14.肌锥外间隙

【MRI 表现】

（1）最常表现为 T1WI 上为低信号，T2WI 为高信号（图 3-2-1）。

（2）眼眶脂肪间隙消失，病变局限或弥漫，增强扫描示炎性组织弥漫性强化。

（3）形成骨膜下脓肿，表现为眶壁下宽基底等、长 T1，长 T2 信号，未跨越颅缝，增强扫描病变周边均匀强化。

（4）沿解剖通道向颅内扩散，可伴发海绵窦综合征、脑膜炎、硬膜外脓肿等。

（5）累及眼静脉血栓形成；眼静脉流空信号消失，信号增高。

【诊断与鉴别诊断】

1. 诊断依据　发生于眶隔前部软组织的急性化脓性炎症，可由眶周结构炎症蔓延或外伤直接感染。病变呈弥漫型，临床症状较重。MRI 在显示眼眶病变的同时，眶周、鼻窦、牙周等原发病灶的显示有助于诊断的确立。

2. 鉴别诊断

（1）炎性假瘤：相对于眶隔前蜂窝织炎来说，病变范围较局限，临床症状较轻，呈边界相对清楚的团块影。伴有眼球壁增厚，眼外肌肥大，泪眼肿大。一般在 T1WI 和 T2WI 上与脑实质呈等信号，增强扫描后明显强化。激素治疗有效。

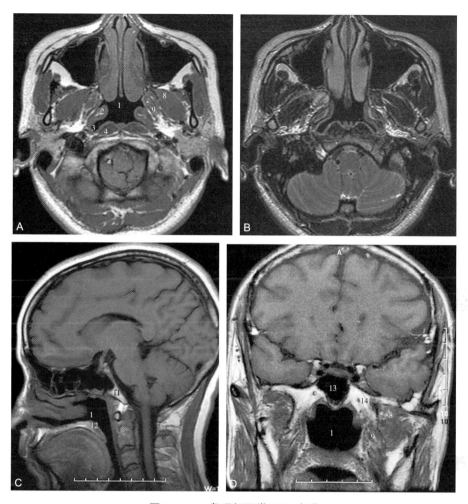

图 3-1-2　鼻咽部正常 MRI 表现

1.鼻咽；2.咽鼓管圆枕；3.咽隐窝；4.头长肌；5.下鼻甲；8.翼外肌；9.翼内肌；10.鼻中隔；11.斜坡；12.软腭；13.蝶窦；14.蝶骨

（2）骨膜下间隙脓肿：表现为眶壁下宽基底等、长 T1，长 T2 信号（与正常眼肌对比），未跨越骨缝，边界清楚或模糊，增强扫描后病变周边均匀强化。

（二）眶隔基底细胞癌

【临床表现】

好发于中老年人，发病高峰为 50 ~ 70 岁，女性发病多于男性。好发部位依次为下睑、内眦部、上睑和外眦部。临床表现为眶内侧硬性溃疡，边缘不齐，表面结痂，溃疡表面有黏性脓性分泌物。病变进展缓慢，从最早发现眼睑病灶至出现眼眶蔓延症状一般需要 2 ~ 25 年。极少发生转移，早期治疗不及时，可直接破坏邻近的皮肤，也可侵犯结合膜和眼眶。

【MRI 表现】

（1）最常表现（图 3-2-2）为 T1WI 上为等或稍低信号，T2WI 为等或稍高信号结节样肿块。

（2）边界清晰，表面凸凹不平，凹陷深，边缘厚，常呈滚边状。

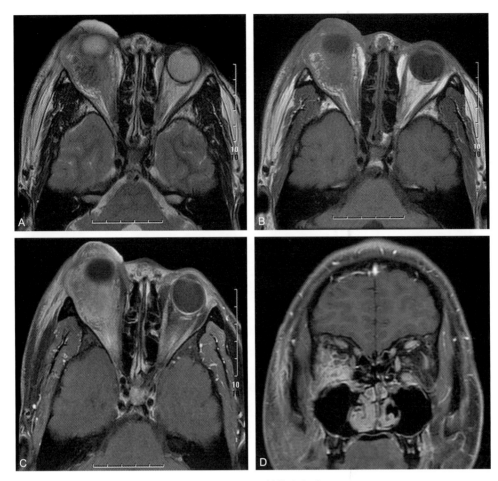

图 3-2-1 眶隔前蜂窝织炎

A. 横断面 T2WI，右侧眼睑、颞部皮下软组织及眼眶肌锥内外间隙形态不规则高信号影；B. 横断面 T1WI，病变呈稍低信号；C. 横断面增强 T1WI，病变明显强化；D. 冠状面增强 T1WI，右侧颞部、面颊部皮下软组织及眼眶肌锥内外间隙病变明显强化，外直肌、下直肌增粗、明显强化

（3）常伴有中央浅溃疡形，呈 T1WI 低信号、T2WI 高信号。

（4）增强扫描后见明显强化，脂肪抑制后显示病变更明显。

【诊断与鉴别诊断】

1. 诊断依据 眶隔基底细胞癌为眼睑最常见的恶性肿瘤，发生于老年人的眶内侧，硬性溃疡，有痂皮，附着于眶缘的骨膜，眼球运动受限或复视等均提示眼眶内受侵犯。

2. 鉴别诊断 睑板腺癌：位居眼睑恶性肿瘤的第二位，仅次于基底细胞癌，好发于上眼睑。具有明显的浸润性和侵袭性。常伴有骨质破坏及局部淋巴结肿大。

二、肌锥外病变

（一）眶骨纤维异常增生症

【临床表现】

可发生于任何年龄，但以 15～30 岁的青少年多见。男女发病无明显差异。常表现为面

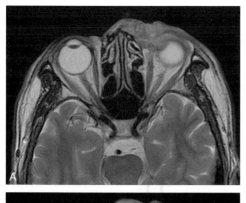
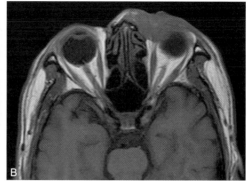
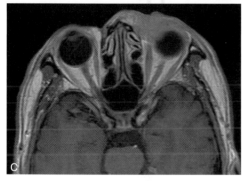

图 3-2-2　眶隔基底细胞癌

A. 横断面 T2WI，左眼睑及鼻背部稍高信号肿块影；

B. 横断面 T1WI，肿块呈稍低信号；C. 增强 T1WI，

肿块明显强化

部不对称性隆起，眶间距增宽。隆起肿块质硬并逐渐缓慢增大，局部可有轻微疼痛，亦可有头痛、鼻塞、流涕、眼球突出、视神经萎缩等压迫症状。少数病例可以恶变为肉瘤，其中以骨肉瘤最多。在恶变区域出现溶骨性破坏，骨膜反应和软组织肿块。

【MRI 表现】

（1）因病灶病理成分中纤维或纤维骨样组织的比例不同，T1WI 上呈低或偏低信号，T2WI 上则可呈低、中或略高信号；大部分病灶成分为混合性，在 T1WI、T2WI 均呈混杂信号，在 T1WI 和 T2WI 上病灶边缘可见线样高信号环（图 3-2-3）。

（2）其内出血灶 T1WI 呈高信号。病灶内的钙化和周缘的硬化带在 T1WI、T2WI 上呈明显的低信号。坏死、囊变及黏液变区 T1WI 呈低信号，T2WI 呈圆形、类圆形或斑点状高信号。

（3）增强扫描时，几乎所有的病例均有不同程度的强化，表现为边缘和（或）中央强化，骨质多的区域（钙化、骨化或硬化性反应骨）无强化，纤维组织内胶原较多的区域轻度强化，纤维组织内不成熟纤维细胞相对较多的区域呈明显强化。

【诊断与鉴别诊断】

1. 诊断依据　面部畸形，形成"骨性狮面"。病变骨有明显的膨胀性改变，骨髓腔信号减低，信号均匀或不均匀，无骨膜反应和软组织肿块。由于病变不同区域内纤维组织、骨小梁和细胞成分比例不同而信号强度不同，可通过其 MRI 信号特点推测其病理成分。

2. 鉴别诊断

（1）骨瘤：表现为累及颅骨的边界清楚的病变，T1WI 和 T2WI 呈低到中等信号，增强扫描无强化。

（2）畸形性骨炎：主要侵犯骨皮质，病变范围较大，颅面骨几乎全部受累，致骨皮质

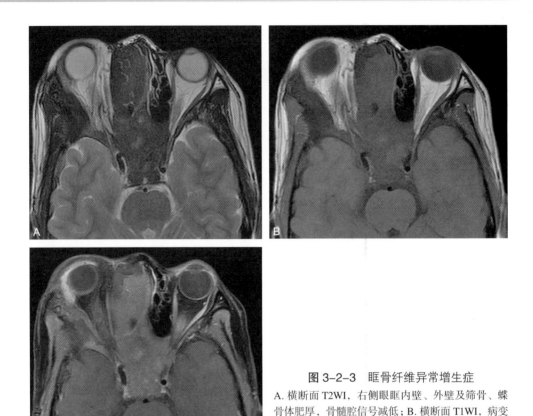

图 3-2-3　眶骨纤维异常增生症
A. 横断面 T2WI，右侧眼眶内壁、外壁及筛骨、蝶骨体肥厚，骨髓腔信号减低；B. 横断面 T1WI，病变呈稍低信号；C. 横断面增强 T1WI，病变中度不均匀强化

增厚，主要是外骨板的增厚为主。血清碱性磷酸酶显著增高。

（3）嗜酸性肉芽肿：病变呈局灶性溶骨样破坏，可伴边界清晰的软组织肿块。破坏区 T1WI 变化较大，呈低到高信号不等，T2WI、T2 FLAIR 和 STIR 上呈高信号；增强扫描时呈中至高度强化。

（二）眶骨转移瘤

【临床表现】

儿童最常见的转移瘤为神经母细胞瘤和尤因肉瘤，成人眶内转移瘤多发生于年龄较大的患者，多为一侧发病，原发瘤较为常见的为乳腺癌、肺癌，其次为胃癌、前列腺癌等。临床表现为疼痛、眼球运动障碍、视力减退等，眼球突出为常见临床症状。

【MRI 表现】

眶骨改变大多为溶骨性骨质破坏，表现为略长 T1WI、略长 T2WI 信号伴不规则软组织影，信号不均匀，增强后肿块呈明显强化，少数为成骨性转移，T1WI、T2WI 均为低信号（图 3-2-4）。

【诊断与鉴别诊断】

1. 诊断依据　眶骨的溶骨性破坏伴软组织肿块，或成骨性改变，加上原发病灶有助于鉴别诊断。

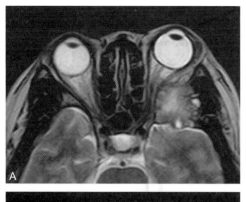
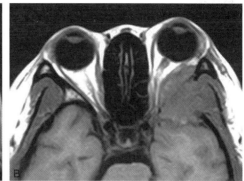
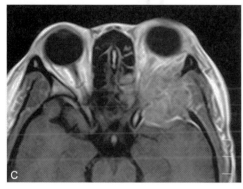

图 3-2-4　眶骨转移瘤

A. 横断面 T2WI，左侧眼眶外壁骨质破坏及稍高
信号肿块影；B. 横断面 T1WI，肿块呈稍低信号；
C. 横断面增强 T1WI，肿块明显强化

2. 鉴别诊断

（1）炎性假瘤：泪腺增大，眼外肌肌腹和肌腱增粗，眼睑软组织肿胀明显。一般不引起骨质结构改变。急性期激素治疗有效。

（2）淋巴瘤：一般不引起骨质破坏，眼眶淋巴瘤表现为 T1WI 低信号，T2WI 呈低信号或等信号，增强后中度至明显强化。

（三）骨膜下积脓

【临床表现】

男女发病无明显差异。发热、眼部疼痛、眼球突出，眼球运动受限为常见临床症状。常继发于鼻旁窦细菌性炎症，有些副鼻窦炎向眶内蔓延的早期仅表现为骨膜下脓肿。

【MRI 表现】

（1）眶壁下宽基底梭形等、长 T1WI，长 T2WI 信号（与正常眼肌相比），未跨越骨缝，边界清楚或模糊，有时看见低信号的气体影（图 3-2-5）。

（2）增强扫描病变边缘均匀强化，中心不强化。

【诊断与鉴别诊断】

1. 诊断依据　眼睑结膜水肿、眼球前突、眶缘扪及波动肿块应考虑眶骨膜下脓肿眶内。矢状面、冠状面可见眼眶骨膜增厚，其下方见梭形或扁平型隆起，其内呈 T1WI 中低信号、T2WI 为中高信号。同时显示眼外肌和鼻旁窦病变。脓肿壁呈环形强化。

2. 鉴别诊断

（1）蜂窝织炎：蜂窝织炎和骨膜下脓肿常同时并存。

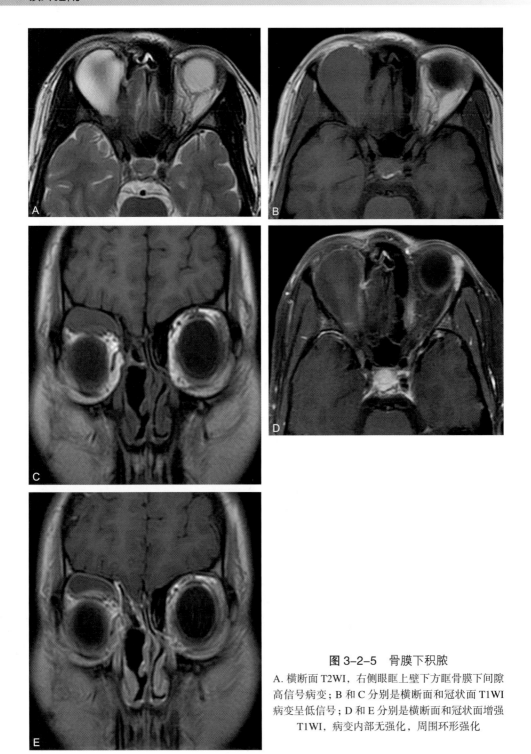

图 3-2-5　骨膜下积脓

A. 横断面 T2WI，右侧眼眶上壁下方眶骨膜下间隙
高信号病变；B 和 C 分别是横断面和冠状面 T1WI
病变呈低信号；D 和 E 分别是横断面和冠状面增强
T1WI，病变内部无强化，周围环形强化

（2）黏液囊肿：常缺乏急性炎症的临床表现。邻近鼻旁窦窦腔膨大，骨间隔及眶骨壁消失。随着时间延长，水性分泌物（T1WI 低信号、T2WI 高信号）发生浓缩和黏滞（T1WI 和 T2WI 均为低信号）。当分泌物进一步浓缩至成分干涸的过程中，T1WI 和 T2WI 渐变为无信号。

（四）泪腺良性混合瘤

【临床表现】

发病高峰为 20~50 岁，平均年龄是 39 岁。无明显性别差异，多单侧发病。主要表现为眼球突出并向下移位，外上方眶区可触及硬性肿物，表面光滑，无压痛，不活动。

【MRI 表现】

（1）眼眶外上方类圆形异常信号，T1WI 为低或中等信号强度，如果囊液或黏液较多时，信号偏低，而肿瘤腺体细胞成分多，则呈中等信号，T2WI 为高信号，肿瘤外囊膜为低信号（图 3-2-6）。

（2）增强扫描：可被轻度至中等强化

【诊断与鉴别诊断】

1. 诊断依据　肿瘤位于眼眶外上象限；呈类圆形或椭圆形，边缘规则，信号较均匀；眶骨为压迫性改变，无骨质破坏。

2. 鉴别诊断

（1）泪腺腺样囊腺癌：肿瘤边缘多不规则，信号不均匀，常有眶骨的虫蚀样破坏，病变眼神经周转移，出现"跳跃转移"（在远处出现转移灶）。

（2）泪腺炎性假瘤：此部位炎性假瘤为肿块型，并非泪腺炎型，病变可累及泪腺，也可位于泪腺深部。常有好转与加重反复史。激素治疗有效。在 MRI 上表现为泪腺增大的同时常伴有眼外肌肌腹和肌腱增粗；眼睑软组织肿胀、增厚；眼眶内脂肪的 T1WI 高信号为低信号的软组织信号影取代；眼球筋膜鞘软组织影和巩膜增厚；视神经增粗。

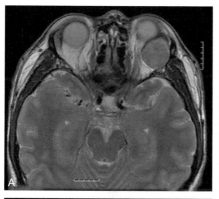
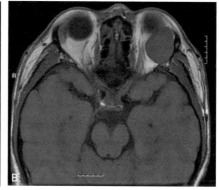
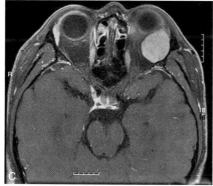

图 3-2-6　泪腺良性混合瘤

A. 横断面 T2WI，左侧眼眶外上方类圆形稍高信号肿块影；B. 横断面 T1WI，肿块呈稍低信号；C. 横断面增强 T1WI，肿块中度均匀强化

（五）泪腺癌（恶性上皮性肿瘤）

【临床表现】

表现为泪腺窝迅速增大的包块，眼球突出，眼睑肿胀，伴明显疼痛。疼痛为较特征性的临床表现，早期即可出现。泪腺恶性上皮性肿瘤包括恶性混合瘤、腺样囊腺癌、腺癌、黏液表皮样癌和多形性低度恶性腺癌，其中腺样囊腺癌最多见且为高度恶性的肿瘤。多见于中青年女性，平均年龄为 40 岁。

【MRI 表现】

（1）与正常眼外肌相比，常表现为 T1WI 上呈等或低信号，内可见片状更低信号区，T2WI 为高信号，信号不均匀（图 3-2-7）。

（2）增强扫描肿瘤呈明显不均匀、中到高度强化，内可见不强化的囊变坏死区。

【诊断与鉴别诊断】

1. 诊断依据　患者多为中青年女性，有眶区疼痛病史，泪腺区长圆形或扁平病变，向眶尖生长，邻近眶壁伴虫蚀状骨质破坏，可提示泪腺癌的诊断。

2. 鉴别诊断

（1）泪腺良性混合瘤：多呈类圆形，边界清楚，信号较均匀，向眶后生长少见，可压迫邻近眶壁骨质，但无破坏。

（2）泪腺炎性病变及泪腺增生性病变：二者常同时发生于泪腺眶部及睑部，表现为泪腺弥漫性肿大，形态与泪腺相仿。炎性病变大多呈等 T1、短 T2 信号，淋巴增生性病变呈等 T1、等 T2 信号，信号相对均匀，增强扫描均匀强化，大多不伴有眶壁骨质的改变。

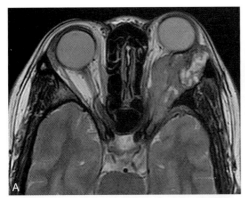
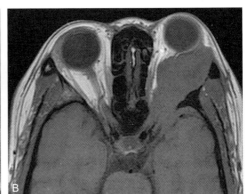
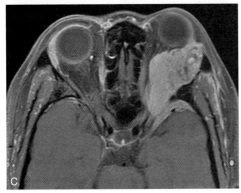

图 3-2-7　泪腺癌

A. 横断面 T2WI，左侧眼眶外上方形态不规则稍高信号肿块影，信号不均匀；B. 横断面 T1WI，肿块呈稍低信号；C. 横断面增强 T1WI，肿块明显不均匀强化

（3）泪腺区神经源性肿瘤：较少见，一般压迫泪腺，多与泪腺分界较清楚，病变形态较规则，邻近眶壁骨质可有受压改变。

（六）泪腺炎性假瘤

【临床表现】

发病年龄 10～65 岁，多见于中年以上患者，无明显性别差异。多累及单眼，也可双眼发病。临床表现为眶周疼痛、眼球突出和移位、眼球运动障碍及复视、结膜充血水肿、眼睑肿胀。亚急性、慢性患者的症状、体征可持续数周、数月或数年。

【MRI 表现】

（1）最常表现为泪腺均匀性增大，常突出于眶缘，淋巴细胞浸润型炎性假瘤 T1WI 呈低信号，T2WI 呈高信号，硬化型炎性假瘤 T1WI 和 T2WI 均呈低信号；常无局部骨质破坏（图3-2-8）。

（2）增强扫描常显示中到高度强化。

【诊断与鉴别诊断】

1. 诊断依据　泪腺炎性假瘤发病急，眼球运动性疼痛，激素治疗有效。泪腺弥漫性增大，但保持扁长形态，信号均匀。可伴有眶内其他软组织炎性假瘤的表现。

2. 鉴别诊断

（1）泪腺肿瘤：泪腺肿瘤一般失去泪腺正常形态，肿瘤可有囊变或钙化，周围骨质压迫性改变或破坏。

（2）干燥综合征（Sjögren syndrome）：干燥综合征是一种原因不明的全身性炎性病变，可累及涎腺，腺体分泌减少，常有口、眼、鼻干燥症状。可表现扁桃体和淋巴结增大，双

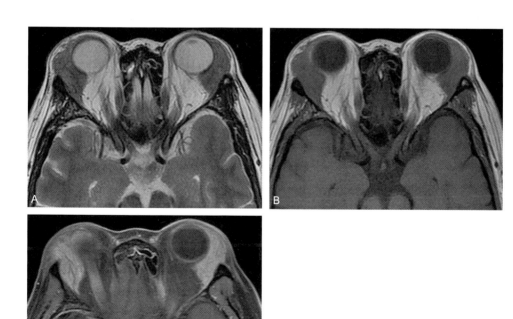

图 3-2-8　泪腺炎性假瘤
A. 横断面 T2WI，双侧泪腺弥漫性增大，呈略高信号；B. 横断面 T1WI，双侧增大泪腺呈稍低信号；
C. 横断面增强 T1WI，双侧增大泪腺明显强化

侧泪腺弥漫性增大。

（七）皮样囊肿

【临床表现】

出生时即可表现为明显的临床症状，绝大多数出现在 3 岁以后的儿童，30～50 岁为第二个发病高峰。多为偶然发现。

【MRI 表现】

（1）最常表现为混杂信号，并有分层和液平面，上层多为油脂，呈短 T1、等 T2 信号，下层为汗液与其他皮肤附属物，呈长 T1、长 T2 信号，抑脂序列上层油脂信号减低（图 3-2-9）。

（2）囊肿壁在 T1WI、T2WI 均呈低信号。

（3）增强扫描囊肿壁可轻度强化。

【诊断与鉴别诊断】

1. 诊断依据　囊肿多位于蝶骨大、小翼骨缝及颧额缝附近，呈圆形、半圆形、哑铃状，含脂肪信号影。增强扫描不强化。眼眶骨示压迹。

2. 鉴别诊断

（1）表皮样囊肿：MRI 表现为均匀长 T1、长 T2 信号，不强化，好发于眼睑附近。

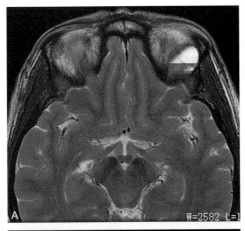
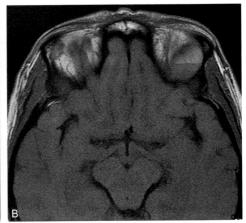
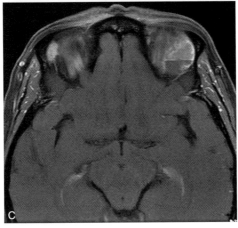

图 3-2-9　皮样囊肿

A. 横断面 T2WI，左侧眼眶外上象限肌锥外间隙囊性肿块影，内部可见液液平面，前部呈高信号，后部呈等信号；B. 横断面 T1WI，液液平面前部呈高信号，后部呈稍低信号；C. 横断面增强脂肪抑制 T1WI，肿块内部不强化，液液平面前部信号明显下降

（2）淋巴管瘤：淋巴管瘤为多囊状结构，多见于肌锥内，形态不规则，体积相对较大，增强扫描有强化。

（八）颈动脉海绵窦瘘

【临床表现】

临床症状与瘘孔在海绵窦的位置、瘘孔大小以及联系静脉的部位有关。常表现为搏动性眼突出，血管杂音，多方向眼球运动障碍。眼球表面血管怒张呈螺丝状，眼压升高，部分患者伴有头痛。

【MRI 表现】

（1）眼球突出（图 3-2-10），眼上、下静脉迂曲扩张，扩张的眼上静脉直径＞2mm；海绵窦扩大。

（2）可见视神经增粗，眶内 4 条直肌亦因充血而肿胀增粗、增宽，眼环的密度增高。

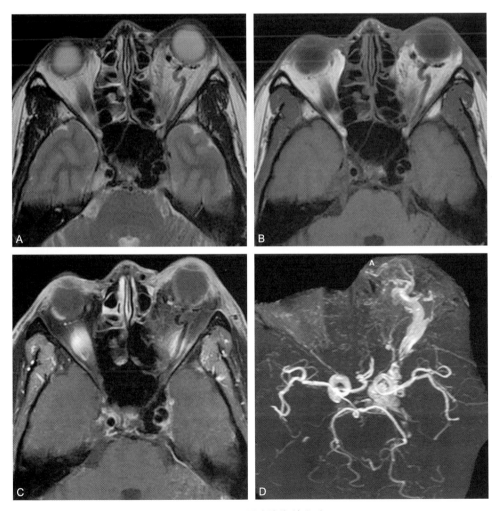

图 3-2-10 颈动脉海绵窦瘘

A、B～C. 分别是横断面 T2WI、T1WI、增强 T1WI，左侧眼球突出，眼上静脉及海绵窦增粗呈流空信号；D. 颅脑 MRA，左侧眼上静脉、海绵窦显影并明显增宽扩张

（3）增强扫描可见扩张的眼上静脉，通过眶上裂连于海绵窦。冠状面 CT 增强扫描，可更清楚地显示患侧海绵窦扩大。

【诊断与鉴别诊断】

1. 诊断依据　75% 的颈动脉海绵窦瘘与外伤有关。眼上静脉增粗和海绵窦扩大；MRA 或 DSA 显示颈动脉海绵窦瘘的瘘口，可明确诊断。

2. 鉴别诊断

（1）甲状腺性突眼：眼外肌增粗，使眶尖处静脉压增高，眼上静脉增粗，但海绵窦不扩张；眼球内脂肪含量增多时眼球突出；颈动脉海绵窦瘘不会出现眼外肌的增粗。

（2）炎性假瘤：炎性假瘤可引起的突眼，但肌锥内肿块的占位效应明显，眶尖的脂肪信号消失可作为鉴别点。

三、眼外肌病变

（一）内分泌性眼病

又称 Graves 眼病（Graves' ophthalmopathy，GO）、自身免疫性甲状腺相关性眼病、浸润性突眼、恶性眼突、内分泌性突眼，5% ~ 10% 的 Graves 病患者合并 GO。

【临床表现】

在临床上，内分泌性眼病的发病呈双峰显示。40 岁左右为发病高峰，60 岁左右为次高峰。女性较男性多见，男女比例接近 1∶6，严重病例常发于 50 岁以上和男性人群。内分泌性眼病最常见的首发症状为眼睑退缩，伴或不伴突眼，发生于 70% 以上的患者。在早期，40% 左右的患者可出现眼部激惹状态，眼部疼痛、畏光、流泪等。复视较少作为首发症状出现，但会逐渐进展，通常在行走、疲劳、长期凝视至极限时出现，可伴有疼痛。与凝视无关的眼眶疼痛较少见，可出现于有严重眼部充血时。约 5% 患者会出现视力问题，如视物模糊，可能是甲状腺视神经病变的先兆。眼球不全脱位发生于 0.1% 的患者，是极度危险的信号。患者可以出现上睑退缩、下落迟缓，眼球突出，其眼眶的软组织、眼外肌、角膜均可受累，还可以出现视神经病变。

【MRI 表现】

MRI 对内分泌性眼病诊断已不仅仅局限于眼外肌（EOMs）的形态学改变，而更多的是研究眼外肌信号的改变。T2 持续时间与水的含量密切相关，T2 时间延长表示其含水量高，为急性期；T2 时间缩短则表明其含水量少，即纤维化期。MRI 可显示 3 级患者眼眶组织增厚情况，如眼眶骨壁轻度弯曲，"可口可乐瓶"征。

视神经受损是内分泌性眼病严重的临床表现，MRI 表现为眼外肌于眶尖部呈环行肥厚、视神经轴受压迫、形状扁平、局部有水肿及蛛网膜下隙（腔）形态中断等。此外，MRI 可以作为内分泌性眼病球后放射治疗疗效预测的重要手段，信号强度比值愈高，疗效愈好（图 3-2-11）。

【诊断与鉴别诊断】

1. 诊断依据　内分泌性眼病在内分泌科及眼科都较常见，90% 以上内分泌性眼病患者伴有 Graves 病，根据甲状腺功能亢进症病史及眼部的临床表现，一般较易诊断。眼部典型特征有上睑退缩、下落迟缓、眼睑肿胀、疼痛、单眼或双眼突出、眼球活动受限及复视等。不典型的病例需通过相应的实验室检查、影像学检查及其他检查，可进行判断。

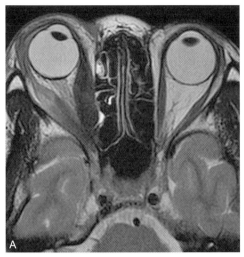
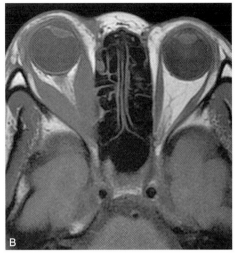
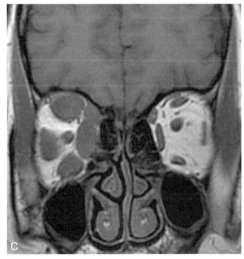

图 3-2-11　内分泌性眼病
A、B.分别为横断面 T2WI、T1WI，右侧内直肌、外直肌明显增粗，以肌腹增粗为主，眼球突出，双眼位不正；C. 冠状面 T1WI，右侧眼上肌群、内直肌、外直肌、下直肌及上斜肌明显增粗

2. 鉴别诊断

（1）眼眶炎性假瘤：又称非特异性眼眶炎症综合征，发病原因尚不明，无眼部原因，亦未发现相关全身疾病，可为急性、亚急性、慢性非感染性炎症。非特异性炎症可弥漫浸润眶内组织，或侵犯某些特异组织，如眼外肌、泪腺等。

（2）眼眶肌炎：眼眶肌炎是眼外肌的特发性炎症，广义上也属于肌炎性假瘤。与甲状腺相关眼病不同的是，眼眶肌炎的疼痛较严重，通常是就医的主要原因。其发病见于所有年龄的人群，通常在数天内发病，上睑抬举无力较常见，上睑退缩少见，影像学检查方面，有时可见双眼受累，较少出现多块眼肌受累，但肌腱通常受累。

（3）眶脑膜瘤：脑膜瘤常起源于视神经蛛网膜细胞、骨膜的异位脑膜瘤或蝶骨嵴脑膜瘤，本病常见于中年妇女，临床表现为眼睑肿胀、眼球突出、视力下降，患者常有一定程度的上睑抬举无力，而不是上睑退缩。诊断方面 CT 较 MRI 更具优势。

（4）颈动脉 - 海绵窦瘘：本病多突然起病，且较严重，常因患者有头部外伤史，因颈动脉血高流量及高压力流入海绵窦以致发病。

（5）眼眶转移性肿瘤：常指远处恶性肿瘤转移到眼眶，其中乳腺癌、肺癌、前列腺癌较常见。肿瘤转移，眼内转移较眼眶转移多见，比例大致为 1.4：1，常见部位依次为眼眶外侧、上方、内侧、下方。肿瘤转移至眼眶多侵犯骨质。其临床特点是病程较短，延期突出和运动受限最常见，运动受限程度超过眼球突出程度。出现复视或眼部疼痛，最早的症状常为疼痛和麻木。

（二）眼眶肌炎

眼眶肌炎，又称眼外肌炎，是属于局部型非特异性眼眶炎症综合征（眼眶假瘤）的一种亚型，常见症状为急性发作性头痛，眼痛和复视，上睑下垂伴轻度水肿，眼球轻度突出，球结膜充血、水肿，眼球转动受限。病因不明，可能是一种自身免疫性疾病，激素治疗效果好。

【临床表现】

1. 分类　按病程可分为急性、亚急性和慢性。①急性眼外肌炎：又称急性眼眶肌炎。发病急，常为单眼，有上睑下垂及眼球运动受限，眼球较突出眼睑水肿，结膜充血、水肿等，可累及视神经而有视力障碍。②慢性眼外肌炎：又称慢性眼眶肌炎、特发性眼眶肌炎。发病缓慢，双眼多先后发病，最早且最常见的症状是持续疼痛和复视。眼球转动时，疼痛加剧。病变仅累及单条眼外肌者为多，对各眼肌无选择性，均同样易受累。突眼不常见，结膜充血轻，视力一般不受影响，视野正常眼眶周围触不到肿块。CT 和超声检查仅见眼外肌增粗。不少学者将其视为眼眶炎性假瘤的一个亚型。此类对激素甚敏感，但常复发。复发时可影响另一眼及其眼外肌。③亚急性眼外肌炎：病情介于急性与慢性眼外肌炎之间，本型复发率较高。

2. 临床特征

（1）一般特征：①本病一般单眼发病，双眼同时或先后发病的较为少见，但在严重病例可双眼全部眼外肌同时发病。②发病时间：指从患者有症状开始至眼部体征明显时为止，最短 10 天，最长者达数月或数年不等，平均约 6 周。③自觉症状：急性病例可表现为眶内持续性针刺样疼痛伴头痛、恶心、呕吐，复视和轻度视力下降；慢性病例表现为眼眶内持续性疼痛和复视，眼球转动时疼痛加剧，视力下降明显。

（2）特殊体征：① 眼睑水肿和上睑下垂，球结膜充血水肿，轻型病例病变局限于发炎的眼外肌附着点处，重症病例球结膜水肿、隆起，甚至突出睑裂外。② 患眼眼球突出，轻型病例眼球突出度通常为 1 ~ 3mm，重症病例可达 5 ~ 7mm。③ 眼球转动受限，当眼球转动或向眶内推压眼球时疼痛加剧，眼球多处于外展位，肌电图改变为向受累眼外肌作用方向运动时，放电量与眼球运动障碍成正比。眼外肌受侵犯的检出率依次为内直肌、外直肌和上斜肌。④ 严重病例可伴有视神经炎性水肿，血管迂曲、扩张，视网膜渗出或出血，以及其他眼部病变。

【MRI 表现】

MRI 平扫示眼外肌增粗，呈等或长 T1、略短或长等 T2 信号，肿块边缘模糊；外缘与眶壁脂肪间隙变窄，可延伸至眶尖部使视神经受压，矢、冠状位便于观察肿块与视神经关系；肿块轻度均匀强化（图 3-2-12）。

【诊断与鉴别诊断】

本病根据急性眼外肌炎的典型临床表现诊断并不困难，但也有不少病例并无典型表现，

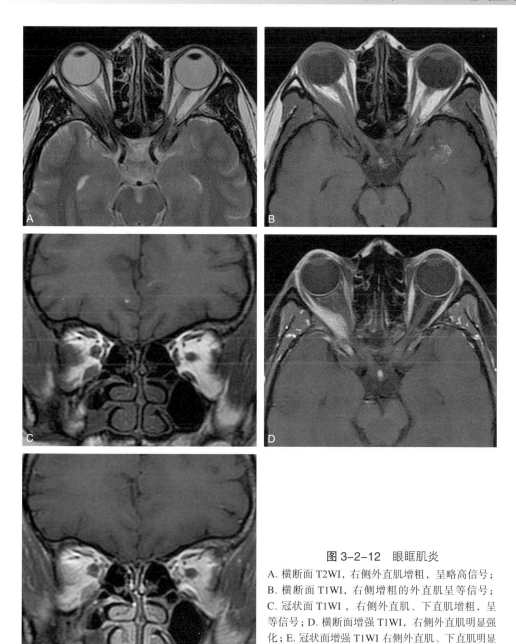

图 3-2-12　眼眶肌炎

A. 横断面 T2WI，右侧外直肌增粗，呈略高信号；
B. 横断面 T1WI，右侧增粗的外直肌呈等信号；
C. 冠状面 T1WI，右侧外直肌、下直肌增粗，呈
等信号；D. 横断面增强 T1WI，右侧外直肌明显强
化；E. 冠状面增强 T1WI 右侧外直肌、下直肌明显
强化

常被误诊为眼眶假瘤、全眼外肌麻痹、眼眶蜂窝织炎、Graves 眼病眶上裂综合征或浅层巩膜炎等。鉴别诊断如下：

（1）全眼外肌麻痹：发病急，眼球向各方向运动障碍，肌电图表现为肌肉瘫痪不能放电，有轻度眼球突出，无眼外肌肥大和增粗改变。

（2）眼眶假瘤（眼外肌型）：有人认为两者为同一疾病，超声探查时眼眶假瘤可显示整条肌肉肌腹增厚显著，有时呈结节样，而眼外肌炎在附着点处病变最重，增厚最多而较后

的肌肉部分只有轻微增厚。

（3）眼眶蜂窝织炎：有体温升高等全身症状。眼睑红肿，球结膜充血、水肿、眼球突出、视力下降可至无光感，抗生素控制炎症后，可自穹隆部排脓后自愈。

（4）眶上裂综合征：有第 V 对脑神经第一、二支分布区的知觉减退，眼球突出，进行性眼肌麻痹、瞳孔散大，眼睑和结膜水肿，视网膜静脉怒张及视网膜水肿等症状。

（5）内分泌性眼外肌病：常有异物感，上睑水肿，复视发生缓慢，偶有视力障碍眼球运动受限，CT 扫描可见肌腹规则增粗，而肌腱不受累。

（三）横纹肌肉瘤

眼眶横纹肌肉瘤是原发于眼眶，常见于儿童的具有高度恶性的肿瘤。目前普遍认为，该肿瘤起源于中胚叶未分化的多能间充质，继而分化成不同阶段的胚胎期横纹肌细胞。80%～81.7% 发生于 10 岁以下，极少见于新生儿，占儿童眼眶肿瘤的 18.95%，15 岁以下恶性肿瘤 4%～8%。发病率男性略高于女性，多发于单侧，偶见发生于双侧眼眶的报道。一般无遗传性，但也有发生于同胞兄弟的报道。此肿瘤恶性程度高，如不及时治疗，多在一年内死亡。近年来随着治疗的进展，患者存活时间已明显延长。

【临床表现】

发病年龄多在 10 岁以下，临床特征是急速发展的眼球突出和眶部肿块，同时具备眼眶占位性病变和炎症的表现。肿瘤可发生于眶内任何部位，但多见眶上部。眼球突出伴随眼球向下移位，使上睑前隆，甚至遮盖眼球。肿瘤位于肌肉圆锥内者表现轴性眼球突出。肿瘤发展极快，眼球突出度数天内即有明显增加，不少患者就诊时眼球已突出于眼眶之外，出现眼睑闭合不全，结膜水肿充血、坏死和结痂，严重者角膜完全暴露，干燥混浊。肿瘤内部出血可致眼球突出度突然增加。由于肿瘤增长快，累及眶前部，眶缘常可触及肿物，中等硬度，轻度压痛，不能推动；有些肿瘤呈弥漫浸润性发展，表现为局部皮下发硬，缺乏明显的边界，皮肤温度增高，伴有水肿充血和眼球突出，如同眶蜂窝织炎。肿物也可通过结膜发现，呈粉红色隆起，表面血管增生、扩张。肿物也可呈息肉状，自上穹隆部突出于睑裂之外。肿瘤内如有出血，眼睑见紫黑色瘀斑，如同转移性神经母细胞瘤所见。肿瘤侵犯结膜可破溃、出血和感染。

【MRI 表现】

在显示肿瘤的位置、形状方面磁共振成像同于 CT。其中 T1WI 显示为中等或中等偏低信号，T2WI 强度增加，为高信号。肿瘤内有坏死腔和出血腔时则信号与实质区不一致。在出血灶区 T1WI 和 T2WI 均显示为高信号。在显示肿瘤与眼环的关系方面，因二者在 T1WI 均属于中等偏低信号，所以铸造样改变较 CT 更为显著（图 3-2-13）。肿瘤接触眶壁可见骨破坏，就诊时约有 1/3 病例发现明显骨破坏，这种骨破坏多发生在眶内壁、筛骨纸板等。如病变位于眶尖部则合并上壁骨破坏或眶上裂扩大。病变可向筛窦和颅中凹蔓延。肿瘤破坏眶顶则向颅前凹蔓延。病变位于眶下部破坏眶下壁，可侵入上颌窦或通过扩大的眶下裂蔓延至翼腭窝、颞下凹等处。病变侵犯眼外肌尚可观察到肌肉肿大。

【诊断与鉴别诊断】

1. 诊断依据   MRI 对于横纹肌肉瘤不能作出组织学诊断，但根据病变的形状、边界、密度、骨质破坏等图像改变，可作出对肿瘤性质的估计。此外，可清楚地显示肿瘤的位置和累及范围，对于诊断和制订治疗方案具有重要价值。多数病例肿瘤位于眶上部，形状不

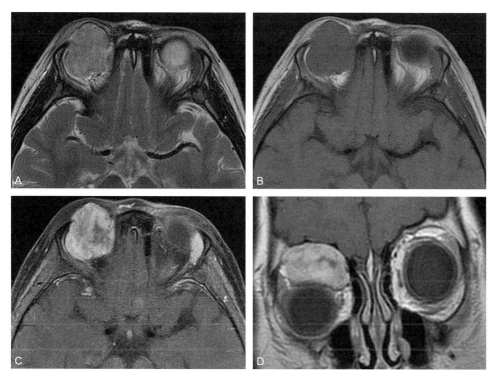

图 3-2-13 横纹肌肉瘤

A. 横断面 T2WI，右眼眶内高信号肿块影；B. 横断面 T1WI，肿块呈稍低信号；C 和 D 分别是增强横断面、冠状面 T1WI，肿块明显强化，内部可见条片状不强化区域

规则，只有少数病例病变占据全眶或位于眶后部，而呈锥形或类圆形。肿瘤边界不锐利或边界不圆滑，肿瘤有坏死腔或出血时，密度不均匀。增强后明显增强。肿瘤扩展至眼球表面而沿巩膜生长，巩膜与肿瘤密度接近，两者界限不清。这种较大范围的接触与缺乏边界常被描述为"铸造型"。

2. 鉴别诊断

（1）眶蜂窝织炎：多有感冒或眶周围组织化脓灶，眼球突出，眶部充血水肿明显，但不能扪及肿物。病情发展更快，自发疼痛且有发热，外周血多形核白细胞增多。影像学检查缺乏软组织占位病变的影像特征。

（2）黄色瘤病：发生和发展较慢，具有眼球突出、尿崩症、颅骨 X 线和 CT 检查有地图样骨缺失。

（3）绿色瘤：为急性白血病的眼眶侵犯，多双眼先后发病。外周血可见幼稚白细胞。骨髓象可发现各阶段幼稚细胞增多。

（4）转移性神经母细胞瘤：眼眶病变发展快，皮下有瘀斑。肾上腺髓质可发现原发灶，X 线和 CT 可见大范围的骨破坏。

（5）皮样囊肿：发生和发展缓慢，眶缘扪及珍珠样肿物，可见眶外上壁凹窝样改变。

（6）视神经胶质瘤：发生、发展较慢，缺乏充血水肿。早期视力减退，视盘水肿或原发性萎缩。MRI 可见视神经肿大，可向视神经管内和视交叉蔓延。

（7）眶内毛细血管瘤：发生突然，随后 3 个月内发展快，皮下和(或)结膜下紫红色肿物，哭闹时肿大增加，CT 扫描可发现眶深部病变，多为弥散小片状高密度影。鉴于眶内病变不易鉴别，必要时可行穿刺活检。主要表现为成熟的血管内皮细胞和毛细血管。

四、肌锥内病变

（一）海绵状血管瘤

本病因肿瘤内为海绵样血管窦腔而得名，是成年人最常见的原发于眶内的肿瘤，占眶内肿瘤 10%～23%。女性较男性多见，占 52%～70%。为近似圆球形实性肿瘤，边界清楚，呈暗红色，切面呈海绵状。因肿瘤生长缓慢，往往在青春期后因出现眼球突出而被发现，就诊年龄为 15～72 岁，30～49 岁者占 2/3。

【临床表现】

眼球突出是眶内肿瘤常见的临床体征，但起始时并不出现此征象，因其压迫周围脂肪，使之吸收而眼位得到代偿。肿瘤直径大于 10mm 时出现可见的眼球突出。海绵状血管瘤多引起缓慢地渐进性眼球突出。多为一侧性，两侧性眼球突出差值超过 2mm 直至眼球脱出眶外。因病变多位于球后，眼球突出方向多为轴性向前且不受体位影响。海绵状血管瘤可以引起视力减退，约占全部病例的 65.8%，肿瘤位于眼球之后压迫后极部，眼轴缩短，引起远视和散光；脉络膜、视网膜常有皱褶和水肿、变性。眼球运动障碍、复视，晚期可出现。海绵状血管瘤呈慢性扩张性增长，不浸润眼外肌，早期不影响眼球运动神经及眼外肌功能，晚期因肿瘤机械性阻碍，眼球向肿瘤方向转动受限，约 40% 的病例有此体征。

【MRI 表现】

更加明确显示肿瘤的位置、范围、边界和周围结构的关系。至关重要的是，显示肿瘤与视神经的关系，在 T1WI 肿瘤为中等强度信号，信号强度低于脂肪，与眼外肌相似，比玻璃体高。在 T2WI 肿瘤为高信号，注射 Gd-DTPA 后可见信号明显增高。观察信号强度要考虑 TR 和 TE 长短，这两个参数明显影响信号强度。注射对比剂肿瘤可增强，同 CT 扫描一样，渐进性增强是其显著特征（图 3-2-14）。

【诊断与鉴别诊断】

1. 诊断依据　眼眶海绵状血管瘤主要见于成年人，呈渐进性眼球突出，外观无红肿。在 T1WI 肿瘤为中等强度信号，信号强度低于脂肪，与眼外肌相似，比玻璃体高。在 T2WI 肿瘤为高信号，注射 Gd-DTPA 后可见信号明显增高。

2. 鉴别诊断

（1）神经鞘瘤：多位于肌锥外，有时有压痛。与海绵状血管瘤有众多相似之处，结合多种影像学检查有助于二者鉴别。神经鞘瘤在 MRI 上多呈长椭圆形或沿眼眶长轴生长，也可呈哑铃形或分叶状，部分肿瘤含有液化腔为其重要特点。MRI 扫描 T1WI 呈中等信号，T2WI 多可呈中高信号或混杂信号，明显强化。瘤内出现 T1WI 低信号、T2WI 高信号且不能强化的区域，为液化腔的征象。

（2）脑膜瘤：多有视力减退，视盘水肿、继发萎缩和视神经睫状血管。MRI 可发现肿瘤起自视神经鞘，可管内或颅内蔓延。

（3）泪腺多形性腺瘤：发生于泪腺窝，肿瘤向前生长可在眶外上方触及质硬肿物。海绵状血管瘤几乎不发生于泪腺窝内。

（4）视神经胶质瘤：发生、发展较慢，缺乏充血水肿。早期视力减退，视盘水肿或原

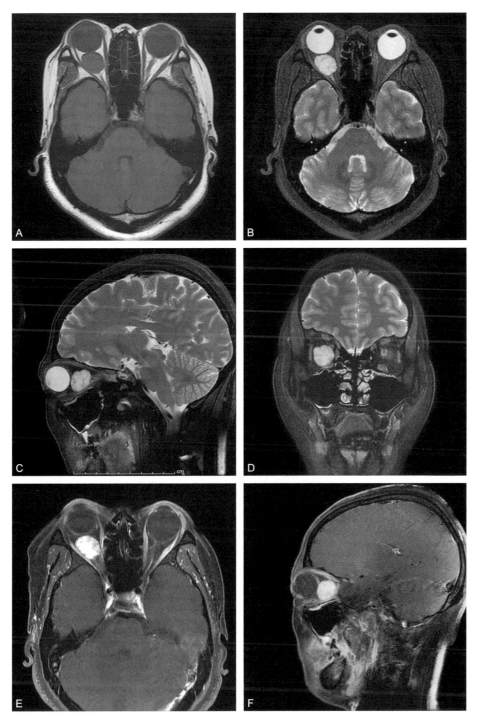

图 3-2-14 海绵状血管瘤

A. 轴位 T1WI；B. 轴位 T2WI 压脂；C. 矢状位 T2WI 压脂；D. 冠状位 T2WI 压脂；E、F. 轴位、冠状位 T1WI 增强。右侧眼眶肌锥内稍长 T1、长 T2 信号肿块影，增强可见明显强化

发萎缩。MRI 可见视神经肿大，可向视神经管内和视交叉蔓延。

（5）眶内毛细血管瘤：发生突然，随后 3 个月内发展快，皮下和（或）结膜下紫红色肿物，哭闹时肿大增加。鉴于眶内病变不易鉴别，必要时可行穿刺活检。主要表现为成熟的血管内皮细胞和毛细血管。

（二）炎性假瘤

眼眶炎性假瘤的组织病理学分类为：淋巴细胞增生型（以淋巴细胞增生为主，可见淋巴滤泡等结构），纤维组织增生型（以纤维组织增生为主，细胞成分很少）和混合型（介于两型之间）。炎性假瘤的病理特点取决于手术所获得的眶内不同组织、不同部位和病变处于不同的阶段。

【临床表现】

眼眶炎性假瘤按照病变累及的范围和组织结构不同，可分为以下几种类型。

（1）眶前部炎症：急性或亚急性起病。可表现为疼痛、结膜充血水肿、眼睑水肿、上睑下垂、眼球突出；可同时伴有葡萄膜炎、巩膜及眼球筋膜炎、视盘炎、渗出性视网膜脱离和青光眼。

（2）弥漫性眼眶炎症：与眶前部炎症表现类似，但眼球突出明显，病情更严重。

（3）眼眶肌炎：主要表现为复视、眼球运动障碍，眼球向受累肌肉支配方向运动时，疼痛增加；部分患者出现上睑下垂；肌肉止点充血水肿，可透过结膜发现暗红色肥大的眼外肌。病变晚期眼外肌可发生纤维化，导致不同程度的眼位固定。炎症可累及多条肌肉，以上方肌群和内直肌受累多见。

（4）泪腺炎：一般表现为慢性病程，上睑下垂，可伴有眼睑 "S" 形外观。眼球轻度突出，眼球向鼻下移位，眼眶颞上缘可触及肿物。

（5）硬化性炎症：起病缓慢。本型病理组织学改变主要以纤维组织增殖为特征。眼球轻度突出，晚期眼位可固定，眼球运动明显受限。可出现压迫性视神经病变，导致视神经萎缩的发生。眶内假瘤向颅内蔓延可导致脑垂体功能减退和多发性脑神经麻痹。

（6）眶尖炎症：极少数炎性假瘤患者，其炎性病变主要累及眶尖部，眼球突出一般不明显。患者视功能异常与眼部炎症表现不成比例。患者早期可出现视力下降，视野缺损，相对性传入性瞳孔障碍，眼球运动障碍等表现。

【MRI 表现】

以淋巴细胞浸润为主的炎性肿瘤病变，在 T1WI 显示为中信号，T2WI 为高于或等于脂肪的信号强度，纤维硬化型炎性肿瘤由于胶原纤维成分多，则病变在 T1WI 和 T2WI 均显示为低信号，肌炎型肿大的眼外肌 T1WI 为中信号强度，T2WI 为中等或偏高信号强度，增强扫描呈中等强化（图 3-2-15）。

【诊断与鉴别诊断】

诊断依据：眼眶炎性假瘤具有炎症性疾病和肿瘤性疾病的特征，故临床表现多样，需在影像检查的支持下方能确诊，少数病例只有在组织病理学支持下确诊。

（三）淋巴管瘤

淋巴管瘤是由内皮细胞被覆的淋巴管道构成的肿物，分毛细血管状、海绵状和囊状淋巴管瘤，后者多见。发生于儿童和青年人，少数病例出生时已存在。发生部位可位于皮肤、

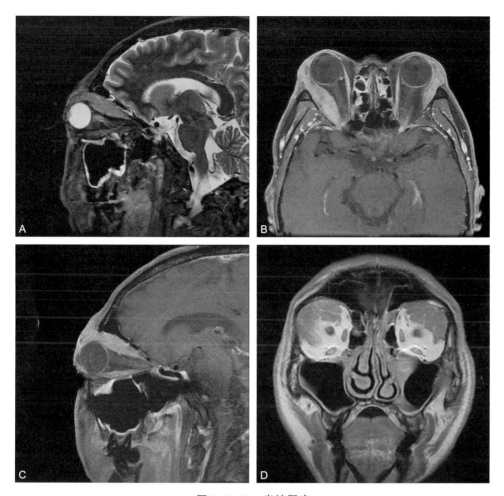

图 3-2-15 炎性假瘤

A.矢状位 T2WI 压脂；B、C、D.轴位、矢状位、冠状位 T1WI 增强扫描。双侧上直肌及外直肌明显增粗，呈中等强化

黏膜下和深部脏器，且可同时发生于多个部位。在眼部可侵犯眼眶、眼睑和结膜，以眶内或眶内伴眼睑发病者多见。

【临床表现】

眼眶淋巴管瘤几乎均发生于婴幼儿，且多伴有眼睑和结膜侵犯。因进展缓慢，病程长，也有成年之后才就诊的患者。眼眶淋巴管瘤的临床表现主要是眼球突出，眼睑肿大及结膜透明肿物。淋巴管瘤多发生于眶上或内上部，眼球突出，且伴有向下移位，进展缓慢。眼球突出度多为轻度或中度，也有超过对侧 12mm 以上者。有时瘤内出血，引起突然的眼球突出或眼球突出度突然增加，甚至脱出于睑裂之外，而后可见眼睑或结膜下出血眼球突出减轻。有的病例因反复出血眼球突出呈现间歇性，与体位无关。淋巴管瘤引起的眼球突出虽然明显，但眶内压增高与之不相称，压迫眼球尚可回纳，同时眼球周围软组织向前隆起，说明眶内容包括肿瘤可向前及周围移位。淋巴管瘤达到眶前 1/3 段者可扪及肿物，表面光滑，单一或分叶状，边界不清，软性或有弹性。

【MRI 表现】

淋巴管瘤因内部结构、囊性成分的不同而出现不同的信号。肿瘤可呈单囊性或多囊性、同质或非同质性不规则病变。T1WI 中病变与眼外肌比较呈略高信号，与眶脂肪比较呈低信号，T2WI 上呈明显高信号。此种 MRI 信号类型可能继发于淋巴囊管，含有清亮的液体。

病变内急性出血在 T1WI 图像上与眶脂肪比较呈低信号，因其较高的去氧血红蛋白在 T2WI 上呈明显低信号。随着出血时间的延长，肿瘤显示因红细胞的裂解以及正铁血红蛋白的增加而出现 T1WI 和 T2WI 上均呈高信号。肿瘤囊性部分可出现液平面囊肿，囊肿上部含溶解红细胞的正铁血红蛋白，所以比下面囊肿的沉淀物信号高；下方含细胞内正铁血红蛋白的出血细胞成分所以信号较低。随着出血进一步吸收，正铁血红蛋白变成血黄素和铁蛋白，T1WI 和 T2WI 的高信号逐渐变成低信号。少数体积较大的淋巴管瘤可有大的动脉血管，具有典型的流空信号，增强扫描多数为不均匀强化（图 3-2-16）。

【诊断与鉴别诊断】

1. 诊断依据　青少年时期眼球突出，向外下移位，内上方可扪及软性肿块；眼睑皮下或结膜下反复出血病史均提示淋巴管瘤的诊断。MRI 所显示的泡沫状高信号形状，尤其是肿瘤内出血时的信号对诊断非常有帮助。

2. 鉴别诊断　应和眼眶横纹肌肉瘤鉴别。后者是儿童常见的恶性肿瘤，死亡率较高，超声显示病变呈低回声或低反射，边界清楚。

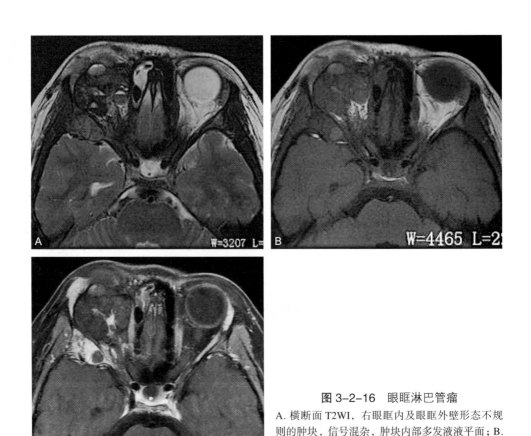

图 3-2-16　眼眶淋巴管瘤
A. 横断面 T2WI，右眼眶内及眼眶外壁形态不规则的肿块，信号混杂，肿块内部多发液液平面；B. 横断面 T1WI，肿块呈稍低信号，内部斑片状高信号；C. 横断面增强 T1WI，肿块不均匀强化

（四）血管畸形

眼眶血管畸形是一组常见的血管疾患，其临床表现复杂、治疗方法多样。

根据血流动力学的特点，将眼眶血管畸形分为无血流的血管畸形（淋巴管瘤）、静脉血流的血管畸形（原发性静脉曲张和静脉淋巴混合畸形）和动静脉血流的血管畸形（继发性静脉曲张、动静脉畸形）来源三种。

眼眶淋巴管畸形临床表现为组织肿胀，上睑下垂，眼球突出，眼外肌功能障碍，感染和出血。确诊需依据 CT 或 MRI 和组织学来辨别（图 3-2-17）。在治疗上一些学者选择完全切除，也有认为栓塞治疗为主，激光或者随访观察。

眼眶动静脉畸形中包含低流速动静脉畸形和高流速动静脉畸形。海绵状血管畸形（俗称海绵状血管瘤）为低流速的动静脉畸形，好发于成年人，其生长速度较缓慢并可能瞬时形成血栓，应当注意的是，一个很小的创伤或者瞬时血栓的形成将使瘤体血流动力学发生改变，引起急性眼部神经坏死。高流速的眼眶动静脉畸形一般不会发生瞬时血栓，由于新生血管的不断补充，瘤体血管常膨胀、扩大。

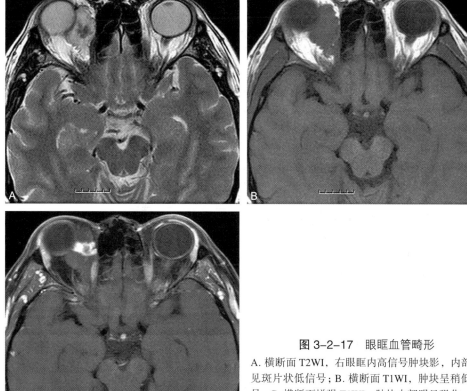

图 3-2-17　眼眶血管畸形

A. 横断面 T2WI，右眼眶内高信号肿块影，内部可见斑片状低信号；B. 横断面 T1WI，肿块呈稍低信号；C. 横断面增强 T1WI，肿块内部明显强化，肿块周边未强化

（五）静脉曲张

静脉曲张是发生在眶内的静脉畸形性扩张，此为临床命名。占眼眶病的 6.3%。从临床和病理角度考虑，可作如下定义：①畸形血管由大小不等的静脉构成，输入和输出血管均属静脉；②畸形血管间缺乏或很少有纤维组织联系；③临床上以体位性眼球突出为特征。静脉曲张在眼眶占位病变中并不少见，由于很少得到病理活检标本，实际发病率高于文献报道。病理上静脉曲张与静脉性血管瘤的管壁均为成熟的静脉血管，都属于静脉畸形，但前者具有更显著的体位性眼球突出，说明血管腔及导血管更大，与体循环沟通通畅。

【临床表现】

（1）直立或端坐位眼球位置正常或内陷，低头或压迫颈静脉后眼球突出，眶周肿胀，上睑下垂，眼球运动障碍，甚至一过性视力丧失，并伴恶心呕吐、眼眶胀痛等。

（2）情绪激动、擤鼻、鼓气、咳嗽、便秘、用力憋气、俯卧位、头向患侧侧卧或搬重物等可诱发上述表现。

（3）上述诱因或无明显诱因都可导致畸形血管破裂。严重的眶内出血需急诊处理，以避免眶压急剧升高导致视力丧失。

【MRI 表现】

静脉曲张和一般眼眶肿瘤有类似的 MRI 信号，但静脉曲张的血栓形成在 MRI 信号上根据血栓的时间和血红蛋白中铁的性质而不同。扩张的眼眶静脉内缺乏血流引起的无信号区提示血栓形成，并出现异质信号强度。T1WI 中、低信号和 T2WI 明显低信号与存在脱氧血红蛋白有关，信号增强是因正铁血红蛋白所致。眼眶静脉曲张可因某种原因导致血栓形成，出现血肿的信号（图 3-2-18 ）。

【诊断与鉴别诊断】

1. 诊断依据　MRI 上静脉曲张和一般眼眶肿瘤有类似的 MRI 信号，但静脉曲张的血栓形成在 MRI 信号上根据血栓的时间和血红蛋白中铁的性质而不同。

2. 鉴别诊断　静脉曲张有典型的体位性眼球突出，一般容易诊断，但在超声上和静脉血管瘤等病变类似。神经纤维瘤病伴有大范围骨缺失也有类似的体位性眼球突出，但突出的速度较慢，且有其他体征，可资鉴别。

五、视神经及其鞘膜病变

（一）视神经胶质瘤

【临床表现】

多发生于 10 岁以下儿童，一般属于良性或低度恶性，单侧多见，多起源于视神经孔附近，视神经孔早期可扩大，向眶内或颅内发展。常致视力减退，眼球前突，视力减退先于眼球突出，眼底常见视盘水肿或萎缩。发生于成人者其恶性程度较高。

【MRI 表现】

（1）视神经呈梭形、管状或球状增粗，边缘清楚。

（2）肿瘤呈长 T1、长 T2 信号（图 3-2-19 ）。

（3）增强扫描示肿瘤呈轻度至明显强化。

（4）如果肿瘤同时累及眶内、视神经管内视神经和视交叉则表现为"哑铃征"。

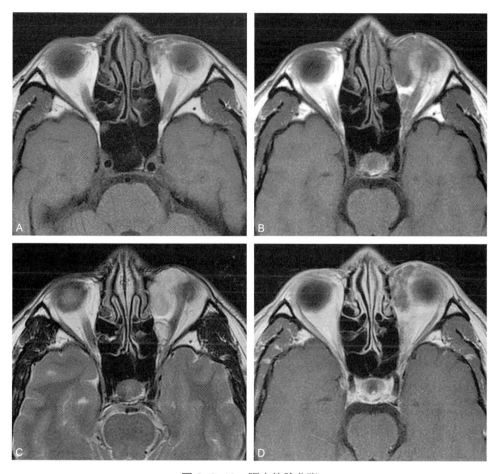

图 3-2-18 眶内静脉曲张

A. 颈部加压前横断面 T1WI，左眼内眦部形态不规则的稍低信号肿块影；B. 颈部加压后横断面 T1WI，左眼内眦部肿块体积明显增大，呈稍低信号；C. 颈部加压后横断面 T2WI，肿块呈高信号；D. 颈部加压后横断面增强 T1WI，肿块不均匀强化

（5）10%～38% 视神经胶质瘤同时有神经纤维瘤病 I 型，在等信号的视神经周围出现长 T1、长 T2 信号影提示神经纤维瘤病 I 型。

【诊断与鉴别诊断】

1. 诊断依据　多发生于儿童，单眼突出，视力减退先于眼球突出，视神经呈梭形、管状或球状增粗，边缘清楚，肿瘤呈长 T1、长 T2 信号，增强后呈轻度至明显强化。

2. 鉴别诊断　视神经脑膜瘤：多见于成年人，眼球突出先于视力减退，见"轨道征"或"靶征"，肿瘤钙化多见。

（二）视神经脑膜瘤

【临床表现】

多发生于中年，女性多见，多为良性肿瘤，但可恶变，年龄越小，恶性程度越高。肿瘤可侵入眶内引起轴性突眼，而视力下降晚发或表现相对较轻，累及眶尖则引起眼球运动障碍，进入颅内时头痛明显。眼底常见受压表现，晚期有视神经萎缩。

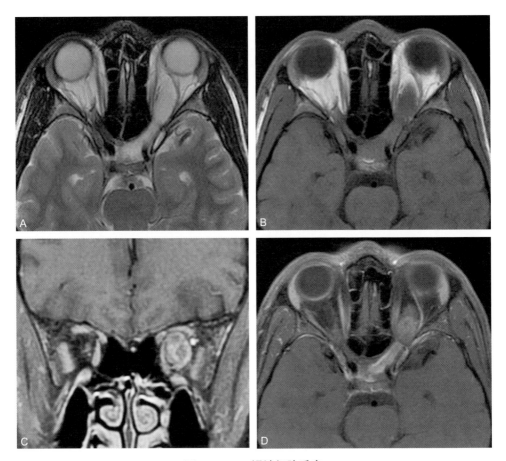

图 3-2-19　视神经胶质瘤

A. 横断面 T2WI，左侧眶内段、管内段、颅内段视神经及视交叉增粗，呈高信号；B. 横断面 T1WI，肿块呈低信号；C 和 D 分别是横断面和冠状面增强 T1WI，肿块轻度强化

【MRI 表现】

（1）视神经增粗或视神经肿块（图 3-2-20）。

（2）T1WI 呈中等或低信号，T2WI 呈中等或略高（略低）信号。

（3）增强扫描示肿瘤呈中度至明显强化。

（4）轴位或矢状位见"轨道征"，冠状位见"靶征"，提示脑膜瘤，但不是特异性征象。肿瘤钙化是脑膜瘤的特征性表现，T1 与 T2 均呈低信号，CT 检查可清楚显示。

【诊断与鉴别诊断】

1. 诊断依据　多发生于中年，视力减退晚于眼球突出，CT 见肿瘤钙化，T1WI 呈中等或低信号，T2WI 呈中等或略高（略低）信号，见"轨道征"，增强扫描示肿瘤呈中度至明显强化。

2. 鉴别诊断　视神经胶质瘤：多见于儿童，视力减退先于眼球突出，肿瘤呈长 T1、长 T2 信号，无钙化。

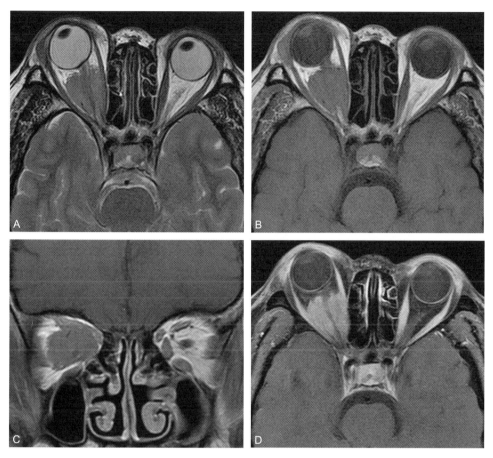

图 3-2-20　视神经脑膜瘤

A.横断面 T2WI，右视神经周围形态不规则的等信号肿块影；B.横断面 T1WI，肿块呈等信号；C.横断面增强 T1WI，肿块中度强化，包绕未强化的视神经，呈"轨道征"；D.冠状面增强 T1WI，中度强化的肿块包绕未强化的视神经，呈"靶征"

（三）视神经炎

【临床表现】

多见于青壮年和儿童，多为双侧，表现为眼压痛，眼球运动时疼痛，视力显著减退，甚至失明。直接对光反应迟缓或消失。

【MRI 表现】

（1）视神经炎症改变，主要表现在 T2WI 呈高信号，采取脂肪和水抑制术后更明显（图 3-2-21）。

（2）视神经鞘蛛网膜下隙（腔）改变，主要表现为脑脊液信号增宽或变窄。

（3）处于急性炎症期的病变增强扫描见异常对比强化。

【诊断与鉴别诊断】

诊断依据：青壮年和儿童多见，多为双侧，视力急剧减退，眼压痛，直接对光反应迟缓或消失，炎症病变在 T2WI 呈高信号，MRI 能显示视神经炎的病变位置和程度。

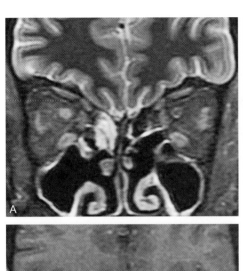
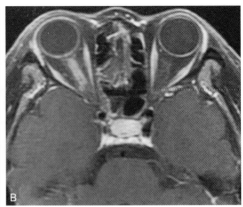
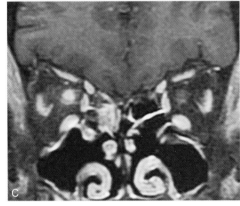

图 3-2-21 视神经炎

A. 冠状面 STIR，右侧视神经增粗，呈高信号，周围蛛网膜下隙（腔）明显变窄；B 和 C 分别是横断面和冠状面增强 T1WI，增粗的右侧视神经明显强化

六、眼球病变

（一）视网膜母细胞瘤

【临床表现】

多发生于 5 岁以下儿童，属恶性。临床分为 4 期：①眼内生长期，见"白瞳症"；②青光眼期，引起眼胀，头痛；③眼外扩展期，沿视神经蔓延到眶内或颅内，也可穿透巩膜形成眶内肿物，使眼球突出；④全身转移期。

【MRI 表现】

（1）眼球后部局限性软组织肿块（图 3-2-22）。

（2）与正常玻璃体相比，T1WI 呈稍高或中等信号，T2WI 呈低或中等信号，肿瘤钙化可使信号强度减低。

（3）增强扫描示肿瘤多呈中等强化。

（4）瘤体内钙化是重要定性诊断依据，CT 可清楚显示。

【诊断与鉴别诊断】

1. 诊断依据　多发生于婴幼儿，见"白瞳症"，眼球后部局限性软组织肿块，与正常玻璃体相比，T1WI 呈稍高或中等信号，T2WI 呈低或中等信号，增强扫描多呈中等强化，瘤体内多有钙化。

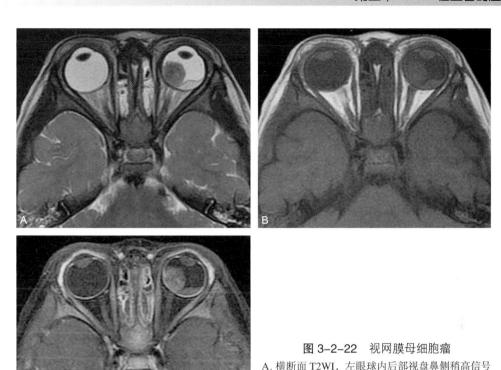

图 3-2-22　视网膜母细胞瘤
A. 横断面 T2WI，左眼球内后部视盘鼻侧稍高信号
肿块影，信号不均匀，肿块内可见斑片状低信号；
B. 横断面 T1WI，肿块呈低信号；C. 横断面增强
T1WI，肿块中等不均匀强化

2. 鉴别诊断

（1）渗出性视网膜炎（Coats 病）：多见于 6～12 岁，无钙化，在 T1WI 及 T2WI 上均见视网膜下高信号，增强扫描示增厚的视网膜呈线样强化，无眼内增强肿块影。

（2）永存原始玻璃体增生症：小眼球，晶状体小且不规则，无钙化，无肿块强化。

（二）脉络膜黑色素瘤

【临床表现】

成人最多见的眼内恶性肿瘤，多见于 50～60 岁，单发为多。局限性黑色素瘤在破坏玻璃膜后形成蕈状肿块，周围见渗出性视网膜脱离。弥漫性黑色素瘤弥漫浸润全葡萄膜，形成均匀一致的全葡萄膜层增厚，更早期出现于眼外，常发生全身性转移。

【MRI 表现】

（1）瘤体呈球形、半球形突向玻璃体腔（图 3-2-23）。

（2）瘤体因黑色素呈特征性短 T1、短 T2 信号，无色素黑色素瘤 T1WI、T2WI 呈中等信号。

（3）继发性视网膜脱离者见新月状 T1WI、T2WI 等或高信号。

（4）增强扫描示肿瘤呈中到高度强化。

【诊断与鉴别诊断】

1. 诊断依据　多见于 50～60 岁，单发为多，MRI 呈特征性短 T1、短 T2 信号，继发

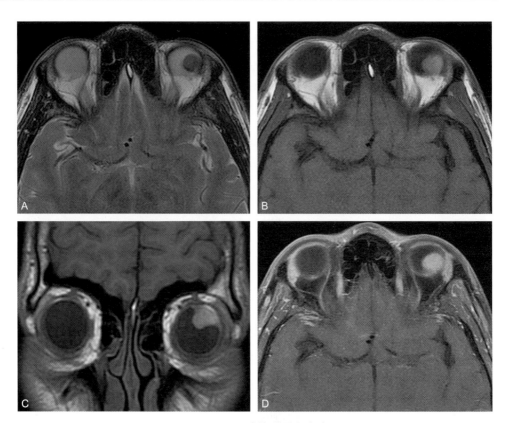

图 3-2-23　脉络膜黑色素瘤

A. 横断面 T2WI，左侧眼球内球形低信号肿块影；B 和 C 分别是横断面和冠状面 T1WI，肿块呈高信号；D. 横断面增强
T1WI，肿块中度强化

性视网膜脱离表现，增强扫描示肿瘤呈中到高度强化。

2. 鉴别诊断

（1）脉络膜转移癌：与玻璃体相比，T1WI 为稍高或等信号，明显低于黑色素瘤，但不含黑色素的黑色素瘤在 MRI 上与转移癌很难鉴别。

（2）脉络膜血管瘤：T1WI 上的表现较玻璃体信号稍高，比黑色素瘤信号低，增强扫描示强化程度比黑色瘤高。

（三）脉络膜转移癌

【临床表现】

临床多表现为视力急剧下降，伴眼痛、头痛。眼底脉络膜平面可见扁平隆起，边界不清，晚期可导致广泛视网膜脱离。以乳腺癌转移最多见（约 50%），其次是肺癌及支气管癌（10% ~ 15%）、消化系统癌（约 7%），男性以肺癌最多见。

【MRI 表现】

（1）病灶多位于眼球后壁眼环，表现为眼环局限性或弥漫性增厚，隆起或扁平状肿块，边界较清楚（图 3-2-24）。

（2）与正常玻璃体相比，在 T1WI 上呈等或稍高信号，在 T2WI 上呈等或低信号，信号均匀或不均匀。

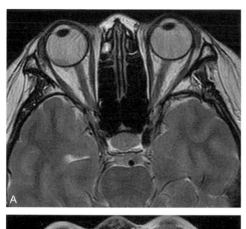
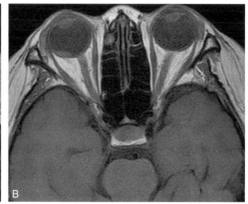
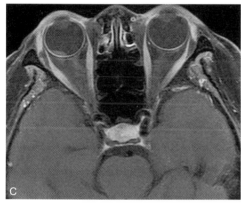

图 3-2-24　脉络膜转移瘤
A. 横断面 T2WI，右侧眼球后部视盘颞侧扁平状
等信号肿块影；B. 横断面 T1WI，肿块呈等信号；
C.横断面增强，T1WI 肿块中度强化

（3）增强扫描示明显异常对比强化。

【诊断与鉴别诊断】

1. 诊断依据　肿瘤病史，特别是乳腺癌和肺癌病史，视力下降伴头痛眼痛，病灶多位于眼球后壁眼环，T1WI 上呈等或稍高信号，在 T2WI 上呈等或低信号，信号均匀或不均匀，增强扫描示强化显著。

2. 鉴别诊断

（1）脉络膜黑色素瘤：MRI 呈特征性短 T1、短 T2 信号，无色素性脉络膜黑色素瘤与脉络膜转移瘤鉴别困难。

（2）脉络膜血管瘤：T1WI 为等高信号，T2WI 为等或稍低信号，增强扫描强化明显，边界清晰，信号均匀。

（3）渗出性视网膜炎：多见于 6～12 岁，在 T1WI 及 T2WI 上均见视网膜下高信号，增强扫描示增厚的视网膜呈线样强化，无眼内增强肿块影。

（四）脉络膜血管瘤

【临床表现】

先天性血管发育畸形，伴有颅内血管瘤或颜面血管瘤者，称为 Sturge-Weber 病，常发生于青年人，多成年后才被发现，病变常从视盘及黄斑部附近开始，视力逐渐减退，易引起视网膜脱离，或并发青光眼。

【MRI 表现】

（1）眼球后部梭形或椭圆形肿块（图 3-2-25）。

（2）与正常玻璃体相比，在 T1WI 上呈高信号，T2WI 上呈等或低信号。

（3）增强扫描示明显异常对比强化，动态增强呈迅速持续强化。

（4）视网膜下积液在视网膜脱离早期蛋白含量极低，T1WI 呈低信号，T2WI 呈高信号；积液蛋白含量较高时（常见于陈旧性视网膜脱离），T1WI 和 T2WI 均可呈中高信号。

【诊断与鉴别诊断】

1. 诊断依据　眼球后部梭形或椭圆形肿块，在 T1WI 上呈高信号，T2WI 上呈等或低信号。增强扫描示强化显著。

2. 鉴别诊断

（1）脉络膜黑色素瘤：MRI 呈特征性短 T1、短 T2 信号，强化程度不及脉络膜血管瘤。

（2）脉络膜转移瘤：转移癌易发生出血和囊变，使肿瘤实体信号不均匀。

（五）牵牛花综合征

【临床表现】

牵牛花综合征是胚裂先天闭合不全引起的一种少见的先天性视盘异常，常为单眼，包括大的视盘缺损，合并有视网膜血管异常，视盘周围视网膜色素上皮的改变和胶质增生。

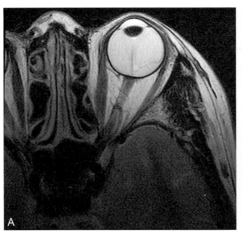
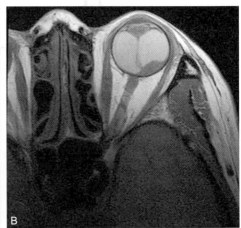
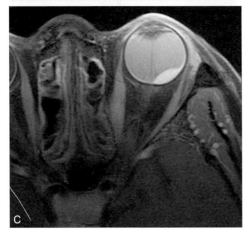

图 3-2-25　脉络膜血管瘤

A. 横断面 T2WI，左侧眼球内视盘颞侧梭形等信号肿块（与玻璃体相比），肿块周围视网膜脱离及呈等信号的网膜下积液；B. 横断面 T1WI，肿块呈略高信号，网膜下积液高信号；C. 横断面增强，T1WI 肿块明显强化，网膜下积液未强化

眼底可见视盘为白色中心漏斗形凹陷，如盛开的牵牛花。

【MRI 表现】

（1）患侧眼球常缩小，视盘扩大并向后局限突出，突出部位为长 T1、长 T2 信号，与玻璃体信号类似（图 3-2-26）。

（2）如伴有球后囊肿形成，为长 T1、长 T2 信号，呈"葫芦"征。囊肿与玻璃体相通，其连接部明显狭窄，狭窄部位可见纤维组织形成，表现为稍长 T1、等 T2 信号。

（3）增强扫描示狭窄部位可明显强化。

【诊断与鉴别诊断】

1. 诊断依据　眼底典型"牵牛花"样表现，MRI 显示视盘扩大并凹陷，如伴有球后囊肿可见"葫芦征"。

2. 鉴别诊断

（1）巩膜葡萄肿：眼球增大，前后径增大，无视盘区凹陷改变。

（2）脉络膜缺损：缺损区无视乳头凹陷，可向眼环外突出，视盘血管正常。

（3）视盘缺损和凹陷：无后巩膜球形扩张，视盘凹陷区不超过其边缘。

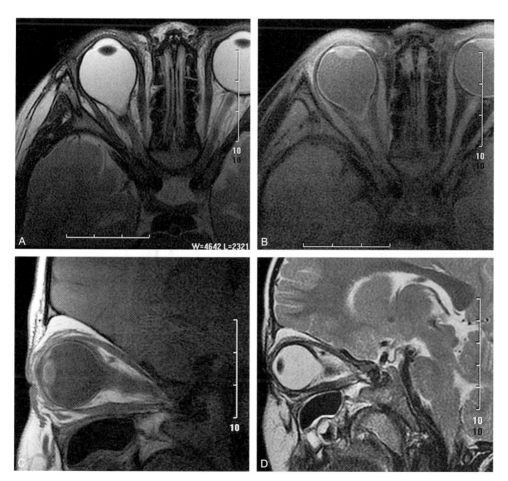

图 3-2-26　牵牛花综合征

A、B. 分别为横断面 T2WI、T1WI；C、D. 分别为斜矢状面 T2WI、T1WI。右眼球变小，视盘扩大并向后局限突出，呈牵牛花样表现

第三节 鼻咽部常见疾病的 MRI 诊断

一、鼻咽癌

【临床表现】

发病高峰为 40～60 岁，好发于男性。鼻塞、鼻出血、耳鸣、听力减退为常见临床症状。

【MRI 表现】

（1）T1WI 上多表现为类肌肉样等信号或稍低信号，T2WI 为稍高信号，增强呈轻或中等强化（图 3-3-1）。

（2）鼻咽顶后壁及侧壁增厚（＞12mm），有软组织肿块。

（3）鼻咽腔变形、不对称，一侧咽隐窝变浅、消失为最常见表现。

（4）咽旁软组织及间隙以受侵及变窄为主。

（5）鼻窦及乳突黏膜增厚或腔内积液。

（6）颅底骨质破坏，低信号骨皮质不完整或髓质高信号脂肪消失，以斜坡为最常见。

（7）颅内侵犯：常累及颞叶、海绵窦及小脑脑桥角。

（8）颈部淋巴结转移：早期见颈上深淋巴结及颈外侧淋巴结等，T1WI 上为低信号或稍低信号，T2WI 为高信号。

【诊断与鉴别诊断】

1. 诊断依据　鼻咽癌为鼻咽部最常见恶性肿瘤，常见鼻咽腔变形、不对称，鼻咽顶后壁及侧壁增厚，稍等或低 T1、稍长 T2 信号肿块影，增强呈轻或中度强化，常伴有鼻窦及乳突黏膜增厚或积液、颅底骨质破坏、颅内侵犯、颈部淋巴结转移等。

2. 鉴别诊断

（1）鼻咽部炎症：炎症较弥漫、广泛，常双侧对称，鼻咽癌病变较局限。

（2）腺样体肥大：常见于儿童及青少年，边界光滑，无侵袭性表现。

（3）脊索瘤：鼻咽部软组织肿块及骨质破坏，主要位于中线区，肿块内见钙化，常引起脑干受压成角。

（4）鼻咽纤维血管瘤：鼻咽部肿块并有骨质破坏，边界清晰，以压迫性骨质破坏吸收为主，增强呈明显强化。

二、鼻咽纤维血管瘤

【临床表现】

发病高峰为 10～25 岁，男性好发。鼻出血为常见临床症状。

【MRI 表现】

（1）最常表现为 T1WI 上为均匀等或稍高信号，T2WI 为不均匀稍高或略低信号；瘤内肿瘤血管的流空效应可见点状、条状流空信号，即"椒盐征"（图 3-3-2A，B）。

（2）增强扫描显著强化，肿瘤边界清楚（图 3-3-2C，D）。

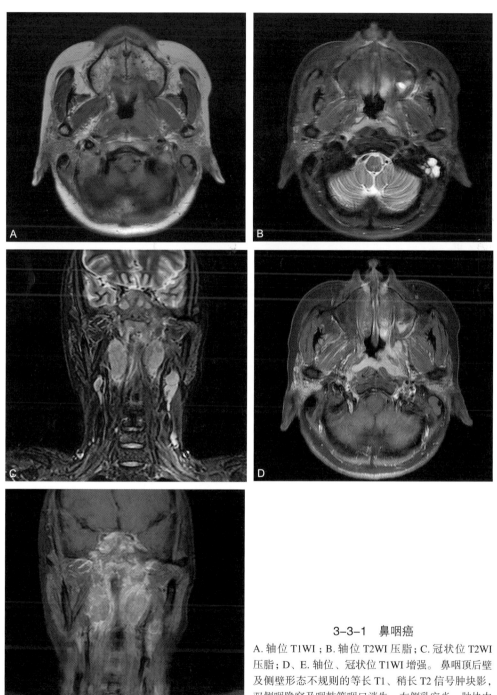

3-3-1　鼻咽癌

A. 轴位 T1WI；B. 轴位 T2WI 压脂；C. 冠状位 T2WI
压脂；D、E. 轴位、冠状位 T1WI 增强。鼻咽顶后壁
及侧壁形态不规则的等长 T1、稍长 T2 信号肿块影，
双侧咽隐窝及咽鼓管咽口消失，左侧乳突炎，肿块中
度强化，肿块向上侵及颅内

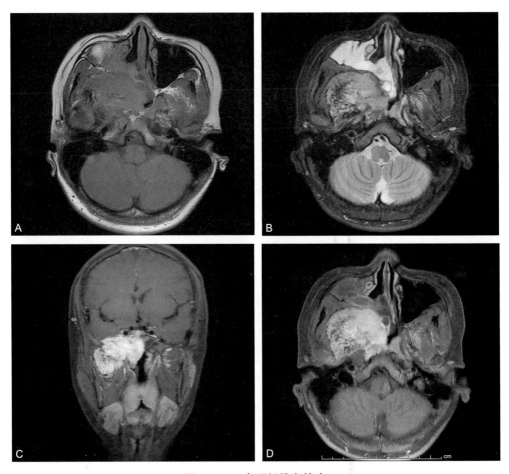

图 3-3-2　鼻咽纤维血管瘤

A. 轴位 T1WI；B. 轴位 T2WI 压脂；C、D. 冠状位、轴位 T1WI 增强。 右侧鼻咽腔、鼻腔、翼腭窝及颞下窝内形态不规则的稍长 T1、稍长 T2 信号肿块影，肿块内可见低信号的血管流空，表现为"椒盐征"，肿块明显不均匀强化

（3）常源于鼻咽顶部、充满鼻咽腔；瘤体常为哑铃状，可长入同侧鼻腔、腭窝及颞下窝、眼眶后部、筛窦及蝶窦。

（4）可侵犯颅底，进入海绵窦、颅内。

（5）可侵犯上颌窦外后壁，窦腔信号增高。

【诊断与鉴别诊断】

1. 诊断依据　鼻咽部常见肿瘤，边界清晰，稍等 T1 不均匀、稍长 T2 信号肿块影，可见"椒盐征"，增强扫描明显强化。

2. 鉴别诊断　结合临床，本病诊断不难，影像学检查主要为明确肿瘤侵犯范围、骨质破坏情况。

三、鼻咽部淋巴瘤

【临床表现】

发病高峰平均年龄为 50～60 岁。男性好发。咽痛、鼻塞、流涕、吞咽困难、咽部异物感为常见临床症状。

【MRI 表现】

（1）最常表现为 T1WI 上为低或等信号，T2WI 为等或高信号，信号多不均质，增强扫描呈轻到中度强化（图 3-3-3）。

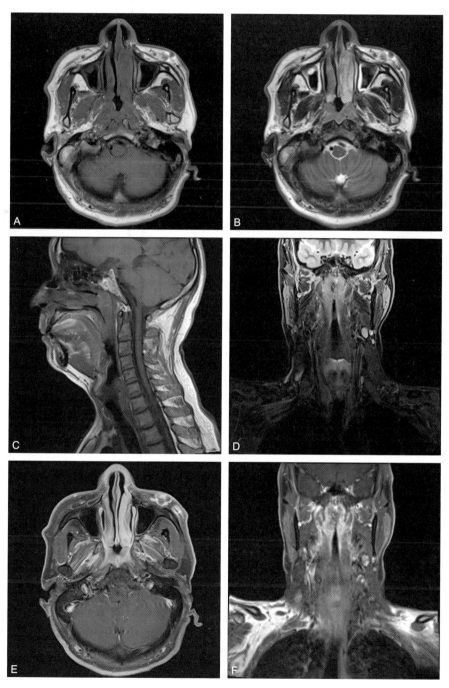

图 3-3-3　鼻咽部淋巴瘤

A. 轴位 T1WI；B . 轴位 T2WI；C. 矢状位 T1WI；D. 冠状位 T2WI 压脂；E、F. 轴位、冠状位 T1WI 增强。鼻咽腔形态不规则的稍长 T1、稍长 T2 信号肿块影，肿块中度强化

（2）弥漫性浸润周围组织，以向前侵犯鼻前庭、鼻翼、鼻背、邻近皮肤，向后翼腭窝、颞下窝为主，与病变信号基本一致。

（3）常伴鼻窦阻塞性炎症及鼻中隔、鼻甲骨质破坏，以中线骨质破坏为主，破坏较轻。

（4）多好发于鼻腔前部，少数发于下鼻甲。

【诊断与鉴别诊断】

1. 诊断依据　鼻咽常见肿瘤，常见鼻腔前部，少数见于下鼻甲，稍低或等 T1 稍等或高 T2 信号肿块影，增强扫描轻到中等强化。

2. 鉴别诊断

（1）鼻咽癌：发病部位相对更靠后，骨质破坏较重，颈部淋巴结转移易中心坏死。

（2）韦格纳肉芽肿：多为全身性改变，鼻腔病变较局限，多伴有中下鼻甲和鼻中隔破坏，窦壁骨质增生硬化，周围侵犯较局限。

（3）真菌性鼻窦炎：常伴有免疫力低下等基础病变，发病急、进展快，短期周围组织及骨质破坏广泛。

四、呼吸道硬结症

【临床表现】

发病高峰为 20 ~ 40 岁，男性发病更常见。鼻尖浸润、变硬，成结节状鼻外形改变。鼻塞、鼻出血等为常见临床症状。

【MRI 表现】

（1）Ⅰ 期为卡他性鼻炎期，表现为黏膜增厚。Ⅱ 期为肉芽肿期，最常表现为 T1WI 上为等或稍高信号，T2WI 为等或稍低信号，信号常不均匀。Ⅲ 期为瘢痕期，T1WI 为等或低信号，T2WI 为明显低信号；增强扫描呈中到重度强化；常双侧对称。

（2）常累及中下鼻甲、鼻中隔，残存骨质明显硬化。

（3）侵及邻近鼻窦，表现为窦壁移位、破坏、硬化及窦腔阻塞性炎症。

（4）扩散到邻近眼眶，可表现为眼外肌移位或包绕眼外肌及视神经。

（5）侵犯颅内，出现脑膜增厚（图 3-3-4）。

【诊断与鉴别诊断】

1. 诊断依据　鼻腔慢性炎症表现、常双侧对称、稍等或高 T1、等或稍低 T2 信号结节、肿块影，增强扫描中到重度强化，残存骨质明显硬化。

2. 鉴别诊断

（1）萎缩性鼻炎：鼻干、鼻臭，但无鼻出血，以双下鼻甲萎缩为主，常无实性软组织影，一般不侵犯鼻窦等其他部位。

（2）韦格纳肉芽肿：多为全身性改变，鼻腔病变较局限，进展快，常以中线区结构受累为主，多伴有中下鼻甲和鼻中隔破坏，窦壁骨质增生硬化相对少，周围侵犯较局限。

（3）淋巴瘤：进展快，短期造成鼻中隔，鼻甲等中线结构破坏，但不伴骨质硬化，易侵犯鼻前庭及邻近软组织，侵犯范围广泛。

（4）鼻咽癌：发病部位相对更靠后，进展较快，骨质破坏较重，一般无骨质硬化。

（5）慢性侵袭性真菌性鼻窦炎：病程相对较短，易累及眶尖及海绵窦引起炎症，骨质破坏同时硬化较轻微，MRI T1WI 多为低信号，T2WI 多为高信号。

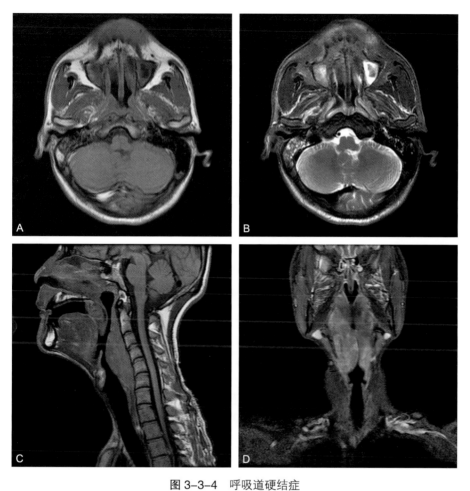

图 3-3-4 呼吸道硬结症
A.轴位 T1WI；B.轴位 T2WI；C.矢状位 T1WI；D.冠状位 T2WI 压脂。双侧上颌窦黏膜增厚，鼻咽、口咽及喉咽壁明显增厚

（鲜军舫 孙子燕 张 尉 袁 利）

第四章　MRI 在乳腺的应用

第一节　正常乳房的 MRI 表现

乳房位于胸前部，胸大肌和胸筋膜的表面。主要由皮肤、皮下脂肪、纤维组织和乳腺构成。纤维组织主要包绕乳腺，形成不完全的囊，并嵌入乳腺，将腺体分割成乳腺叶，叶又分为若干乳腺小叶。各小叶内的腺管逐渐汇集成腺叶内乳管，再汇总成腺体叶大乳管，最后呈以乳头为中心放射状排列，开口于乳头。

【MRI 表现】

（1）皮肤、皮下脂肪组织在 T1 加权像呈非常高的信号，T2 加权压脂像呈中等高信号，增强后几乎无强化。

（2）由腺体、纤维组织和导管构成的复合结构，由于受年龄、月经周期、妊娠、经产、哺乳、乳腺的发育以及内分泌等因素的影响，MRI 表现有所变化，故观察乳腺时应注意两侧对比，并结合年龄、生育史、临床及体检所见。乳腺类型不同，MRI 表现亦有所差异。

①腺体型：在 T1 加权像呈低信号，但略高于肌肉组织信号，在 T2 加权像表现为一致性的中、低信号，腺体周围是高信号的脂肪组织。T2 抑脂序列显示导管呈树枝状并向乳头汇集。

②萎缩型：T1WI 序列和 T2WI 序列以脂肪高信号为主，仅于乳晕后中央区见少量腺体信号，分布稀疏，在 T2WI 上表现为高信号中杂有索条样中低信号。

③中间混合型：MRI 的信号特点介乎脂肪型与致密型之间。

增强扫描示腺体呈均匀渐进性强化。

第二节　乳腺常见疾病的 MRI 诊断

一、乳腺感染性疾病

【临床表现】

乳腺感染性疾病多见于产后哺乳期妇女，具有典型的症状及体征，很少需行影像学检查。急性乳腺炎初期可无全身反应，较重时可有寒战、高热、患乳肿大，表面皮肤发红、发热，可并有同侧腋窝淋巴结肿大、压痛。若治疗不及时可形成慢性乳腺炎和乳腺脓肿。

【MRI 表现】

（1）急性乳腺炎或慢性乳腺炎表现为片状长 T1、长 T2 信号，边缘模糊，腺体及皮肤水肿、增厚。

（2）慢性乳腺炎性肉芽肿在 T1WI 上表现为结节状低信号，T2WI 上呈稍高信号。动态 MRI 增强扫描多表现为轻中度强化，且以延迟强化为主（图 4-2-1）。

（3）乳腺囊肿伴感染平扫可出现囊壁稍增厚，模糊，延迟强化（图 4-2-2）。

（4）乳腺脓肿在 MRI 上呈类圆形囊性灶，壁较厚，增强后脓肿壁由于处于不同时期而表现为厚薄一致或不一的环形强化，中心部分无强化。脓腔内可出现气液平面。

【诊断与鉴别诊断】

1. 诊断依据　乳腺炎根据病史、典型体征临床不难判断。

2. 鉴别诊断　急性乳腺炎主要与炎性乳腺癌鉴别：①炎性乳腺癌好发于 40～60 岁绝经期前后，患者多无发热和白细胞升高等感染性症状，临床病程发展快；②增强扫描，炎性乳癌通常表现为快速明显强化；③炎性乳腺癌抗生素治疗无显著变化，而急性乳腺炎经 1～2 周抗生素治疗可很快消散。

二、乳腺增生

【临床表现】

乳腺增生是指乳腺组织导管和乳腺小叶在结构上的退行性病变及进行性结缔组织的生长。其发病率为乳腺疾病的首位。70%～80% 的女性都有不同程度的乳腺增生，多见于 25～45 岁的女性。症状主要以乳房周期性疼痛为特征。

【MRI 表现】

（1）乳腺导管扩张，T2WI 上为沿乳腺导管方向走行的管状高信号，自乳头向后方呈树枝状分布，形态不规则，边界不清晰。

（2）腺体增生，增厚的腺体形态规则，T1WI 为片状低信号区，T2WI 上呈结片状高信号，增强后呈弥漫性斑点状强化，可大小不等，部分病例以中央导管为中心呈离心性分布趋势。

（3）乳腺囊肿，双侧、多发，可呈单房或多房，大小不等，呈圆形、边界规整的均质结构，T1WI 呈低信号，T2WI 呈高信号，部分囊肿伴有出血或内容物蛋白含量不同，可有不同信号表现，可有液液平面；增强后囊液不强化，囊壁边缘可有轻度强化；乳腺囊肿伴有感染，囊肿壁可增厚，增强扫描可见强化，可结合临床症状综合判断。

（4）DWI 序列增生腺体信号可稍高；乳腺囊肿内容物不同，可呈高信号、低信号或等信号；MRS 明显大片增生组织，可见 Cho 峰（图 4-2-3）。

【诊断与鉴别诊断】

1. 诊断依据　双侧乳腺对称性分布、沿导管方向走行管状长 T2 信号，腺体内散在分布结片状长 T2 信号，增强扫描可见弥漫性斑点状强化结节。双侧腺体多发囊性占位。

2. 鉴别诊断　主要鉴别于乳腺肿瘤性病变。乳腺增生通常为双侧对称性改变，虽临床常扪及肿块，MRI 上难以确切显示肿块的边缘，增厚的腺体常以斑片、团片状分布为其特征。T2WI 上为略高信号，与乳腺实质性肿块有明显信号差异，无占位表现。

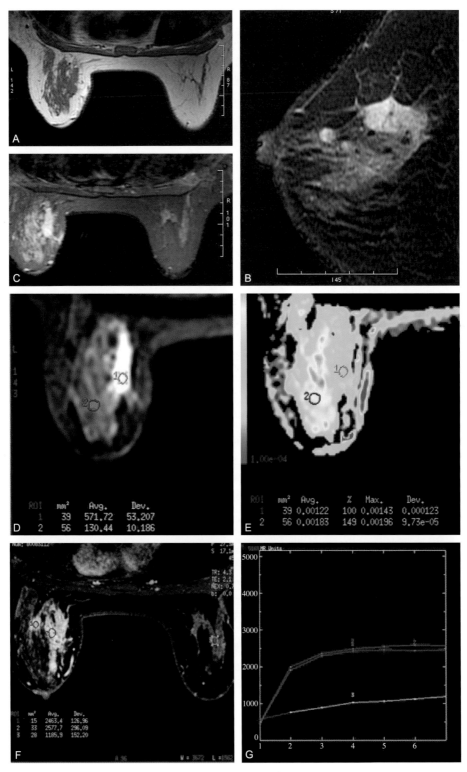

图 4-2-1 慢性乳腺炎

A. 横轴面 T1WI，左侧乳腺内上象限腺体可见条片状低信号灶；B. 横轴面抑脂 T2WI，病灶呈片状高信号；C. 矢状位 T2WI 图像，可见高信号病灶，周围腺体结构清晰；D. 横轴面 DWI，与周围腺体比较，病灶呈明显高信号；E. ADC 图，病灶 ADC 值低于周围正常腺体；F. 动态增强扫描，病灶晚期中度强化扫描；G. 兴趣区时间 - 信号强度曲线，主要为缓慢上升型

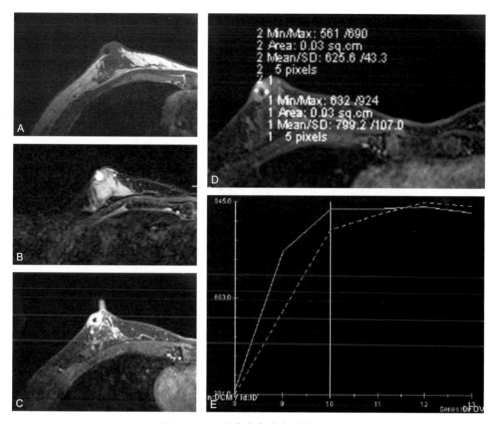

图 4-2-2　乳腺皮脂腺囊肿伴感染

A. 轴位 T1WI；B. 轴位 T2WI 压脂；C. 轴位 ADC；D. 轴位 DCE；E、F. DCE 时间 - 信号强度曲线。右侧乳腺乳头后外侧可见类圆形低信号灶，病灶呈等 T1、长 T2 信号影，病灶中晚期强化较明显，时间 - 信号强度曲线为平台型

三、乳腺纤维腺瘤

【临床表现】

发病高峰为 20～25 岁，好发于乳房外上象限，约 75% 为单发。除肿块外，患者常无明显自觉症状。肿块质地韧实，边缘清楚，表面光滑，移动良好，触诊有滑动感。

【MRI 表现】

（1）肿块多位于乳腺外上象限，圆形或卵圆形，或为两个以上肿块融合，呈"葫芦状"，轮廓光滑，与周围组织分界清楚（图 4-2-4A、B、C）。

（2）信号强度与瘤内成分有关，多表现为 T1WI 呈等信号，T2WI 或 STIR 上可为高信号、等信号或不均匀高信号，钙化区无信号。肿块较大时，内可见短 T2 信号纤维分隔（图 4-2-4D）。

（3）增强扫描其表现各异，可以早期或后期强化，也可以不强化，多数表现为从中心开始向四周扩散的离心样强化。故在动态增强早期部分纤维腺瘤形态不规则，边缘毛糙。

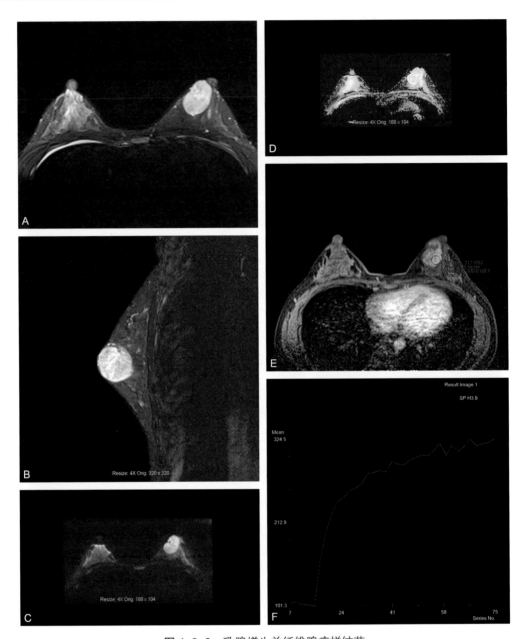

图 4-2-3　乳腺增生并纤维腺瘤样结节

A. 轴位 T2WI 压脂；B. 矢状位 T2WI 压脂；C. 轴位 DWI；D. 轴位 ADC；E. 轴位 DCE；F. DCE 时间 - 信号强度曲线。左侧乳腺内象限见类圆形稍长 T2 信号结节影，DWI 及 ADC 均呈扩散受限，DCE 呈轻度强化体，强化灶曲线呈缓慢上升型

因此，充分评价纤维腺瘤的形态特点需要分析增强中、后期影像。大多数强化的纤维腺瘤时间 - 信号强度曲线呈渐增型，较少为流出型曲线。在快速明显强化的纤维腺瘤，早期强化率可超过浸润性癌。也可表现为不强化。目前认为强化动力学表现主要与肿瘤间质纤维化程度有关，细胞及水分含量多的黏液性及腺性纤维瘤强化明显；胶原纤维成分多者可以强

化，但不明显；透明变性或钙化成分多者可以无强化。肿块较大时，内部纤维分隔增强早期呈相对低信号（图 4-2-4G）。

（4）DWI 序列可以呈高信号或等信号，ADC 值较正常腺体稍高或稍低。部分病例于 DWI 上病变呈高信号，为 T2 透射效应所致，而并非扩散能力降低（图 4-2-4H、I）。

（5）三维动态增强剪影技术可见，病灶侧乳腺血管无明细增粗或迂曲（图 4-2-4E）。

【诊断与鉴别诊断】

1. 诊断依据　乳腺圆形或卵圆形肿块，轮廓光滑，多位于外上象限，T2 抑脂序列内部低信号分隔。动态增强扫描多数呈渐增性强化，少数不强化或流出性强化，纤维分隔早期不强化。

2. 鉴别诊断

（1）乳腺癌：多发生在 40 岁以上，常有相应临床症状；乳腺癌形态不规则，边缘不光滑，有毛刺，与周围腺体组织分界不清。动态增强时间-信号曲线多数呈流出型或平台型，强化方式多由边缘向中心渗透。肿块内部少有低信号纤维分隔改变。

（2）大导管乳头状瘤：较少见，患者平均年龄较腺纤维瘤大。临床上多有乳头溢液。行溢液体导管造影可有特征性表现。

（3）致密型积乳囊肿：呈规则的圆形或卵圆形，不呈分叶状，边缘非常光滑整齐。增强囊液不强化，囊壁可强化。DWI 序列可呈高信号，ADC 值明显高于正常腺体。

四、乳管内乳头状瘤

【临床表现】

多见于经产妇，40～50 岁为多。75% 病例发生在大乳管近乳头的壶腹部，瘤体带蒂，有很多壁薄的血管，故易出血。患者一般无自觉症状，常在肿块较小时就有乳头溢液而就诊。溢液可为血性、暗棕色或黄色液体。

【MRI 表现】

（1）一种表现为乳腺导管呈囊状扩张，扩张的囊腔内可见结节样病灶，又称为"囊内乳头状瘤"（图 4-2-5）；第二种表现为乳腺内病灶呈实性结节样形态，未见明显扩张的导管。多数位于乳头附近 4cm 内，即大乳管近乳头的壶腹部。

（2）乳头状瘤在 T1WI 上呈低或中等信号，T2WI 上呈稍高信号，边缘可规则可不规则；乳腺导管扩张时，在 T2 加权像斜矢状位易观察到扩张积液的导管影。

（3）动态增强扫描时，纤维成分多、硬化性的乳头状瘤无明显强化；细胞成分多、非硬化性的乳头状瘤可明显强化。时间-信号强度曲线表现多样，可呈流出型，与浸润性癌的 MRI 动态增强曲线表现有重叠。

（4）DWI 序列显示多数乳头状瘤呈高信号，ADC 值降低，与乳腺癌 ADC 值比较，差异是否具有统计学意义，尚有待进一步研究。MRS 扫描未见明显 Cho 峰。

【诊断与鉴别诊断】

1. 诊断依据　发生在乳头附近大导管的肿瘤均应考虑到本病的可能性，特别当肿瘤直径＜3cm、患乳有溢液时。

2. 鉴别诊断

（1）其他良性肿瘤鉴别要点如前所述。

（2）乳腺癌：见"乳腺癌"之鉴别诊断内容。

五、乳腺癌

【临床表现】

好发于 40 ~ 60 岁闭经前后的妇女。早期表现是患侧乳房出现无痛、单发的小肿块。肿块质硬，表面不光滑，与周围组织分界不很清楚，早期可有一定的活动度，晚期固定。可出现皮肤橘皮样变、乳头内陷、腋下及锁骨下淋巴结肿大等症状。可有乳头溢液，以血性

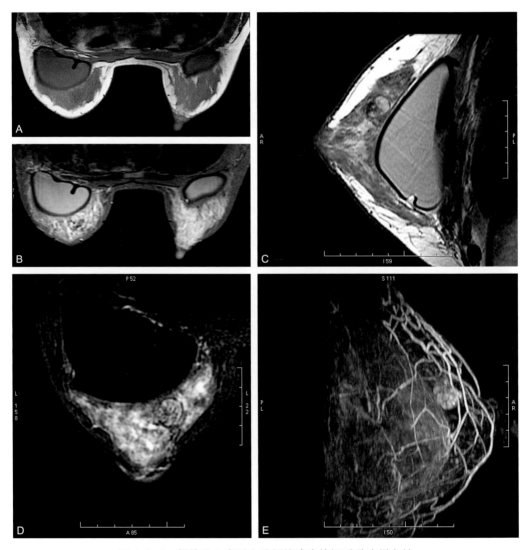

图 4-2-4　假体置入术后左乳纤维腺瘤伴间质黏液样变性

A. 横轴面 T1WI，左侧乳腺内侧象限见较周围腺体信号更低信号结节影；B. 横轴面抑脂 T2WI，左侧乳腺内侧象限结节状混杂信号灶；C. 矢状位 T2WI，轮廓光滑，病灶与周围组织分界清楚；D. IDEAL 序列水相，高信号结节内可见短 T2 信号纤维分隔；E. 患侧血管剪影 MIP 像，左乳腺体及表面血管网增多，但分布均衡，走行自然。强化结节边界清晰

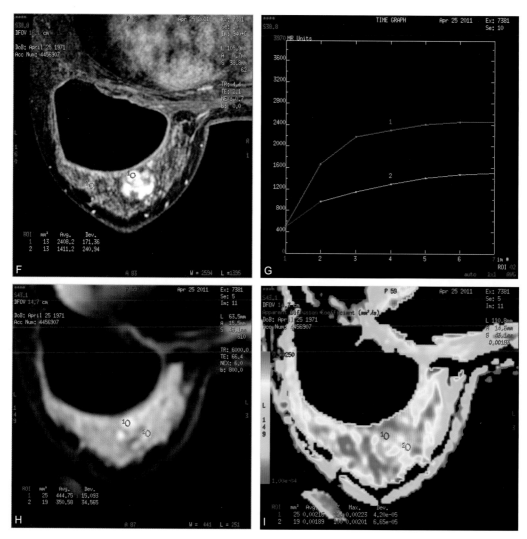

图 4-2-4（续） 假体置入术后左乳纤维腺瘤伴间质黏液样变性

F. 动态增强扫描，结节实质强化较明显，内部纤维分隔呈相对低信号；G. 时间 - 信号强度曲线，强化灶曲线呈缓慢
上升型。H. DWI，与周围腺体比较病灶实质呈结节状稍高信号；I. ADC 图，病灶 ADC 值稍高于周围正常腺体

或浆液血性居多。其中炎性乳癌局部皮肤可呈炎症样表现。Paget 病典型表现有乳头糜烂、
结痂。

【MRI 表现】

（1）大多发生于乳房外上象限，其次为内上及中央区；绝大多数的乳腺癌与周围组织
分界不清晰，形状不规则，边缘呈针刺状或蟹足状改变。

（2）肿瘤在 T1WI 上呈低信号，T2WI 上内部信号不均匀，高信号与低信号混杂存在，
其信号强度取决于肿瘤内部的组织成分。细胞和水含量越高信号强度越强，胶原纤维成分
越多信号强度越低。黏液腺癌含有大量黏液，表现为高信号；硬癌因间质较多并有胶原变
性和钙化等，常为低信号；炎性乳腺癌由于淋巴管及毛细血管充血扩张和皮下组织广泛水
肿，表现为大片边界不清的高信号影，正常乳腺实质结构消失（图 4-2-6A、B）。

（3）增强扫描多数肿块呈明显不均匀强化，多由边缘环形强化向中心渗透，呈向心样强化。周围正常的导管组织结构紊乱。除了肿块样强化，还有一类增强扫描呈非肿块样强化，可表现为导管样强化（可有分支）（图 4-2-6G）、段性强化（呈三角形或锥形强化，尖端指向乳头，为导管或其分支走行）、簇状强化（图 4-2-6H），多见于导管原位癌。动态增强时间 - 信号强度趋向快速明显增高且快速廓清，即呈流出型曲线（图 4-2-6F）；少部分病例时间 - 信号强度曲线呈平台型。

（4）三维动态增强剪影成像图患侧乳腺可见明显增多的增粗、迂曲血管网（图 4-2-7）。

（5）DWI 呈较明显高信号，ADC 值明显低于正常腺体（图 4-2-7D、E）；化疗后病变范围缩小，ADC 值明显较前升高（图 4-2-8E、F、G、H）；MRS 扫描肿块实质部分较大时，可表现为高 Cho。

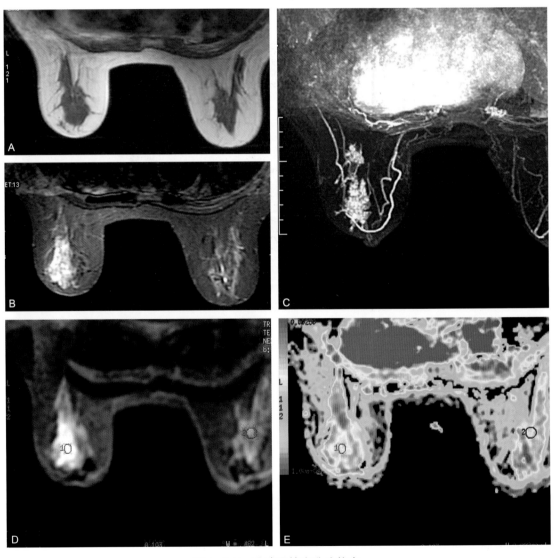

图 4-2-5　乳腺导管内乳头状瘤

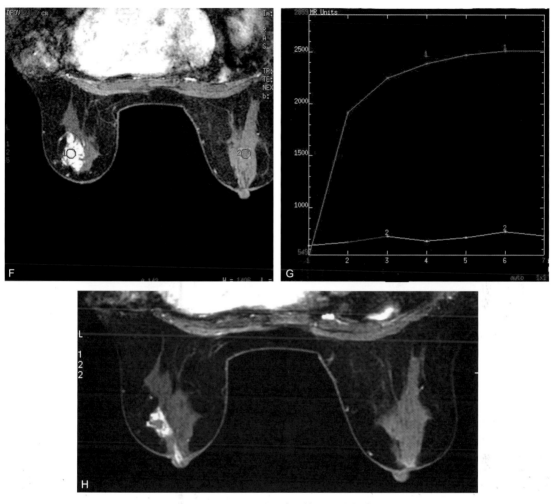

图 4-2-5(续)　乳腺导管内乳头状瘤

A. 横轴面 T1WI，左侧乳腺外侧象限隐约可见团块状稍低信号灶；B. 横轴面抑脂 T2WI，左侧乳腺外侧象限沿乳腺导管分布的混杂高信号；C. 患侧血管剪影 MIP，左侧乳腺沿导管分布葡萄串状高信号，患侧血管网增粗；D. DWI，与周围腺体比较病灶呈明显高信号；E. ADC 图，病灶 ADC 值低于周围正常腺体；F. 动态增强扫描，呈团片样强化；G. 时间 - 信号强度曲线，强化灶曲线呈缓慢上升型；H. 动态增强横轴面乳头层面，可见病灶与乳腺导管相通

（6）其他伴随征象：肿瘤位置表浅侵犯皮肤和 Cooper 韧带时，可见局部皮肤增厚和凹陷，肿瘤累及乳头及输乳管可出现乳头凹陷；肿瘤位置较深累及胸大肌及其筋膜时，病变与胸肌之间脂肪线消失，蟹足样毛刺伸入胸大肌结构中；淋巴结肿大；血肿或出血。

【诊断与鉴别诊断】

1. 诊断依据　乳腺腺体内肿块或结节，形态不规则，呈星芒状或蟹足状；边缘不光滑，可有毛刺，与周围组织分界不清；肿瘤内部信号多混杂；增强扫描由边缘向中心强化；动态增强时间 - 信号曲线多呈快进快出型；患侧血管网增多、增粗、迂曲；DWI 呈高信号，ADC 值明显减低；MRS 可见 Cho 峰。

2. 鉴别诊断

（1）乳腺增生：当其形态不规则，增强不均匀时，需与非肿块性恶性肿瘤鉴别，乳腺增生多为双侧多发，增强扫描轻到中度强化。

（2）形成肿块的乳腺慢性炎症：其缺乏急性乳腺炎的临床症状及体征，MRI 可表现为形状不规则的肿块性病变，边缘不光滑，ADC 值常介于良、恶性之间，而且其血供也较丰富，以周边环形增强为主，时间 - 信号强度曲线可为上升或平台型，但以上升型较多见，且其

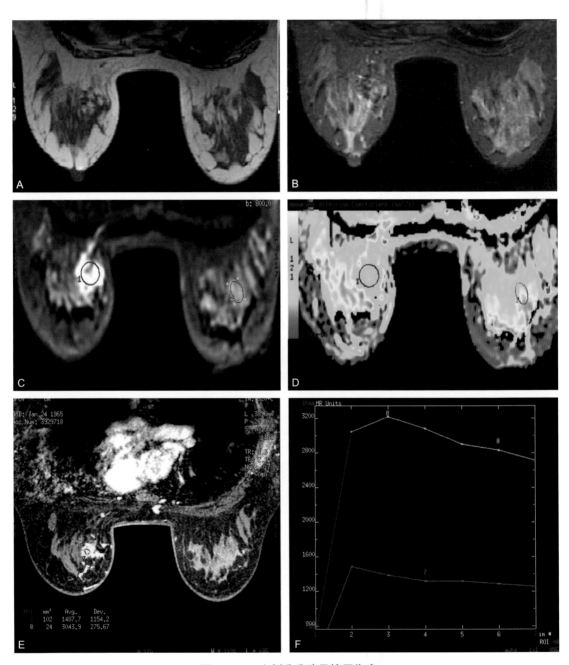

图 4-2-6　左侧乳乳腺导管原位癌

A. 横轴面 T1WI，左侧乳腺内侧象限似见点状低信号；B. 横轴面抑脂 T2WI，左侧乳腺内侧象限局部腺体结构稍紊乱，与 T1WI 对应层面仍可见点状钙化低倍灶；C. DWI，左侧乳腺内侧象限团块状高信号；D. ADC 图，右侧乳腺内结节 ADC 值约 0.0024mm/s，低于对侧腺体；E. 动态增强扫描，可见左侧乳腺簇状、条状强化；F. 兴趣区时间 - 信号强度曲线，呈快进快出型

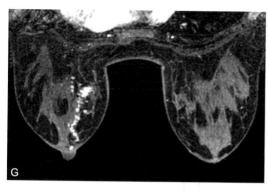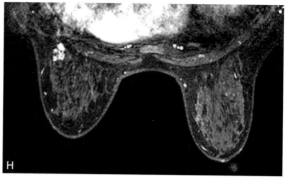

图 4-2-6(续)　左侧乳乳腺导管原位癌

G、H.另外两例导管原位癌,分别可见左侧乳腺内点、线状强化及簇状强化

ADC 值稍高、最大强化率低于乳腺癌。

（3）导管内乳头状瘤:形态学表现为良性,但因细胞成分多的肿瘤类型血供非常丰富,可呈快进快出的血流动力学表现,但难以鉴别其良、恶性。

（4）乳腺纤维腺瘤:在 T2WI 像及增强图像上内部低信号分隔具有重要诊断价值。

（5）乳腺脂肪坏死:常表现为环形增强,边缘可不光滑,内可见增强的壁结节,囊壁可厚薄不均,但其动态增强时间 - 信号强度曲线多呈上升型,临床常有外伤史,病变触诊位置常表浅,位于皮下,同时病变初期较大,随着时间推移,病灶逐渐变小。

六、乳腺肉瘤

【临床表现】

乳腺肉瘤病理类型繁多,包括中胚叶来源的间质肉瘤、纤维肉瘤、血管肉瘤、淋巴肉瘤等。各病理类型肿瘤临床表现不一,缺乏特异性,通常表现为迅速增大的乳房肿块,伴或不伴疼痛。另外还有叶状肿瘤,是以良性上皮成分和富于细胞的间质成分组成。肿瘤的间质成分过度增生构成了肿瘤的本质。根据其间质成分分化程度,分为良性、交界性、恶性 3 个亚型。有学者认为,叶状肿瘤是纤维腺瘤一种特殊类型的纤维组织增生或者是由乳腺纤维腺瘤演变而来,因此部分文献又称巨大纤维腺瘤(图 4-2-9A、B、C)。

【MRI 表现】

（1）乳腺淋巴肉瘤:表现为结节或肿块型者,肿块边缘多清楚,周围浸润少,无毛刺、无皮肤凹陷征;表现为致密浸润型者,显示界限多不清,多数伴有皮肤的弥漫性水肿。MRI 平扫呈长 T1、稍长 T2 信号,信号均匀,内部坏死少见。增强扫描多呈中等或明显强化。

（2）乳腺血管肉瘤:MRI 平扫表现为 T1WI 上低信号,T2WI 上呈高信号,肿瘤内的囊性含血液区在 T2WI 上表现为特征性点状或片状高信号、低信号。增强扫描明显强化。

（3）乳腺恶性纤维组织细胞瘤:表现为边缘清晰的软组织肿块,无特异性。

（4）乳腺叶状肿瘤:分叶状形态被认为是该肿瘤较具特征性的表现。MRI T1WI 以低信号表现为主,T2WI 以较高信号为主,信号可不均匀,可有出血。动态增强扫描多表现为增强早中期时相快速渐进性明显强化,中晚期则维持于"平台"水平或轻度下降。DWI 序

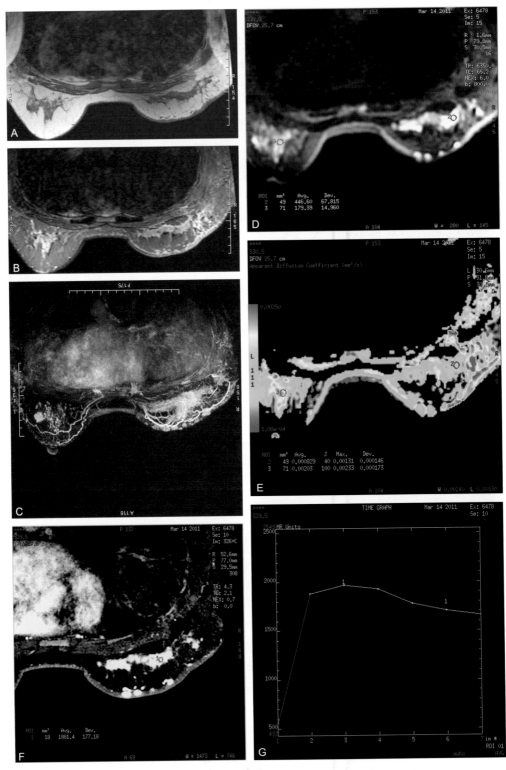

图 4-2-7　右乳乳腺癌（经右锁骨下淋巴结病理及免疫组化证实）

A. 横轴面 T1WI，可见右侧乳腺大体形态失常，腺体结构紊乱；B. 横轴面抑脂 T2WI，右侧腺体内部信号不均匀；C. 血管剪影 MIP，可见右侧乳腺腺体不均匀强化，皮下多个结节，右侧乳腺血管明显增多、增粗，迂曲；D. DWI，右侧乳腺内多个团块状高信号，皮下亦见多个高信号结节；E. ADC 图，右侧乳腺内结节 ADC 值约 0.000829mm/s，明显低于对侧腺体；F. 动态增强扫描，可见右侧乳腺腺体强化，皮下多个结节；G. 兴趣区时间 - 信号强度曲线，呈快进快出型

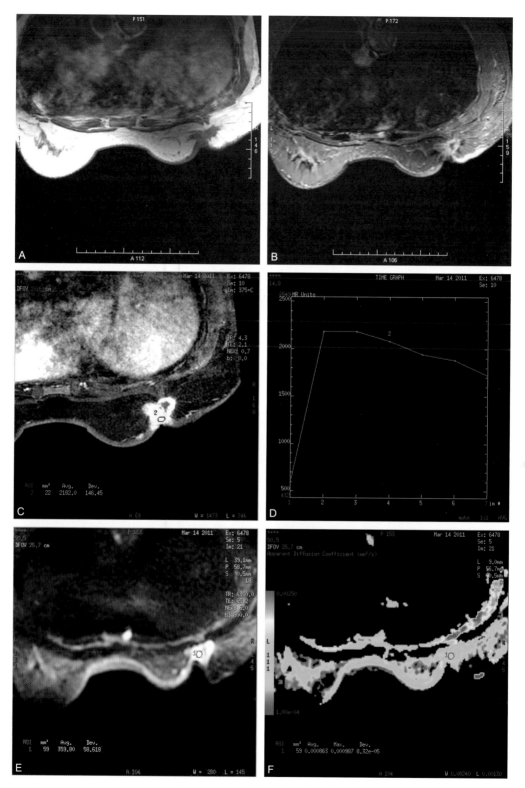

图 4-2-8 右侧乳腺浸润性导管癌

A、B.横轴面 T1WI、T2WI 抑脂图像，可见右侧乳房大体形态失常，乳头内陷，皮层增厚，腺体边缘呈蟹足状改变；C.动态增强图像，右侧腺体呈厚壁环状强化，壁不规则增厚，周围可见毛刺；D.兴趣区时间-信号强度曲线呈快进快出型；E、F.治疗前 DWI 图像及 ADC 图，DWI 图上病灶呈不均匀高信号，ADC 值明显下降

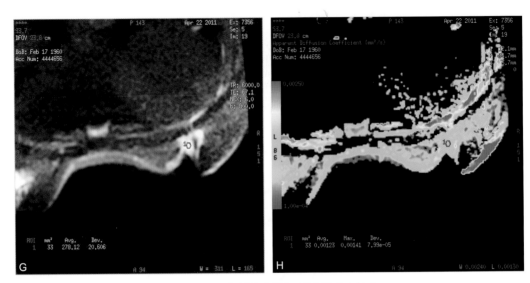

图 4-2-8　右侧乳腺浸润性导管癌（续）

G、H. 为化疗后 DWI 图像及 ADC 图，可见 DWI 序列高信号范围缩小，ADC 值从 0.000863mm/s 上升至 0.00123mm/s

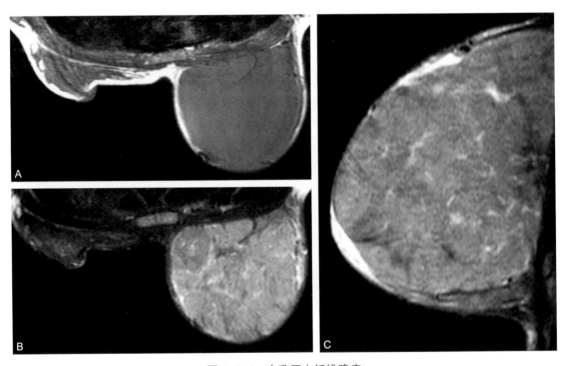

图 4-2-9　右乳巨大纤维腺瘤

A. 横轴面 T1WI，可见右侧乳腺明显增大；B. 横轴面 T2WI 抑脂图像，右乳腺体呈结节、团块状改变，T2WI 信号不均
匀增高；C. 矢状位 T1WI 图像

列信号强度与其良恶性有相关性，ADC 值减低更多出现于交界性和恶性叶状肿瘤。

【诊断与鉴别诊断】

1. 诊断依据 乳腺肉瘤病理类型复杂，影像表现多样，笔者所见经病理证实的乳腺肉瘤行 MRI 检查的病例极少，且目前尚无文献报道，其 MRI 表现有待进一步总结。

2. 鉴别诊断 主要与乳腺癌鉴别。

（陆　玮　曹毅媛　汤翔宇　夏黎明　李　茜）

第五章　MRI 在循环系统的应用

第一节　心脏主要结构的 MRI 表现

1. 心肌　自旋回波序列中，心肌与横纹肌相仿，呈中等信号强度（图 5-1-1）。左室心肌壁分 17 段，短轴面可见 16 段：基底段 6 段（前壁、前间壁、下间壁、下壁、下侧壁、前侧壁）、中间段 6 段（前壁、前间壁、下间壁、下壁、下侧壁、前侧壁）和心尖段 4 段（前壁、间壁、下壁和侧壁）；长轴面可见心尖部，共 17 段。如果从心尖部到基底部将短轴切面由中心向外周排列起来则构成一个靶心图，又称"牛眼图"（图 5-1-2）；左室前壁对应于 1、7、13 区；间隔壁 2、3、8、9、14 区；下壁 4、10、15 区；侧壁 5、6、11、12、16 区，心尖部对应于 17 区。此分区法与冠状动脉分布紧密结合，前降支主要为前壁及前间壁供血；回旋支主要为侧壁、下壁供血，右冠脉主要为下壁、后间壁供血。正常左室心肌厚度在收缩期比舒张期至少增加 50%。

2. 心内膜　为心腔内面光滑、透明的膜，与大血管内膜及瓣膜连续。信号稍高于心肌的细线，常难以分辨。

3. 心房　右房耳部呈基底宽的三角形，与右房固有心腔间的连接宽；左心耳呈管状，与左房连接窄。上下腔静脉进入右房于横断位、冠状位和矢状位上易识别。MRI 上可准确测定左、右心房的大小。

4. 心室　心室由入口部、心室小梁和流出部组成。右室呈三角形，肌小梁粗大，内壁粗糙，有调节束，房室瓣与心尖距离近。左室呈椭圆形，内壁光滑，肌小梁纤细无调节束，房室瓣距心尖较远。心室腔内因流空效应，一般无信号可见（图 5-1-1）。

5. 瓣膜　瓣膜与房间隔相仿呈中等信号，比心肌信号稍高，体线圈能粗略见到瓣膜形态，采用心脏表面线圈能清晰显示二尖瓣、三尖瓣与半月瓣。

6. 心包　由于纤维组织的长 T1、短 T2 及质子密度低，所以心包均为低信号。在 MRI 上心包只有壁层的纤维囊部才有足够的厚度能显示，并为周围高信号的脂肪与中等信号的心肌形成对比，呈现为介于两者间的低信号弧线影。心包在右室前表面往往显示，但在左室之后外侧、右房部位显示不清，是由于该部脂肪组织较少，心包显示不清，难与周围低信号的肺组织鉴别。

7. 冠状动脉　采用心电门控和心脏表面线圈，在不同扫描层面可见到冠状动脉。在 MRI 上冠状动脉成像可重复性较差。冠状动脉钙化在冠心病诊断中有重要意义，但 MRI 亮血序列则可以鉴别钙化与无信号的血流（图 5-1-3）。

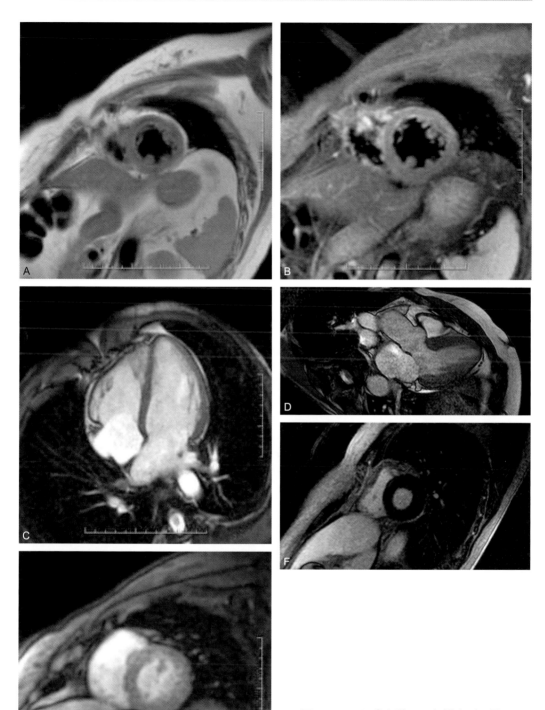

图 5-1-1 正常心脏 MR 扫描序列及平面

A. 双反转恢复 FSE(黑血) 序列心脏短轴面，心肌呈等信号；B. 三反转恢复 FSE(黑血) 序列，抑脂，心肌呈稍长 T2 信号；C、D. 分别为电影（亮血）序列的四腔心及三腔心图像；E、F. 短轴心肌首过灌注及延迟增强图像

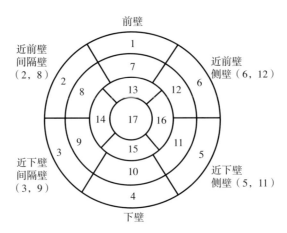

图 5-1-2　左室牛眼图

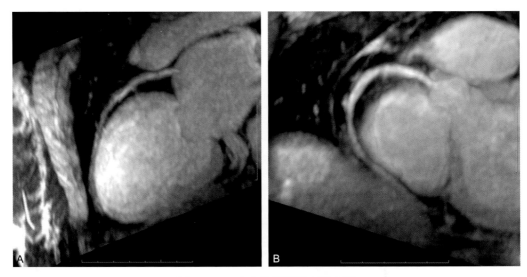

图 5-1-3　全心扫描冠脉成像序列
冠脉左前降支及右冠状动脉重建图像

第二节　大血管病变

一、主动脉瘤

主动脉瘤（aortic aneurysm）可按瘤壁组织结构、部位、形态及病因分类。

（1）主动脉瘤根据结构可分为：①真性主动脉瘤，动脉瘤的囊由动脉壁的一层或多层构成；②假性主动脉瘤，由于外伤、感染等原因，血液从动脉内溢出至动脉周围的组织内，血块及其机化物、纤维组织与动脉壁一起构成动脉瘤的壁。

（2）主动脉瘤根据发生部位可分为：①升主动脉瘤；②主动脉弓动脉瘤；③降主动脉瘤或胸主动脉瘤，起点在左锁骨下动脉的远端；④腹主动脉瘤，常在肾动脉的远端。

（3）主动脉瘤形态可分为：①囊性动脉瘤，瘤体涉及动脉周界的一部分，呈囊状，可有颈，呈不对称外凸；②梭形动脉瘤，瘤体涉及整个动脉周界，外伤性动脉瘤常呈囊状，粥样硬化常呈梭状；③混合型动脉瘤，即囊状、梭形均有。

（4）根据病因分为粥样硬化性、感染性、创伤性、先天性、大动脉炎性、梅毒性主动脉瘤，马方综合征，以及白塞病等。

【临床表现】

主动脉瘤临床表现变化较大，症状是由瘤体压迫、牵拉、侵蚀周围组织所引起，视主动脉瘤的大小和部位而定。轻者可无任何症状，重者发生动脉瘤破裂，临床表现非常凶险，胸主动脉瘤破裂入支气管、气管、胸腔或心包可以致死。

【MRI 表现】

（1）黑血序列轴位（图 5-2-1A）显示动脉呈囊状或梭囊状扩张的低信号，矢状面或斜矢状面可确定主动脉瘤的部位及范围，并可显示腔内血栓，瘤周血肿等血管及其周围改变。亮血序列也可获得同样信息，流动血呈高信号，血栓呈低信号（图 5-2-1B）。

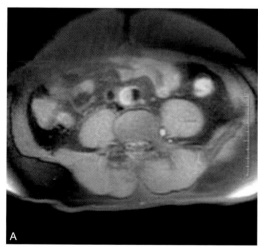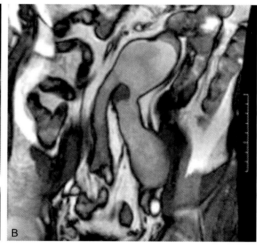

图 5-2-1　动脉瘤

A. 轴位黑血序列，流空的左侧髂总动脉内有高信号血栓；B. 亮血序列（FIESTA），冠状位见腹主动脉末端及左侧髂总动脉起始部囊状、混合型动脉瘤形成，并可见血管分叉处血栓形成

（2）3D CE-MRA 可行最大信号投影及多平面重组后处理，可以更直观、更好地显示主动脉瘤的部位、范围、形态等特征，并有利于显示血栓。

【诊断与鉴别诊断】

1. 诊断依据　指主动脉壁局部或弥漫性的异常扩张，其管径大于邻近正常主动脉 1/3 倍。

2. 鉴别诊断

（1）主动脉瘤伴附壁血栓与主动脉夹层假腔内充满血栓的鉴别：二者的鉴别常存在困难，以下几点改变可帮助确诊主动脉夹层：①主动脉开放的管腔受压变形，不呈圆形；②在不同解剖层面，主动脉管腔内血栓改变位置；③血栓的纵轴范围超过 70mm。

（2）囊状动脉瘤与主动脉夹层的鉴别：在黑血序列横断面平面上，当层面未显示囊状动脉瘤与主动脉相连部位时，可表现为相邻两个开放管道，而误为主动脉夹层。此时可参考斜矢状面（矢状面）或冠状面图像进行鉴别。

（3）主动脉管径扩大：当主动脉明显伸展扭曲时，横断面切层与主动脉斜交时，可造成主动脉管径扩大的假象。连续观察其上下层面和参考斜矢状面（矢状面）或冠状面图像，可以了解主动脉全貌，并对其作出判断。

二、主动脉夹层动脉瘤

主动脉夹层动脉瘤，现多称主动脉夹层（aortic dissection，AD），并非真正的动脉瘤，是指循环血液经主动脉内膜撕裂口直接进入管壁中层，将中层分离形成夹层的一种致命性心血管疾病。其有两种分类方法。

1. DeBakey 分型　Ⅰ型：主动脉夹层累及升主动脉及降主动脉，甚至到腹主动脉。Ⅱ型：主动脉夹层累及范围仅限于升主动脉。Ⅲ型：主动脉夹层累及降主动脉，未累及腹主动脉者为Ⅲ A 型；向下累及腹主动脉者为Ⅲ B 型。

2. Stanford 分型　A 型：凡累及升主动脉的夹层，相当于 DeBakey Ⅰ型和Ⅱ型。Stanford B 型：仅累及降主动脉的夹层相当于 DeBakey Ⅲ型。

【临床表现】

（1）胸痛：90% 患者首发症状为突然发生的、持续性、进行性加重的剧烈胸痛，呈刺痛、撕裂样或刀割样疼痛，患者往往不能忍受，此时大汗淋漓，含服硝酸甘油无效。心电图检查可排除心肌梗死。

（2）休克：患者出现面色苍白，大汗，精神紧张或晕厥，四肢末端湿冷，但血压多能维持正常范围或略有下降，这时多见于夹层破溃到空腔脏器中。

（3）胃肠道症状：若夹层波及主动脉远段（尤其肠主动脉分支），患者可有腹痛、呕吐、呕血及便血，多系夹层累及肠系膜动脉引起肠管缺血所致。

（4）精神神经系统症状：若夹层累及颈总动脉或无名动脉开口处，可表现为一过性脑缺血，甚至脑卒中。

（5）肢体无脉或脉搏减弱：此系夹层累及无名动脉或左锁骨下动脉，或累及髂总动脉并压迫其开口处所致。

（6）其他：扩张血管压迫邻近脏器而出现相应器官受压的症状，如声音嘶哑、呼吸困难、咯血、哮喘等。如果夹层发生在主动脉的近端，可引起主动脉瓣关闭不全，胸骨左缘第 2 肋间可闻及舒张期杂音。有时主动脉夹层破入心包或胸腔，可出现心包积液、胸腔积液等。

【MRI 表现】

（1）直接表现：显示主动脉内的内膜片和真假双腔。真腔和假腔的鉴别主要取决于两者的血流速度不一。黑血序列上真腔血流速度快表现为流空的无信号改变，假腔因流速慢常出现稍高信号。内膜片则为真、假两腔之间的窄条状中等信号，内膜片常常非直线，而是凸向假腔，凹面向真腔。电影或白血序列中内膜片呈低信号，易于观察内膜的撕裂口，且可观察到血流自真腔进入假腔的动态过程。在矢状面及斜矢状面，平面内的相位对比图像更易找到破口处异常血流信号，并可通过相位对比的流量曲线图鉴别真假腔。同时在白血序列可清楚显示主要分支血管是否受累。CE-MRA 显示效果与 CTA 相同，可立体多平面显示夹层详细特征（图 5-2-2）。

（2）间接表现：主动脉不同程度扩张，如果夹层破入心包腔、胸腔或纵隔，就会表现相应的征象，如胸腔积液、积血（左侧胸腔多见），或纵隔内血肿。

【诊断与鉴别诊断】

1. 诊断依据 主动脉内的内膜片和真假双主动脉腔，主动脉真腔受压，失去正常形态。

2. 鉴别诊断 主动脉粥样硬化伴壁溃疡，表现为主动脉壁增厚，伴局部小龛影，与主动脉平行的长轴平面显示清楚。

三、主动脉缩窄

主动脉缩窄（coarctation of aorta）指的是自无名动脉到第一对肋间动脉之间的主动脉先天性发育异常，形成局部管腔狭窄，产生血流动力学障碍。依狭窄段与动脉导管前后位置关系分婴儿型和成人型，婴儿型后来称为导管前型，成人型称为导管后型。

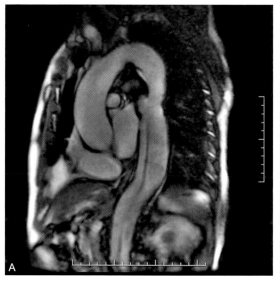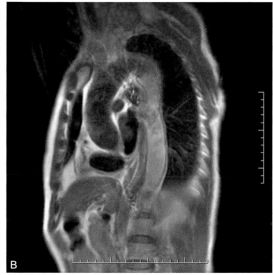

图 5-2-2　Ⅲ型主动脉夹层

A. FIESTA 序列，斜矢状面示降主动脉见自上而下低信号内膜片，大腔信号较小腔信号低为假腔；B. DIR，斜矢状面示降主动脉后部为高信号，代表假腔，前方的低信号为真腔

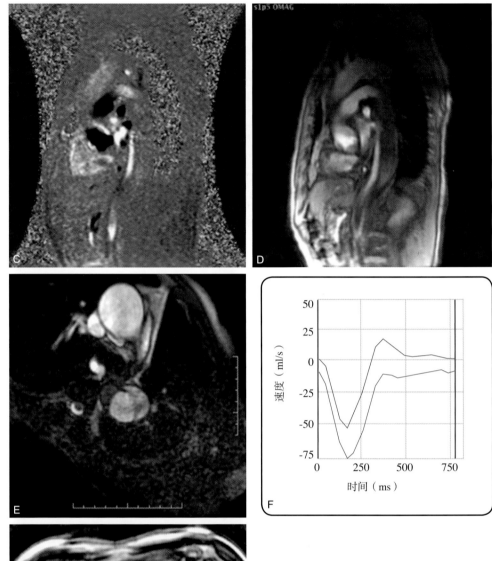

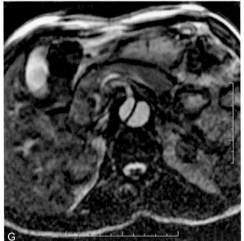

图 5-2-2（续）　Ⅲ型主动脉夹层

C、D.平面内相位对比成像的相位图及幅度图，相位图可
见降主动脉起始部异常血流信号（箭头所指黑色湍流信
号），经过此处行 FIESTA 轴面扫描得到图 E ；E.可见低信
号膜片中断，并于该处见稍低信号的异常血流信号，为内
膜破口 ；F.破口处的通过平面相位对比序列后处理血流分
析图，曲线 a(红) 为小腔血流图，曲线 b(蓝) 为大腔血流
图，曲线 b 有反向波为假腔 符合黑血序列所见 ；G.FIESTA
轴面图像可清晰显示肠系膜上动脉起源真腔

【临床表现】

婴儿型表现为生后数周即出现症状，下肢血流依赖于动脉导管，如果出生后动脉导管逐渐闭合，由于婴儿侧支循环不足，缩窄远端器官缺血导致肾衰竭和酸中毒，同时左心负荷加重引起急性充血性心力衰竭。成人型常常无症状，体检发现上肢高血压。部分患者由于上半身高血压可能主诉头痛、鼻出血，或者由于下肢缺血而感到双下肢无力，冷凉感和间歇性跛行。增粗的侧支循环动脉压迫附近器官，产生包括臂丛神经受压所致上肢麻木、瘫痪，脊髓受压所致下肢瘫痪等症状。

【MRI 表现】

（1）在各种检查序列中，左前斜矢状面自旋回波 T1WI 扫描可很好地显示主动脉全貌及主动脉缩窄的直接征象，可显示未闭的动脉导管。左前斜矢状面 T1 结合横断面 T1 可精确测量主动脉狭窄部位、升主动脉及降主动脉内径，并同时显示主动脉与肺动脉交通情况。可以分辨主动脉缩窄是嵴状或是隔膜状。

（2）梯度回波电影序列 (Cine MRA) 对异常血流可较好显示，磁共振电影（Cine MRI）序列中流动的血液呈高信号，通过缩窄的高速血流和涡流呈无信号或低信号，从而更清楚地显示狭窄。

（3）动态增强 MRA（CE-MRA) 可显示胸主动脉及其分支全貌、各种侧支血管等。多角度最大密度投影重建完全避免了由于切面角度因素可能导致的漏诊，利用血管三维重建

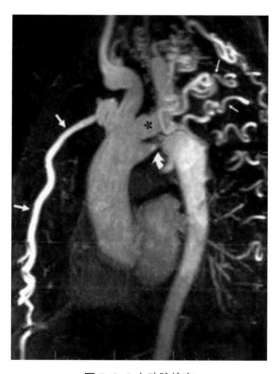

图 5-2-3 主动脉缩窄

CE-MRA 最大密度投影图显示主动脉弓缩窄，并可见侧支循环形成，内乳动脉（大箭头）及肋间动脉（小箭头）均扩张，见动脉导管未闭（弯箭头）

技术显示的解剖外形，通过不同角度的旋转，准确评价狭窄处与头臂血管关系（图 5-2-3）。

（4）相位对比成像量化狭窄处血流速度，通过简化伯努利方程评估狭窄处压差（文献报道压差大于 30mmHg 为干预治疗的指征）为临床选择治疗方案提供有用信息。若累及左锁骨下动脉，还可以判断有无锁骨下动脉窃血综合征。

【诊断与鉴别诊断】

自无名动脉到第一对肋间动脉之间的主动脉有局部管腔狭窄，并可见胸廓内动脉及肋间动脉增粗。

四、肺动脉高压

肺动脉高压（pulmonary artery hypertension，PAH）是各种原因引起的静息状态下右心导管测得的肺动脉平均压（mean pulmonary arterial pressure，MPAP）≥25mmHg 的一组临床病理生理综合征，可分为原发性及继发性肺动脉高压。

【临床表现】

缺乏特异性的临床症状，患者早期可无自觉症状或仅出现原发疾病的临床表现，随肺动脉压力升高出现一些非特异性症状，如劳力性呼吸困难、乏力、腹胀、心绞痛、晕厥等。由于肺动脉压升高可出现右房、右室肥厚的体征，如 P_2 亢进，三尖瓣反流造成的全收缩期杂音，肺动脉瓣闭锁不全造成的舒张期杂音和右室第三心音。右心衰竭时可见颈静脉怒张、肝大、下肢水肿。还可发现肺动脉高压病因相关的体征，如毛细血管扩张症和指状溃疡及指端硬化，常见于硬皮病患者。如果在特发性肺动脉高压患者中发现杵状指提示患先天性心脏病或周围血管闭塞病的可能。

【MRI 表现】

（1）MRI 示肺动脉主干、左右肺动脉管径增粗，甚至扩张，黑血序列可见低信号管腔内有慢血流的异常稍高血流信号。

（2）心脏常规 MRI 扫描可见右心肥大，室间隔向左室膨出，室间隔曲率计算可大致评估轻、中、重度肺动脉高压（图 5-2-4）。

（3）Cine MRI 序列可见右心肥大所致继发性三尖瓣闭合不全，三尖瓣反流的低信号血流束。

（4）由肺栓塞所致肺动脉高压，SE 序列可见低信号管腔内等或高信号栓子。Cine MRI 及 MRA 技术，尤其是 CE-MRA 肺灌注成像技术能较好显示肺动脉栓塞的部位及数目，可见肺动脉内充盈缺损。

（5）肺动脉高压时肺灌注扫描可见两肺灌注延迟，灌注峰值后移、峰值减低及峰值时间延长，肺野外带虫蚀样灌注缺损。肺血管最大密度投影可见肺动脉干及左右肺动脉扩张，而远端分支细小、稀少，呈"残根征"。

【诊断与鉴别诊断】

肺动脉主干、左右肺动脉管径增粗，黑血序列可见低信号管腔内有慢血流的异常稍高信号，并有右心肥大、室间隔向左室膨出、三尖瓣闭合不全等表现。

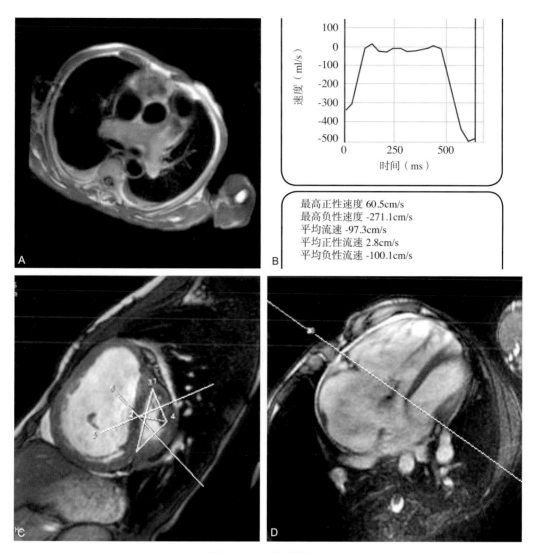

图 5-2-4　肺动脉高压

A. 黑血序列周围可见肺动脉主干及右肺动脉增粗管腔内见高信号的慢血流信号；B. 肺动脉血流分析图示血流速度达峰时间短，下降期有较长平台期；C. 心脏短轴面显示室间隔变平，可计算曲率评估肺动脉高压程度；D. FIESTA 四腔心示房间隔缺损，右心增大，三尖瓣反流（收缩期右房的束状无信号区）

第三节　先天性心脏病

一、房间隔缺损

　　房间隔缺损（atrial septal defect，ASD）为房间隔构成异常，是先天性心脏病中最常见的类型之一，系胚胎发育期心房间隔上残留未闭的缺损而形成。房间隔缺损分为原发孔型（Ⅰ孔型）房间隔缺损和继发孔型（Ⅱ孔型）房间隔缺损，按形态可分为单孔型、多孔型及筛孔型。

【临床表现】

症状与缺损大小和分流量多少密切相关。缺损大者，症状出现较早；缺损小者，可长期无症状，一直潜伏到老年。大多在 21～40 岁之间开始出现症状。主要症状为劳动后气急、心悸或呼吸道感染和心力衰竭等。

【MRI 表现】

（1）直接表现：房间隔连续性中断。但因房间隔为膜性结构，黑血序列或常规 SE 序列中受容积效应的影响，不能明确诊断且容易漏诊。而采用亮血序列横轴位或四腔心位是显示房间隔缺损的最佳方位（图 5-3-1）。

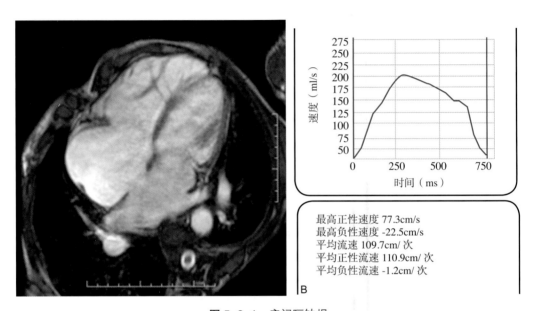

最高正性速度 77.3cm/s
最高负性速度 -22.5cm/s
平均流速 109.7cm/ 次
平均正性流速 110.9cm/ 次
平均负性流速 -1.2cm/ 次

图 5-3-1　房间隔缺损

A. 亮血序列四腔心层面可见房间隔连续中断，右心增大；B. 相位对比序列后处理分析可测分流量

（2）间接表现：右心增大；主肺动脉扩张，最后肺动脉高压有其特定的 MRI 表现。

（3）Cine MRI 序列示心房水平可见异常血流低信号，相位对比特殊扫描房间隔缺损的方法可显示缺损大小、部位、异常分流血流束、血流量，从而进一步计算分流量，为临床提供治疗方案的有用信息。

【诊断与鉴别诊断】

诊断依据：房间隔连续性中断。

二、室间隔缺损

室间隔缺损（ventricular septal defect，VSD）指室间隔在胚胎发育第 8 周，心室间隔发育不全或停滞，形成左、右心室的异常交通，在心室水平产生左向右分流，产生血流动力学紊乱。室间隔缺损发病率约占先天性心脏病的 20%，可单独存在，也可与其他畸形并存。根据缺损的位置可分为漏斗部室间隔缺损（包括干下型、嵴内型），膜部室间隔缺损（单纯膜部型、嵴下型、隔瓣下型），肌部室间隔缺损。

【临床表现】

缺损口径较小、分流量较少者，一般无明显症状。缺损较大、分流量较多者，可有发育障碍，活动后心悸、气急，反复出现肺部感染，严重时可出现呼吸窘迫和左心衰竭等症状。重度肺动脉高压、产生双向或反向（右至左）分流时，出现发绀，即所谓艾森门格综合征，体力活动和肺部感染时发绀加重，最终发生右心衰竭。

【MRI 表现】

（1）直接表现：室间隔连续中断。以横轴面或四腔心平面及垂直室间隔左室短轴面显示最为满意（如图 5-3-2）。

（2）间接表现：分流量大者可见右心增大，室壁增厚，肺动脉高压的 MRI 表现。

（3）Cine MRI 序列可见心室水平异常血流低信号。对于肌部小室间隔缺损仅在心室收缩期可见左向右分流。隔瓣后型室间隔缺损常合并主动脉瓣脱垂，造成主动脉瓣关闭不全，则在三腔心 Cine MRI 序列上可直接显示主动脉瓣区异常反流信号及主动脉瓣脱垂情况。相位对比序列依据血流信号判断分流方向及估测分流量，同时有利于发现小的或多发的室间隔缺损，为临床制订治疗方案提供大量有用信息。

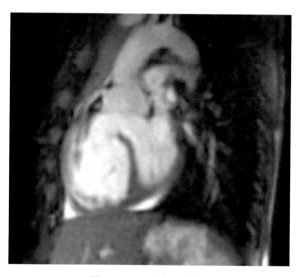

图 5-3-2　室间隔缺损

法洛四联症患者。室间隔缺损，主动脉骑跨，右室增大

【诊断与鉴别诊断】

诊断依据：室间隔连续性中断。

三、三尖瓣下移畸形

三尖瓣下移畸形（Ebstein anomaly）为三尖瓣环向心室侧移位累及三尖瓣和右室的一种

少见的、复杂的先天性心脏病，占先天性心脏病的 0.03%～1%。根据前叶是否下移和发育情况将其分为 3 型：A 型，前叶位置正常，仅后叶及隔叶下移，功能右室容量足够；B 型，前叶下移发育不良，瓣叶活动受限，后叶隔叶下移，但一般瓣叶面积减少不严重；C 型，瓣叶面积严重减少，隔叶或后叶缺如，前叶下移，瓣叶结构、腱索和乳头肌严重发育不全，前叶仅为条索状膜样组织且堵塞右室流出道，房化右室明显扩大，功能右室发育不良，心脏显著扩大。

【临床表现】

临床表现取决于患者年龄、病理解剖以及右向左分流等血流动力学改变。症状有发绀、右心衰竭、心律失常、心源性猝死等。由于房化右室的缓冲作用，即使三尖瓣重度反流，颈静脉搏动很少表现出巨大的 V 波。左前胸可闻及三尖瓣前叶开瓣音及收缩期杂音，第一心音分裂，第四心音、肺动脉第二心音减弱。

【MRI 表现】

（1）三尖瓣隔叶附着点下移至二尖瓣前叶附着点下方 2.2cm 的室间隔上，后叶冗长，开启呈挥鞭样。

（2）右房明显扩大，右室腔缩小，室间隔左移挤压左室变狭窄。

（3）短轴电影示室间隔与左室后壁同向运动，并可以看见三尖瓣反流的异常血流信号（图 5 -3-3）。

【诊断与鉴别诊断】

诊断依据：三尖瓣后叶变长移向右室，Cine MRI 上示如挥鞭样，隔叶显示明显下移，并紧贴室间隔。

四、先天性心脏憩室

先天性心脏憩室（congenital heart diverticulum）是极为罕见的先天性心脏病，是心壁出现肌性或纤维性向外囊状突出的病变。多见于小儿，其中以左室憩室为多见，大多合并有房室缺损或其他心脏畸形，少数为孤立性憩室，孤立性憩室多无自觉症状。根据部位还可分为心房憩室和心室憩室。心室憩室多呈囊状或半球形。憩室通过或宽或窄的交通口与心腔相通，憩室内可有血栓，多为单发。

【临床表现】

通常是无症状或行其他检查时偶然发现。左室憩室常合并室性心律失常，如完全性右束支阻滞形态的室性期前收缩（早搏）、室性心动过速或心源性猝死；憩室易伴发室上性心律失常，如心房纤颤或房性心动过速。

【MRI 表现】

（1）心室腔局限膨出，憩室口较小，腔较大，其内见肌小梁。

（2）憩室壁运动正常，收缩期憩室腔变小。

（3）憩室内因慢血流在 DIR、TIR 上呈高信号。

（4）首过灌注成像显示憩室更佳（图 5-3-4）。

【诊断与鉴别诊断】

1. 诊断依据   心室憩室是心室腔局限膨出，口或颈较小，腔较大，有时见肌小梁，憩室壁运动正常。

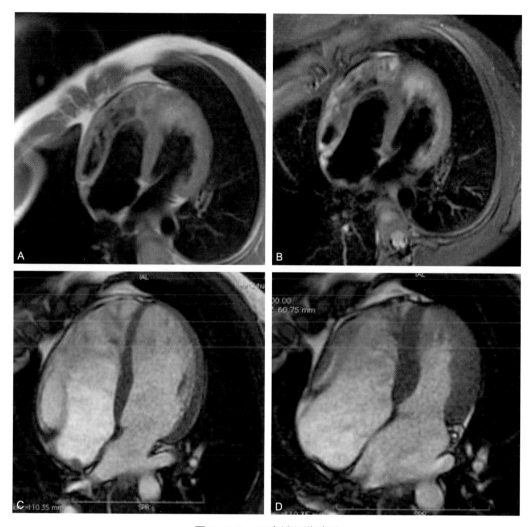

图 5-3-3　三尖瓣下移畸形

A、B.DIR、TIR，右室扩大，三尖瓣后叶变长移向右室，隔叶显示明显下移，并紧贴室间隔；C、D.四腔心舒张末期和收缩末期 Cine，三尖瓣后叶呈挥鞭样改变

2. 鉴别诊断

（1）真性室壁瘤：呈宽口薄壁的心肌节段，心动周期中与非梗死室壁呈反常运动，幅度一般不大，有时室壁瘤内可见附壁血栓。

（2）假性室壁瘤：多系急性心肌梗死或心脏创伤、感染导致的心脏局部破裂，心室内血液进入破口，在心外膜下形成血肿，呈瘤样改变，心外膜尚完整或有粘连，心室与瘤体之间多呈瓶颈样，瘤体多明显大于破口，壁薄无收缩功能。

五、马方综合征

马方综合征（Marfan syndrome）属于一种多系统受累的先天性遗传性结缔组织疾病，

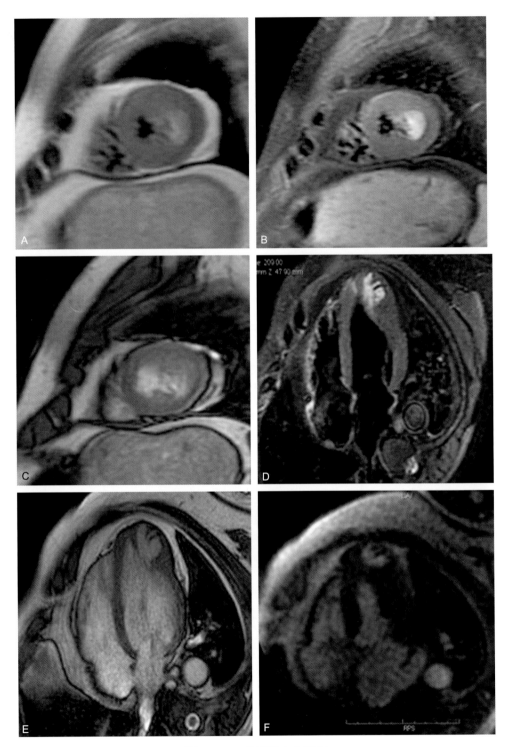

图 5-3-4　先天性左室憩室

A、B、C. DIR、TIR、FIESTA 短轴面，左室心尖段心腔向外膨出，体部较深，口小，憩室壁不薄，运动正常；D、E、F.
TIR、FIESTA、灌注四腔心图像，心尖段心腔向外膨出，体部深大，其内见肌小梁，室壁运动正常，口径较小

常染色体显性遗传。病变主要累及中胚叶的骨骼、心脏、肌肉、韧带和结缔组织。

【临床表现】

（1）骨骼肌肉系统主要有：四肢细长，蜘蛛指（趾），双臂平伸指距大于身长，双手下垂过膝，上半身比下半身长。长头畸形、面窄、高腭弓、耳大且低位。有时见漏斗胸、鸡胸、脊柱后凸、脊柱侧凸、脊椎裂等。约 80% 的患者伴有先天性心血管畸形。

（2）眼：主要有晶体状脱位或半脱位、高度近视、白内障、视网膜剥离、虹膜震颤等。

（3）主动脉进行性扩张、主动脉瓣关闭不全：由于主动脉中层囊样坏死而引起的主动脉窦瘤、夹层动脉瘤及破裂。二尖瓣脱垂、二尖瓣关闭不全、三尖瓣关闭不全亦属本征重要表现。

（4）可合并先天性房间隔缺损、室间隔缺损、法洛四联征、动脉导管未闭、主动脉缩窄等。

【MRI 表现】

（1）心血管方面表现为大动脉中层弹力纤维发育不全，导致主动脉瘤样扩张，形成动脉瘤，病变常引起升主动脉根部形成动脉瘤或动脉瘤样扩张，可呈“蒜头样”改变，进展常可合并夹层。MRI 多平面多序列成像可很好地显示其部位及范围，结合电影评价主动脉瓣及左心功能（图 5-3-5））。

（2）主动脉瓣膜关闭不全可于 Cine MRI 序列舒张期左室血出道见低信号血流束。

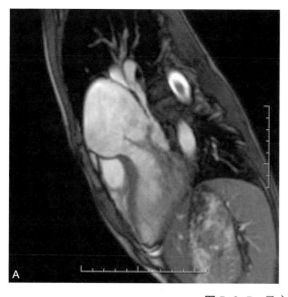

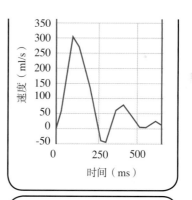

最高正性速度 61.5cm/s
最高负性速度 -36.2cm/s
平均流速 44.9cm/s
平均正性流速 -93.7cm/s
平均负性流速 -98.8cm/s

图 5-3-5　马方综合征

A. 主动脉根部扩张，主动脉瘤形成，伴继发的主动脉瓣关闭不全；B. 主动脉瓣处血流分析图，显示反流血流量

【诊断与鉴别诊断】

1. 诊断依据　有家族史，有骨骼、循环多系统的特异或非特异临床表现。

2. 鉴别诊断　与各系统单一疾病相鉴别。

第四节   冠状动脉粥样硬化性心脏病

一、急性心肌梗死

急性心肌梗死（acute myocardial infarction，AMI）指因冠状动脉急性、持续性缺血缺氧所引起的心肌坏死。按梗死范围，心肌梗死可分为透壁性心肌梗死、心内膜下心肌梗死及灶性心肌梗死。按梗死时间其可分为急性期（时间小于 6 小时），亚急性期（时间小于 72 小时），慢性期（3 天至 6 周），病程大于 6 周称陈旧性心肌梗死。

【临床表现】

常有持久的胸骨后剧烈疼痛、急性循环功能障碍、心律失常、心力衰竭、发热、白细胞计数和血清心肌损伤标志酶的升高，以及心肌急性损伤与坏死的心电图进行性演变。

【MRI 表现】

（1）心肌信号改变：正常 SE 序列心肌为等信号，梗死心肌及其周围水肿呈长 T1、长 T2 信号改变，心肌梗死 24 小时便可于 T2WI 观察到信号增高。急性期，由于水肿，高信号区域大于梗死区域；亚急性期，二者范围相近；慢性期，由于瘢痕形成，心肌 T2 信号低于正常心肌（图 5-4-1）。

（2）急性期梗死心肌水肿其壁厚度增加，慢性期因为瘢痕形成，梗死处心肌变薄。

（3）心脏运动功能：Cine MRI 可见梗死心肌运动消失，心肌收缩增厚率为零。心脏射血分数减低，心肌质量减低（图 5-4-2）。

（4）心肌灌注：MRI 首过心肌灌注成像及延迟心肌灌注成像联合判定心肌活性。动物试验表明，损伤但仍然存活心肌首过灌注为充盈缺损，延迟无强化。死亡心肌在心肌梗死稳

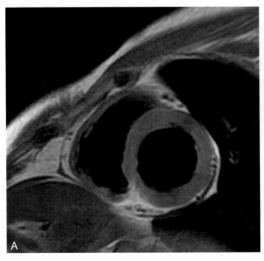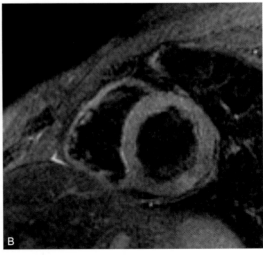

图 5-4-1   急性心肌梗死

A. 短轴位 DIR；B. 短轴位 TIR。左室下侧壁见节段性长 T1、长 T2 信号影

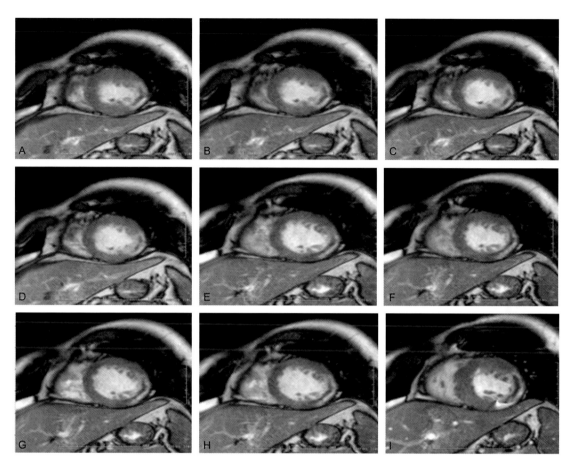

图 5-4-2　急性心肌梗死 (Cine MRI)
左室下侧壁变薄，增厚率减低，收缩运动减弱

定期（大于 28 天）首过灌注为充盈缺损，延迟期明显强化。急性、亚急性期心梗，可逆或不可逆心肌损伤均有可能出现延迟强化。强化可为心内膜下、透壁或混合型。心肌灌注结合 Cine MRI 可判断心肌活性。延迟期无强化，其心肌运动正常，提示心肌组织存活，延迟期无强化而运动功能失调为冬眠或顿抑心肌，延迟期心肌强化而运动功能失调为梗死心肌（图 5-4-3）。

【诊断与鉴别诊断】

1. 诊断依据　相应临床症状，结合心电图及心肌损伤标志酶的特异性表现，再结合心肌灌注及心肌 Cine MRI 可诊断。

2. 鉴别诊断　心肌缺血：临床症状相似，但给予硝酸甘油症状可缓解，无缓解者结合心电图及心肌损伤标志酶检查。心肌缺血心肌灌注 MRI 表现为首过其充盈缺损而延迟期无强化。治疗后复查可见其恢复。

二、心肌梗死并发症及后遗症

（一）乳头肌功能失调或乳头肌断裂

主要为二尖瓣乳头肌。因缺血，坏死等而收缩无力或断裂，造成二尖瓣关闭不全，并

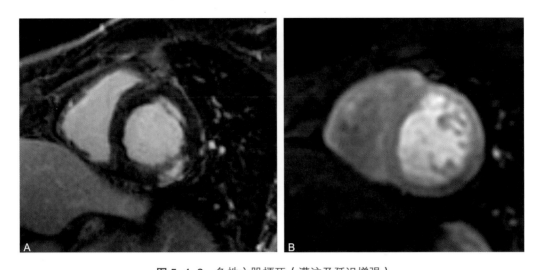

图 5-4-3   急性心肌梗死（灌注及延迟增强）

A.短轴位灌注；B .短轴位 MDE。左室下侧壁灌注见节段性充盈缺损，MDE 见节段性透壁性延迟强化

易引起心力衰竭。

【MRI 表现】

心脏 Cine MRI 序列表现为左房内于心室收缩期可见起自二尖瓣瓣环的条片状低信号，或血流束，相位对比平面内图像显示更佳，并可定量反流量。

（二）泵衰竭

急性心肌梗死引起的心脏泵血功能减退称为泵衰竭，临床表现为左心衰竭和心源性休克，发生率分别为 32% ~ 48% 和 15% ~ 20%；严重者两种情况可同时出现。泵衰竭患者急性心肌梗死面积常超过左室总面积的 40%，多发生于广泛前壁梗死。

【MRI 表现】

多层短轴电影扫描后应用软件分析来评价心功能，心脏 Cine MRI 序列可见室壁增厚率减低。

（三）室壁瘤

主要见于左室，发生率 5% ~ 20%。其形成是由于心肌坏死以后形成瘢痕，瘢痕组织薄弱，在心内压力作用下向外鼓出，形成室壁瘤。瘤内容易形成血栓，脱落后造成器官栓塞。室壁瘤可行手术切除。

【MRI 表现】

（1）常位于易发生心肌梗死部位，如左室前壁及近心尖部，室壁瘤处心肌薄，心肌信号在急性期为 T2WI 高信号，慢性期为低信号。

（2）心脏 Cine MRI 序列可见局部梗死心肌无收缩功能。

（3）瘤体一般较大，与正常心腔在心脏收缩与舒张期呈反相运动，即收缩期正常心腔缩小，室壁瘤扩大，舒张期反之（图 5-4-4）。

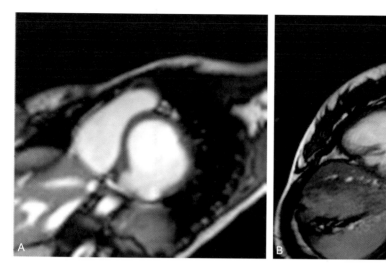

图 5-4-4　室壁瘤

室壁局部膨出，瘤口大，室壁瘤处心肌薄，呈矛盾运动

【鉴别诊断】

左室假性室壁瘤：少见。常见于左室后壁及膈段，瘤口小，瘤体大，形态常不规则，有时可见其周围纤维粘连。

（四）血栓

其发生率为 1%～6%，见于起病后 1～2 周。常见的血栓有两处：一是发生在左室心肌坏死处，叫做附壁血栓。这种血栓脱落后进入血液循环可引起脑、脾、肾或四肢等动脉栓塞。另一个易形成血栓的部位为下肢静脉，与绝对卧床、心功能减退有关。一旦血栓脱落随静脉血流到肺，可引起肺栓塞，严重时可致猝死。

【MRI 表现】

SE 序列血栓信号随血栓形成时间而改变，亚急性期 T1WI 为中到高信号，T2WI 为高信号（图 5-4-5），而慢性期 T1 及 T2 表现为低信号。灌注扫描，慢性期血栓可有强化。

【鉴别诊断】

发生于左房血栓需与左房黏液瘤鉴别，黏液瘤于心脏 Cine MRI 序列可见其随心动周期改变而改变其位置，且边缘光滑。

（五）心肌梗死后综合征

发生率约 10%，在心肌梗死后数周至数月内出现。可反复发生，表现为心包炎、肺炎或胸膜炎，有发热、胸痛等症状，可能为机体对坏死物质的过敏反应所致。

【MRI 表现】

MRI 可见心包或（和）胸腔有积液。

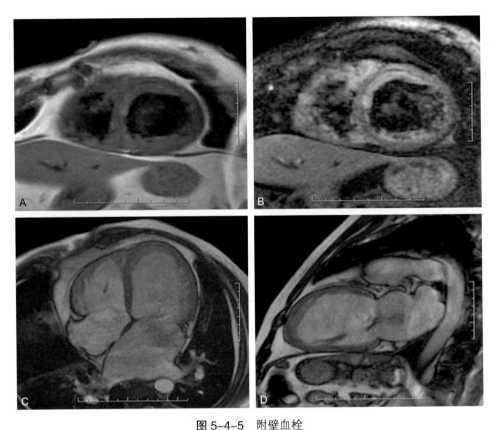

图 5-4-5 附壁血栓

陈旧性心尖部心肌梗死伴附壁血栓。A、B.短轴位 DIR、TIR，心尖部心肌变薄，血栓在 DIR 呈等高信号，TIR 呈高信号；C、D.四腔心和长轴心脏 Cine MRI 序列，呈心尖部新月形稍高信号影

第五节　心肌病

心肌病是指一组由于心脏腔室（即心室）的结构改变和心肌壁功能受损导致心脏功能进行性障碍的病变，可分为扩张型心肌病、肥厚型心肌病、限制型心肌病及致心律失常型右室心肌病。

一、扩张型心肌病

扩张型心肌病（dilated cardiomyopathy，DCM）的特征为单侧或双侧心室扩大，早期可伴有心肌肥厚，晚期变薄或厚薄不均。心室收缩功能减退，伴或不伴充血性心力衰竭。

【临床表现】

各年龄层均可发病，但以中年居多。起病多缓慢，最初检查时发现心脏扩大，心功能代偿而无自觉不适。经过一段时间后症状逐步出现，这一时期有时可达 10 年以上。最初在劳累后气急，以后在轻度活动或休息时也有气急，或有夜间阵发性气急。由于心脏排血量低，患者常有乏力。可继续发展为心力衰竭。

【MRI 表现】

（1）形态：仅左室扩大为左室型，左室横径常常大于 6cm，仅右室扩大者为右室型，均扩大为双室型。

（2）心肌壁一般正常。部分病例早期室壁可稍增厚，晚期一般变薄，心室肌小梁常增粗。

（3）Cine MRI 序列可见扩大心室室壁运动弥漫性减低，心肌增厚率下降，射血分数小于 50%，收缩功能下降早于舒张功能下降。

（4）可见继发的瓣膜关闭不全，Cine MRI 序列可见收缩期流心室向心房的低或无信号血流束。

（5）灌注扫描首过期偶尔可见小灌注缺损，延迟期于心肌壁中间，尤其室间隔，可见条状强化灶（图 5-5-1）。

【诊断与鉴别诊断】

1. 诊断依据　除外其他原因所致的左、右室或双室扩大。

2. 鉴别诊断

（1）全身性疾病如系统性红斑狼疮、硬皮病、血色病、淀粉样变性、糖原累积症、神经肌肉疾病等都有其原发病的表现，可资鉴别。

（2）急性心肌炎：急性心肌炎常发生于病毒感染的当时或不久以后，鉴别不是很困难。慢性心肌炎若无明确的急性心肌炎史则与心肌病难鉴别，灌注扫描显示心包局部强化者可鉴别。

（3）缺血性心肌病：扩张型心肌病与缺血性心肌病引起的心腔扩大有时难鉴别，心肌灌注有助于鉴别。缺血性心脏病首过灌注有低灌注区，一般位于心内膜下，心肌节段性变薄。陈旧性心肌梗死患者心肌内壁光滑。

（4）心内膜弹力纤维增生症：多见于婴幼儿，心内膜增厚致心腔扩大、心力衰竭，多累及左室。

（5）高血压心脏病：高血压心脏病失代偿期心脏离心性扩大，心肌变薄，需要结合病史鉴别。

（6）瓣膜病：可继发心腔扩大，结合心脏 Cine MRI 序列观察瓣膜可鉴别。

二、肥厚型心肌病

肥厚型心肌病（hypertrophic cardiomyopathy，HCM）是一组主要以编码心肌肌节蛋白基因突变导致的以心室肌肥厚为突出特征的原发心肌病，以非对称性为特点。根据流出道有无梗阻分为梗阻性和非梗阻性两类。

【临床表现】

可见于不同地域和不同种族，男女患病概率相近，而且可发生于生命周期的任何阶段。有遗传性，可家族性发病。一般无或呈非特异症状，常见临床表现主要与脑缺血、心肌缺血有关，主要表现为头晕、晕厥、心绞痛、呼吸困难、乏力、阵发性夜间呼吸困难、起因

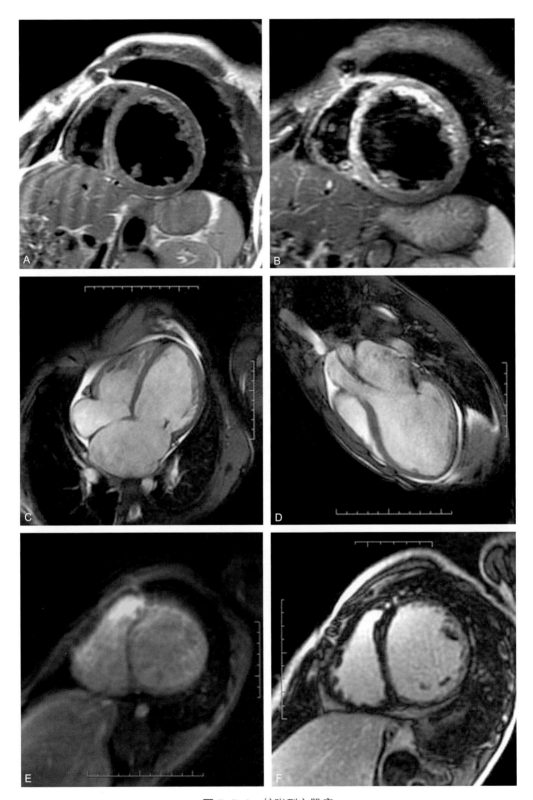

图 5-5-1 扩张型心肌病

A、B. DIR、TIR，左室扩大，心肌壁未见明显变薄，可见少量慢血流信号；C、D. FIESTA 四腔心、三腔心，左室、左房扩大，继发二尖瓣关闭不全，心包积液；E.轴面心肌首过灌注扫描未见异常；F.延迟增强扫描，室间隔小条状强化，提示局部心肌纤维化

不明的心律失常等，最严重者可猝死。

【MRI 表现】

（1）多平面 MRI 能准确地显示肥厚的部位及程度，尤其对心尖肥厚型比超声更有优势。诊断标准：病变心肌厚度超过 15mm，或者肥厚心肌 / 左室后壁比大于 1.3 倍。心腔在收缩期很狭小，晚期可发展为扩张期肥厚型心肌病，出现心腔扩张。

（2）Cine MRI 可较好地显示流出道有无狭窄，相位对比血流对狭窄所致的高速血流更敏感，狭窄时高速血流为低或无信号血流束，并能很好显示继发的二尖瓣关闭不全。

（3）左室射血分数正常或增高，晚期心功能不全射血分数降低。心肌质量增加，有文献报道其质量增加与心肌舒张功能呈负相关。病变心肌收缩率减低，而正常心肌代偿收缩率增高。心肌标记技术可较好显示心肌的收缩率变化。

（4）心肌灌注扫描，部分有心绞痛患者可于首过灌注见心内膜或心肌充盈缺损，而纤维化的病变心肌可见延迟时相多发斑点、斑片状强化（图 5-5-2）。

【诊断与鉴别诊断】

1. 诊断依据　局部心肌非对称肥厚达到诊断标准，左室射血分数增高，心肌灌注扫描可有缺血及纤维化表现。

2. 鉴别诊断

（1）高血压心脏病：左室心肌均匀对称的肥厚，同时结合病史不难鉴别。

（2）应排除其他引起左室肥厚的左心排血受阻疾病，如主动脉瓣狭窄等。

（3）扩张期肥厚型心肌病与扩张型心肌病鉴别，当处于扩张期，心肌变薄，广泛纤维化，

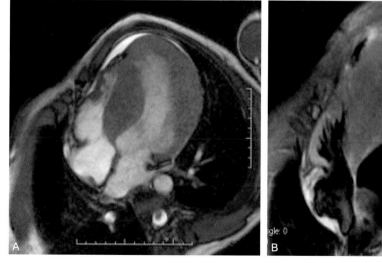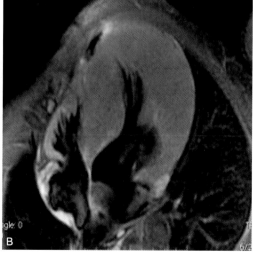

图 5-5-2　肥厚型心肌病

A、B.FIESTA、TIR 心脏四腔心，舒张末期左室心肌不对称肥厚，室间隔为甚，心肌信号均匀

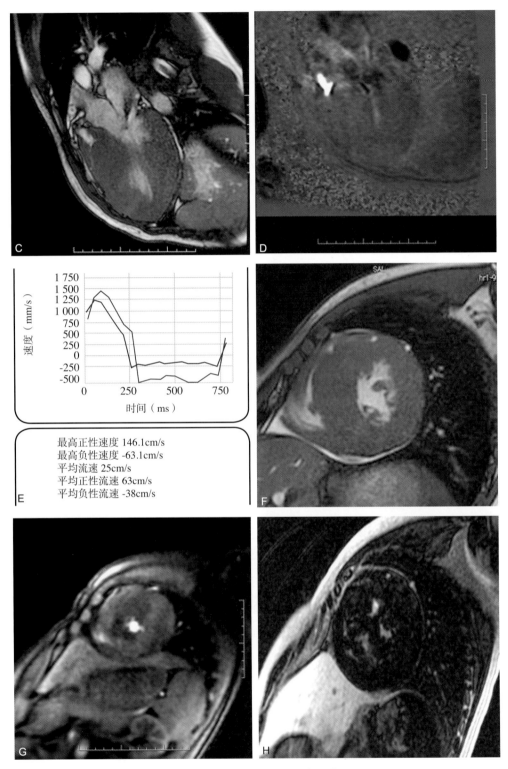

图 5-5-2（续） 肥厚型心肌病

C、D. 三腔心 FIESTA 和平面内相位图，流出道束状无信号区，提示流出道狭窄；E. 流出道及主动脉瓣处血流分析图，流出道速度较高；F、G. 心肌 FIESTA 和首过灌注短轴位图，肥厚的室间隔区局部充盈缺损；H. 心肌延迟增强轴位，左室心肌多发斑片状强化灶，提示心肌纤维化

灌注延迟时相可见左室室壁显著强化，可与后者鉴别。

三、限制型心肌病

限制型心肌病（restrictive cardiomyopathy，RCM）为原发性心肌及（或）心内膜纤维化，或是心肌的浸润型病变，心肌顺应性降低，引起心脏充盈受阻的舒张功能障碍，而室壁厚度和收缩功能正常。可家族性发病。

【临床表现】

起病比较缓慢。早期可有发热，逐渐出现乏力、头晕、气急。病变以左室为主者有左心衰竭和肺动脉高压的表现，如气急、咳嗽、咯血、肺基底部啰音，肺动脉瓣区第二音亢进等；病变以右室为主者有左室回血受阻的表现，如颈静脉怒张、肝大、下肢水肿、腹水等。心脏搏动常减弱，浊音界轻度增大，心音轻，心率快，可有舒张期奔马律及心律失常。心包积液也可存在。内脏栓塞不少见。

【MRI 表现】

（1）左室型：左室室壁增厚，心内膜为主，心内膜形态不规则，左室腔变形，心尖圆钝，可有钙化的低信号影。左房扩大，并有肺动脉高压相应的 MRI 表现。

（2）右室型：右室心尖闭塞或圆钝，流入道变短，流出道扩张。室壁增厚，心内膜为主，舒张末期右室心肌厚度可超过左室，内膜面凹凸不平，增强扫描可见增厚内膜强化。右房扩大，上下腔静脉扩张，可见继发三尖瓣关闭不全表现，并可见心包及胸腔积液（图 5-5-3）。

（3）双室性：有上述两者的表现，右室更显著。

【诊断与鉴别诊断】

1. 诊断依据　心腔稍变小，心内膜增厚，收缩功能接近正常，而左房或（右房）扩大。

2. 鉴别诊断　主要与缩窄性心包炎鉴别：MRI 可很好地显示心内膜、心肌及心包，故较好鉴别。可见后者为心包增厚，局限或弥漫，当有钙化，可见特征性的低信号，且常合并心包积液。而前者主要是心肌、心内膜增厚，心肌灌注扫描不同部位的强化亦可较好鉴别。

四、致心律失常型右室心肌病

致心律失常型右室心肌病（arrhythmogenic right ventricular cardiomyopathy，ARVC）其特征为右室心肌被进行性纤维脂肪组织所替代，临床常表现为右室扩大、心律失常和猝死。

【临床表现】

男女发病之比为 2.7∶1。任何年龄均可发病，80% 以上患者年龄为 7~40 岁，但以青年人常见。患者常以症状性心律失常特别是室性心动过速（左束支传导阻滞型）就诊，部分患者可在常规心电图检查中发现室性期前收缩，后者常起源于右室游离壁并呈左束支传导阻滞图形；部分患者并存多种类型心律失常。有少数患者可无症状只因检查发现右室增大而引起注意。部分儿童和青年患者首发症状为晕厥、猝死，常发生在体力活动时。

【MRI 表现】

（1）表现为右室扩张，常为流出道扩张。由于心肌组织被脂肪、纤维替代，右室壁变薄。甚至可见短 T1、长 T2 的脂肪信号，或者是长 T1、稍短 T2 的纤维信号。右室短轴及长轴

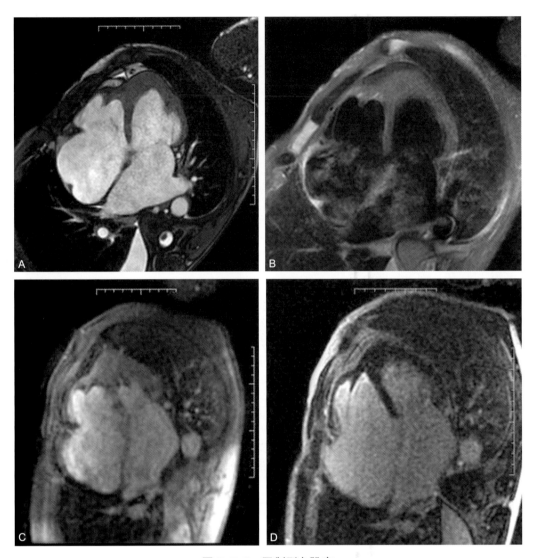

图 5-5-3　限制型心肌病

A、B. FIESTA 及 TIR 四腔心，右房扩大，左、右心室心尖圆钝，左、右心室心尖部心肌较室间隔厚；C. 心肌首过灌注扫描，右室心尖部心内膜弧形充盈缺损，左室心尖心内膜局部点状充盈缺损；D. 延迟增强扫描，首过灌注充盈缺损处延迟强化

可见"心肌发育不良三角区"的右室前壁漏斗部，右室下壁和心尖部瘤样突出。部分病例累及左室，有些病例仅表现为左室扩张（图 5-5-4）。

（2）右室病变心肌运动减弱，甚至矛盾运动，收缩期可见"心肌发育不良三角区"运动减弱或消失。Cine MRI 可见三尖瓣反流。

（3）心肌延迟增强扫描可见变薄纤维化的心肌呈不同程度的斑片状、条状强化。

【诊断与鉴别诊断】

1. 诊断依据　青年人，右室扩大、心律失常，心肌见脂肪或纤维化信号表现。

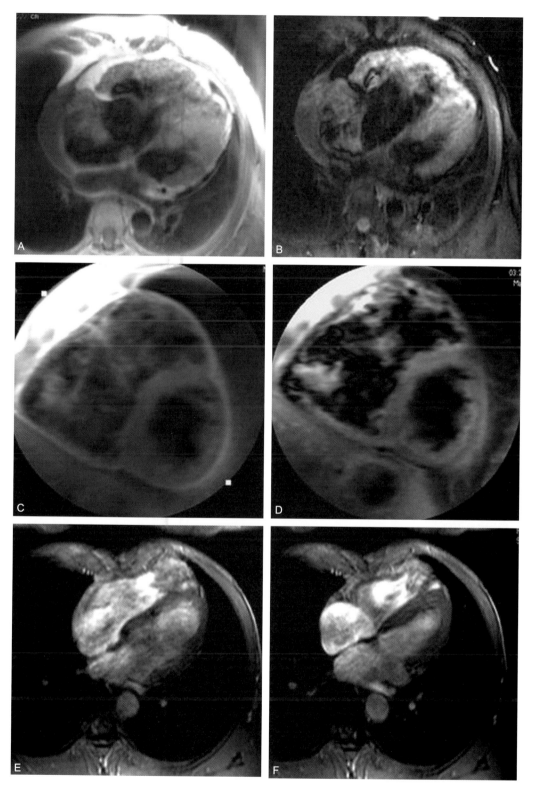

图 5-5-4　致心律失常型右室心肌病

A、B. DIR 及 TIR 四腔心，DIR 上右室明显扩大，游离壁高信号，TIR 上相应部位为低信号影；C、D. 另一患者，短轴面 DIR 及 TIR，DIR 右室扩大，游离壁条状高信号，抑脂后 (TIR) 为低信号；E、F. 又一患者，右室心尖部室壁瘤，冠状动脉造影正常，心肌首过灌注抑脂示右室扩大，心尖慢血流，游离壁低信号

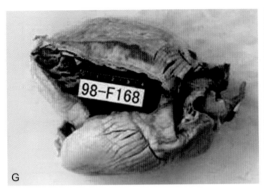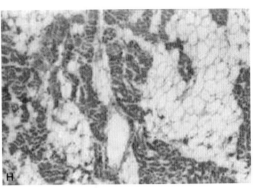

图 5-5-4（续）　致心律失常右室心肌病

G、H. 大体标本和病理图片，右室心肌变薄，脂肪浸润，心肌内有大量脂肪细胞

2. 鉴别诊断

（1）Uh1 畸形：无家族史，多见于婴幼儿及儿童，临床表现多为充血性心力衰竭，其病理为右室游离壁心肌缺如，心内膜与心外膜直接相对。

（2）特发性右室室性心动过速：属原因不明的良性室性心动过速。特点是不易诱发，且晚电位阴性，各种心脏检查右室无异常。该病有时与不典型 ARVC 不易鉴别。

五、心肌致密化不全

心肌致密化不全（noncompaction of ventricular myocardium，NVM）又称海绵状心肌或心肌窦状隙持续状态。有家族发病倾向。该病以无数突出的肌小梁和深陷的小梁隐窝为特征，可单独存在或与其他先天性畸形并存。

【临床表现】

症状轻重不一，可无症状，严重者可导致死亡。三种主要的心脏危险：未致密化心室心功能减低、室性心律失常、心内膜血栓伴体循环栓塞。患者多以进展性心力衰竭就诊，临床常怀疑为心内膜弹力纤维增生症，原因不明的心肌病、心肌炎等。

【MRI 表现】

（1）非致密化心肌较厚，正常致密心肌变薄。心脏 Cine MRI 序列舒张期可见致密化不全的心内膜信号不均，非致密化心肌内见多发粗大网状或栅栏状排列的小梁结构及充满血液的小梁隐窝，多累及左室心尖部及其邻近侧壁、下壁。收缩期非致密化心肌处室壁"厚"，为肌小梁聚拢所致，诊断标准为舒张末期左室心肌非致密化层 / 致密层≥2（图 5-5-5）。

（2）非致密化心肌运动异常，减弱，全心功能视致密化不全范围及病程而定，可有心功能不全，同时心腔扩大

（3）心肌灌注成像首过时相心肌可见心内膜下心肌，即非致密化心肌透壁充盈缺损，延迟时相可出现心内膜下强化，可伴肌小梁强化。

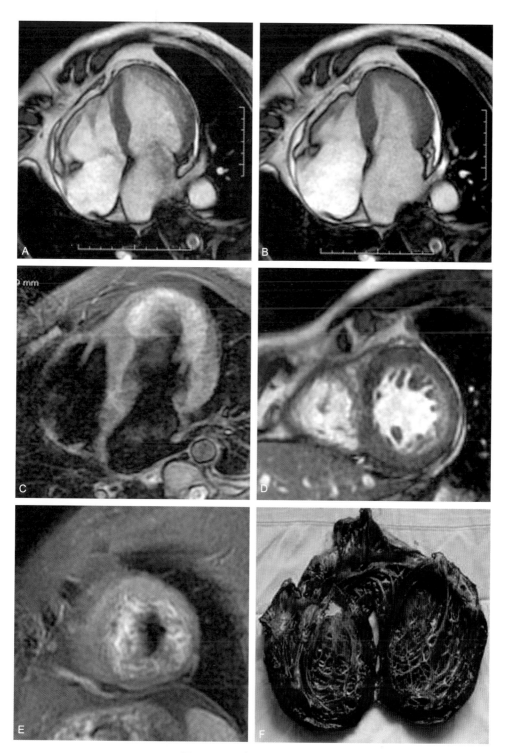

图 5-5-5　心肌致密化不全

A、B、C.舒张期和收缩期 FIESTA、TIR 四腔心，从心尖到中间部心肌侧壁、下壁多发粗大网状或栅栏状排列的小梁及充满血液的小梁隐窝，内层非致密化心肌收缩期增厚，外层致密化心肌变薄，室壁运动减弱；D、E.短轴面 FIESTA 和 TIR ，非致密化心肌呈网格状，内为慢血流信号，信号增高；F.大体标本（非同一患者），非致密化心肌呈网格状，形成多发血窦，致密化心肌较薄，非致密化心肌肌小梁发育异常粗大

【诊断与鉴别诊断】

1. 诊断依据　同侧心室扩大，正常心肌薄。见多发粗大网状或栅栏状排列的小梁结构及充满血液的小梁隐窝。

2. 鉴别诊断　扩张型心肌病：亦可见到增粗突起的肌小梁，分布均匀。但 NVM 突起程度更甚，不一定均匀分布。扩张型心肌病心室壁是均匀变薄，一般不合并其他心内畸形。

第六节　心包疾病

心包炎性病变可分为急性心包炎（伴或不伴心包积液）、慢性心包积液、粘连性心包炎、亚急性渗出性缩窄心包炎、慢性缩窄性心包炎等，以急性心包炎和慢性缩窄性心包炎为最常见。原发心包肿瘤极少见，以心包间皮瘤最多，转移肿瘤更常见。心包囊肿也较常见。

【临床表现】

（1）胸痛是急性心包炎最主要的症状，多见于急性特发性心包炎及感染性心包炎的纤维蛋白渗出阶段。疼痛可因心包和胸膜炎症受累两个因素引起，也可能与心包腔积液时心包牵张因素有关。疼痛多在卧位、咳嗽、深吸气时加重，前倾位时减轻。

（2）呼吸困难是心包渗液时最突出的症状，为避免心包和胸膜疼痛而产生呼吸变浅变速。患者常采取坐位，身体前倾，使心包积液向下、向前移位以减轻其对心脏及邻近脏器的压迫，从而缓解症状。肿瘤引起的症状多为压迫症状。

（3）全身症状可伴有潜在的全身疾病（如结核、肿瘤、尿毒症）所致的咳嗽、咳痰、贫血、体重下降等症状。

【MRI 表现】

（1）包积液信号视其成分而定，一般为长 T1、长 T2 信号，蛋白成分高时 T1 信号可为稍高信号（图 5-6-1）。

（2）心包炎可见心包局限或广泛增厚，增强扫描可见心包强化。

（3）缩窄性心包炎可见心包增厚，甚至可见低信号钙化表现，同时可合并心脏排血受限的各种 MRI 表现（图 5-6-2）。

（4）MRI 显示心包肿瘤的大小、数目、形态等比超声直观，良性者边界清晰、单发、局限，少见心包积液，恶性者范围较大、进展快、边界模糊，合并出血、坏死信号，增强扫描多显著强化，常伴心包积液（图 5-6-3）。

（5）心包囊肿右侧心包常发，边界清，呈长 T1、长 T2 信号，边界清晰（图 5-6-4）。

【诊断与鉴别诊断】

鉴别诊断：缩窄性心包炎与限制型心肌病鉴别见本章第五节。

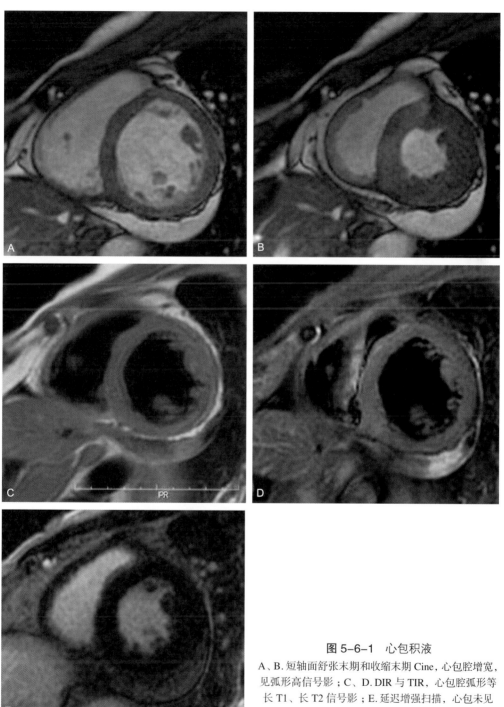

图 5-6-1　心包积液

A、B. 短轴面舒张末期和收缩末期 Cine，心包腔增宽，
见弧形高信号影；C、D. DIR 与 TIR，心包腔弧形等
长 T1、长 T2 信号影；E. 延迟增强扫描，心包未见
明显强化、增厚

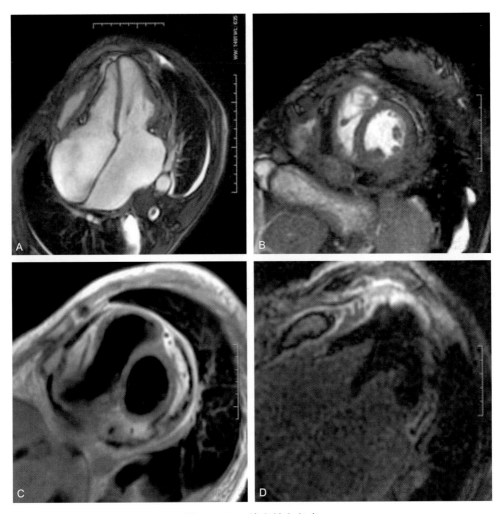

图 5-6-2　缩窄性心包炎

A. 四腔心 FIESTA，示左、右心房扩大，提示心脏排血受限，心包增厚，右室游离壁外侧可见包裹性积液；B、C. 短轴 FIESTA、DIR，示心包增厚，局部心包呈低信号，结合超声为钙化；D. 延迟增强四腔心，可见心包多处散在的条片状强化灶

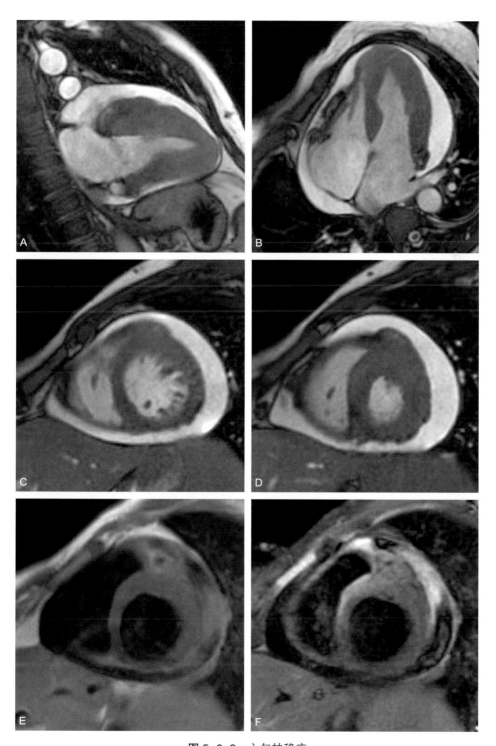

图 5-6-3　心包转移瘤

A、B、C、D. 长轴心、四腔心和短轴面 Cine，房室间沟见等信号结节灶，中等量心包积液；E、F. DIR、TIR，前室间
沟见等 T1、长 T2 信号结节灶包绕前降支，心包腔增宽，中等量心包积液

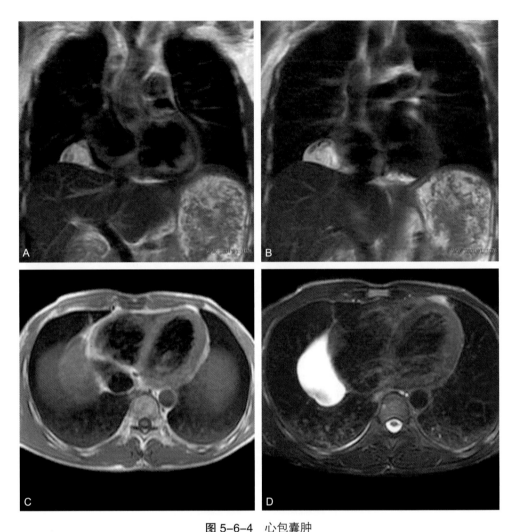

图 5-6-4　心包囊肿

A、B.冠状面 SSFSE，右侧心膈角长 T2 信号灶，与周围组织分界清晰；C、D.T1WI、T2WI，右室、右房旁卵圆形长
T1、长 T2 信号灶，信号尚均匀，边界清晰

第七节　心脏内肿瘤

可分为原发性和继发性两大类。继发性比原发性更常见，两者比例约 20～40∶1。
原发性分良性和恶性两类。继发性包括直接浸润和转移瘤。

良性肿瘤常见的有黏液瘤、纤维瘤、横纹肌瘤、脂肪瘤等，恶性肿瘤常见的有横纹肌
肉瘤等。

【临床表现】

（1）全身表现：可产生广泛的非心脏性全身表现，如发热、恶病质、全身不适、关节痛、雷诺现象、皮疹、杵状指、发作性古怪行为、全身及肺栓塞。

（2）栓塞现象：心脏肿瘤表面碎片或血栓脱落引起栓塞的临床表现。栓塞分布则视肿瘤部位和心内是否存在血液分流而定。来自左侧心脏的瘤栓可产生体循环动脉栓塞。内脏栓塞可导致各器官梗死、出血和血管瘤。中枢神经系统栓塞可引起一过性脑缺血发作、脑梗死、癫痫和晕厥。肢体动脉栓塞，造成该动脉所供给的组织缺血性损害。右侧心脏肿瘤和部位接近由左向右血液分流处的左侧心脏肿瘤可产生肺栓塞，反复肺栓塞可致肺动脉高压，甚至肺源性心脏病。

（3）心脏表现：心脏肿瘤本身所致的症状和体征可有胸痛、晕厥、充血性左心和（或）右心衰竭、瓣膜狭窄或关闭不全、心律失常、传导障碍、心内分流、缩窄性心包炎、血性心包积液或心脏压塞。

【MRI 表现】

1. 黏液瘤　多数有蒂与房间隔相连，大都为良性，少数脱落的碎片，远处栓塞后可种植转移，具有低度恶性倾向；极少数为黏液肉瘤。

（1）黏液瘤在心房内呈团块状影，T1WI 表现为均匀或不均匀中等信号，轮廓大都规则或呈浅分叶状，T2WI 表现为不均匀高信号。若肿瘤内出血，亚急性期可为高信号，而钙化及慢性出血可为低信号，增强扫描肿瘤大都呈不均匀强化，坏死及囊变部分不强化。纤维成分较多者其 T2 信号较低。

（2）心脏 Cine MRI 序列显示肿块随心动周期活动，部分黏液瘤蒂较长，肿块活动度较大，舒张期肿瘤可经房室瓣凸入心室（图 5-7-1）。

（3）黏液肉瘤呈不均匀等信号和高信号，强化程度较明显。黏液肉瘤瘤体可长满心房突入上下腔静脉等邻近结构，玻璃样变性者强化可不显著。

2. 心脏脂肪瘤　在原发性心脏良性肿瘤中仅次于黏液瘤，占第二位。

（1）脂肪瘤大多位于心房内，可从房间隔、室间隔长出并导致间隔畸形，也可发生于心室（图 5-7-2) 或者在心肌内。

（2）MRI 特征为 T1WI 和 T2WI 呈均匀一致高信号，与皮下脂肪信号一致。使用脂肪抑制技术，其信号明显降低即可证实，增强扫描一般不强化。

3. 血管瘤　占所有心脏原发性良性肿瘤的 5%～10%。

（1）按病理分为海绵状血管瘤、毛细血管样血管瘤和动静脉瘘型血管瘤 3 种。

（2）成人好发，可发生于任何心腔，壁内或腔内生长发。

（3）T1WI 为中等信号，T2WI 为高信号（图 5-7-3）。

4. 心脏纤维瘤　好发于 10 岁以下儿童，是婴幼儿第二常见的原发性心脏肿瘤。

（1）纤维瘤常位于室壁内，通常无囊变、出血、坏死，但可见钙化，部分患者因此病猝死，部分患者手术生存率高。

（2）富含纤维成分肿瘤呈长 T1、长 T2 信号表现，增强扫描轻度或无强化。

5. 横纹肌瘤　是婴儿和儿童常见的心脏肿瘤，常多发。

（1）累及两个房室，通常位于心肌内，也可位于心腔，可形成结节硬化。

（2）很少钙化，信号不均，T1WI 为等信号，T2WI 为等、高信号（图 5-7-4）。

（3）增强扫描可与周围心肌强化信号一致。

6. 血管肉瘤

（1）多见于男性，起源于右房是其特征，内富含血管。

（2）T1 及 T2 为混杂信号，增强扫描显著不均匀强化，常累及心包及周围血管。

7. 横纹肌肉瘤

（1）常见于男性，可见于各个腔，至少一个或更多，预后差。

（2）呈等 T1、长 T2 信号。增强扫描不均匀强化。

8. 转移瘤　多位于心脏外膜和肌层（图 5-7-5），其次为心包，很少位于心内膜。

（1）可有黑色素瘤、白血病、肺癌、乳腺癌等的转移。

（2）可为邻近纵隔肿瘤或肺癌直接侵犯。

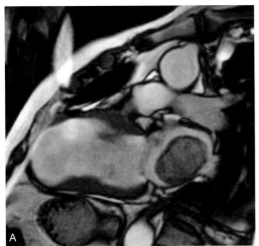
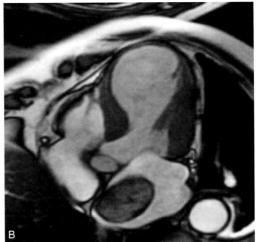
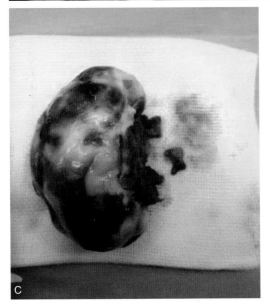

图 5-7-1　右房黏液瘤

A、B. 左室长轴面和四腔 Cine 可见左房肿块呈不均
匀等信号；C. 手术后大体标本

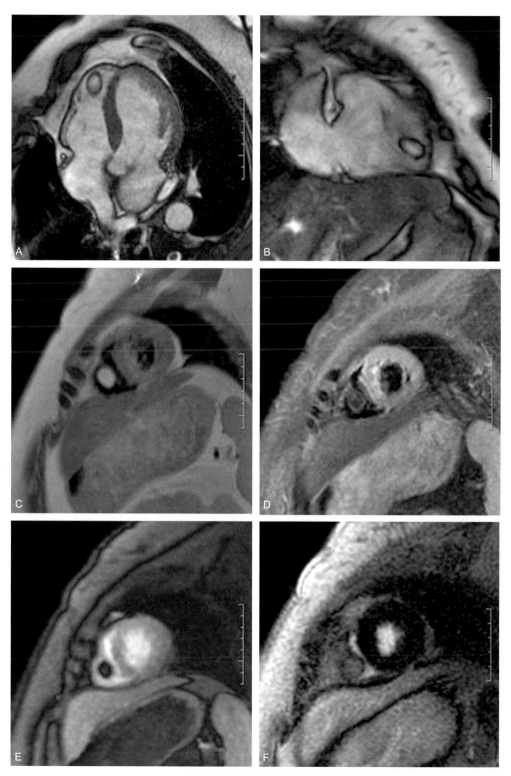

图 5-7-2　右室脂肪瘤

A、B. FIESTA，四腔心及右室长轴面，右室心尖部卵圆形异常信号，周围低信号（勾边效应），中央高信号；C、D. 短轴面 DIR、TIR 序列，DIR 上肿块为均匀高信号，TIR 为均匀低信号，提示肿块为脂肪信号，符合 FIESTA 序列肿块周围低信号为化学位移勾边效应；E、F. 短轴位首过灌注（抑脂）及延迟增强（不抑脂），肿块无异常强化，抑脂为低信号，不抑脂为脂肪信号

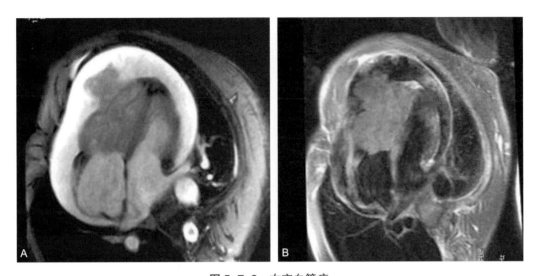

图 5-7-3　右室血管瘤

A、B 分别为四腔心 FIESTA 和 DIR，右室见等高信号肿块影，向外生长，形态欠规则呈菜花状，心包腔
大量积液

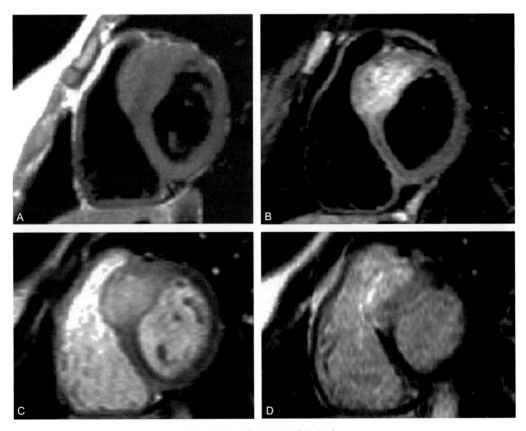

图 5-7-4　右室间隔横纹肌瘤

A、B.DIR、TIR，右室间隔卵圆形等 T1、稍长 T2 信号肿块；C、D.灌注、延迟增强图像，病灶强化明显

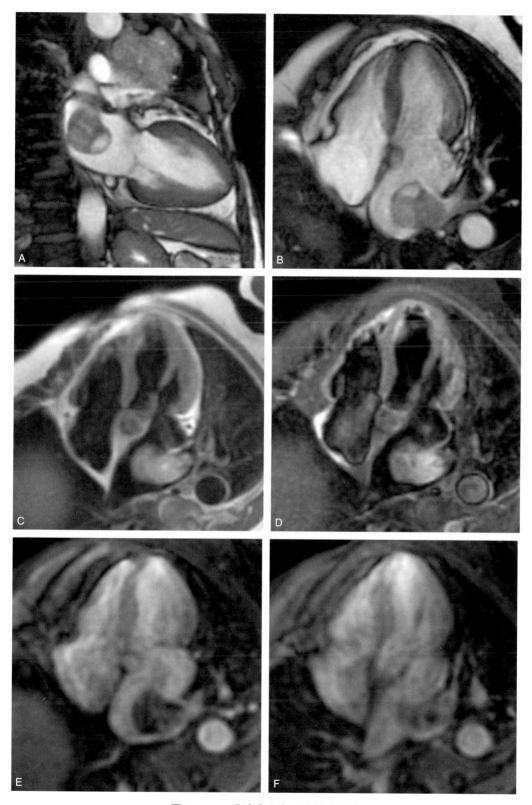

图 5-7-5　乳腺癌左房、肺静脉转移

A、B.长轴心和四腔心 Cine，左房及肺静脉内混杂信号肿块影；C、D.DIR、TIR，左房及肺静脉内稍短 T1、稍长 T2
信号肿块影；E、F.灌注图像，左房及肺静脉内病灶不均匀强化

【诊断与鉴别诊断】

1. 诊断依据　心外膜、心肌、心腔占位，根据其信号特点及运动特点可作出初步诊断。

2. 鉴别诊断

（1）心房黏液瘤与心房血栓鉴别：前者在心脏 Cine MRI 序列可见随心动周期运动，且常有蒂，边界较光滑。后者一般不随心动周期运动，治疗后复查可见其变化，增强扫描可见有强化。

（2）各肿瘤及良、恶性鉴别，脂肪瘤及纤维瘤有其信号特点，血管肉瘤有其特异好发部位，黏液瘤良、恶性可通过其边界及生长方式大致鉴别。

第八节　风湿性心瓣膜病

风湿性心瓣膜病亦称慢性风湿性心脏病，是指急性风湿性心脏炎后所遗留下来的以心脏瓣膜病变为主的一种心脏病。以单纯二尖瓣病变最为常见，占 70%～80%，二尖瓣合并主动脉瓣病变次之，占 20%～30%。

【临床表现】

在成人心血管疾病中，本病约占 40%，多数患者为 20～40 岁的青壮年，女性稍多。该病的临床表现因不同的病种而有差别。最常见的症状是活动后心慌、气急、胸闷，反复咳嗽及头晕等。严重者有咯血、晕厥、心前区痛、水肿、腹水等。晚期患者可因左、右心衰竭或心脏骤停而猝死。

【MRI 表现】

主要为二尖瓣狭窄，关闭不全，主动脉瓣狭窄、关闭不全，少数合并三尖瓣病变。

（1）直接表现：①瓣膜的形状、大小、瓣叶厚度、赘生物及活动度。垂直于室间隔的左室长轴位黑血序列可测量瓣膜的厚度、大小，亮血序列显示瓣膜的厚度及运动，观察收缩期及舒张期瓣膜形态。②瓣膜开发受限：心脏 Cine MRI 序列显示瓣膜开放的程度、形态，瓣膜交界处融合，呈"圆顶征""喷射征"，通过狭窄二尖瓣的快速血流形成信号的丢失，于心脏舒张期呈自二尖瓣向左室方向的条束状低信号区，相位对比平面内图像显示更佳，其范围大小与狭窄二尖瓣的跨瓣压差有良好相关性，通过流速软件分析可定量。瓣膜反流则可见收缩期自瓣膜口流向心房的低信号血流束，可计算反流量。③瓣环的大小：垂直于室间隔和平行于室间隔的左室长轴位心脏 Cine MRI 序列可测量收缩期及舒张期瓣环的直径及面积（图 5-8-1、图 5-8-2、图 5-8-3）。

（2）间接表现：①左房扩大及左房血栓：二尖瓣狭窄，舒张期血流通过瓣口的阻力增加，左房压升高，致左房扩大，二尖瓣关闭不全则是容量负荷增加使左房增大，Cine MRI 序列可以测量左房各个径线。左房血栓最好发于左心耳或左房外侧壁，自旋回波序列根据血栓形成时间不同，信号不同，T2WI 陈旧性血栓信号较低。应用 Gd-DTPA 增强扫描，血栓早期无明显强化，晚期微血管形成可有不均匀轻度强化。②瓣膜狭窄后血流速度加快，应用 PC 法进行狭窄前、后的血流速度测量，可以测量平均血流速度、最大血流速度、前向血流量、反向血流量等，可见血流速度增快。根据简化的 Bernoulli 方程计算左房与左室的跨瓣压差，估测二尖瓣狭窄的程度。③右室肥厚、扩张：心脏长、短轴位断面像或电影可

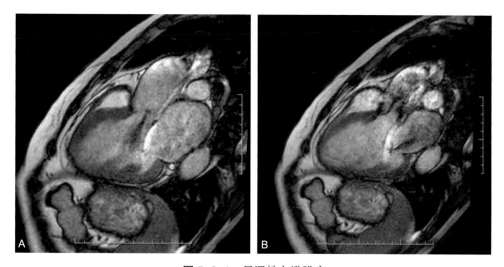

图 5-8-1　风湿性心瓣膜病

A、B. FIESTA 三腔心位，收缩期及舒张期，可见二尖瓣、主动脉瓣增厚（主动脉瓣为甚），且二者关闭不全，
主动脉瓣狭窄

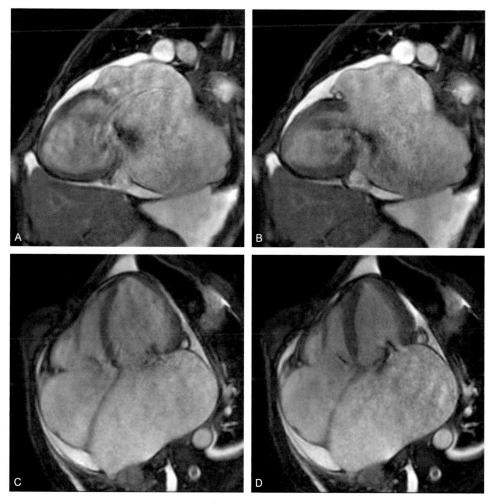

图 5-8-2　二尖瓣狭窄合并二尖瓣关闭不全

A～D 分别为舒张末期、收缩末期长轴心和四腔心 Cine 二尖瓣增厚，信号降低，左房、左室均可见来自二尖瓣口的异常
血流信号，左心明显增大

见右室增大的程度及室壁的厚度。

【诊断与鉴别诊断】

1. 诊断依据　二尖瓣狭窄，主动脉瓣狭窄或关闭不全 MRI 表现或联合瓣膜病，除外退变等其他原因，不难诊断。

2. 鉴别诊断

（1）二尖瓣关闭不全最多见于冠心病心肌缺血或梗死后，风湿性心脏病引起单纯二尖瓣关闭不全少见，结合病史不难鉴别。

（2）动脉瓣病变最常见原因为退变，结合高血压等病史不难鉴别。

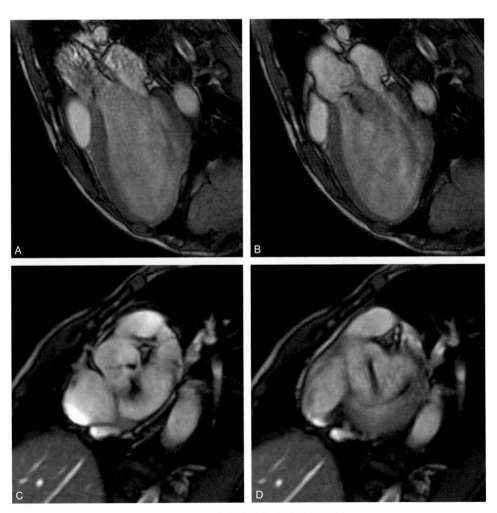

图 5-8-3　主动脉瓣狭窄并关闭不全

A、B、C、D 分别为三腔心和短轴位 Cine 收缩早期和舒张期末期，主动脉瓣增厚、钙化，瓣口可见异常血流信号影

（袁思殊　黄　璐　龚良庚　夏黎明　孙子燕）

第六章 MRI 在肝、胆、胰的应用

第一节 肝、胆、胰的正常 MRI 表现

一、肝

（一）肝的形态，肝叶及肝段的划分

肝位于右上腹腔内，正常肝的表面光整圆钝（图 6-1-1）。有学者根据肝内门静脉干和肝静脉的分布范围，将肝分为 8 段，门静脉分支分布于肝段内，而肝静脉位于肝段间。具体如下：以肝中静脉所在纵行平面将肝分为左、右半肝，以肝左静脉为界将左半肝纵行分为左内与左外叶，而左外叶以门静脉左支为界水平分为上、下两段，以肝右静脉纵向、门静脉右支横向将肝右叶分为上、下、前、后四段，而肝尾叶为单独的一段（图 6-1-2）。

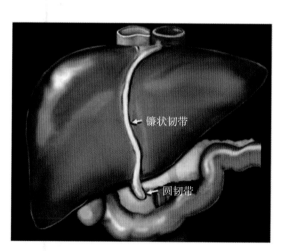

图 6-1-1　肝形态示意图

（二）肝的供血系统

肝的血液供应非常丰富，接受两种来源的血供，一是门静脉，主要接受来自胃肠和脾脏的血液；二是腹主动脉分支的肝动脉。门静脉与肝动脉进入肝后，反复分支，在肝小叶周围形成小叶间动脉和小叶间静脉进入肝血窦内，再经中央静脉注入肝静脉（图 6-1-3）。

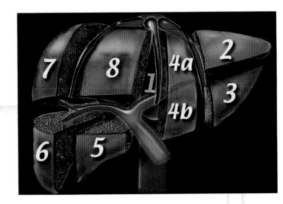

图 6-1-2 肝叶及肝段示意图

1 为尾状叶，2 为左外叶上段，3 为左外叶下段，4a、4b 为左内叶，5 为右前叶下段，6 为右后叶下段，7 为右后叶上段，8 为右前叶上段

1. 门静脉　门静脉由肠系膜上静脉和脾静脉汇合而成，其汇合点位于胰腺头部和颈部交界的后方，相当于第 2 腰椎水平。然后斜向右上方，经十二指肠之后到达肝十二指肠韧带内，在网膜孔前方上升到肝门，分成门静脉左、右支入肝。

2. 肝动脉　由腹腔动脉发出后，贴网膜囊后壁，沿胰腺上缘向右行走，随即转向前上方，到达十二指肠球部上缘。先后分出胃右动脉和胃十二指肠动脉。以此为界，分支前的主干称肝总动脉。分支后的主干称肝固有动脉，在十二指肠韧带内与门静脉、胆总管并行，并在肝门附近分为左支、右支和中间支。肝动脉在肝内的分支、分布和行径，与门静脉基本一致。

3. 肝静脉系统　肝静脉起始于肝血窦开口的中央静脉，中央静脉垂直连于小叶下静脉，并逐渐汇合成段、叶间静脉，再汇合成三条肝静脉，即肝左、肝中、肝右静脉，于第二肝门处汇入下腔静脉。

（三）肝的 MRI 表现

正常肝实质在 T1WI 上呈均匀中等信号，在 T2WI 上呈灰黑信号，在 T1WI 上信号高于脾，而在 T2WI 上信号较脾脏低，肝门区和肝裂内的脂肪组织无论在 T1WI 或者 T2WI

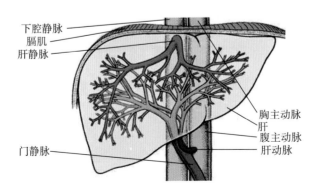

图 6-1-3 肝的血供示意图

上都成高信号。而肝内血管由于流空效应在 T1WI 及 T2WI 上呈黑色流空信号，与肝实质信号对比明显。MRI 增强扫描肝实质呈均匀强化，信号强度明显增高，肝内血管也可见明显强化（图 6-1-4）。

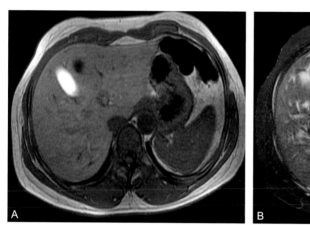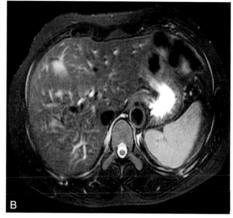

图 6-1-4 正常肝 MRI 表现

A.轴位 T1WI，肝呈灰白色，较脾的信号高；B.轴位 T2WI，肝信号较脾信号低；血管在 T1WI 及 T2WI 上都为流空的低信号

二、胆道系统

（一）胆囊

胆囊内胆汁一般呈均匀的低信号，有时可出现分层现象。在 T2WI 上胆汁呈均匀的高信号，胆囊壁光滑（图 6-1-5）。

（二）胆管系统

肝内胆管纤细整齐，呈树状结构，逐渐汇合成左、右肝管，左、右肝管在肝门区又汇合成肝总管。肝总管与胆囊管汇合形成胆总管。正常情况下肝总管直径为 0.4 ~ 0.6cm，长 3 ~ 4cm，胆总管直径为 0.5 ~ 0.8cm，通常不超过 1cm。胆囊切除的患者胆总管可出现代偿性增粗。通过磁共振胆管胰腺造影术（MRCP）可以清楚地观察肝内外胆管系统、胆囊以及胰管的形态（图 6 -1-6）。

三、胰腺

胰腺位于腹上区和左季肋区腹膜后间隙，头部嵌于十二指肠内，从十二指肠斜向左上横跨第 1、第 2 腰椎前方到达脾门。胰管由胰尾开始，走行于胰实质内偏后，管径从胰尾到胰头逐渐增粗，直径为 0.1 ~ 0.3cm（图 6-1-7）。

胰腺实质的 MRI 信号特点与肝基本一致，在 T1WI 上呈中等信号，在 T2WI 上灰黑信号（图 6 -1-8）。

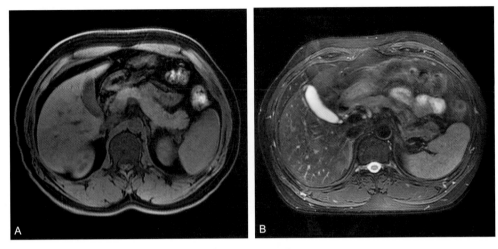

图 6-1-5 胆囊

A.轴位 T1WI；B.轴位 T2WI 压脂。胆囊呈长 T1、长 T2 信号影，壁光滑

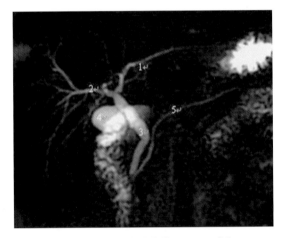

图 6-1-6 胆道系统的 MRCP 成像

1.左肝管 2.右肝管 3.胆总管 4.胆囊 5.胰管

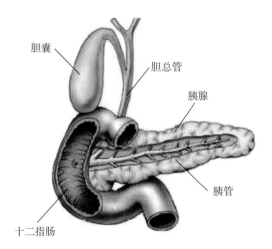

图 6-1-7 胰腺的解剖示意图

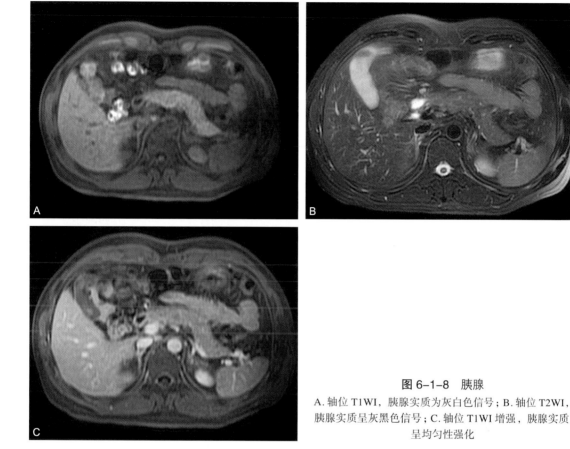

图 6-1-8　胰腺
A.轴位 T1WI，胰腺实质为灰白色信号；B.轴位 T2WI，胰腺实质呈灰黑色信号；C.轴位 T1WI 增强，胰腺实质呈均匀性强化

第二节　肝常见疾病的 MRI 诊断

一、原发性肝癌

原发性肝癌是指由肝细胞或肝内胆管上皮细胞发生的恶性肿瘤。原发性肝癌是我国常见恶性肿瘤之一，其死亡率在消化系统恶性肿瘤中居第三位，仅次于胃癌和食管癌。其发病率有上升趋势，全世界每年平均约有 25 万人死于肝癌，而我国占其中的 45%。本病多见于中年男性，男女之比为 2 ~ 5 : 1。

（一）肝细胞癌

【临床表现】

肝细胞癌，好发于 30 ~ 60 岁的男性。病理学上可以分为 3 型：巨块型，肿瘤直径

≥5cm，最多见，占 31%～78%；结节型，每个结节直径<5cm，占 19%～49%；弥漫型，弥漫性小结节分布全肝。直径<3cm 的单发结节或两个结节之和不超过 3cm 的肝细胞癌称为小肝癌。肝细胞癌主要由肝动脉供血，且 90% 的肿瘤是富血供的。肝细胞癌早期症状不明显，中晚期可表现为肝区疼痛、消瘦、乏力、腹部包块及黄疸。

【MRI 表现】

1. MRI 平扫

（1）肿瘤的直接征象：① T1WI 上呈低信号或稍低信号，占位效应明显，肿瘤伴有出血或脂肪性变时可呈高信号，坏死囊变时低信号，T2WI 上呈稍高信号；②肿块可见假包膜，在 T1WI 及 T2WI 均呈低信号。

（2）瘤外征象：①门静脉、肝静脉及下腔静脉侵犯或癌栓形成，表现为门静脉、肝静脉及下腔静脉扩张，T2WI 上可见其内软组织影；②侵犯胆管系统，可见胆管系统扩张；③肝门部或腹主动脉旁、腔静脉旁淋巴结增大提示淋巴结转移。

2. MRI 增强扫描

（1）直接 Gd-DTPA 对比增强扫描，肿瘤呈均匀或不均匀强化。

（2）三期增强扫描示病灶呈"快进快出"征象，即动脉期可见斑片状结节状早期强化，门静脉期可见增强的信号迅速下降，平衡期肿瘤增强信号进一步下降。

（3）肿瘤的包膜一般可见强化（图 6-2-1）。

（二）胆管细胞癌

胆管细胞癌是指发生在肝内胆管上皮的恶性肿瘤，多发生在肝内末梢胆管，不包括发生在左右肝管、胆总管的胆管癌，仅占原发性肝恶性肿瘤的 3.25%，其 MRI 表现与肝细胞癌相似，肿瘤周围常发现血管受侵及不同程度的胆管扩张。

【MRI 表现】

（1）肿块在 T1 上呈低信号，T2WI 上呈不均匀的高信号。

（2）动态增强扫描示病灶早期呈边缘强化，延时后内部呈不均匀强化，一般表现为渐进性强化。

（3）有时可见肿块周围不同程度的胆管扩张（图 6-2-2）。

【诊断与鉴别诊断】

1. 诊断依据　肝细胞癌好发于 30～60 岁，男性多见，与乙型肝炎和肝硬化密切相关，60%～90% 原发性肝癌患者甲胎蛋白（AFP）阳性。影像学上可见肝内软组织肿块，T1WI 呈低信号或等信号，T2WI 呈稍高信号，MRI 动态增强扫描可见肿瘤呈"快进快出"征象，有时可发现门静脉、肝静脉及下腔静脉癌栓，或者是腹腔内淋巴结转移即可作出诊断。胆管细胞癌没有典型的特征，一般认为渐进性不均匀强化是其表现，诊断时要结合临床表现、病史等进行综合考虑。

2. 鉴别诊断

（1）肝血管瘤：此病患者一般临床上无明显症状，好发于女性，MRI 上呈均匀的长 T1、长 T2 信号影（在 T2WI 上呈"灯泡征"），MRI 动态增强扫描呈"早出晚归"征象。

（2）肝硬化结节：肝硬化结节乏血供病灶，增强扫描不强化。

（3）肝腺瘤：女性多见，特别是有口服避孕药的病史，肿瘤表现为边缘光滑，信号均匀，增强扫描明显均匀强化。

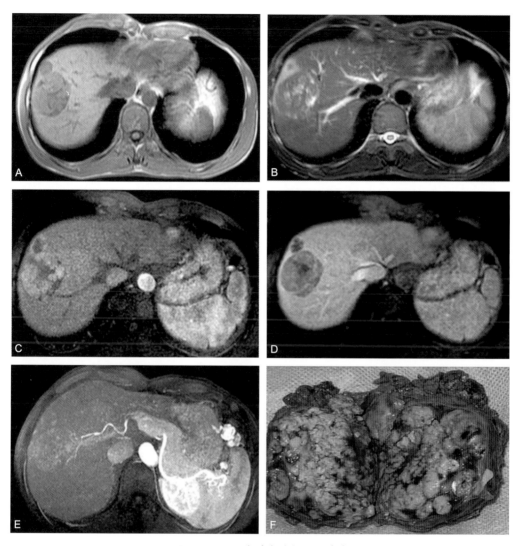

图 6-2-1　肝右叶高分化肝细胞癌

A. 轴位 T1WI，肝右叶肿块呈稍低信号；B. 轴位 T2WI，病灶呈混杂信号；C. 轴位动态增强扫描，动脉期病灶呈结节状强化、中央坏死无强化；D. 轴位门脉期病灶强化低于肝实质，并可以见包膜强化；E. MIP 重建示供血动脉；F. 手术后大体标本

（4）转移性肝癌：一般为多发病灶，肿瘤边缘增强，中间坏死区不强化，呈典型的"牛眼征"。

（5）局灶性结节增生：一般无临床症状，典型的表现为肿块内可见"星状瘢痕征"，以及呈长 T1、长 T2 的放射状分隔，动态增强扫描可见延迟期星状瘢痕明显强化。

（6）肝炎性假瘤：肝炎性假瘤边界欠清晰，动态增强扫描示病灶无"快进快出"征象。

二、肝转移瘤

肝转移瘤是肝最常见的恶性肿瘤之一。在恶性肿瘤发展过程中，25%～50%原发性肿瘤可转移至肝。

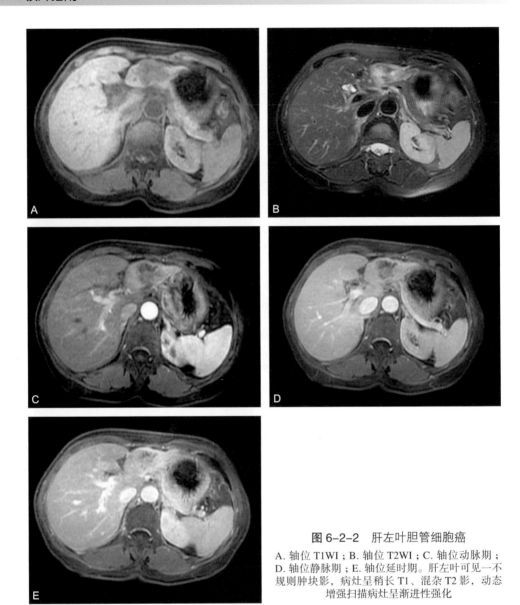

图 6-2-2　肝左叶胆管细胞癌

A. 轴位 T1WI；B. 轴位 T2WI；C. 轴位动脉期；
D. 轴位静脉期；E. 轴位延时期。肝左叶可见一不
规则肿块影，病灶呈稍长 T1、混杂 T2 影，动态
增强扫描病灶呈渐进性强化

【临床表现】

（1）原发肿瘤的临床表现。

（2）在原发肿瘤基础上患者出现肝区疼痛、黄疸、消瘦及腹水等。

【MRI 表现】

（1）肝内单发或多发病灶，边界一般清晰。

（2）T1WI 序列上呈均匀稍低信号，T2WI 上呈稍高信号。

（3）"环靶征"指病灶中心在 T2WI 上呈高信号，T1WI 呈低信号。

（4）在 T2WI 上由于肿瘤周围水肿以及血管丰富，可出现高信号，称之为"亮环征"或"晕征"。

（5）磁共振动态增强，动脉期、门脉期及延时期多呈环形强化，但强化程度一般小于肝实质（图 6-2-3）。

【诊断与鉴别诊断】

1. 诊断依据　有原发恶性肿瘤病史，MRI 表现可见肝内多发结节，T1WI 序列上呈均匀稍低信号，T2WI 上呈稍高信号，可以作出诊断。

2. 鉴别诊断

（1）原发性肝癌：多有肝硬化病史，单发或者是巨块型，有包膜，动态增强扫描肿瘤呈"快进快出"征象。

（2）血管瘤：T2WI 上呈明显高信号，即所谓的"灯泡征"。

（3）肝局灶性结节增生：多发于女性，一般无临床症状，典型表现为肿块内可见"星状瘢痕征"，以及呈长 T1、长 T2 的放射状分隔。

（4）肝脓肿：常表现为感染的症状和体征，DWI 上可见明显的高信号，增强扫描呈环形强化。

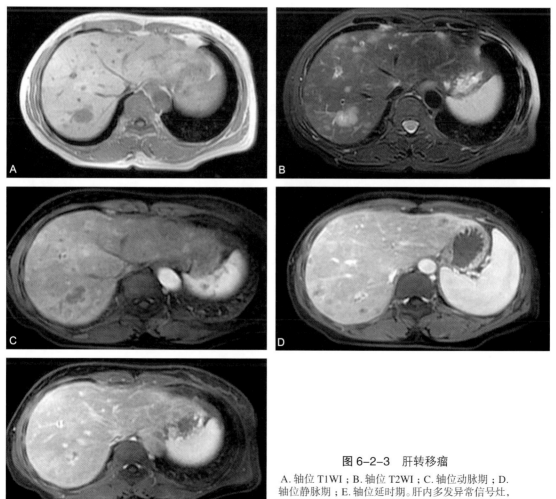

图 6-2-3　肝转移瘤

A. 轴位 T1WI；B. 轴位 T2WI；C. 轴位动脉期；D. 轴位静脉期；E. 轴位延时期。肝内多发异常信号灶，T1WI 呈稍低信号，T2WI 呈稍高信号，并可见"环靶征"，动脉期、门脉期及延时期多呈环形强化

三、肝海绵状血管瘤

肝血管瘤是肝最常见的良性肿瘤之一，由残余的中胚叶或血管细胞形成，其病理上分为海绵状血管瘤、毛细血管瘤、血管内皮瘤及硬化性血管瘤，临床上以海绵状血管瘤最多见。肝海绵状血管瘤来自肝动脉末梢瘤样畸形，可发生于各年龄，数量和大小不一。显微镜下见大小不等的囊状血窦，犹如海绵，故称之。

【临床表现】

（1）一般无临床症状，常常在体检的时候发现。

（2）肿瘤巨大时可出现上腹部不适。

【MRI 表现】

肿瘤多单发，T1WI 呈均匀低信号，T2WI 呈均匀的高信号，称为"灯泡征"；动态增强扫描动脉期病灶呈周围结节状强化，门脉期对比剂向中央填充，延时期病灶完全被对比剂填充（图 6-2-4）。

【诊断与鉴别诊断】

1. 诊断依据　肿瘤在 T1WI 上均匀低信号，T2WI 上明显高信号，具有典型的"灯泡征"，

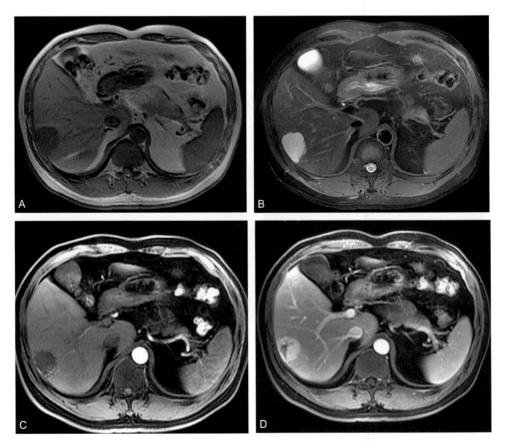

图 6-2-4　肝海绵状血管瘤

A、B. 轴位 T1WI、T2WI；C、D. 轴位 T1WI 增强动脉期、延迟期。肝右叶肿块，T1WI 呈低信号，T2WI 呈均匀的高信号，即"灯泡征"，动脉期病灶呈周围结节状轻度强化，延迟期病灶完全被对比剂填充，中间可见斑片状无强化坏死区

可以作出诊断。

2. 鉴别诊断　原发性肝癌：多有肝硬化病史，单发或者是巨块型，有包膜，动态增强扫描肿瘤呈"快进快出"征象。

四、肝囊肿

【临床表现】

（1）多见于 30～50 岁，一般无临床症状，常偶然发现。

（2）囊肿巨大如合并出血及感染等并发症。

【MRI 表现】

（1）单发和多发，大小从数毫米到数厘米不等，边界清晰。

（2）T1WI 呈均匀低信号，T2WI 上呈高信号，增强扫描病灶不强化（图 6-2-5）。

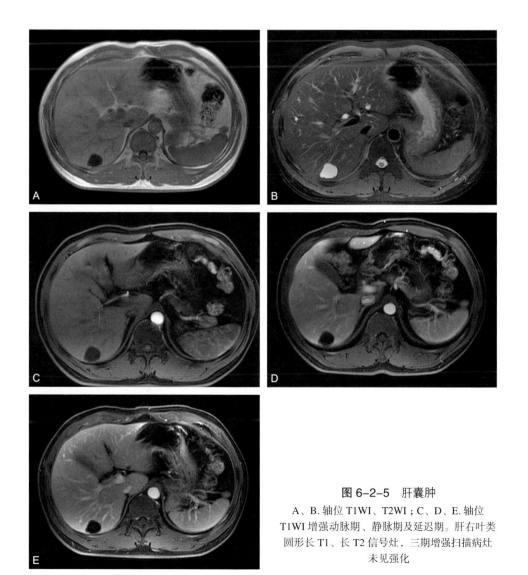

图 6-2-5　肝囊肿

A、B. 轴位 T1WI、T2WI；C、D、E. 轴位 T1WI 增强动脉期、静脉期及延迟期。肝右叶类圆形长 T1、长 T2 信号灶，三期增强扫描病灶未见强化

【诊断与鉴别诊断】

1. 诊断依据　临床一般无特殊病史，MRI 表现单发或多发，边界清晰，呈长 T1、长 T2 改变，可作出诊断。

2. 鉴别诊断

（1）多发肝脓肿：一般临床上有肝大、肝区疼痛以及全身感染的症状，T2WI 信号极高，增强扫描可见环形强化。

（2）多发囊性转移瘤：有原发肿瘤病史，T1WI 一般呈低信号，T2WI 呈高信号，可见低信号的壁结节；MRI 动态增强扫描可见强化，可与单纯的囊肿鉴别。

五、肝脓肿

近年来，肝脓肿的发病率有所增加，这可能与抗生素的滥用有关。

【临床表现】

临床表现为肝大、肝区疼痛以及发热等。

【MRI 表现】

（1）肝脓肿可单发或多发，可单房或多房，T1WI 表现为类圆形或不规则形低信号，脓肿壁的信号高于脓腔而低于肝实质，呈"晕环征"，T2WI 上表现为明显的高信号，脓肿壁为中等信号（图 6-2-6）。

（2）磁共振扩散加权成像（DWI）病灶呈明显高信号。

（3）增强扫描脓肿壁呈环形强化，分房的脓肿间隔也可强化。

【诊断与鉴别诊断】

1. 诊断依据　临床表现为全身感染性症状，MRI 上表现为长 T1、长 T2 病灶，DWI 呈明显高信号，增强扫描可见明显环形强化。

2. 鉴别诊断

（1）多发性肝脓肿和多发囊性转移瘤鉴别诊断，后者常多发，一般有肿瘤病史。

（2）肝囊肿：MRI 呈长 T1、长 T2 改变，增强扫描无强化。

六、肝局灶性结节增生

肝局灶性结节样增生 (focal nodular hyperplasia，FNH) 是一种少见的良性肿瘤样病变，约 5% 为多发性病变。目前认为血管畸形或血管受损所致的反应性增生可能是 FNH 潜在的发病机制。本病最大的病理特点是以星状瘢痕组织为核心，向周围组织呈辐射状分布。星状瘢痕由增生的纤维组织、薄壁小静脉、厚壁肝动脉、增生的小胆管以及淋巴细胞等构成。

【临床表现】

（1）FNH 为肝内少见的良性病变，病因不明，女性多见。

（2）一般无临床症状，肿瘤较大者偶有破裂出血的症状。

【MRI 表现】

（1）肝内单发及多发的病灶。

（2）T1WI 及 T2WI 都表现为等信号。

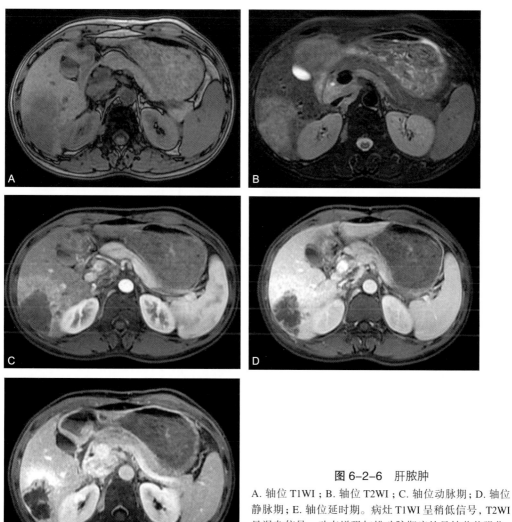

图 6-2-6　肝脓肿
A. 轴位 T1WI；B. 轴位 T2WI；C. 轴位动脉期；D. 轴位
静脉期；E. 轴位延时期。病灶 T1WI 呈稍低信号，T2WI
呈混杂信号，动态增强扫描动脉期病灶呈结节状强化、
中央坏死无强化，门脉期及延时期病灶强化低于肝实质，
并可以见包膜强化

（3）"星状瘢痕征"，即肿块内见 T1WI 为低信号，T2WI 上为高信号的放射状分隔。

（4）动态增强扫描示病灶在动脉期可见均匀强化，中间的"星状瘢痕征"无强化，延时期可见其强化（图 6-2-7、图 6-2-8）。

【诊断与鉴别诊断】

1. 诊断依据　多发于女性，呈等 T1 及等 T2 改变，如肿块内表现出"星状瘢痕征"可提示本病。

2. 鉴别诊断

（1）原发性肝癌：本病需与结节型肝癌鉴别，T1WI 表现为低信号，T2WI 呈稍高信号，动态增强扫描表现为"快进快出"的征象。

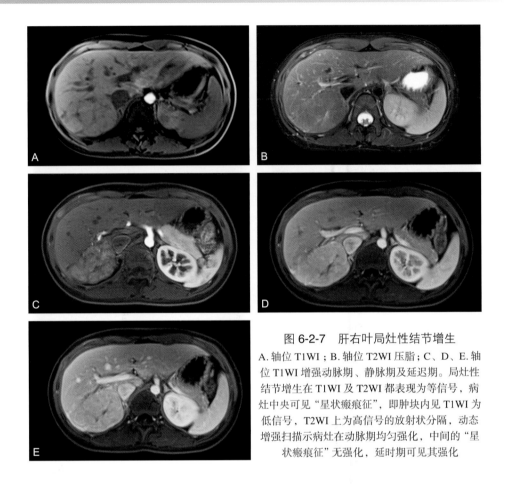

图 6-2-7   肝右叶局灶性结节增生

A.轴位 T1WI；B.轴位 T2WI 压脂；C、D、E.轴位 T1WI 增强动脉期、静脉期及延迟期。局灶性结节增生在 T1WI 及 T2WI 都表现为等信号，病灶中央可见"星状瘢痕征"，即肿块内见 T1WI 为低信号，T2WI 上为高信号的放射状分隔，动态增强扫描示病灶在动脉期均匀强化，中间的"星状瘢痕征"无强化，延时期可见其强化

（2）肝细胞腺瘤：多发于女性，特别是有口服避孕药史的妇女，肿块较大，T1WI 表现为稍低信号，T2WI 呈稍高信号，但信号多变，增强扫描病灶明显强化。

七、肝孤立性坏死结节

肝孤立性坏死结节（solitary necrotic nodule，SNN）是一种肝内非肿瘤性结节状良性病变。SNN 病因不明，可能与感染、血管病变或者免疫反应等原因造成肝组织坏死，继而机体产生防御反应，形成纤维包裹并局限化有关。

【临床表现】

（1）肝孤立性坏死结节是一种肝内非肿瘤性结节状良性病变。

（2）一般没有明显的临床表现，常在体检时发现。

【MRI 表现】

（1）T1WI 一般表现为类圆低信号灶，T2WI 上病灶呈等或稍低信号灶，有时病灶中央可见点状或小片状高信号灶。

（2）病灶一般边界清楚。

（3）动态增强扫描示动脉期无强化，门脉期及延时期病灶的边缘稍强化（图 6-2-9）。

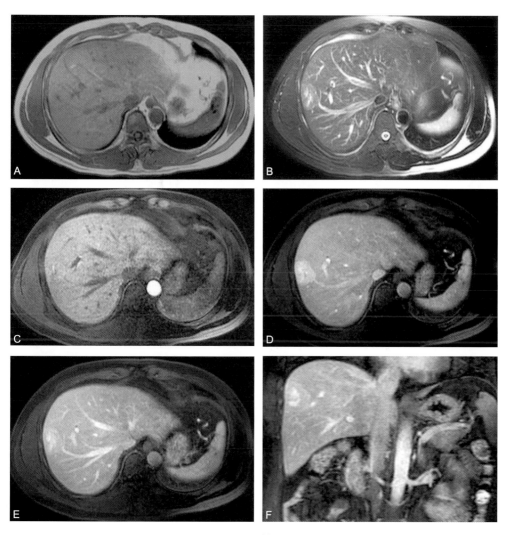

图 6-2-8　肝局灶性结节增生

A. 轴位 T1WI；B. 轴位 T2WI；C. 轴位动脉期；D. 轴位静脉期；E、F. 轴位和冠状位延时期。T1WI 及 T2WI 都表现为等信号，中央见"星状瘢痕征"，表现为 T1WI 为低信号，T2WI 上为高信号的放射状分隔。动态增强扫描示病灶在动脉期均匀强化，中间的"星状瘢痕征"无强化，延时期可见其强化

【诊断与鉴别诊断】

1. 诊断依据　临床症状及实验室检查对肝孤立性坏死结节诊断帮助不大，影像学发现病灶一般不难，但是定性诊断有一定的困难。对诊断困难者可采取随访复查。

2. 鉴别诊断

（1）FNH：FNH 一般好发于女性，病灶一般呈等 T1、等 T2 改变，其内可见"星状瘢痕"征，增强扫描病灶明显强化，而肝孤立性坏死结节不强化。

（2）肝癌：肝癌为富血供的肿瘤，增强扫描可呈"快进快出"的表现。

（3）肝血管瘤：肝血管瘤动态增强扫描表现为"快进慢出"。

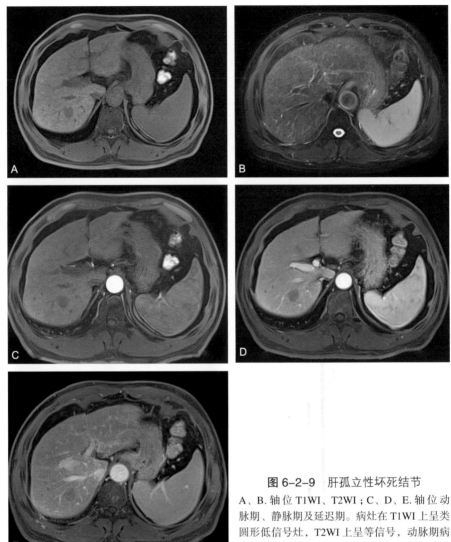

图 6-2-9　肝孤立性坏死结节
A、B.轴位 T1WI、T2WI；C、D、E.轴位动脉期、静脉期及延迟期。病灶在 T1WI 上呈类圆形低信号灶，T2WI 上呈等信号，动脉期病灶未见强化，静脉期及延迟期边缘强化

八、肝腺瘤

肝腺瘤（hepatic adenoma）是一种少见的肝良性肿瘤，好发于中青年女性，与口服避孕药和性激素治疗关系密切，也可见于糖原贮积病、糖尿病、长期服用类固醇药物的男性患者。肝腺瘤中孤立病灶约占 80%，多发性病灶约占 20%。

【临床表现】

（1）多见于 15～45 岁的女性，与口服避孕药有关。

（2）一般临床上无症状，多于体检时发现，肿瘤巨大破裂可出现内出血的症状。

【MRI 表现】

（1）单发或多发，肿瘤呈圆形或类圆形改变。

（2）T1WI 为稍低信号，T2WI 为稍高信号，但信号变化多样，常无特异性（图 6 -2-10）。

（3）动态增强扫描为动态期肿瘤明显不均匀强化，静脉期强化增强，延时期其强化一般小于肝实质强化程度（图 6-2-10）。

【诊断与鉴别诊断】

1. 诊断依据　女性，有口服避孕药服药史，MRI 表现为圆形或类圆形，边界清楚，呈稍长 T1、稍长 T2 改变，增强扫描病灶明显强化，要考虑此病。

2. 鉴别诊断　此病是富血供病灶，动态增强扫描也表现为"快进快出"，影像学上缺乏特异性表现，难以和 FNH 及分化较好的肝细胞癌鉴别，一般要依据穿刺活检来确诊。

九、肝包虫病

肝包虫病（hepatic echinococcosis）是地方性寄生虫病，起病隐匿，临床症状和体征无特异性，流行于我国新疆、甘肃等西部地区。人体是包虫囊肿的中间宿主。虽然包虫病广

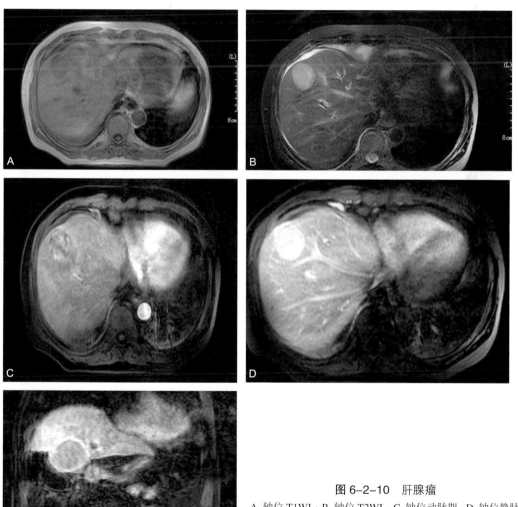

图 6-2-10　肝腺瘤

A. 轴位 T1WI；B. 轴位 T2WI；C. 轴位动脉期；D. 轴位静脉期；E. 冠状位延时期。T1WI 为稍低信号，T2WI 上为稍高信号，动脉期肿瘤明显不均匀强化、静脉期强化增强、延时期强化小于肝实质

泛流行于畜牧业发达地区，但由于经济的发展、交通的发达、人口的流动等因素，国内非流行地区也可以见到散在病例。

【临床表现】

（1）发病率男性多于女性，年龄 20～30 岁多见，初期无明显症状，囊肿增大后上腹部出现包块。

（2）囊肿压迫肺可出现咳嗽，压迫胃可出现恶性、呕吐，压迫胆道出现黄疸，压迫门静脉引起腹水、脾大。

（3）腹部检查可扪及肝大或肿块。

（4）实验室检查可见嗜酸性粒细胞增多，补体结合试验阳性。

【MRI 表现】

（1）病灶呈类圆形，单发或多发，边缘光滑锐利，囊壁薄，周围肝实质无充血水肿。

（2）病灶内可见纤维间隔，多囊者常表现为母囊内充有大小不等的子囊，或者是母囊周边可见大小相近的子囊，MRI 能显示纤维间隔及多房性这是肝包虫病的特征性表现，部分病变可见钙化。

（3）病灶在 T1WI 上呈低信号，T2WI 上呈高信号，纤维间隔呈低信号（图 6-2-11）。

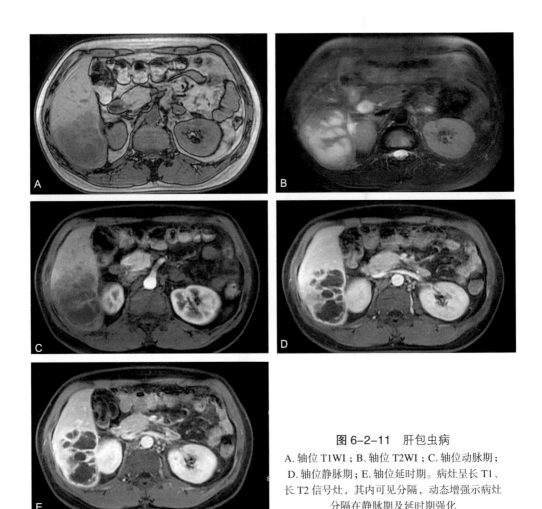

图 6-2-11　肝包虫病

A. 轴位 T1WI；B. 轴位 T2WI；C. 轴位动脉期；D. 轴位静脉期；E. 轴位延时期。病灶呈长 T1、长 T2 信号灶，其内可见分隔，动态增强示病灶分隔在静脉期及延时期强化

增强扫描病灶，包膜及纤维间隔可明显强化（图 6-2-11）。部分单囊病变包膜可强化或不强化（图 6-2-12）。

（4）钙化在 T1WI 及 T2WI 上呈低信号，但敏感性较 CT 差。

【诊断与鉴别诊断】

1. 诊断依据　结合流行病学病史，临床资料及血清学检查，MRI 能显示纤维间隔及多房性（肝包虫病的特征性表现），再结合 CT 检查，对此病的诊断不难。

2. 鉴别诊断

（1）肝囊肿：肝囊肿在 T2WI 无低信号的囊壁及纤维间隔，且肝包虫实验阴性。

（2）肝癌囊性变：肝癌囊性变液化坏死呈长 T1、长 T2 改变，壁厚薄不均，且不连续，瘤周有水肿灶，有时可见下腔静脉、肝静脉及门静脉内瘤栓形成。

（3）肝脓肿：囊壁较厚，DWI 上呈明显高信号，增强扫描呈环形强化。

十、肝硬化

肝硬化 (hepatic cirrhosis) 是临床常见的慢性进行性肝病，由一种或多种病因长期或反复作用形成的弥漫性肝损害。在我国大多数为病毒性肝炎后肝硬化，少部分为酒精性肝硬化和血吸虫性肝硬化。病理组织学上有广泛的肝细胞坏死、残存肝细胞结节性再生、结缔组织增生与纤维隔形成，导致肝小叶结构破坏和假小叶形成，肝逐渐变形、变硬而发展为肝硬化。

【临床表现】

主要临床表现为食欲缺乏、恶心、体重减轻、乏力、便秘或腹泻、腹胀、腹痛、皮肤瘙痒、上消化道出血、黄疸、蜘蛛痣等。

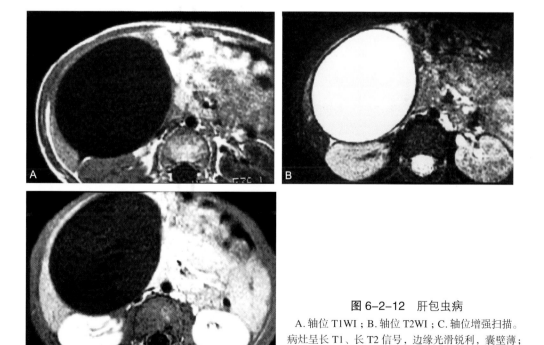

图 6-2-12　肝包虫病

A. 轴位 T1WI；B. 轴位 T2WI；C. 轴位增强扫描。
病灶呈长 T1、长 T2 信号，边缘光滑锐利，囊壁薄；
增强扫描病灶无强化

【MRI 表现】

（1）早期肝体积增大，中晚期各肝叶间成比例或不成比例缩小，肝裂增宽，肝表面呈波浪状改变。

（2）T2WI 上表现为肝实质内高信号的细小网格状结构，肝硬化结节在 T1WI 上表现为等信号，T2WI 上呈低信号（图 6-2-13）。

（3）其他征象：①脾大；②门静脉扩张，侧支循环形成，脾门、胃底、食管下段及腰旁静脉血管迂曲、增粗；③腹水。

【诊断与鉴别诊断】

1. 诊断依据　临床上有肝炎病史，影像学上表现为肝大小、形态及信号的改变，中晚期常伴有脾大及门静脉高压的征象，提示本病。

2. 鉴别诊断　肝硬化再生结节有时要与肝癌鉴别，肝硬化结节在 T2WI 上呈低信号，MRI 动态增强扫描结节未见强化，可资鉴别。

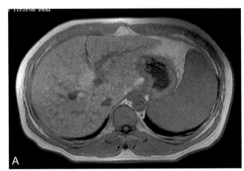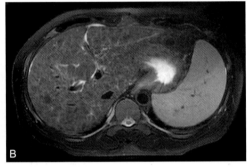

图 6-2-13　肝硬化

A.轴位 T1WI；B.轴位 T2WI。肝叶比例失调，T1WI 及 T2WI 上可见细小网格状结构，其在 T1WI 上表现为等信号，
T2WI 上呈低信号，脾稍增大

第三节　胆囊、胆管常见疾病的 MRI 诊断

一、胆管扩张症

此病是先天性胆系疾病，可分为肝外胆管囊状扩张，肝内胆管囊状扩张（又称 Caroli 病）以及肝内外胆管囊状扩张。

【临床表现】

（1）腹部肿块、腹痛和黄疸是胆管扩张症的经典三联症状。

（2）症状发作时常伴有血、尿淀粉酶值增高。

【MRI 表现】

（1）MRI 平扫见肝内、肝外或者肝内外胆管囊状扩张，呈长 T1、长 T2 改变，增强扫描病灶未见强化。

（2）MRCP 清楚地显示扩张的囊状"胆管树",同时对憩室的部位及范围也显示清晰（图 6-3-1、图 6-3-2）。

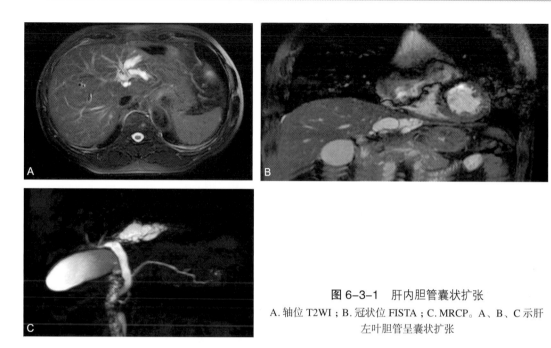

图 6-3-1 肝内胆管囊状扩张
A. 轴位 T2WI；B. 冠状位 FISTA；C. MRCP。A、B、C 示肝左叶胆管呈囊状扩张

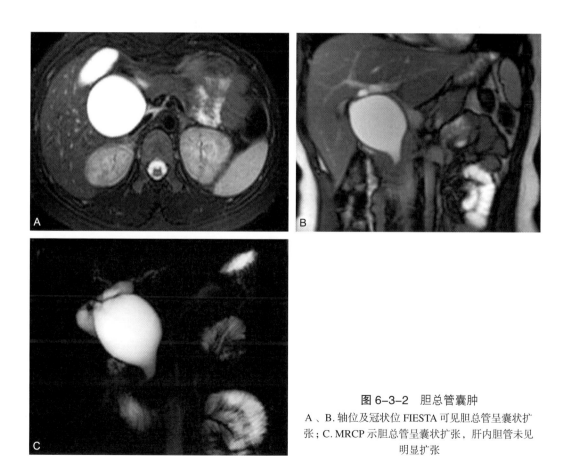

图 6-3-2 胆总管囊肿
A、B. 轴位及冠状位 FIESTA 可见胆总管呈囊状扩张；C. MRCP 示胆总管呈囊状扩张，肝内胆管未见明显扩张

【诊断与鉴别诊断】

1. 诊断依据　多发生于女性和儿童，表现为腹部肿块、腹痛和黄疸三联症，实验室检查肝功能异常，直接胆红素升高，黄疸指数升高，MRCP 可清楚显示胆管扩张的程度与范围，大部分可明确作出诊断。

2. 鉴别诊断　肝内胆管扩张要与以下疾病进行鉴别。

（1）肝囊肿：多发性肝囊肿，囊与囊之间无胆管相连可鉴别。

（2）多发肝脓肿：肝脓肿通常壁较厚，而且增强扫描壁呈环形强化。

二、胆管错构瘤

肝内胆管错构瘤 (bile duct hamartoma in liver，LBDH) 临床不多见，患者无症状。LBDH 为胚胎时期肝内细小胆管发育障碍所致，呈囊样病变，囊壁由胆管上皮构成，周围绕以纤维组织。病灶可单发或多发。

【临床表现】

（1）临床多无症状。

（2）通常在体检、外科手术或尸体解剖时发现。

【MRI 表现】

（1）LBDH　在肝内分布多种多样，可以局限于某一肝段，也可累及多个肝段，但以某一肝段为主，最多见者是弥漫分布于所有肝段。

（2）形态多样，可为圆形、柱状、长条形、多角形等。

（3）病灶呈长 T1、长 T2 改变。

（4）MRCP 上表现为小囊状高信号影。

（5）增强扫描病灶不强化（图 6-3-3）。

【诊断与鉴别诊断】

1. 诊断依据　病灶一般呈弥漫性分布，病灶呈长 T1、长 T2 改变，MRCP 呈小囊状高信号，一般可以做出诊断。

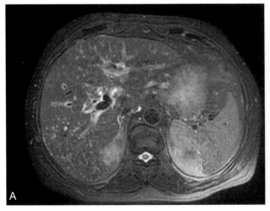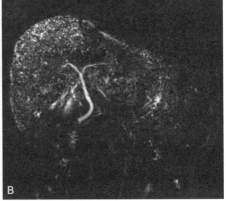

图 6-3-3　胆管错构瘤

A. 轴位 T2WI；B. MRCP。肝内可见多发圆形、柱状、长条形、多角形等异常信号灶，病灶呈长 T1、长 T2 改变

2. 鉴别诊断

（1）肝多发囊肿：多为圆形或类圆形，张力较高边缘锐利，而 LBDH 的病灶多不规则，边缘也不锐利，不同病灶的信号也多不同。

（2）Caroli 病：其囊性病变与胆管树相通，而 LBDH 病灶与胆树不相通。

（3）肝多发囊性转移瘤：其在增强扫描上边缘或囊壁多有强化，而 LBDH 的病灶不强化。

三、胆石症

发生在胆管内的结石称为胆管结石，发生在胆囊内的则称为胆囊结石，两者统称为胆石症。

【临床表现】

（1）胆结石多发于中青年，反复突然发作的右上腹绞痛，疼痛一般为持续性，同时出现呕吐。

（2）体征：右上腹压痛，有时可扪及肿大的胆囊。

【MRI 表现】

（1）胆管结石：MRCP 可见低信号的结石影，并观察到结石的部位、大小、形态及数目等，并可以观察到胆管的扩张程度，对胆总管结石可以观察到扩张的胆总管下端呈倒"杯口"状充盈缺损。

（2）胆囊结石：在 T1WI 及 T2WI 上呈低信号改变，MRCP 亦可见胆囊内充盈缺损的结石影（图 6-3-4）。

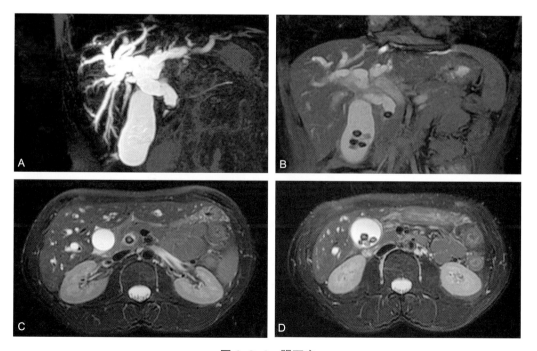

图 6-3-4　胆石症

A. MRCP；B ~ D. FIESTA。肝内外胆管明显扩张，胆囊增大，胆囊及胆管内可见类圆形低信号结石影

【诊断与鉴别诊断】

1. 诊断依据　胆结石一般诊断不困难，MRCP 上可见充盈缺损影，再结合 CT 及超声检查即可作出诊断。

2. 鉴别诊断　胆总管下端的结石要和胆管癌鉴别，胆管癌表现为胆总管下端长 T1、长 T2 的软组织信号影，扩张胆管以下可见鸟嘴样变尖。

四、胆囊炎

胆囊炎可分为急性胆囊炎和慢性胆囊炎。

【临床表现】

1. 急性胆囊炎

（1）常见于 45 岁以下，表现为急性发作的右上腹疼痛，放射到右肩胛部，疼痛为持续性并阵发性绞痛，伴有畏寒、发热、呕吐，严重者可出现黄疸。

（2）Murphy 征阳性，有时可扪及肿大的胆囊。

2. 慢性胆囊炎

（1）临床症状常不典型，常出现腹胀不适、上腹部隐痛、厌油、消化不良等。

（2）Murphy 征阳性，实验室检查胆汁内可见脓细胞。

【MRI 表现】

1. 急性胆囊炎

（1）胆囊增大，胆囊壁增厚。

（2）增厚的胆囊壁由于水肿呈长 T1、长 T2 改变，胆囊内胆汁含水量增高（图 6-3-5）。

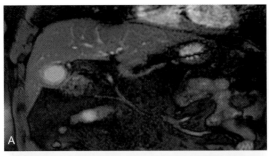
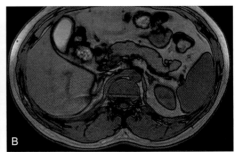
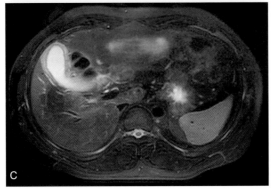

图 6-3-5　急性胆囊炎

A. 冠状位 FIESTA；B. 轴位 T1WI；C. 轴位 T2WI。胆囊壁增厚、水肿，T2WI 上呈高信号

2. 慢性胆囊炎

（1）胆囊缩小，有时也可见增大。

（2）胆囊壁增厚不规则，可见钙化灶，T1WI 及 T2WI 上都呈低信号。

【诊断与鉴别诊断】

1. 诊断依据　临床表现为 Murphy 征阳性，在 MRI 表现为胆囊壁增厚，胆囊增大，胆囊壁水肿一般提示急性胆囊炎，胆囊壁有钙化一般提示慢性胆囊炎，MRI 显示钙化不如 CT 敏感。

2. 鉴别诊断　急性胆囊炎要和肝硬化及肝炎所致胆囊壁增厚进行鉴别，后两者胆囊不增大，再结合临床可以鉴别；慢性胆囊炎要和胆囊癌鉴别，胆囊癌壁一般较厚通常壁较厚，而且壁僵硬。

五、胆囊癌

胆囊癌可以分为四型，即厚壁型、乳头结节型、肿块型和混合型。

【临床表现】

（1）多发生于 60 岁以上，女性居多。

（2）进展期表现为右上腹持续性疼痛、黄疸、消瘦、肝大和上腹部包块。

【MRI 表现】

（1）厚壁型：胆囊壁局限性增厚或弥漫性不均匀增厚，T1WI 呈稍低或低信号，T2WI 为高或稍高信号，增强扫描胆囊壁不均匀强化。

（2）乳头结节型：表现为胆囊壁有乳头状或菜花状肿物突向囊腔，单发或多发，呈长 T1、稍长或长 T2 改变，增强扫描明显强化。

（3）肿块型：胆囊腔内或胆囊窝充满实性不均匀软组织肿块影，T1WI 及 T2WI 上呈混杂信号，动态增强扫描示病灶动脉期呈不均匀明显强化，门脉期及延时期病灶强化减弱。MRCP 上可见肿块样充盈缺损（图 6-3-6）。

（4）混合型：以上各型混合在一起。

（5）瘤外征象：侵犯胆管可见胆管扩张，晚期常伴有肝、十二指肠、胃窦等转移的征象。

【诊断与鉴别诊断】

1. 诊断依据　MRI 较易显示胆囊壁的增厚，胆囊腔的肿块，结合增强扫描一般诊断不难。

2. 鉴别诊断

（1）肝癌侵犯胆囊：肝癌常伴有肝硬化的病史，且肝内外胆管扩张少于胆囊癌，甲胎蛋白（AFP）常升高。

（2）慢性胆囊炎：主要与厚壁胆囊癌鉴别，前者胆囊壁一般均匀性增厚，增厚的程度较胆囊癌轻。

（3）胆囊腺肌症：与厚壁型胆囊癌相鉴别，后者多伴有胆囊癌性浸润，胆囊壁破坏，而前者为胆囊壁肌层增厚。

（4）胆囊息肉：边缘光滑，蒂短而细，附着壁无增厚，增强扫描强化不明显，与结节型胆囊癌不同。

（5）瓷化胆囊：主要表现为胆囊缩小，含有大量边缘钙化的结石，中心为胆汁，具有特征性。

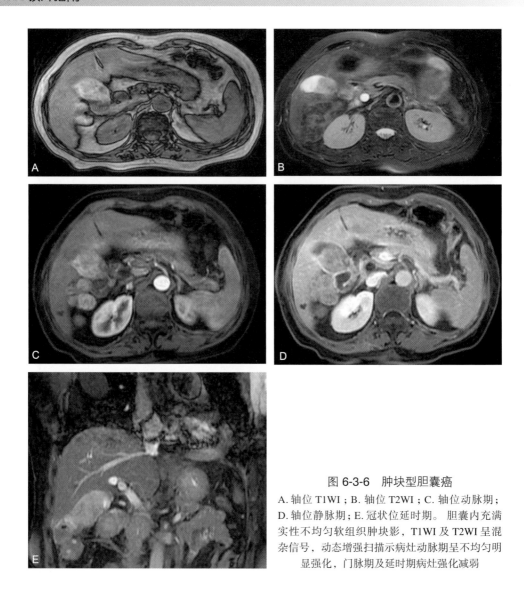

图 6-3-6   肿块型胆囊癌
A. 轴位 T1WI；B. 轴位 T2WI；C. 轴位动脉期；
D. 轴位静脉期；E. 冠状位延时期。 胆囊内充满
实性不均匀软组织肿块影，T1WI 及 T2WI 呈混
杂信号，动态增强扫描示病灶动脉期呈不均匀明
显强化，门脉期及延时期病灶强化减弱

第四节   胰腺常见疾病的 MRI 诊断

一、胰腺癌

胰腺癌为消化系统常见恶性肿瘤，恶性程度很高，是来自胰腺外分泌细胞的癌，多发生于中老年人。

【临床表现】

（1）胰腺癌发生于胰头最多，占 60%～70%，其次是胰体，最后是胰尾。

（2）主要表现为腹胀不适、食欲缺乏、黄疸和腰背部疼痛。

【MRI 表现】

（1）T1WI 上正常的胰腺表现为明显高信号，胰腺癌表现为低信号，T2WI 表现为略高信号或者是等信号。

（2）MRI 动态增强扫描，一般动脉期可见肿瘤呈低信号改变，静脉期及延时期以等信号为主，也可呈轻至中度强化（图 6-4-1）。

（3）MRCP 可以显示大多数胰头癌造成的胆总管和主胰管扩张，称为双管征，梗阻末端呈喙突状改变，而且 MRCP 还能明确梗阻的部位和程度。

（4）DWI 上胰腺癌信号高于胰腺组织。

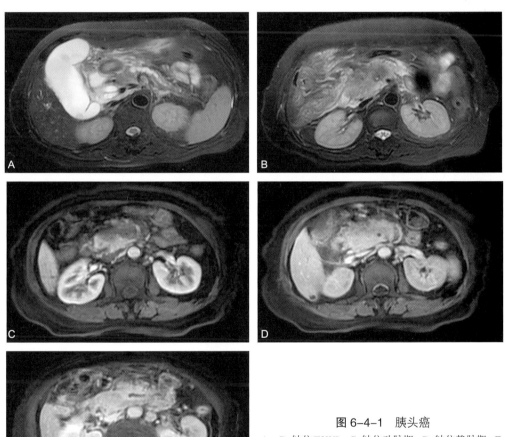

图 6-4-1　胰头癌

A 、B. 轴位 T2WI；C. 轴位动脉期；D. 轴位静脉期；E. 轴位延时期。胰头区见不规则肿块影，T2WI 上呈等信号，胰管扩张，胆囊增大，胆囊内可见小圆形结石影，动脉增强扫描示病灶动脉期呈弱强化，静脉期及延时期呈轻至中度强化

（5）其他征象：侵及周围血管、脏器，以及淋巴结转移。

【诊断与鉴别诊断】

1. 诊断依据　多见于 40 岁以上的中老年，根据典型的影像学表现一般诊断不难。

2. 鉴别诊断

（1）慢性胰腺炎：慢性反复发作的胰腺炎可造成胰头纤维结缔组织增生，胰头局限性增大疑似胰头癌，常造成胆总管扩张，但其胆总管下端狭窄为一光滑较长段狭窄，逐渐变细，与胰头癌突然截断不同，增强扫描胰头信号较均匀，未见低信号灶。

（2）壶腹癌：来自十二指肠的壶腹部，开始为息肉样突起，瘤本身有弹性，引起的黄疸常有波动性，常并发胆管炎，增强扫描病灶轻度强化。

二、胰腺囊腺癌

【临床表现】

胰腺囊腺癌是一种低度恶性的肿瘤，临床较少见，约占胰腺原发性恶性肿瘤的 1%。患者以女性多见，病变发展缓慢。临床症状多不典型，多以上腹部不适、疼痛或无意中发现上腹部肿块就诊，以胰腺体部及尾部多见。

【MRI 表现】

（1）囊内容物因含有浑浊、黏稠液体，肿瘤及坏死组织，在 T1 上呈低至中等信号，略高于水的信号，信号强度因内容物不同信号可不均匀，T2 上呈高信号改变。

（2）胰腺囊腺癌的壁结节为含水量较多的软组织，一般呈等或略低 T1 信号灶，T2WI 上呈等略高信号。

（3）增强扫描囊壁及实性部分呈中度至明显强化（图 6-4-2）。

【诊断与鉴别诊断】

1. 诊断依据　典型的胰腺囊腺癌囊内一般为液体成分，T1WI 呈低至中等信号，略高于水的信号，信号强度可不均匀，囊内侧壁有乳头状或不规则结节突入囊腔，增强扫描有强化，时间较长的病例囊壁可见钙化，在 T1WI 及 T2WI 都呈低信号。

2. 鉴别诊断

（1）胰腺假性囊肿：多有胰腺炎及外伤史，囊肿多位于胰腺外，囊壁薄而均匀，无强化，易与胰腺囊腺癌鉴别，但是当前者发生出血感染时可使囊壁增厚，应注意鉴别。

（2）胰腺脓肿：有明显的壁或包膜，一般发生于急性胰腺炎，其特异性征象为"气泡"征。

（3）潴留性囊肿：多位于远侧胰腺组织内，为单发，较规则，囊内呈水样信号灶。

（4）胰腺癌：仅当胰腺癌出现较大的中央坏死才需要鉴别，胰腺癌实体部分较多。

三、胰腺实性假乳头状瘤

胰腺实性假乳头状瘤 (solid pseudopapillary tumor of the pancreas，SPTP) 是一种少见的良性或低度恶性胰腺肿瘤，是一种胰腺外分泌腺上皮性肿瘤，占胰腺肿瘤总数的 1% ~ 2%。WHO 将其分类为生物学行为未定或交界性恶性潜能的肿瘤。

【临床表现】

（1）常发生于年轻女性。

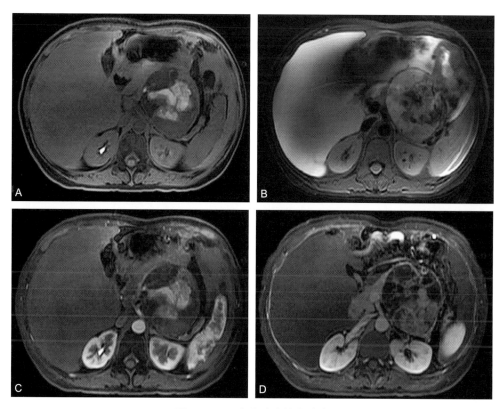

图 6-4-2 胰腺黏液性囊腺癌

A. 轴位 T1WI；B. 轴位 T2WI；C、D. 轴位动静脉期。胰体尾区类圆形异常信号灶，T1WI 上呈长 T1 信号，T2WI 上病灶呈长 T2 信号，可见黏液成分在 T1WI 和 T2WI 均呈高信号，动态增强扫描静脉期囊壁及实性成分可见强化

（2）可发生于胰腺任何部位，大多数位于胰尾或胰头，少数位于胰腺外，如腹膜后、肝。

（3）临床症状一般不明显，常由体检或偶然触及上腹部巨大而有囊性感的无痛性肿块而被发现。

（4）少数患者有腹痛或不适。

（5）极少数患者因缺血、压迫或胰导管阻塞引起急性胰腺炎或肿瘤破裂发病。

（6）实验室检查一般多无异常。

【MRI 表现】

（1）一般为边界清晰的囊实性肿块。

（2）T1WI 为界限清楚的、不均质的低或混杂信号，而 T2WI 为混杂信号。

（3）有时肿瘤可伴出血及包膜的点状、条状钙化灶。

（4）动脉期肿块实性成分不均匀轻度强化，静脉期和平衡期显著强化，囊性成分在各期强化不明显。

（5）包膜在动脉早期即可见强化，持续强化至平衡期（图 6-4-3）。

【诊断与鉴别诊断】

1. 诊断依据　好发于年轻女性，病灶呈囊实性改变，病灶多呈混杂 T1 及混杂 T2 信号，

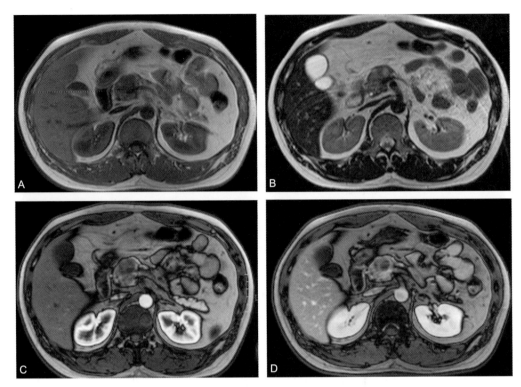

图 6-4-3　胰腺实性假乳头状瘤

A.轴位 T1WI；B.轴位 T2WI；C.轴位动脉期；D.轴位静脉期。胰腺内见不规则肿块影，T1WI 上呈低信号，T2WI 呈等高信号，动态增强扫描动脉期肿块实性成分不均匀轻度强化，静脉期和平衡期显著强化。囊性成分在各期强化不明显

有时可见病灶内出血及包膜的钙化，动态增强扫描实质性病灶显著强化，囊性部分不强化。

2. 鉴别诊断

（1）无功能性胰岛细胞瘤：在组织学上，两者的实性区相似，但无功能胰岛细胞瘤常缺乏 SPTP 中所见的假乳头排列，前者增强后动脉期强化程度明显高于后者。

（2）浆液性囊腺瘤：多见于老年人，肿瘤呈圆形或分叶状，可呈囊性、实性及囊实性改变，增强后有不规则的强化，瘤体内有不规则或放射状的钙化是其特征表现。

（3）黏液性囊腺瘤或癌：多见中老年女性，肿块呈圆形，无分叶，内部多呈水样密度，增强后多个增强的分隔和内部实性结节是其典型影像表现，易引起胰管扩张。

（4）胰腺癌：发病年龄较大，肿块较小，钙化及囊变少见。早期即可引起胰胆管扩张，侵犯邻近的组织和血管，增强后肿瘤强化不明显。

四、胰岛细胞瘤

胰岛细胞瘤（pancreatic islet cell tumors）是胰腺最常见的功能性内分泌肿瘤，约占所有胰岛细胞瘤 60%。多为散发，少数见于多发内分泌腺瘤病中，后者多为多发，发病年龄较轻。胰岛素瘤好发部位为胰体、尾部。

【临床表现】

（1）胰岛细胞瘤可以分为功能性胰岛细胞瘤和非功能性胰岛细胞瘤，多发生于胰腺的

体尾部，通常单发，直径不超过 2cm。

（2）临床症状主要以分泌激素而定，如低血糖昏迷、顽固性消化性溃疡等，内分泌激素检查可以确诊。

【MRI 表现】

（1）病灶呈圆形或卵圆形，边界锐利，T1WI 呈低信号，T2WI 呈稍高或高信号。

（2）MRI 动态增强扫描，由于病灶富血供，早期出现明显强化，持续时间长，门脉期和胰腺实质期肿瘤一般与胰腺强化信号相同（图 6-4-4）。

【诊断与鉴别诊断】

1. 诊断依据　功能性胰岛细胞瘤一般临床症状典型，MRI 主要表现为长 T1、长 T2 改变，增强扫描病灶明显强化，无功能性胰岛细胞瘤发现时一般肿瘤较大，结合影像学表现也不难作出诊断。

2. 鉴别诊断　功能性胰岛细胞瘤由于具有典型的临床表现一般诊断不难，无功能性胰岛细胞瘤有时要与以下疾病鉴别：

（1）胰腺囊腺瘤：分为浆液性及黏液性囊腺瘤，囊壁厚薄不均，常为大囊，少数由多个小囊组成，分隔菲薄，可见蛋壳样钙化，增强扫描囊壁及间隔有轻度强化。

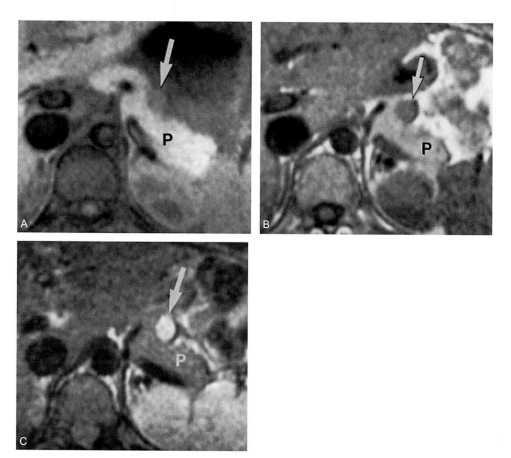

图 6-4-4　胰岛细胞瘤

A.轴位 T1WI；B.轴位 T2WI；C.轴位增强扫描。胰腺体部见类圆形异常信号灶，T1WI 呈低信号，T2WI 呈稍高信号，增强扫描病灶呈明显均匀强化

（2）胰腺假性囊肿：多有胰腺炎或胰腺外伤史，囊内容物不强化，囊壁薄。

五、胰腺炎

可分为急性胰腺炎和慢性胰腺炎。

【临床表现】

1. 急性胰腺炎

（1）发热、恶心、呕吐等胃肠道症状，上腹部持续性剧烈性疼痛，常放射到胸背部，严重者可出现休克。

（2）上腹部压痛、反跳痛和肌紧张。

（3）实验室检查：白细胞计数增多，血、尿淀粉酶升高。

2. 慢性胰腺炎

（1）上腹部疼痛。

（2）体重减轻。

（3）胰腺功能不全症状，合并糖尿病、脂肪泻等疾病。

【MRI 表现】

1. 急性胰腺炎

（1）胰腺肿大，外形不规则，T1WI 表现为低信号，T2WI 表现为高信号。

（2）胰腺周围模糊不清，胰周筋膜增厚，可产生胰腺内、外积液，呈长 T1、长 T2 改变。

（3）合并出血时可表现为短 T1、长 T2 改变。

（4）动态增强扫描动脉期胰腺明显强化，静脉期可见强化增强，延时期胰腺强化减弱，周围筋膜亦可见强化（图 6-4-5）。

2. 慢性胰腺炎

（1）胰腺弥漫性或局限性增大，也可萎缩。

（2）T1WI 呈混杂低信号，T2WI 呈混杂高信号。

（3）常表现为斑块样钙化，T1WI 及 T2WI 上都呈低信号。

【诊断与鉴别诊断】

1. 诊断依据　急性胰腺炎有明确的病史，体征及实验室检查，结合影像学表现诊断不难；慢性胰腺炎，常表现为胰腺增大或萎缩，常伴有斑块样钙化。

2. 鉴别诊断　肿块型胰腺炎要与胰腺癌相鉴别，进行 MRI 动态扫描可发现前者肿块内部时间 - 信号曲线峰值出现一般较后者提前，可资鉴别。

六、胰腺假性囊肿

根据病因不同可分为外伤后假性囊肿和胰腺炎后假性囊肿。

【临床表现】

（1）少数假性囊肿无症状，仅在 B 超检查时发现。

（2）压迫邻近器官所致，常出现上腹部疼痛、恶心、呕吐等。

（3）上腹部或左季肋部可扪及包块。

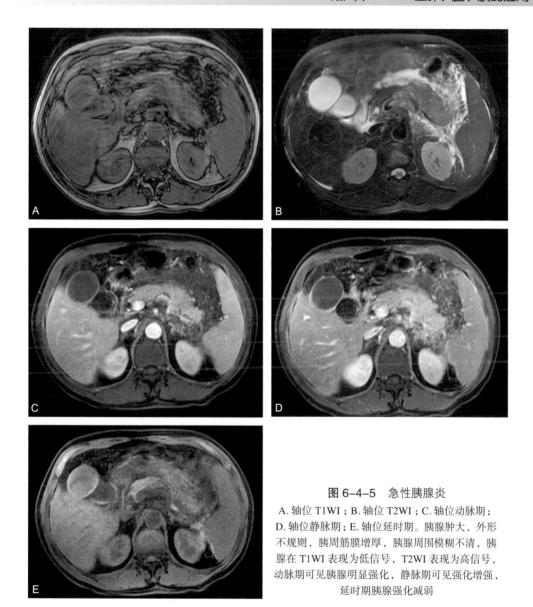

图 6-4-5　急性胰腺炎

A. 轴位 T1WI；B. 轴位 T2WI；C. 轴位动脉期；
D. 轴位静脉期；E. 轴位延时期。胰腺肿大，外形
不规则，胰周筋膜增厚，胰腺周围模糊不清，胰
腺在 T1WI 表现为低信号，T2WI 表现为高信号，
动脉期可见胰腺明显强化，静脉期可见强化增强，
延时期胰腺强化减弱

【MRI 表现】

（1）外伤性假性囊肿：多发生于外伤和胰腺损伤后，手术造成胰腺损伤后，多由纤维组织包绕血液和胰液的混合物而形成，由于胰液对周围组织有侵蚀破坏作用，因此囊壁多不规则。MRI 信号复杂多变，因外伤后出血时间长短而异。

（2）胰腺炎假囊肿：囊肿可为单房或多房状，与周围组织分界清晰或者不清晰，MRI 表现为长 T1、长 T2 信号（图 6-4-6），有时可见胰周脂肪间隙消失，吉氏筋膜增厚，增厚的吉氏筋膜在 T2WI 抑脂序列上为高信号。

【诊断与鉴别诊断】

1. 诊断依据　临床病史对假性囊肿的诊断具有重要价值，外伤性假囊肿常有外伤或手术史而没有胰腺炎病史；胰腺炎假囊肿临床上常有胰腺炎病史。

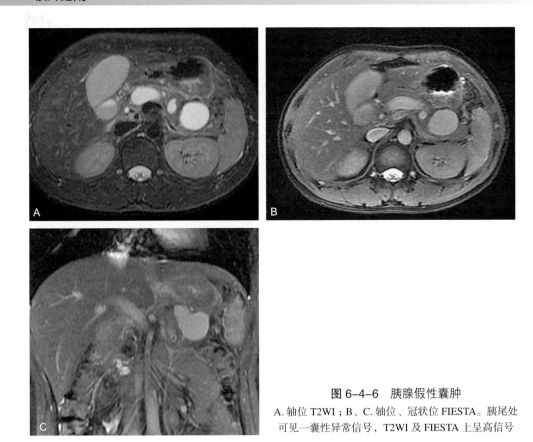

图 6-4-6　胰腺假性囊肿
A.轴位 T2WI；B、C.轴位、冠状位 FIESTA。胰尾处
可见一囊性异常信号，T2WI 及 FIESTA 上呈高信号

2. 鉴别诊断

（1）先天性囊肿：壁薄光滑，无壁结节，囊液成分由浆液、黏液或血液组成，无实性成分，囊内无分隔，病灶呈均匀长 T1、长 T2 表现。

（2）肿瘤性囊肿：壁较厚或厚薄不均，可有壁结节，囊内容物由囊性病变和实性软组织肿块组成，实性部分呈软组织信号影，增强扫描囊壁及壁结节可强化。

（3）胰腺脓肿：壁规则或不规则，囊内容物呈明显高信号，增强扫描呈环形强化。

（4）结核性囊肿：多位于胰头部及其周围，壁厚薄不均，中心为干酪性坏死物质或空洞其周围腹膜常增厚，信号多不均匀，多数不引起胆总管的扩张，囊壁可见钙化。

七、壶腹癌

壶腹癌 (ampullary carcinoma) 是指胆总管末段、壶腹部及十二指肠乳突附近的癌瘤，是低位梗阻性黄疸的主要原因之一。

【临床表现】

（1）发病年龄分布较广，但多以 60 ~ 80 岁的老人多见。

（2）黄疸，且黄疸具有波动性。

（3）腹部隐痛、腹胀、体重减轻、黑便、贫血等上消化道出血等。

【MRI 表现】

1. 直接征象 胆总管下端壶腹部可见规则或不规则的肿块影，T1WI 病灶呈低信号，T2WI 呈高信号，增强扫描病灶强化。

2. 间接征象

（1）肝内外胆管扩张，MRCP 示呈"软藤征"。

（2）胆总管全段扩张，MRCP 可见"截断征"。

（3）胆囊增大。

（4）双管征，指胰腺段胆总管扩张合并胰管扩张。

（5）有时可见腹膜后淋巴结转移（图 6-4-7、图 6-4-8）。

【诊断与鉴别诊断】

1. 诊断依据 临床上出现不明原因无胆石症和胰头病变的黄疸，并且黄疸具有波动性。伴有上消化道出血、消瘦等症状。MRI 特别是 MPCP 能显示典型的胆总管及胰管的"双管征"、肝内胆管的"软藤征"，一般可以作出诊断。

2. 鉴别诊断

（1）胰头癌：壶腹癌与胰头癌两者引起的临床症状很类似，MRI 图像上都可见到肝内胆管和胆总管不同程度扩张，也可以见到"双管征"，但胰头癌是少血供肿瘤，在增强扫描时常示增强不明显的肿块影，可与壶腹部癌区别。

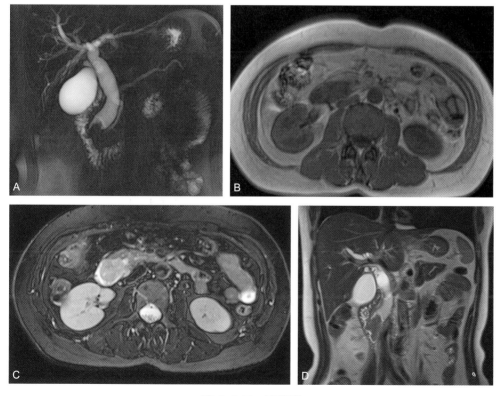

图 6-4-7 壶腹癌

A.MRCP；B、C.轴位 T1WI、T2WI；D.冠状位 T2WI。MRCP 示胆总管下段狭窄，胆总管明显扩张，胆总管下段壶腹部见软组织信号影，病灶在 T1WI 上等信号，T2WI 上呈稍高信号

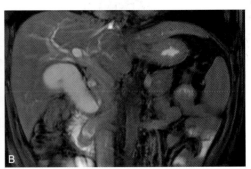

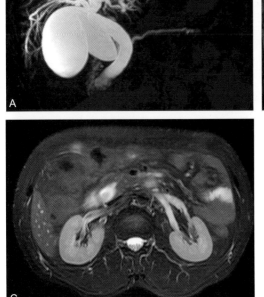

图 6-4-8　壶腹绒毛状腺癌

A. MRCP；B. 冠状位 FIESTA；C. 轴位 T2WI。肝内外胆管及胰管扩张，胆囊增大，MRCP 示呈"软藤征"，胆总管下端壶腹部可见规则或不规则的肿块影，FIESTA 序列上病灶等信号，T2WI 呈稍高信号

（2）胆总管下段炎性狭窄：其 MRI 及 MRCP 表现扩张的胆总管外形比较光滑，逐渐均匀变细变尖，上胆管扩张程度较轻，胆总管下端未见软组织肿物。

（3）胆总管下端结石：结石 MRI 表现胆总管梗阻端呈杯口状，T1WI 及 T2WI 都呈低信号，增强扫描未见强化。

（韩　瑞　席仁刚　彭万红　李　嫣）

第七章 MRI 在泌尿系统的应用

第一节 肾常见疾病的 MRI 诊断

一、肾囊肿

【临床表现】

单纯性肾囊肿（renal cysts）多无明显的临床症状，多在体检中意外发现。

【MRI 表现】

（1）单发或多发，以圆形或类圆形多见，边缘光滑锐利。

（2）T1WI 上呈低信号，T2WI 表现为高信号，DWI 上病灶呈低信号。

（3）增强扫描病灶无强化（图 7-1-1）。

【诊断与鉴别诊断】

1. 诊断依据　双肾或单肾单发或多发圆形或类圆形长 T1、长 T2 信号灶，病灶边界清楚，一般即可作出诊断。

2. 鉴别诊断　单纯性肾囊肿，MRI 表现典型，易作出诊断。

二、肾结核

肾结核（renal tuberculosis）是全身结核的一部分，也是泌尿系统常见的一种肉芽肿性病变。48% 的肺结核并发肾结核。原发病灶的结核分枝杆菌随血液循环进入肾后，多停留在肾小球周围的毛细血管丛内，形成结核病灶。当机体免疫力正常时，病灶局限在肾皮质内，形成多发微小粟粒结节，一般呈双侧对称性分布，可自愈。此期肾结核不出现临床症状，称病理型肾结核，即早期肾结核。若细菌数量大、毒性强、机体免疫力下降，则病灶不易愈合，常扩展到达肾髓质，成为慢性进行性肾结核，出现临床症状，称临床肾结核，即中、晚期肾结核。

【临床表现】

早期无明显临床症状，中、晚期主要表现为腰痛、血尿和尿路刺激征。

【MRI 表现】

（1）早期肾结核为肾局限性肿胀，皮质变厚，皮、髓质分界和肾包膜变模糊。增强扫描肾实质强化不如对侧。

（2）中、晚期肾结核表现颇具特异性。其典型征象为肾皮质变薄，肾实质内脓腔或空洞形成，肾盂、肾盏破坏变形，壁增厚，肾盂肾盏扩张不成比例。肾皮质变薄可以是局限性的也可以是弥漫的。增强后皮质出现强化，若肾功能受损较严重，实质强化不如对侧正

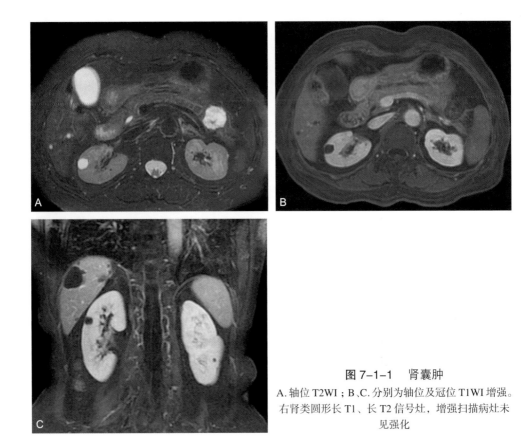

图 7-1-1　肾囊肿
A. 轴位 T2WI；B、C. 分别为轴位及冠位 T1WI 增强。
右肾类圆形长 T1、长 T2 信号灶，增强扫描病灶未
见强化

常肾明显。

（3）结核球一般在 T1WI 和 T2WI 上均为低信号，边界较清，增强后无强化；也可表现为在 T1WI 上为低信号而在 T2WI 上中心为斑片状高信号、周边为不规则低信号厚壁，增强后也无强化（图 7-1-2）。

（4）磁共振尿路造影术（MRU）可以观察肾盂、肾盏和输尿管的变形、积水、狭窄的全貌。

（5）肾实质脓肿在 DWI 可见信号不均匀，底部信号较高。

【诊断与鉴别诊断】

1. 诊断依据　结合临床资料，有肺结核病史，尿结核杆菌阳性等，MRI 见肾实质、肾盂和肾盏的破坏，肾盂、肾盏和输尿管的管壁增厚、变形、积水。输尿管管壁毛糙、狭窄、钙化及膀胱的挛缩等形态学特点也可提示诊断。

2. 鉴别诊断

（1）肾癌及移行细胞癌：肾癌为肾内软组织肿块，呈浸润性生长，肿瘤可有囊变、坏死、钙化等，增强扫描明显不规则强化；还可以发现肿瘤周围血管内侵犯、淋巴结转移等。肾盂癌显示肾盂内团块状不规则软组织肿块，轻到中等度强化，侵犯肾实质时边界不清。

（2）黄色肉芽肿性肾盂肾炎：中年女性多见，有腰痛、发热，反复尿路感染及慢性尿路梗阻症状，可扪及包块。患侧肾有黄色肉芽肿，伴肾结石和肾盂积脓。影像检查显示肾影增大，肾内密度不均匀以及结石样高密度改变。常有肾周筋膜增厚。

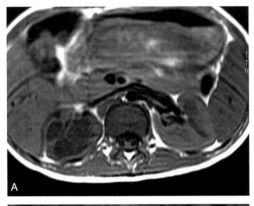
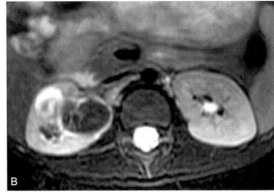
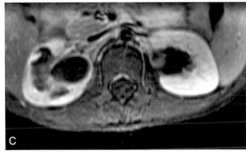

图 7-1-2　肾结核
A.轴位 T1WI；B.轴位 T2WI；C.轴位 T1 增强。右侧肾盏
扩张，右肾见长 T1、短 T2 类圆形灶，增强扫描未见强化

（3）肾坏死性乳头炎：是肾内髓质区缺血和（或）严重感染引起的肾实质损伤，常局限于肾乳头。尿液中找到脱落的肾乳头坏死组织可确诊。CT 可见肾轮廓增大，肾乳头花边样改变等特点。增强扫描肾实质密度减低。腹膜后淋巴结可肿大。

三、肾血管平滑肌脂肪瘤

肾血管平滑肌脂肪瘤（angiomyolipoma of kidney），又称错构瘤（hamartoma），是肾较常见的良性肿瘤，可发生于任何年龄，以中青年为主。典型的肾血管平滑肌脂肪瘤由成熟梭形平滑肌细胞、扭曲的厚壁血管及脂肪 3 种成分按不同比例构成，各种成分在不同病例或同一病例的不同区域所占比例差别很大。根据病变发病年龄、病变分布特点、有无合并结节性硬化（tuberous sclerosis），将其分为两型：Ⅰ型主要发生于青少年，多呈双肾多发性，病灶大小不一，肾体积增大、形态不规则，常合并出血致血肿形成，常合并结节性硬化，有家族史，较少见；Ⅱ型多发生于中年，病变较大，常孤立单侧发病，不合并结节性硬化，无家族史，较多见。

【临床表现】

患者常无明显的临床表现，常在体检时偶然发现，小部分患者可有腰背部疼痛、不适等症状。

【MRI 表现】

（1）病灶呈圆形、类圆形或不规则形，一般位于肾外围，轮廓一般光整，和周围的肾实质分界清楚。

（2）T1WI 上肿瘤呈等高信号灶，即肿瘤内脂肪组织成明显的高信号（图 7-1-3A）。

（3）T2WI 抑脂序列上肿瘤呈等低信号灶，低信号灶为脂肪成分（图 7-1-3B）。

（4）MRI 动态增强扫描，病灶动脉期呈明显强化，肾实质强化减弱，呈相对低信号，总体表现为"快进快出"的模式。

【诊断与鉴别诊断】

1. 诊断依据　典型的血管平滑肌脂肪瘤由于含有脂肪成分，而脂肪在 T1WI 上呈高信号，抑脂序列上呈低信号，这是特征性的表现，即可作出诊断。

2. 鉴别诊断　典型的血管平滑肌脂肪瘤由于含有脂肪易于诊断，无需鉴别。

四、肾细胞癌

肾细胞癌又称肾癌，是肾最常见的恶性肿瘤，占肾恶性肿瘤的 85%～90%，其病理类型较为复杂分类一直比较混乱，1997 年国际抗癌联盟（UICC）和美国癌症联合委员会（AJCC）将其分为 5 种病理类型：透明细胞癌、乳头状肾细胞癌、嫌色细胞癌、集合管癌及未分类型。其中，肾透明细胞癌（renal clear cell carcinoma）是肾癌最常见的病理亚型（67.4%～83.2%），恶性程度较高。乳头状肾细胞癌（papillary renal cell carcinoma）位居肾恶性肿瘤第二位，占全部肾恶性肿瘤的 10%～15%。嫌色细胞癌（chromophobe cell renal carcinoma）相对少见，占肾细胞癌的 4%～6%。集合管癌（renal collecting duct carcinoma）又称为 Bellini 管癌，占肾细胞癌的 1%～2%，肿瘤侵袭性明显。

【临床症状】

血尿、腰痛、腹部包块为肾细胞癌的三大主要临床表现。常为无痛性全程肉眼血尿（60%），腰痛占 35%～40%，腹部可触及软组织肿块，同时可伴有全身症状，如体重减轻、

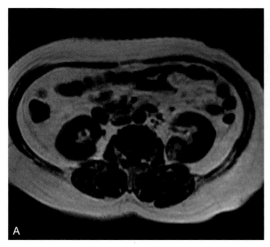
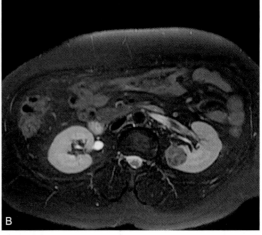

图 7-1-3　肾血管平滑肌脂肪瘤

A. 轴位 T1WI；B. 轴位 T2WI 压脂。左肾中下极可见一不规则软组织影，病灶呈稍高 T1、等 T2 信号，T1WI 上肿块内可见高信号灶，T2WI 压脂序列呈低信号

贫血、发热等。

【MRI 表现】

（1）透明细胞癌：大多数为不均匀或混杂信号，在 T1WI 以中低信号及低信号为主，T2WI 表现为混杂信号及高信号为主，容易出血、囊变、坏死，增强扫描中至重度强化（图 7-1-4）。

（2）嫌色细胞癌：一般为均匀一致的信号，T1WI 可以表现为低、中、等信号，而 T2WI 低信号灶多见，也可表现为等信号，增强扫描多为轻度强化，约 30% 病灶延迟强化呈明显的轮辐状或分隔状，可能与其含有较多的纤维或血管成分有关（图 7-1-5）。

（3）乳头状肾癌：体积较小时，以实性为主，病灶信号相对均匀，T1WI 常与肾皮质呈等信号，T2WI 常较肾实质呈略低信号。当体积较大时，乳头状肾细胞癌坏死、囊变和出血多见，肿瘤信号多明显不均匀，T1WI 和 T2WI 均可表现为低、中、高信号混杂存在，部分坏死明显者，可表现为厚壁或薄壁囊性病灶，其内液体常见出血，这些表现与透明细胞

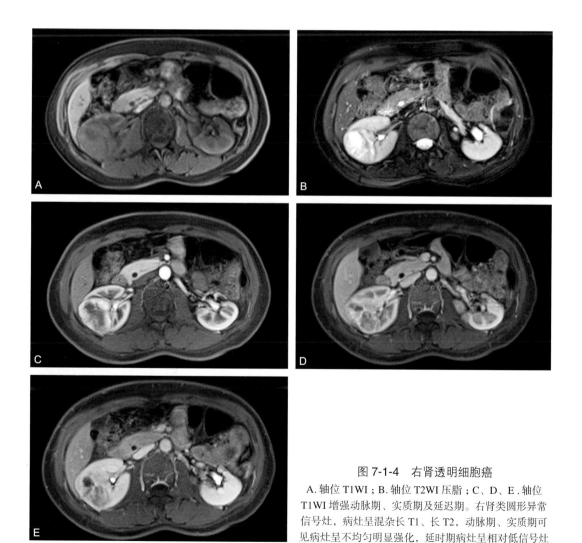

图 7-1-4　右肾透明细胞癌

A. 轴位 T1WI；B. 轴位 T2WI 压脂；C、D、E. 轴位 T1WI 增强动脉期、实质期及延迟期。右肾类圆形异常信号灶，病灶呈混杂长 T1、长 T2，动脉期、实质期可见病灶呈不均匀明显强化，延时期病灶呈相对低信号灶

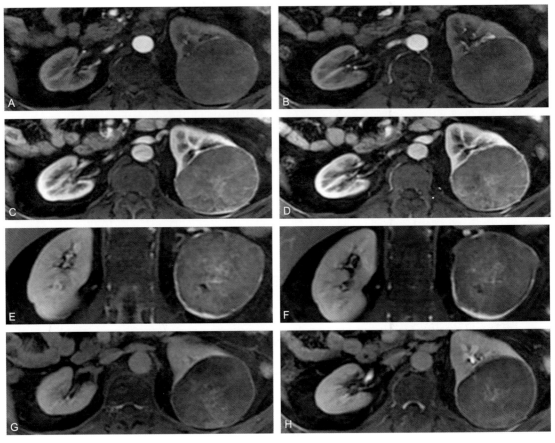

图 7-1-5　肾嫌色细胞癌

A、B.轴位动脉期；C、D.轴位静脉期；E~H.延时期冠状位及轴位。动脉期病灶未见强化，静脉期病灶轻度强化，延时期强化减低

肾癌平扫表现类似。乳头状肾细胞癌是少血供肿瘤，常表现为轻度较均匀且持续的强化特点（图 7 -1-6）。

（4）集合管癌：肿瘤中心位于肾髓质，T1WI 呈等信号或略高信号，T2WI 为低信号，信号较均匀或夹杂微小结节状高信号。肾集合管癌为少血供肿瘤，皮、髓质交界处增强扫描示肿瘤轻至中度强化，强化程度低于肾皮质而略高于肾髓质，瘤 - 肾分界不清；实质期增强扫描示肿瘤呈渐进性强化，密度低于肾实质，瘤 - 肾境界较平扫相对清楚，部分肿瘤边缘很不规则，呈锯齿状。

【诊断与鉴别诊断】

1. 诊断依据　有肉眼血尿、腰痛或腹部包块的临床表现。肾透明细胞癌的表现较有特点，即平扫信号 T1WI 不均匀，呈中低信号，T2WI 呈混杂信号或高信号，其强化明显且不均匀易出现出血坏死及囊变；嫌色细胞癌信号均匀一致，轻度强化；乳头状肾细胞癌易囊变，常伴出血，且出血灶较广泛，平扫信号不均匀，边界规则清楚，多呈轻度强化，强化不均匀；肾集合管癌瘤体较小时多位于肾髓质，较大时位于肾中央区，形态极不规则，境界不清，患肾轮廓基本正常，动态增强扫描呈轻至中度进行性延迟强化，淋巴结和远处转移常见。

2. 鉴别诊断

（1）含脂肪成分较少的血管平滑肌脂肪瘤：在 T2WI 也常表现为低信号，信号相对均

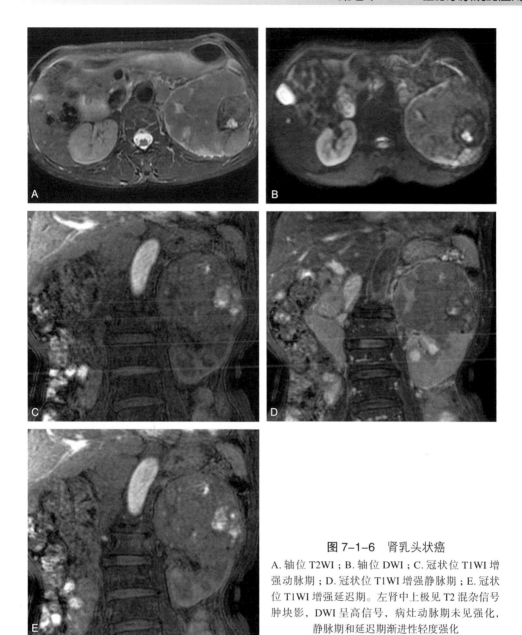

图 7-1-6　肾乳头状癌

A.轴位 T2WI；B.轴位 DWI；C.冠状位 T1WI 增强动脉期；D.冠状位 T1WI 增强静脉期；E.冠状位 T1WI 增强延迟期。左肾中上极见 T2 混杂信号肿块影，DWI 呈高信号，病灶动脉期未见强化，静脉期和延迟期渐进性轻度强化

匀，增强扫描强化程度随血管成分的多少可呈现低、中度，甚至高度强化。部分血管平滑肌瘤倾向于向肾轮廓外生长，通过仔细观察双回波扫描图像，发现病灶中的少量脂肪。

（2）肾嗜酸细胞腺瘤：与嫌色细胞癌有很大的重叠，仅据影像学表现难以鉴别；以往提出的嗜酸细胞腺瘤内常见的中央星状瘢痕也可见于嫌色细胞癌，因此不能作为完全鉴别点。

（3）肾淋巴瘤：来源于脏器间质，无包膜，肿瘤边界不清楚，此外，淋巴瘤的强化较乳头状肾癌更明显，且伴有非引流区淋巴结增大。

（4）肾盂癌：主要容易与浸润型肾盂癌混淆，肾盂癌中心多位于肾盂内，常伴肾实质萎缩和肾功能下降，动态增强扫描强化程度不如集合管癌。

五、肾淋巴瘤

除了造血系统和网织内皮系统外，肾是结外淋巴瘤的最好发部位之一。肾淋巴瘤（renal lymphoma）分为原发性和继发性。原发于肾的淋巴瘤非常少见，多为继发性，可由血行扩散或腹膜后病灶侵犯所致。肾淋巴瘤多为非霍奇金淋巴瘤（NHL），且多为 B 细胞型。儿童 NHL 更易侵犯淋巴结外组织，特别是肾。

【临床表现】

患者通常无明显泌尿系统症状，可有腰部疼痛，常伴有全身症状，如发热、消瘦、盗汗，最后出现恶病质。继发性淋巴瘤可触及浅表淋巴结肿大。

【MRI 表现】

（1）常多发（50%～60%），通常为双侧，也可为单侧，多发异常结节灶，为长或等长 T1，稍长 T2 信号灶，淋巴瘤为少血管的实性结节聚集而成，故增强扫描轻度不均匀强化（图 7 -1-7）。

（2）单侧单发（5%～15%）以原发肾淋巴瘤多见。

（3）也可仅肾周肿瘤浸润（10%），肾周肿物、肾周筋膜增厚及肾窦侵犯。

（4）肿大的腹膜后淋巴结融合包绕肾血管，侵及肾门（25%）。

（5）约 20% 肾淋巴瘤表现为双肾弥漫性增大，外形正常，增强扫描可见多发边界模糊之浸润灶。

【诊断与鉴别诊断】

1. 诊断依据　肾淋巴瘤 MRI 表现缺乏特异性，双肾多发结节，增强扫描强化不显著，尤其是发现其他器官肿物或腹膜后淋巴结肿大时，应考虑肾淋巴瘤可能。

2. 鉴别诊断

（1）肾细胞癌：多有假包膜，多强化明显且不均匀，常侵犯邻近血管。

（2）肾转移癌：表现与肾淋巴瘤相似，但转移癌中央多见坏死，其鉴别诊断主要依赖于临床病史及其他检查。

（3）急性肾盂肾炎和黄色肉芽肿性肾盂肾炎：增强扫描炎性病变明显强化，可以与弥漫增大型肾淋巴瘤鉴别。

（4）肾周转移癌、腹膜后纤维化：增强扫描可以鉴别诊断肾周肿物型肾淋巴瘤。

六、肾肉瘤

肾原发性肉瘤（primary renal sarcoma）很少见，占全部肾肿瘤的 1.1%，是来源于肾实质、被膜、肾盂间叶组织和神经组织，可形成不同组织类型的恶性肿瘤，如常见的平滑肌肉瘤、纤维肉瘤、脂肪肉瘤及罕见的横纹肌肉瘤、骨肉瘤、软骨肉瘤、血管外皮瘤及恶性神经鞘瘤等。其中平滑肌肉瘤较常见，其他类型肿瘤罕见。

【临床表现】

以肿块、疼痛和血尿为主，其中以肿块和疼痛更为常见，血尿相对较少。这是由于肉瘤是膨胀性生长，而且生长迅速，在侵犯肾盂、肾盏出现血尿之前，肿瘤已生长较大而出现肿块，肾固有包膜因肾体积增大、张力增高而出现疼痛。

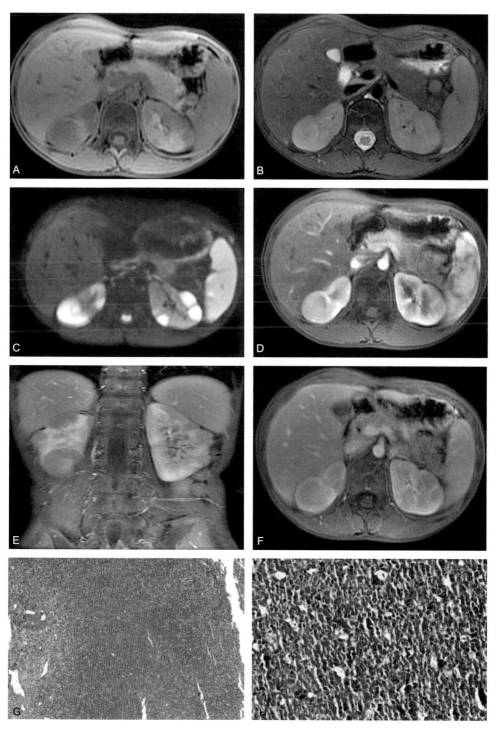

图 7-1-7 肾淋巴瘤

A. 轴位 T1WI ; B. 轴位 T2WI ; C. 轴位 DWI ; D. 轴位动脉期 ; E、F. 冠状位、轴位延时期 ; G、H. 病理结果。双侧肾可见多发类圆形稍长 T1、等长 T2 信号灶，DWI 上呈明显高信号，动脉期病灶呈轻度强化，延时期呈相对低信号，病理结果显示双肾多发淋巴瘤

【MRI 表现】

（1）一般肿瘤在 T1WI 表现为低于肝信号，T2WI 上则高于肝信号，如果肿瘤内伴出血坏死等则表现为相应的信号（图 7-1-8）。

（2）发生于肾实质的肉瘤常为高血供肿瘤，增强后有不均质强化。

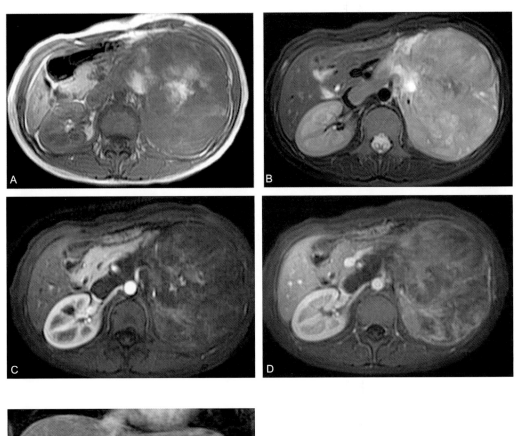

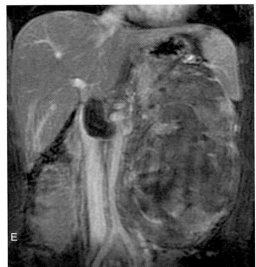

图 7-1-8　肾尤因肉瘤

A. 轴位 T1WI；B. 轴位 T2WI；C. 轴位动脉期；D. 轴位动脉晚期；E. 冠状位延时期。左肾可见巨大型肿块影，T1WI 以稍低信号为主，中间夹杂斑片状高信号灶（出血灶），T2WI 上呈混杂信号，周围组织受压，并可见左肾静脉及下腔静脉内瘤栓形成。动脉早期病灶呈条片状强化，动脉晚期可见不均匀明显强化。延时期强化减低。瘤栓三期增强均未见强化

（3）发生于肾被膜或肾窦的包膜完整且少或无血管的肿瘤多为肉瘤。

（4）脂肪肉瘤内有脂肪信号；平滑肌肉瘤瘤体内常出现显著的大片坏死区。

（5）肾肉瘤具有恶性肿瘤的特性：肿瘤瘤体大，形态不规则，增强扫描中至重度强化，一般不伴有肾静脉和下腔静脉的侵犯。

【诊断与鉴别诊断】

原发性肾肉瘤具有典型恶性肿瘤征象，但各类型组织学无特异表现，不能与肾和肾盂的原发癌区别及彼此区别。MRI 检查尤其是增强扫描有助于显示肿瘤的部位、范围、密度及肿瘤的组织特点，有利于术前鉴别诊断及治疗方案的制订。

第二节　输尿管常见疾病的 MRI 诊断

输尿管癌

输尿管癌（primary ureteral carcinoma）是泌尿系统较少见的肿瘤，以移行上皮细胞癌（乳突状癌）为主，占 90% 以上，鳞癌、腺癌少见。

【临床表现】

早期无明显的临床症状，常在体检时发现。以无痛性肉眼血尿为主，有时有腰部胀痛、尿频、尿急、尿痛等症状。

【MRI 表现】

（1）可见不规则软组织肿块影，T1WI 呈低或等信号，T2WI 以高信号为主，有时可见等信号，DWI 上病灶呈高信号（图 7-2-1）。

（2）增强扫描病灶呈轻中度强化。

（3）MRU 示病灶呈稍高信号灶，低于尿液信号，高于周围软组织信号影，梗阻端输尿管突然截断、不规则或鸟嘴样改变，输尿管管壁增厚、僵硬，梗阻上段输尿管、肾盂、肾盏扩张积水。

【诊断与鉴别诊断】

1. 诊断依据　直接征象可见输尿管处可见不规则软组织肿块影，伴梗阻上段输尿管、肾盂、肾盏扩张积水。增强扫描病灶轻中度强化，排除其他可作出诊断。

2. 鉴别诊断

（1）输尿管炎性病变：管壁均匀性增厚，累及范围一般较长，管腔一般不狭窄或轻度狭窄。

（2）输尿管管结石：可见杯口状充盈缺损，T1 及 T2 上均成低信号。

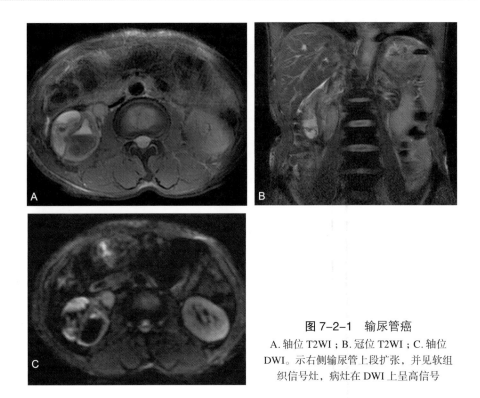

图 7-2-1 输尿管癌

A.轴位 T2WI；B.冠位 T2WI；C.轴位 DWI。示右侧输尿管上段扩张，并见软组织信号灶，病灶在 DWI 上呈高信号

第三节 膀胱常见疾病的 MRI 诊断

膀胱癌

膀胱癌是泌尿系统最常见的肿瘤，约占全身恶性肿瘤的 4%，好发于老年男性。膀胱癌起源于泌尿道异形上皮，易向周围组织及器官侵犯。淋巴结转移最最常累及闭孔淋巴结，继而为髂外淋巴结，再依次为髂内、髂总淋巴结、腹主动脉旁淋巴结。血行转移一般发生在晚期，常见的转移部位为肝、肺、骨、肾上腺及中枢神经系统。根据肿瘤的生长方式可分为 3 型。小结节型：有蒂或无蒂和膀胱内壁相连的乳头状肿块，信号均匀、边缘清楚、较光滑，手术效果好。广基底肿块型：边缘不规则呈菜花样，信号不均。可出现液化、坏死区。浸润型：表现为膀胱壁不规则增厚表面欠光整，局部膀胱壁僵直，易发生淋巴结转移。

【临床表现】

常以无痛性肉眼血尿为主要临床表现，少数可出现膀胱刺激症状。

【MRI 表现】

（1）膀胱壁突向腔内的肿块，或膀胱壁不均匀增厚。

（2）平扫 T1WI 病灶呈等或略高信号，T2WI 肿瘤的信号高于肌肉信号，DWI 上病灶呈高信号（图 7-3-1）。

（3）动态增强扫描早期肿块显著强化，之后信号强度逐渐减低。

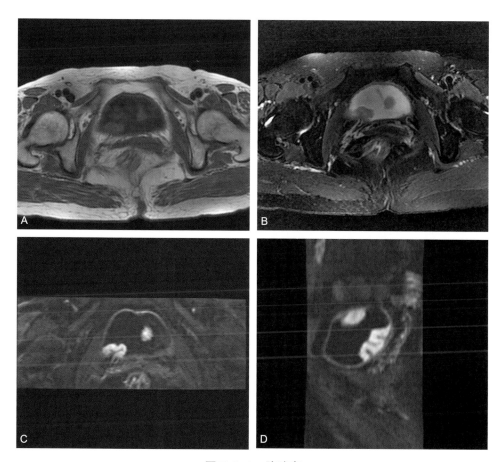

图 7-3-1　膀胱癌

A、B、C、D 分别为轴位 T1WI、T2WI、DWI 及矢状位 DWI，示膀胱壁右侧突向腔内的肿块，T1WI 病灶呈等信号，
T2WI 上信号高于肌肉，呈混杂信号，DWI 上呈高信号

（4）肿瘤向外侵犯可包裹周围组织，使其结构不清，有时可见盆腔淋巴结肿大。

【诊断与鉴别诊断】

1. 诊断依据　膀胱壁突向腔内肿块，或膀胱壁不均匀增厚，增强扫描可见肿瘤早期显著强化，有时可见肿瘤向盆腔内其他组织侵犯及转移的征象，据此可以作出诊断。

2. 鉴别诊断

（1）慢性膀胱炎：主要表现为尿频、尿急、尿痛、全程血尿；多见于女性，病程较长，病变范围广泛，黏膜面粗糙、增厚，增强扫描黏膜层多强化。

（2）前列腺增生与前列腺癌：多见于老年人。增大的前列腺从膀胱底部向膀胱腔内凸入，凸起物较光滑，向下与前列腺相连续。冠状及矢状切面 MRI 显示膀胱壁虽受压凸入膀胱底部，但无膀胱壁增厚。

（李　红　董　进　李金矿　覃　涛　周舒畅）

第八章　MRI 在腹膜后的应用

第一节　腹膜后的正常 MRI 表现

腹膜后为充满脂肪的潜在间隙，约占腹部的后 1/3，其前界为壁腹膜，后界为腹横筋膜，两侧为侧椎筋膜，上至膈下，下达盆腔入口。

腹膜后间隙（retroperitoneal space）以肾筋膜为界分为三个间隙，即肾前间隙、肾周间隙和肾后间隙。肾前间隙位于壁层后腹膜与肾前筋膜之间，含有胰腺、十二指肠 2~4 段、肠系膜血管、淋巴结和肝、胰、脾的血管，位置相对固定，形态易于识别。肾前筋膜一般不容易分辨，在肾前间隙积液、肾筋膜因为炎症增厚或脂肪丰富者才能显示。肾周间隙位于肾前、后筋膜之间，内有肾、肾近侧收集系统、肾血管、肾周脂肪和肾上腺，MRI 检查各种结构均能显示清楚。肾后间隙位于肾后筋膜和腹横筋膜之间，内无器官，仅含脂肪、血管、淋巴结，在 MRI 上主要表现为脂肪信号。

第二节　腹膜后常见疾病的 MRI 诊断

一、无功能性腺瘤

【临床表现】
通常无症状，大多数是在体检时偶然发现，直径一般小于 4cm，该肿瘤往往有完整的包膜。

【MRI 表现】
（1）呈等 T1WI、等 T2WI 信号，T2WI 肿瘤信号可略高于正常肾上腺，增强扫描病灶不强化或轻度强化（图 8-2-1）。

（2）患侧肾上腺形态发生改变，多呈圆形或小结节状，少数呈异常信号。

（3）合并感染和出血时 T1WI 信号不均匀，T2WI 信号可较高。

【诊断与鉴别诊断】
1.诊断依据　肾上腺区单侧性、单发性肿瘤，体积一般较小，呈等 T1WI、等 T2WI 信号，T2WI 肿瘤信号可略高于正常肾上腺。患侧肾上腺形态发生改变，多呈圆形或小结节状，少数呈异常信号。

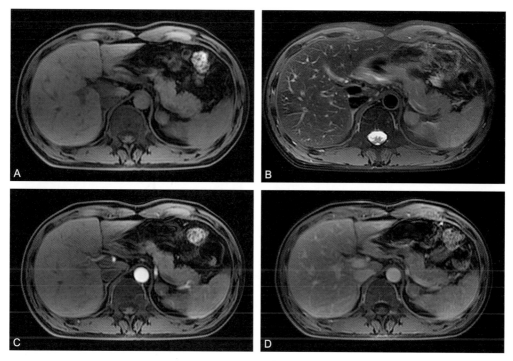

图 8-2-1　左侧肾上腺腺瘤

A. 轴位 T1WI 压脂；B. 轴位 T2WI 压脂；C. 轴位 T1WI 增强动脉期；D. 轴位 T1WI 增强静脉期。左侧肾上腺等 T1、等 T2 信号结节，增强动脉期及静脉期均未见明显强化

2. 鉴别诊断　皮质小结节：多为双侧、多发，且体积较腺瘤小。

二、嗜铬细胞瘤

【临床表现】

高血压和代谢性疾病。化验检查尿中香草基扁桃酸及 3- 甲氧基肾上腺素的测定有诊断意义，常有血糖升高、甲状腺功能亢进等表现。腹膜后神经源性肿瘤生长缓慢。

【MRI 表现】

（1）T1WI 上信号类似肌肉，比肝低，T2WI 呈明显高信号。

（2）增强扫描时肿瘤实体部分发生明显强化，早期呈网格状或多房样强化，延迟扫描信号逐步升高，趋于均匀、坏死、囊变，不出血（图 8-2-2）。

【诊断与鉴别诊断】

1. 诊断依据　瘤体较大，多发生在肾上腺的头部髓质，呈稍长 T1WI、长 T2WI 信号。T2WI 明显高信号是嗜铬细胞瘤特征性表现。增强扫描强化明显，坏死、囊变不出血。

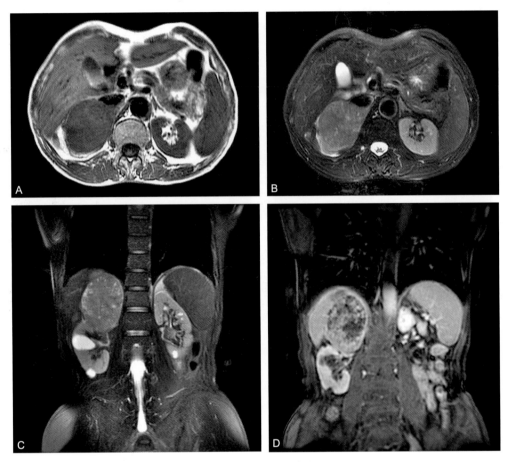

图 8-2-2　嗜铬细胞瘤

A.轴位 T1WI，左侧肾上腺区占位，肿瘤信号不均匀，其内伴囊变呈长 T1 信号；B、C.轴位、冠状位 T2WI，肿瘤呈长
T2 信号，信号不均匀；D.冠状位增强扫描，肿块强化明显，其内可见部分坏死

2. 鉴别诊断

（1）肾上腺腺瘤：体积一般较小，有包膜，同侧残存肾上腺及对侧肾上腺萎缩性改变。除可引起高血压症状外，还可以出现内分泌系统疾病症状。

（2）肾上腺皮质癌：瘤体积大，可有坏死、囊变，但强化不如嗜铬细胞瘤。

三、皮质醇增多症

【临床表现】

又称 Cushing 综合征，常见于中年女性，典型症状为向心性肥胖，满月脸，还有多毛、高血压、月经不规律及骨质疏松。

【MRI 表现】

（1）肾上腺皮质增生 T1WI 呈等信号，T2WI 呈稍高信号，脂肪抑制呈稍高信号，多为弥漫性增生，侧肢厚度大于 10mm（图 8-2-3）。增强扫描示均匀强化。

（2）肾上腺皮质腺瘤 T1WI 呈等信号，T2WI 呈稍低信号，有完整包膜，包膜呈环形长 T1WI 短 T2WI 信号。增强轻度到中度强化。

（3）肾上腺皮质癌信号不均匀，增强扫描为不均匀强化。常有出血、坏死。

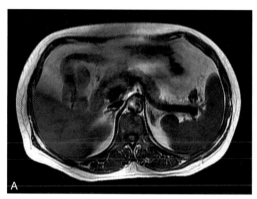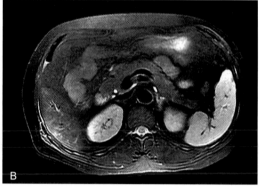

图 8-2-3 肾上腺内侧支增粗
A.轴位 T1WI；B.轴位 T2WI。左侧肾上腺内侧支增粗，信号未见异常

【诊断与鉴别诊断】

1. 诊断依据

（1）肾上腺皮质增生多为双侧性，分为弥漫性增生和结节性增生，前者多见，侧肢厚度大于 10mm，边界光整并保持正常形态，T1WI 呈等信号，T2WI 呈稍高信号，脂肪抑制呈稍高信号。结节增生还可以显示增大肾上腺边缘有一些小结节。增强扫描为均匀强化（图8-2-3）。

（2）肾上腺皮质腺瘤多为孤立肿块，长轴与肾上腺一致。T1WI 呈等信号，T2WI 呈稍低信号，且信号均匀。有完整包膜，在 T1WI、T2WI 均呈环形低信号。同侧残存肾上腺及对侧肾上腺萎缩性改变。增强扫描有轻度到到中度强化。肾上腺皮质腺瘤几乎所有患者均合并肝脏脂肪浸润。

（3）肾上腺皮质癌表现为肾上腺较大肿块，信号不均匀，对侧肾上腺萎缩性改变。增强扫描肿块不均匀强化。当肿块侵犯下腔静脉时，其内流空信号影消失。

2. 鉴别诊断 肾上腺结节性皮质增生 在肾上腺增大的基础上为单侧或双侧多发，结节直径一般小于 10mm，无包膜。

四、肾上腺囊肿

【临床表现】

多为单侧发病，男女发病率为 1:3，临床症状取决于囊肿的大小及与周围组织的关系。小的囊肿可无任何症状和体征；较大的囊肿可出现上腹部肿块，并压迫周围器官，引起上腹部隐痛、胀闷、反复恶心、呕吐等症状。

【MRI 表现】

（1）T1WI 为低信号，T2WI 为高信号（图 8-2-4A，B）。

（2）增强扫描未见明显强化（图 8-2-4C，D）。

（3）囊内可见分隔，囊壁光滑。可囊内出血，T1WI 及 T2WI 上均为高信号（图 8-2-4）。

【诊断与鉴别诊断】

肾上腺区单房或多房囊性肿块，T1WI 及 T2WI 均呈长信号。如囊内若有分隔，分隔呈低信号。随着囊内容物的不同，信号亦发生改变。MRI 表现具有特征性表现，诊断并不难。

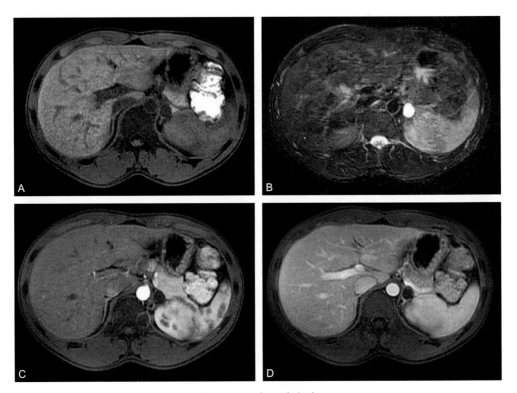

图 8-2-4　肾上腺囊肿

A. 轴位 T1WI 压脂；B. 轴位 T2WI；C. 轴位 T1WI 增强动脉期；D. 轴位 T1WI 增强静脉期。左侧肾上腺类圆形长 T1、长 T2 信号影，增强动脉期及静脉期均未见强化

五、髓样脂肪瘤

【临床表现】

本病通常无症状，一旦肿瘤出现继发性改变，如坏死，出血等，才因出血腹痛和腹胀来就诊。偶然在体检时发现，部分患者是由于肿瘤增大压迫邻近器官或肿瘤出血时产生症状，腰背痛，少数有高血压。

【MRI 表现】

可分为三种表现（图 8-2-5）：

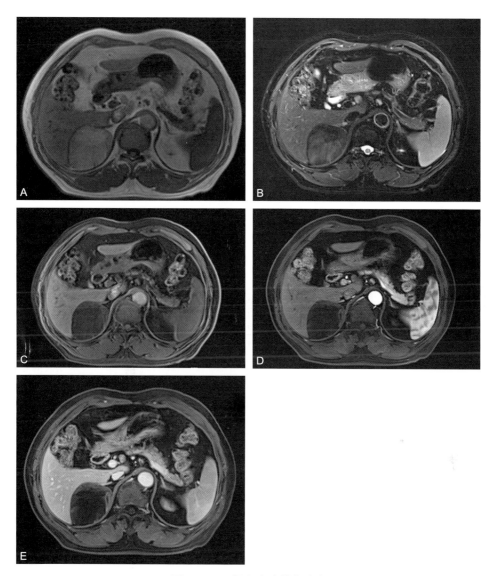

图 8-2-5　肾上腺髓样脂肪瘤
A. 轴位 T1WI；B. 轴位 T2WI；C. 轴位 T1WI 压脂；D. 轴位 T1WI 增强动脉期；E. 轴位 T1WI 增强静脉期。右侧肾上腺
肿块，信号不均匀，T1WI 偏高，压脂后信号减低，增强扫描，动脉期呈低信号，延迟期可见边缘部分强化

（1）肿块均匀一致，信号变化与邻近的脂肪相似，即 T1WI 上为高信号，T2WI 上为稍高信号，增强扫描无强化。

（2）肿块不均匀，内部某些区域与脂肪信号相似，有的区域与肾皮质信号相当，即在 T1WI 上为稍高信号，强扫描 T2 抑脂后信号减低，延时期病灶部分强化（图 8-2-5）。

（3）肿块均匀一致，但其信号与脂肪显著不同，在 T1WI 上信号强度低于肝，T2WI 上为高信号，增强扫描后有强化。

【诊断与鉴别诊断】

1. 诊断依据　髓脂瘤的 MRI 表现特征与肿块内骨髓与脂肪的构成比例密切相关，二者比例不同，则 MRI 表现各异。

（1）肿块均匀一致，信号变化与邻近的脂肪相似，即 T1WI 上为高信号，T2WI 上为稍高信号，增强扫描无强化。

（2）肿块不均匀，内部某些区域与脂肪信号相似，有的区域与肾皮质信号相当，即在 T1WI 上为等低信号，T2WI 上及 T1WI 增扫上呈高信号。

（3）肿块均匀一致，但其信号与脂肪显著不同，在 T1WI 上信号强度低于肝脏，T2WI 上为高信号，增强扫描后有强化。

2. 鉴别诊断

（1）肾上腺腺瘤，原发性醛固酮增多症和库欣综合征的腺瘤一般以软组织成分为主，并且有临床和生化功能改变。

（2）肾上腺脂肪瘤罕见，呈单一脂肪密度，无软组织成分，MRI 表现为均匀脂肪信号，增强扫描后无强化。

（3）肾上极的血管平滑肌脂肪瘤，二者 MRI 形态和表现基本一致，主要依靠与肾的关系来鉴别，如病灶位于肾上腺区且与肾界限清晰，考虑为肾上腺髓样脂肪瘤；如病灶多个层面上与肾关系密切，肾上腺受累不明显时，考虑肾血管平滑肌脂肪瘤。必要时行多平面重建确定肿瘤来源。

（4）腹膜后脂肪瘤，腹膜后脂肪瘤以脂肪成分为主，信号均匀，肿块内无分隔，增强扫描无强化。

（5）腹膜后脂肪肉瘤，为恶性肿瘤，常对周围组织结构有浸润，边缘欠清晰，形态不规则，密度不均，常有出血、液化、坏死，增强扫描后内部明显不均匀强化。

六、肾上腺海绵状血管瘤

【临床表现】

常在偶然中被发现，没有特征性的症状和体征，除非肿瘤增大到一定程度产生压迫症状，如腹部不适，不明原因的胃肠道症状和可扪及的包块。此外，肿瘤将左侧膈肌及心脏顶起，影响呼吸，在活动后或急性左心衰时更易加重气促、呼吸困难、胸闷、心悸。

【MRI 表现】

（1）平扫 T1WI 上肿瘤呈均匀低信号，T2WI 上肿瘤信号呈明显不均匀改变，边缘及中心部见结节、条状高信号。

（2）动态增强扫描显示肿瘤边缘有结节、条状强化影，有轻度向中部延伸征象（图8-2-6）。

【诊断与鉴别诊断】

1. 诊断依据　肿瘤边缘结节状、条状明显强化影动态观察并向中心延伸是血管瘤的特征表现；MRI T2WI 上肿瘤信号明显不均匀，高、低信号区对比明显，边缘亦见结节及条状高信号影，在其他肿瘤中不常见，故此应视为血管瘤的另一特征。

2. 鉴别诊断

（1）嗜铬细胞瘤：嗜铬细胞瘤约 90% 发生在肾上腺髓质，动态增强扫描呈明显、快速的强化，排空缓慢，而海绵状血管瘤呈延迟强化。

（2）畸胎瘤：可见来源于三个胚层的组织信号，具有特征性容易鉴别。

（3）皮质腺瘤：皮质腺瘤在 T1WI 及 T2WI 上均为环形低信号，这对鉴别有意义。

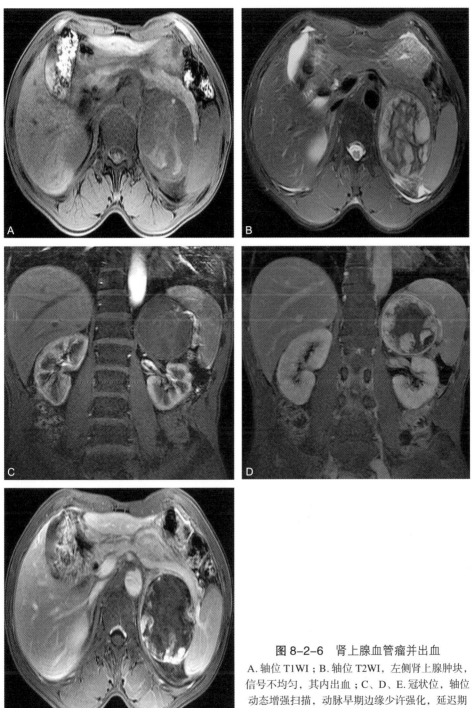

图 8-2-6　肾上腺血管瘤并出血

A.轴位 T1WI；B.轴位 T2WI，左侧肾上腺肿块，信号不均匀，其内出血；C、D、E.冠状位、轴位动态增强扫描，动脉早期边缘少许强化，延迟期可见边缘结节状强化，部分填充

七、肾上腺神经鞘瘤

【临床表现】

由于肾上腺神经鞘瘤多为无功能性肿瘤，临床上头痛、心慌、高血压及四肢无力等症状常不明显，血液生化（儿茶酚胺、醛固酮及电解质）检查也多正常。此病预后良好。

【MRI 表现】

（1）MRI 检查能清楚地发现及显示病变，对肿瘤内的囊变坏死及出血较敏感。

（2）肿瘤在 T1WI 上表现为低或等信号，T2WI 上为高信号，当有囊变坏死时则表现肿瘤中内的长 T1 长 T2 信号，伴有出血时则显示不同时期对应的出血信号。

（3）增强扫描肿瘤明显强化（图 8-2-7）。

【诊断与鉴别诊断】

1. 诊断依据　T1WI 上表现为低或等信号，T2WI 上为高信号，当有囊变坏死时则表现肿瘤中内的长 T1、长 T2 信号，伴有出血时则显示不同时期对应的出血信号。增强扫描肿瘤明显强化。

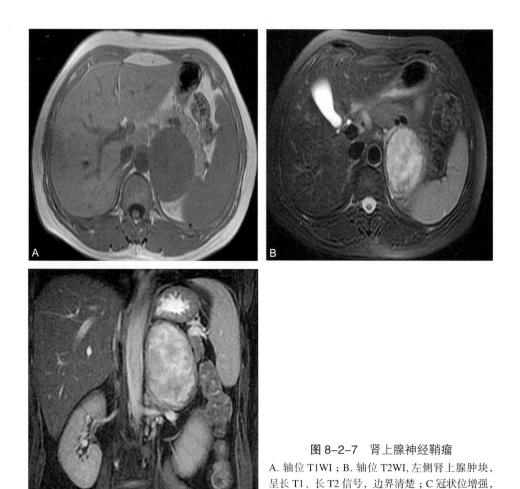

图 8-2-7　肾上腺神经鞘瘤

A. 轴位 T1WI；B. 轴位 T2WI，左侧肾上腺肿块，呈长 T1、长 T2 信号，边界清楚；C 冠状位增强，扫描明显强化

2. 鉴别诊断

（1）肾上腺无功能腺瘤：好发于老年人，多为单发，增强扫描后肿瘤实性部分轻、中度强化。

（2）肾上腺节细胞神经瘤：起自肾上腺髓质的罕见的良性肿瘤，临床上多无症状，个别可有高血压。肿瘤表现为圆形或不规则形，有包膜，增强扫描肿瘤强化多不明显。

（3）肾上腺嗜铬细胞瘤：患者多为青壮年，临床表现为阵发性或持续性高血压及代谢紊乱，肿瘤表现为实性肿块，中心常因出血坏死表现为明显囊性变，增强扫描肿瘤边缘及除囊变外的实性部分明显强化，1/3 病灶可有斑块状钙化。

（4）肾上腺囊肿：信号均匀，长 T1、长 T2 信号，壁薄而光滑，增强扫描病灶无强化征象。

八、肾上腺皮质腺癌

【临床表现】

通常有严重的肾上腺皮质功能亢进。此病预后差。

【MRI 表现】

（1）信号不均匀，在 T2WI 上可见大片高信号或高低混杂信号区域，在 T1WI 上为低信号（图 8-2-8）。

（2）如肿瘤内有出血，在 T1WI 也可见高信号，均明显高于肝实质信号，可见完整包膜。

（3）增强扫描，病灶强化显著，以边缘为甚，常不均匀，其内坏死、液化的部分无强化。

（4）晚期肿瘤可突破包膜，肝、肺和腹膜后可见转移。

【诊断与鉴别诊断】

1. 诊断依据　肿瘤较大，直径≥5cm，病灶形态不规则；除分泌糖皮质激素外，尚分泌盐皮质激素等多种激素，临床表现极为严重，肿瘤切除后复发，周围结构侵犯，或出现淋巴结和远处转移，在 T1 及 T2 上信号不均匀，化学位移成像的反相位上无信号降低。

2. 鉴别诊断

（1）肾上腺腺瘤：边界清楚，周围脂肪间隙清晰，动态增强强化峰值出现快，消退也快，腺瘤的 MRI 信号较均匀。

（2）肾上腺嗜铬细胞瘤：坏死及囊变程度不如肾上腺皮质腺癌，其 T2WI 信号一般要高于后者。动态增强扫描前者动脉期较后者强化明显，静脉期强化则趋于均匀。

九、肾上腺转移瘤

【临床表现】

肾上腺转移瘤是肾上腺较为常见的恶性肿瘤之一，原发灶以肺癌和乳腺癌最常见。多无症状，可因体检或腹部其他检查偶然发现。少数患者当双侧肾上腺严重破坏时，可导致继发性肾上腺皮质功能减退表现，如全身乏力、精神萎靡、食欲缺乏、血压降低、高血压和低钠血症等。

【MRI 表现】

（1）T1WI 上为稍高信号，T2WI 上为高信号。

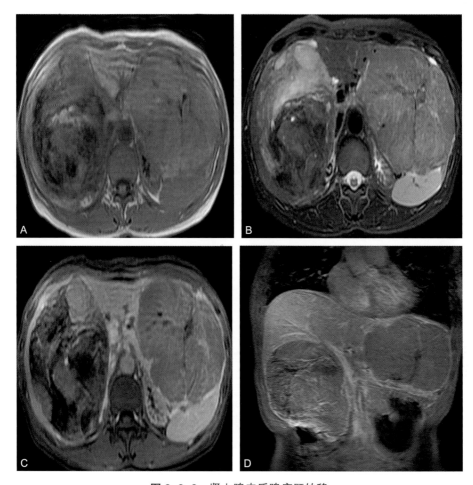

图 8-2-8　肾上腺皮质腺癌肝转移

A、B. 轴位 T1WI、T2WI，右侧肾上腺巨大肿块，呈长 T1、长 T2 信号，信号不均；C、D. 轴位和冠状位增强，明显强化，
肝左叶可见转移瘤

（2）增强扫描有中度或明显强化。

（3）可累及单侧或双侧肾上腺，体积常较大，呈椭圆形或不规则形，边界清楚或模糊，可直接侵犯周围结构，内部结构均匀或不均匀（图 8-2-9）。

【诊断与鉴别诊断】

1. 诊断依据　单侧或双侧肾上腺，体积较大，呈椭圆形或不规则形，边界清楚或模糊，内部结构均匀或不均匀，周围结构可受侵犯。呈短 T1WI、长 T2WI 信号，增强扫描有中度或明显强化。

2. 鉴别诊断

（1）肾上腺皮质腺瘤：多表现为单个结节，瘤体相对较大，同侧残存肾上腺及对侧肾上腺萎缩性改变。

（2）嗜铬细胞瘤：嗜铬细胞瘤和肾上腺转移瘤在 T2WI 上均表现为高信号，但两者通过典型的临床表现，体征及内分泌生化检查较容易排除。

（3）肾上腺皮质腺癌：肾上腺形态不规则呈分叶状，多数有包膜。直径常大于 7cm，肿瘤内常发生出血，坏死及囊变。

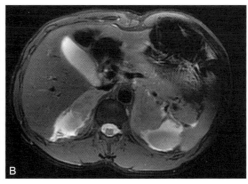

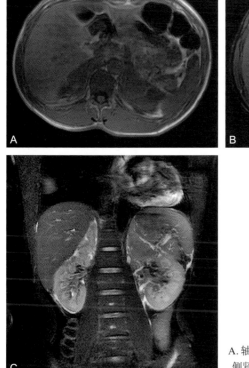

图 8-2-9　双侧肾上腺转移瘤
A.轴位 T1WI；B.轴位 T2WI；C .冠状位 T2WI。双
侧肾上腺区占位，边界清晰，呈长 T1、长 T2 信号

十、肾上腺结核

【临床表现】

皮肤、黏膜色素沉着，乏力，低血压，尿 17- 皮质类固醇低。

【MRI 表现】

（1）双侧肾上腺肿大、形态不规则，大小不一，信号不均匀。

（2）T1WI 和 T2WI 上均为团块状及结节状低信号，其内和边缘可见散在点片状及线条状的更低信号（图 8-2-10）。

（3）增强扫描病灶明显强化。

【诊断与鉴别诊断】

1. 诊断依据　常为双侧肾上腺同时受累，双侧肾上腺肿大，形态不规则，大小不一，信号不均，T1WI 和 T2WI 均为结节状和团块状低信号，其内和边缘为散在的点片状和线条状更低信号，增强扫描明显强化。较长的病史及典型临床表现也可以明确该诊断。

2. 鉴别诊断　在干酪化期，肾上腺结核所致的双侧肾上腺肿块需要与其他双侧肾上腺病变如转移瘤、嗜铬细胞瘤、腺瘤等鉴别。

（1）转移瘤：可累及单侧或双侧肾上腺，体积常较大，呈椭圆形或不规则形，边界清楚或模糊，可直接侵犯周围结构，内部结构均匀或不均匀。

（2）嗜铬细胞瘤：瘤体较大,多发生在肾上腺的头部髓质,呈稍长 T1WI、长 T2WI 信号。

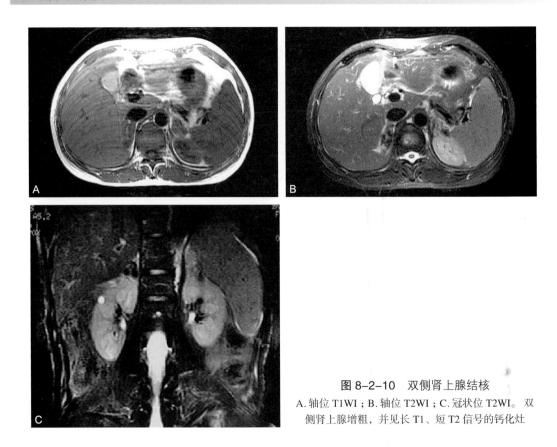

图 8-2-10　双侧肾上腺结核
A.轴位 T1WI；B.轴位 T2WI；C.冠状位 T2WI。双
侧肾上腺增粗，并见长 T1、短 T2 信号的钙化灶

T2WI 明显高信号是嗜铬细胞瘤特征性表现。增强扫描强化明显。坏死、囊变不强化。

十一、腹膜后脂肪肉瘤

【临床表现】

在较小时无症状，较大时可表现为腹痛、腹胀、腹部包块，或压迫邻近脏器有相应症状。巨大者可以形成腹股沟疝。

【MRI 表现】

（1）T1WI 呈高信号，其内可见线条状分隔，分隔可见附壁结节，均呈低信号。部分肿瘤内可见低信号软组织肿块。T2WI 脂肪抑脂后呈低信号，但信号强度较腹腔内和腹壁脂肪信号高，分隔、结节和软组织成分呈高信号（图 8-2-11A，B，C）。

（2）多数脂肪肉瘤的实质成分动脉期轻度强化，门脉期中度强化。脂肪肉瘤的强化方式以均匀或不均匀片状强化多见。黏液样型脂肪肉瘤黏液内多为无定型线条状强化或斑点状强化（图 8-2-11D，E）。

（3）肿瘤内的成熟脂肪、钙化、坏死、囊变区无强化。可伴有腹膜后淋巴结增大或合并腹水。

【诊断与鉴别诊断】

1. 诊断依据　腹膜后肿块，瘤体一般较大，可达数十厘米，常从腹膜后突入腹腔。呈分叶状，边缘模糊或呈浸润性生长。T1WI 呈高信号，其内可见线条状分隔，分隔可见附壁

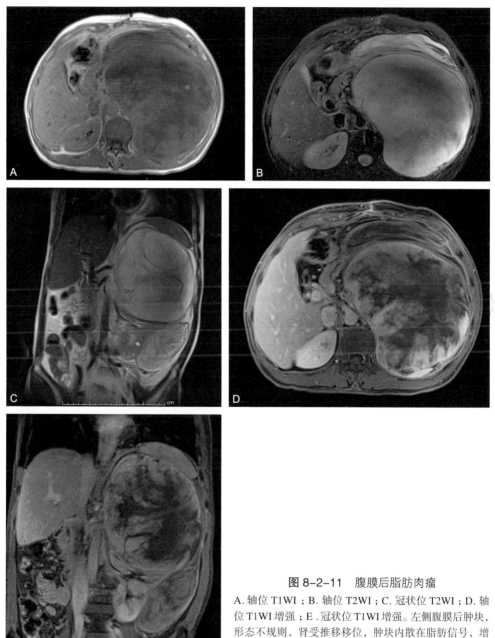

图 8-2-11　腹膜后脂肪肉瘤

A. 轴位 T1WI ；B. 轴位 T2WI ；C. 冠状位 T2WI ；D. 轴位 T1WI 增强 ；E. 冠状位 T1WI 增强。左侧腹膜后肿块，形态不规则，肾受推移移位，肿块内散在脂肪信号，增强肿块明显不均匀强化

结节，均呈低信号。部分肿瘤内可见低信号软组织肿块。T2WI 脂肪抑脂后呈低信号，但信号强度较腹腔内和腹壁脂肪信号高，分隔、结节和软组织成分呈高信号。动脉期轻度强化，门脉期中度强化。

2. 鉴别诊断

（1）脂肪瘤：脂肪肉瘤的间隔增强强化显著，而脂肪瘤的间隔一般无强化或轻度强化。

（2）血管平滑肌脂肪瘤：可呈混杂密度或信号肿块。富含血管者可显著强化。与富含脂肪的血管平滑肌脂肪瘤鉴别困难。

十二、腹膜后畸胎瘤

【临床表现】

主要是压迫症状，多有腹痛，并可引起肠梗阻。部位较深，常有腹部膨隆，可触及包块。骶尾部畸胎瘤可引起便秘和尿潴留。肿瘤破裂可发生大出血、休克。恶变者可有全身非特异症状。

【MRI 表现】

（1）T1WI 呈混杂信号，脂肪呈高信号，抑脂后呈低信号，实体部分等信号，钙化、牙齿、骨骼呈低信号。T2WI 呈混杂信号，脂肪呈高信号，抑脂呈低信号。

（2）增强扫描时实体部分可见强化（图 8-2-12）。

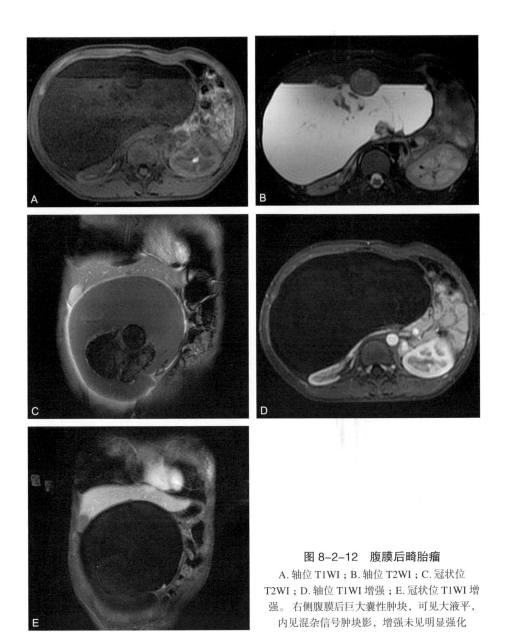

图 8-2-12　腹膜后畸胎瘤

A. 轴位 T1WI；B. 轴位 T2WI；C. 冠状位 T2WI；D. 轴位 T1WI 增强；E. 冠状位 T1WI 增强。右侧腹膜后巨大囊性肿块，可见大液平，内见混杂信号肿块影，增强未见明显强化

（3）合并出血时，其信号随出血吸收各个时期改变而改变。

【诊断与鉴别诊断】

1. 诊断依据 腹膜后巨大肿块，信号混杂，含有脂肪、液体、软组织、钙化信号影。脂肪于 T1WI 及 T2WI 上呈高信号，抑脂呈低信号。实体部分呈等信号。钙化、牙齿、骨骼呈低信号。增强扫描时实体部分可见强化。

2. 鉴别诊断

（1）脂肪瘤：脂肪瘤体积巨大，其内钙化少见，无牙齿、骨骼形态，无液脂平面。

（2）肾上腺髓质脂肪瘤：肿瘤多在肾上腺区，体积较小，瘤内含有骨髓及脂肪成分，增强扫描可见轻、中度强化。

（3）血管平滑肌脂肪瘤：呈混杂信号，富含血管者可显著强化。

十三、腹膜后淋巴瘤

【临床表现】

腹膜后受侵表现为背痛、下肢、会阴部或阴囊水肿，肿瘤压迫输尿管引起肾积水，压迫胃肠道引起肠梗阻。

【MRI 表现】

（1）T1WI 上淋巴结为等 T1 或稍长 T1 信号灶，与肌肉信号大致相似。T2WI 上淋巴结

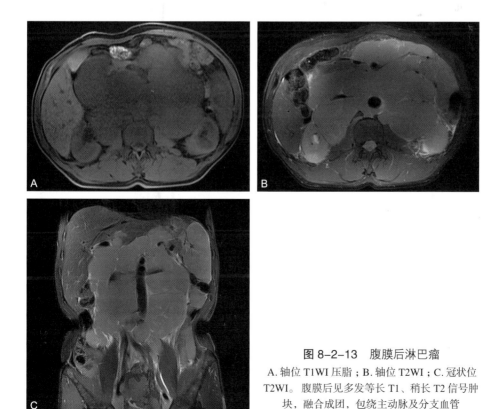

图 8-2-13 腹膜后淋巴瘤

A. 轴位 T1WI 压脂；B. 轴位 T2WI；C. 冠状位 T2WI。腹膜后见多发等长 T1、稍长 T2 信号肿块，融合成团，包绕主动脉及分支血管

呈稍长 T2 信号灶，较肌肉信号高。脂肪抑制后淋巴结表现为稍高信号（图 8-2-13）。

（2）不用对比剂就可以区分淋巴结与血管。

（3）可依据血管的流空现象判断病变和血管的关系和侵及范围，肠系膜淋巴结常受累肿大，肿瘤侵及腰大肌时可致腰大肌肿胀，信号不均匀，椎旁脂肪信号消失。

【诊断与鉴别诊断】

1. 诊断依据　腹膜后多发肿大淋巴结，后期多融合呈团块状，T1WI 上淋巴结为等 T1 或稍长 T1 信号灶，与肌肉信号大致相似。T2WI 上淋巴结呈稍长 T2 信号灶，较肌肉信号高。脂肪抑制后淋巴结表现为高信号。

2. 鉴别诊断

（1）腹膜后淋巴结转移：多伴有原发灶，主要来源于睾丸、膀胱及胃肠道的肿瘤，多伴坏死。

（2）腹膜后淋巴结结核：多具有原发的结核灶，淋巴结一般呈轻度至中度肿大，可有钙化。增强扫描可见环形强化，是其特征性的改变。

十四、腹膜后纤维化

【临床表现】

一般与形成的腹膜后包块压迫邻近组织有关。与体位无关的腰背部及其两侧或腹部持续性钝痛，当输尿管受累时可引起绞痛。由输尿管梗阻所致急、慢性肾衰竭是常见的严重并发症。常有食欲缺乏、乏力、体重减轻、单侧或双侧下肢水肿、发热、阴囊肿胀等表现。可有红细胞沉降率及 C 反应蛋白升高的非特异表现。

【MRI 表现】

（1）T1WI：早期病变富含毛细血管和水分，故呈稍低信号；中晚期病变内毛细血管及水分含量逐渐减少，信号略有升高。T2WI：早期病变呈稍高信号；中晚期病变信号逐渐减低，且病变中心信号强度低于病变周边信号，这可能与病变内纤维组织的成熟程度有关。

（2）DWI 图像：呈稍高信号，早期病变呈稍高信号，中晚期病变信号逐渐减低，且病变中心信号强度低于病变周边信号。

（3）T1 增强扫描：早期病变动脉期病变即呈明显强化，随时间推移强化逐渐显著，时间 - 浓度曲线呈缓慢上升的斜坡形，中晚期病变在动脉期及静脉期强化不明显，延迟期可呈轻度强化（图 8-2-14）。

【诊断与鉴别诊断】

1. 诊断依据　腹膜后类圆形或不规则形软组织肿块，包绕腹主动脉及下腔静脉。早期病变富含毛细血管和水分，故 T1WI 呈稍低信，T2WI 呈稍高信号，DWI 呈稍高信号；中晚期病变内毛细血管及水分含量逐渐减少，T1WI 信号略有升高，T2WI 信号逐渐减低，DWI 信号逐渐减低，且病变中心信号强度低于病变周边信号，这可能与病变内纤维组织的成熟程度有关。T1 增强扫描：早期病变动脉期病变即呈明显强化，随时间推移强化逐渐显著，时间 - 浓度曲线呈缓慢上升的斜坡形，中晚期病变在动脉期及静脉期强化不明显，延迟期可呈轻度强化。

2. 鉴别诊断

（1）腹膜后炎性肌纤维母细胞瘤：多见于青少年，可发生于肺、四肢、中枢神经系统、

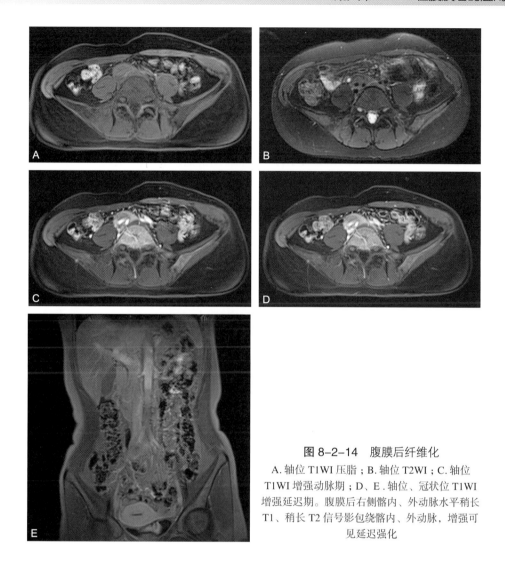

图 8-2-14　腹膜后纤维化
A. 轴位 T1WI 压脂；B. 轴位 T2WI；C. 轴位 T1WI 增强动脉期；D . E . 轴位、冠状位 T1WI 增强延迟期。腹膜后右侧髂内、外动脉水平稍长 T1、稍长 T2 信号影包绕髂内、外动脉，增强可见延迟强化

腹腔、盆腔，发生于腹膜后者较少见，可包绕腹膜后组织及肾门结构，与腹膜后纤维化较难鉴别，病变多呈分叶或团块状，MRI 图像呈不均匀稍长 T1、长或稍长 T2 信号。增强扫描呈持续渐进性强化，确诊依赖于病理及组化。

（2）淋巴瘤：多于大血管周围，呈结节融合状，对腹膜后组织呈推移改变而非挤压。MRI 平扫呈均匀长 T1、稍长 T2 信号，其 T1 信号较腹膜后纤维化稍低。增强扫描病变无明显强化，有助于鉴别。DWI 检查呈稍高信号。另外，腹膜后淋巴瘤常伴有纵隔、颈部等其他部位的淋巴结侵犯。

（3）肾肿瘤：一般可见包膜，多破坏正常肾实质，而腹膜后纤维化只是包裹、挤压肾，一般不造成肾实质破坏。增强扫描可见局部肾实质破坏、缺损。晚期可见肾静脉内癌栓形成。

（4）腹膜后转移瘤：多有恶性肿瘤病史，病变呈结节融合状或分叶状软组织影，病灶中心容易坏死、囊变呈长 T1、长 T2 信号，增强扫描呈环状强化。

（5）主动脉周围血肿及腹膜后出血　多为外伤后所致自发性出血，少见，且一般有血液病史，发病较急并伴有腹部疼痛。CT 平扫可见不均匀的较高密度血肿。

十五、腹膜后淋巴结结核

【临床表现】

无特异性临床体征，有时患者会表现为腹痛，肿瘤较大压迫周围组织时常表现为相关的临床症状。发生于腹膜后的淋巴结结核因有后腹膜抵御，即使出现组织坏死，干酪样组织也难以进入腹腔，故不易出现结核性腹膜炎的症状及体征，且红细胞沉降率（血沉）及结核菌素试验仅对活动性结核有辅助诊断作用，而组织穿刺细胞检查往往找不到诊断性细胞，故此病易被忽视和误诊。

【MRI 表现】

（1）分布相对集中，MRI 平扫 T1WI 上呈低信号，T2WI 上呈低或稍高信号，DWI 上呈高信号（图 8-2-15）。

（2）增强扫描时呈周边强化，而中心不强化。

【诊断与鉴别诊断】

1. 诊断依据　临床上有结核中毒症状，结核菌素实验阳性，胸片多有肺结核征象，多合并有腹腔脏器的结核，如脾结核等。腹膜后有多发性实性占位，常呈长 T1 及低或稍高

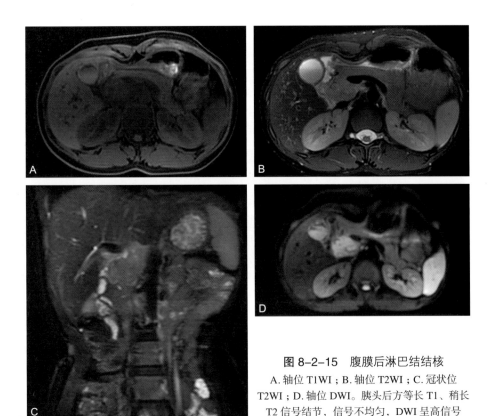

图 8-2-15　腹膜后淋巴结结核
A. 轴位 T1WI；B. 轴位 T2WI；C. 冠状位 T2WI；D. 轴位 DWI。胰头后方等长 T1、稍长 T2 信号结节，信号不均匀，DWI 呈高信号

T2 信号影，增强扫描病灶呈周边强化或多房样强化，中心不强化。

2. 鉴别诊断

（1）淋巴瘤：易与淋巴结结核相混淆，应重点加以鉴别。两者影像学表现不同在于：淋巴结结核分布相对集中，增强扫描表现为淋巴结呈环形或多房样强化；临床上有结核中毒症状，结核菌素实验阳性，胸片多有肺结核征象，多合并有腹腔脏器的结核（如脾结核）等。淋巴瘤病变分布较为广泛，增强扫描后通常轻度均匀强化。

（2）转移性肿瘤：多有原发肿瘤病史，肿大淋巴结距原发灶较近，病灶多孤立、散在分布，较大或融合后淋巴结才出现坏死，虽呈环形强化，但强化环较厚且厚薄极不均匀，临床上无结核中毒症状。

（3）腹膜后巨大淋巴结增生：均匀或不均匀肿块，钙化少见。增强扫描肿块表现为动脉期强化，门脉期和平衡期持续强化。

（孙子燕　林　华　李　嫣　夏黎明　马晓琳）

第九章　MRI 在生殖系统的应用

第一节　生殖系统的正常 MRI 表现

一、男性生殖系统

（一）盆壁

主要有骨性结构和肌肉组成，盆壁骨骼在 T1WI、T2WI 上均呈高信号，因骨皮质为明显低信号，故盆壁骨在 MRI 能清楚显示，肌肉组织在大部分脉冲序列上为中等或低信号，脂肪组织在 T1WI 上信号最高。

（二）膀胱

膀胱位于盆腔下部前方，其前缘接近耻骨联合，成人膀胱容积平均为 350~500ml，分为顶、体和底三部分，底部与前列腺相接，底后部与精囊相邻，膀胱底部两侧输尿管开口和尿道内口组成膀胱三角区，为膀胱病变的好发部位。

1. 膀胱壁　由黏膜、黏膜下层、基层和浆膜构成，在 MRI 上为长 T1、短 T2 信号，与肌肉相近。

2. 尿液　为液体信号，在 T1WI 上呈低信号，在 T2WI 上呈高信号，在 T1WI 及 T1WI 增强早期，膀胱内尿液呈低信号，在 T2WI 上及增强后中后期呈高信号。

3. 伪影　因膀胱内尿液与膀胱周围脂肪对比产生化学位移，在高场强检查更为明显，伪影出现在频率编码方向上，表现为一侧膀胱壁出现一条高信号带，另一侧为低信号带，横断面图像伪影一般出现在膀胱两侧，矢状位图像出现在膀胱上下方向，还有一种伪影是尿液震动引起的伪影，一般影响不大。

（三）前列腺

MRI 上前列腺可分为四个部分，前方的纤维基质部、前列腺本身的外周带、中央带和移行带，MRI 检查 T2WI 主要显示前列腺的内部结构，T1WI 主要显示前列腺周围脂肪、静脉丛、神经血管束以及盆壁肌肉、血管束和淋巴结等。

1. 前列腺本身结构

（1）纤维基质带：位于前列腺的前方，MRI 上信号较低。

（2）外周带：占据前列腺后外侧部，T2WI 上因含水量较高而信号较高，在横轴位及冠状位上表现为两侧对称的新月形高信号区。

（3）中央带：位于两侧外周带的前内侧，T2WI 为中等信号。

（4）移行带：为一较小区带，一般常规 MRI 检查无法显示。

（5）前列腺包膜：为前列腺周边一薄层纤维肌肉性组织，连接周围筋膜，以 T2WI 显示较好，但常常仅部分显示。

2. 前列腺周围结构

（1）神经血管束：位于两侧直肠前列腺角，包括动静脉和神经分支，其主要由 T1WI 和直肠线圈图像显示，表现为局部低信号结构，位于周围高信号的脂肪中。

（2）周围静脉丛：MRI 表现为高信号，以 T2WI 更为明显。

（四）精囊

精囊位于前列腺后上方和膀胱底后方，由卷曲的管道构成，T1WI 呈低信号，T2WI 上精囊液呈高信号，精囊管壁呈低信号，横断面及冠状面可显示输精管及射精管。

（五）睾丸

两侧睾丸呈卵圆形，边缘光滑，分别由精索悬吊于两侧阴囊内，在 T1WI 上呈中等信号，在 T2WI 上呈均匀高信号，睾丸由白膜紧密包绕，在 T1WI、T2WI 均为薄层低信号带。

（六）附睾

位于睾丸后外侧，分头部及体尾部，呈"逗号"形结构，上端膨大而钝圆，称附睾头。T1WI 与睾丸信号相仿，T2WI 信号不均匀，低于睾丸。

二、女性生殖系统正常 MRI 表现

（一）子宫

平扫 T1WI 子宫呈均匀低信号影，宫体于 T2WI 上由内向外分 3 层信号，中心高信号为子宫内膜和宫腔分泌物，中间较薄的低信号带为联合带，外层为中等信号的子宫肌层，宫颈也分为 3 层信号带，宫颈管内黏液及黏膜层呈高信号，中间的低信号带为宫颈纤维基质，外带为子宫肌层的延续，呈中等信号。

动态增强扫描表现：静脉注射 Gd-DTPA 后，子宫肌层增强明显，子宫及阴道两侧静脉丛也显著强化，易于识别。

（二）阴道

阴道在矢状面或冠状面上显示最佳，阴道壁信号低于子宫肌信号，与横纹肌信号相近，在 T2WI 上能与周围结构清晰区分，阴道内黏液和上皮在 T2WI 上呈高信号，阴道周围有丰富的静脉丛，在 T2WI 上呈高信号，分隔直肠和膀胱。

（三）卵巢

卵巢由纤维基质和卵泡组成，卵泡随月经周期而成熟增大，正常卵巢于绝经期前在 MRI 上可以显示，T1WI 上呈低信号，T2WI 上卵巢中央的纤维基质呈偏低信号，周边卵泡呈高信号，不可误认为多发小囊肿。

第二节　女性生殖系统常见疾病的 MRI 诊断

一、子宫平滑肌瘤

子宫平滑肌瘤又称子宫肌瘤，是子宫最常见的良性肿瘤，好发于生育期年龄妇女，30岁以上妇女发病率约 20%，绝经后妇女可达 30%～50%，20 岁以下少见。

【临床表现】

患者无临床症状，常因其他疾病做盆腔检查而发现，常见症状有月经过多、失调或不规则阴道流血、白带增多、腹部包块、腹痛、不孕以及压迫症状等，肌瘤较大可在腹部扪及质硬、不规则、结节状肿物。

【MRI 表现】

（1）子宫肌瘤的 MRI 表现取决于肌瘤的部位、大小和有无变性。

（2）肌瘤较小时子宫大小无变化，肌瘤较大时子宫轮廓变形，局部隆起。壁间肌瘤表现，子宫常呈分叶状增大；浆膜下肌瘤表现为自子宫向外突出的肿块；黏膜下肌瘤位于宫腔内，子宫内膜受压呈弧形改变；阔韧带肌瘤表现为子宫旁的实质肿块，突出于子宫外的肌瘤与子宫之间常常有迂曲的血管结构，称为"桥变血管征"，可与附件和子宫韧带的其他肿瘤鉴别。

（3）典型征象为类圆形均匀的等 T1WI、短 T2WI，边缘光整，界限清楚。肌瘤变性信号也随之改变，囊性病变，在 T1WI 上呈低信号，在 T2WI 呈高信号；出血，信号强度取决于出血时期和所取的脉冲序列，信号的变化与颅内血肿的变化一样。

（4）小的钙化灶 MRI 不能检出，大的钙化灶在 T1WI 和 T2WI 上均呈无信号的暗区。

（5）增强扫描一般不需要，鉴别诊断困难时可以考虑。强化方式多样，可高于子宫肌层，病灶境界清晰，囊性出血区域无强化（图 9-2-1）。

【诊断与鉴别诊断】

1. 诊断依据　子宫常见肿瘤，为类圆形均匀的等或长 T1WI、短 T2WI，边缘光整，界限清楚，肌瘤较小时子宫大小无变化，肌瘤较大时子宫轮廓变形，局部隆起。

2. 鉴别诊断

（1）子宫腺肌症：形态多不规则，边界不清，T2WI 上病变大部分信号类似于联合带，其内常见斑点状高信号影。

（2）卵巢纤维瘤：其与子宫肌瘤多表现为 T1WI、T2WI 低信号。一般而言，子宫肌瘤强化明显，卵巢纤维瘤增强扫描轻度强化或无强化，动态增强扫描强化程度和峰值均低于子宫肌瘤。

（3）卵泡膜细胞瘤：性索间质来源良性肿瘤，无坏死则影像学表现与子宫肌瘤相似，卵泡膜细胞瘤有内分泌异常，会引起子宫增大、子宫内膜增生等表现。

二、卵巢囊肿

卵巢囊肿在卵巢肿瘤中最为多见，好发年龄为 30～50 岁，可分为生理性和病理性囊肿。

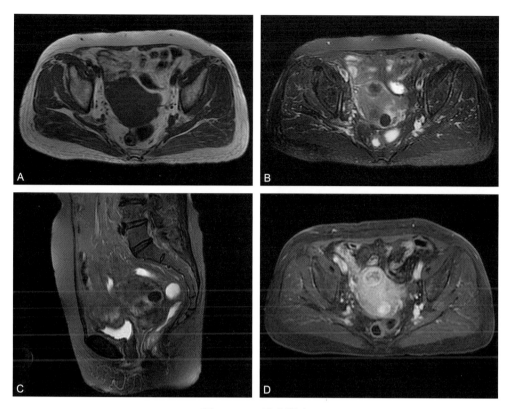

图 9-2-1　子宫肌瘤

A.轴位 T1WI；B.轴位 T2WI；C.矢状位 T2WI；D.轴位 T1WI 增强。子宫前后肌层内分别见类圆形等 T1、稍长及短 T2 信号灶，增强扫描分别成均匀及不均匀强化

【临床表现】

卵巢囊肿患者多无明显症状，多为体检发现，当囊肿明显增大时可出现压迫症状，黄体囊肿患者可有经量增多、经期延长等症状。

【MRI 表现】

（1）盆腔两侧的单发或多发囊肿，呈圆形或卵圆形，直径一般小于 5cm。

（2）T1WI 上呈低信号，T2WI 上呈高信号，囊壁薄、均匀，边缘光滑，无分房结构，与周围组织分界清楚，增强扫描病灶无强化（图 9-2-2）。

（3）黄体囊肿常有出血，故信号多变，新鲜出血 T1WI、T2WI 上均呈高信号，陈旧性出血 T1WI 上呈低信号，T2WI 呈高信号，其囊壁由厚的黄体细胞组成，富含血管，增强扫描囊壁有强化。

（4）少数不典型囊肿可为多房结构，囊壁不均，有结节状突起。

【诊断与鉴别诊断】

1. 诊断依据　盆腔两侧的单发或多发小囊肿，T1WI 上呈低信号，T2WI 上呈高信号，囊壁薄、均匀，边缘光滑，无分房结构，与周围组织分界清楚。

2. 鉴别诊断

（1）卵巢旁囊肿：多单房，壁薄的囊性肿物，鉴别诊断关键在于同侧卵巢显示。

（2）囊性卵巢肿瘤：厚壁强化、分隔和壁结节，鉴别卵巢畸胎瘤、出血性囊肿或巧克

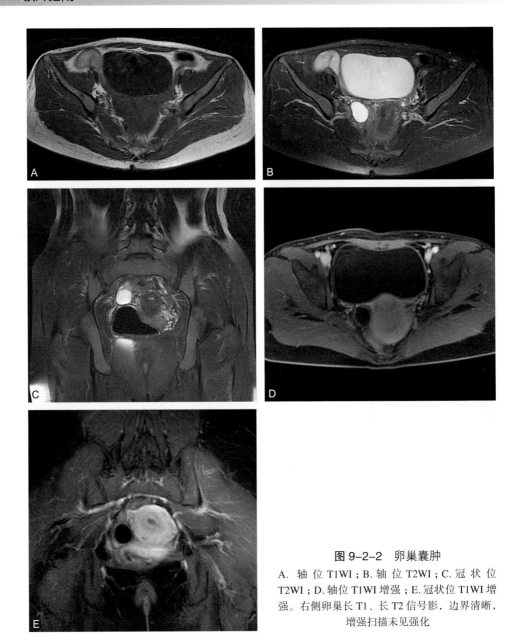

图 9-2-2　卵巢囊肿
A. 轴 位 T1WI；B. 轴 位 T2WI；C. 冠 状 位
T2WI；D. 轴位 T1WI 增强；E. 冠状位 T1WI 增
强。右侧卵巢长 T1、长 T2 信号影，边界清晰，
增强扫描未见强化

力囊肿，MR 脂肪抑制 T1WI 可明确肿块内高信号成分是脂肪还是出血。

（3）子宫内膜瘤：以分泌性内膜腺为主的病灶，可能为液性囊肿，T1W1 呈底信号，
T2W1 呈高信号，与卵巢囊肿难以鉴别。确诊依靠病理，前者囊壁为子宫内膜腺，后者囊
壁为卵泡组织。

三、子宫内膜异位症

　　一般仅见于生育年龄的妇女，以 25～45 岁者居多，绝大多数病变出现在盆腔内生殖器
官和其邻近器官的腹膜面，以卵巢（巧克力囊肿）多见，约占 80%。

【临床表现】

（1）疼痛：常见痛经、非经期下腹痛、深部性交痛、经期肛门坠痛或抽痛、急腹痛、盆腔外疼痛及出血，其中痛经是子宫内膜异位症的主要症状。

（2）月经失调：15%～30%患者伴有经量增多或经期延长，少数出现经前点滴出血。

（3）不孕：高达40%。

【MRI 表现】

（1）MRI 对子宫内膜异位症的诊断具有很高的敏感性和准确性。

（2）其典型的表现是一侧或两侧卵巢的单房、多房或多发性含血的囊性肿块，大小不一，形态多样，以圆形、卵圆形多见，囊肿境界可光滑也可毛糙不清，周围与邻近结构常常有粘连，与子宫、直肠的粘连尤为多见。

（3）可见到较大的囊肿外围伴有数个小囊肿，称为"卫星囊"；囊肿信号视出血的时间不同其 MRI 的表现也不同（图 9-2-3）。

（4）异位的内膜还可以表现为子宫体表面及盆腔内单发或多发的、或大或小的结节，其大小随月经周期变化。

（5）增强扫描呈中度强化，在脂肪抑制增强扫描像上更为显著。

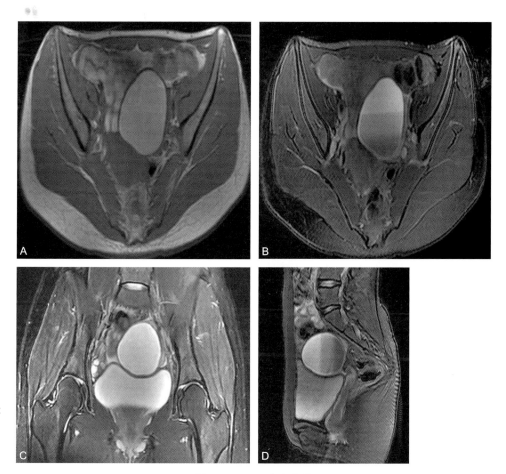

图 9-2-3 巧克力囊肿

A.轴位 T1WI；B.轴位 T2WI；C.冠状位 T2WI；D.矢状位 T2WI。盆腔左侧见短 T1、长 T2 信号灶，T2 可见分层现象

【诊断与鉴别诊断】

1. 诊断依据　通常 T1WI 上信号增高，T2WI 上信号多变，典型的为低信号。

2. 鉴别诊断

（1）出血性卵巢肿瘤：虽有类似的出血性肿块的信号改变。恶性出血性肿瘤还有其恶性 MRI 征象，如分叶状实质肿块、腹水等。然而，在 T2WI 的高信号不会出现暗影和"卫星囊"改变。

（2）腹膜转移瘤：T1WI 为低信号到中等信号，T2WI 为中等信号到高信号；位于腹膜表面的强化的软组织肿块，网膜受累常表现为网膜上强化的结节样软组织浸润。

四、卵巢囊性畸胎瘤

卵巢囊性畸胎瘤又称皮样囊肿，是最常见的卵巢肿瘤，多见于育龄期妇女，占所有卵巢肿瘤 10%～20%，占生殖细胞瘤 85%～97%，占畸胎瘤 95% 以上。

【临床表现】

早期肿瘤较小，无明显症状；当肿瘤增大时，患者常感到腹胀，腹部可扪及肿块并逐渐长大；明显增大时可产生压迫症状，如尿频、便秘、气急等。

【MRI 表现】

（1）典型表现为含脂肪或脂液平面的囊性肿块，通常为圆形或卵圆形，边缘光整，囊壁厚薄不均，可为单房或多房。

（2）T1WI、T2WI 上均呈高信号，囊内实质成分表现为类圆形或不规则形混杂信号影，即 Rokitansky 结节（图 9-2-4），其内可包含骨、软骨、毛发及软组织信号。

（3）少数畸胎瘤可见脂、液分层征象，于 T1WI 层面上方为高信号，下方为低信号，T2WI 则表现为不均匀高信号。

（4）增强扫描可有壁的强化。

（5）特征性表现：患者改变体位，脂液面也会移动。

【诊断与鉴别诊断】

1. 诊断依据　脂肪信号、骨骼信号或脂、液分层征象，发现任一征象均有助于确立诊断。

2. 鉴别诊断　本病多有典型的影像学特征，较容易诊断，但应与女性盆腔内其他含脂肪的肿块相鉴别，如脂肪平滑肌瘤、脂肪肉瘤。

五、子宫颈癌

子宫颈癌是妇科最常见的恶性肿瘤，35～55 岁女性多见，病因不是十分清楚，可能与早婚、早育、多产和不洁性交有关。

【临床表现】

早期症状主要表现为接触性出血，晚期则有阴道不规则出血、白带增多；肿瘤侵及邻近脏器可出现相关症状，当肿瘤累及膀胱、直肠和盆壁时有血尿、便血和疼痛等症状。

【MRI 表现】

（1）MRI 检查主要作用是对肿瘤进行分期，观察肿瘤的范围和侵犯的程度，原位癌（0 期）和绝大部分早期镜下浸润癌（ⅠA 期），MRI 可无阳性发现；当发展到ⅠB 期以后，

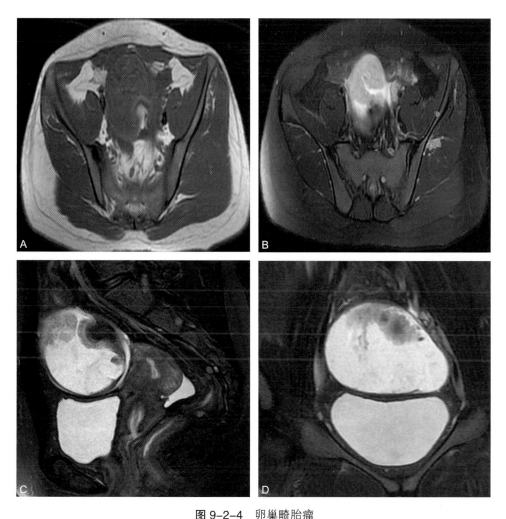

图 9-2-4　卵巢畸胎瘤

A. 轴位 T1WI；B. 轴位 T2WI 加脂肪抑制；C. 矢状位 T2WI；D. 冠状位 T2WI。盆腔见混杂信号肿块，可见短 T1 脂肪
　　信号

MRI 才有阳性发现。

（2）主要表现为子宫颈增大、不对称增厚或有结节突起，T2WI 上呈不均匀高信号，有的在 T1WI 及质子像上也呈偏高信号。

（3）当肿瘤侵及子宫颈基质时，表现为 T2WI 上低信号的宫颈基质环出现破坏中断。

（4）当肿瘤侵及阴道、膀胱、直肠及盆壁肌层时，相应结构的信号会随之发生改变，在 MRI 上均可清楚显示。MRI 还可发现盆腔内转移淋巴结。

（5）增强扫描后子宫颈癌呈早期强化（图 9-2-5）。

【诊断与鉴别诊断】

1. 诊断　子宫颈增大、不对称增厚或有结节突起，T2WI 上呈不均匀高信号；增强扫描后呈早期强化，子宫颈活检可以确诊。

2. 鉴别诊断　原发性子宫颈淋巴瘤：T1WI 呈等或 低信号，T2WI 大部分为稍高信号，信号相对均匀，T2WI 显示子宫颈黏膜不受浸润和子宫颈基质不受累及。

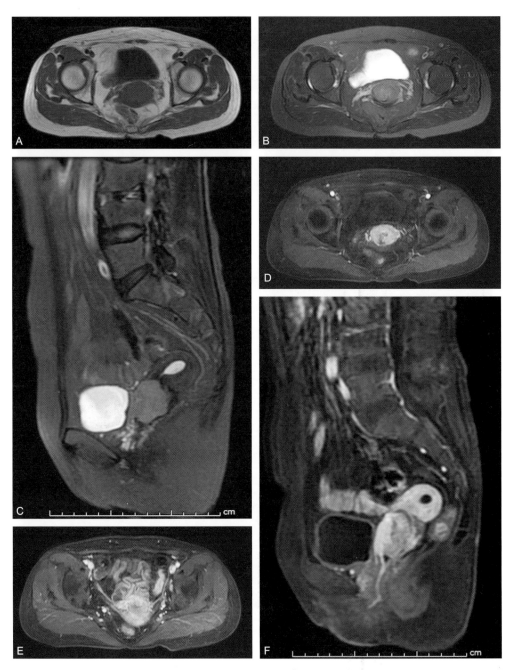

图 9-2-5 子宫颈癌

A. 轴位 T1WI；B. 轴位 T2WI 压脂；C. 矢状位 T2WI 压脂；D、E. 轴位 T1WI 增强动脉期及静脉期；F. 矢状位 T1WI
增强。病灶呈混杂等高信号，边缘欠光整不规则，包绕宫颈管生长，向下未侵及阴道下 1/3，子宫体肌层信号欠均匀；
子宫颈区结节明显强化，强化程度弱于正常宫体，信号欠均匀

第三节　男性生殖系统常见疾病的 MRI 诊断

一、前列腺囊肿

包括真性前列腺囊肿、苗勒管囊肿、前列腺潴留囊肿和输精管囊肿。

【临床表现】

前列腺囊肿可表现为隐约疼痛感、尿路异常、性功能障碍等。

【MRI 表现】

（1）圆形或椭圆形，T1WI 上呈低信号，T2WI 上呈高信号，边界清楚，部分小囊肿边界不清楚，可能为部分容积效应所致（图 9-3-1）。

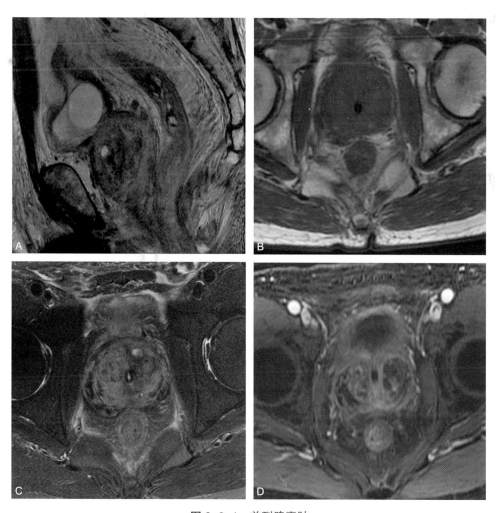

图 9-3-1　前列腺囊肿

A. 矢状位 T2WI；B、C、D 分别为轴位 T1WI、T2WI 和增强。前列腺移行带左侧见长 T1、长 T2 信号灶，增强扫描未见强化，边界清晰

（2）苗勒管囊肿可伴出血等异常信号。

【诊断与鉴别诊断】

1. 诊断　依据囊肿呈圆形或椭圆形，T1WI 上呈低信号，T2WI 上呈高信号，边界清楚，较易诊断。

2. 鉴别诊断　前列腺炎：包膜完整，T1WI 呈低信号，T2WI 呈斑片状模糊稍高信号。

二、前列腺增生

前列腺增生又称前列腺肥大，是中老年男性的常见病。

【临床表现】

一般 50 岁以后可出现临床症状，其临床症状取决于尿路梗阻的程度、病变发展的速度，以及是否合并感染和结石。梗阻较重时可引起尿频、排尿困难、尿潴留、尿失禁等症状，合并尿路感染时可有尿频、尿急、尿痛等尿路刺激症状。

【MRI 表现】

（1）前列腺增生不仅使前列腺体积增大，而且可向前上方呈结节状突入膀胱，使前列腺形态异常。

（2）增生结节在 T1WI 上呈等信号，T2WI 上信号因组织成分不同而异，若以腺体成分为主则表现为长 T2 信号，若以肌纤维成分为主则表现为短 T2 信号，若两种成分混杂则为不均匀中等信号，有些增生结节周围可见光滑的低信号环，为纤维组织构成的假包膜（图 9-3-2）。

（3）T2WI 高信号的外周带萎缩变薄，甚至不能显示。

（4）病灶较大时膀胱出口及尿道可见受压现象。

（5）增强扫描，可见显著强化，但多不均匀。

【诊断与鉴别诊断】

1. 诊断依据　T1WI 上呈等信号，T2WI 上不均匀的高信号结节伴周围低信号，增强扫描多呈不均匀显著强化。

2. 鉴别诊断　中央带前列腺癌：中央带病灶向膀胱内明显不规则隆起，精囊内在 T2WI 上出现低信号灶，病灶早期呈弥漫较均匀强化，当累及一侧外周带，其强化较明显。

三、前列腺癌

前列腺癌是老年男性最常见的恶性肿瘤之一，病因目前尚未明确。

【临床表现】

前列腺癌多数无明显临床症状，常在直肠指诊、超声检查或前列腺增生手术标本中偶尔发现。前列腺癌较大时可引起排尿困难、尿潴留、尿失禁、血尿。发生转移可引起骨痛、脊髓压迫等。

【MRI 表现】

（1）前列腺癌典型的征象是 T2WI 上高信号的外围叶部分或全部为低信号的癌结节所代替，DWI 上呈弥散受限表现。

（2）肿瘤侵犯或突破包膜表现为 T1WI 包膜环状低信号局部中断、包膜局部增厚和隆

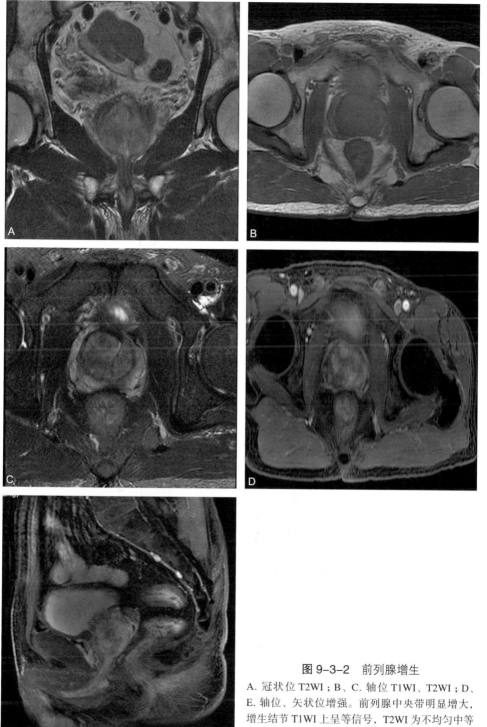

图 9-3-2 前列腺增生

A. 冠状位 T2WI；B、C. 轴位 T1WI、T2WI；D、
E. 轴位、矢状位增强。前列腺中央带明显增大，
增生结节 T1WI 上呈等信号，T2WI 为不均匀中等
信号，假包膜完整，增强扫描可见增生结节明显
不均匀强化

起，前列腺周围静脉丛两侧不对称，T2WI 与肿瘤相邻处出现低信号被认为是受侵征象（图 9-3-3）。

（3）肿瘤侵犯前列腺周围脂肪表现为 T1WI 高信号的脂肪区域内出现低信号区，尤其在前列腺后外侧前列腺直肠角区域，导致该角消失。

（4）精囊受侵时，表现为 T2WI 两侧精囊不对称，受侵侧精囊部分或全部被低信号取代。

（5）增强扫描，病灶明显强化。

【诊断与鉴别诊断】

1. 诊断依据

（1）前列腺中最常见的恶性肿瘤。

（2）T2WI 上表现为高信号的周围带内的低信号病灶。

2. 鉴别诊断　需与慢性或肉芽肿性前列腺炎、精囊腺内的淀粉样沉积、良性前列腺肥大鉴别。

（1）慢性肉芽肿性前列腺炎：病灶 T1WI 呈低、稍低及等信号，T2WI 主要为低及稍低

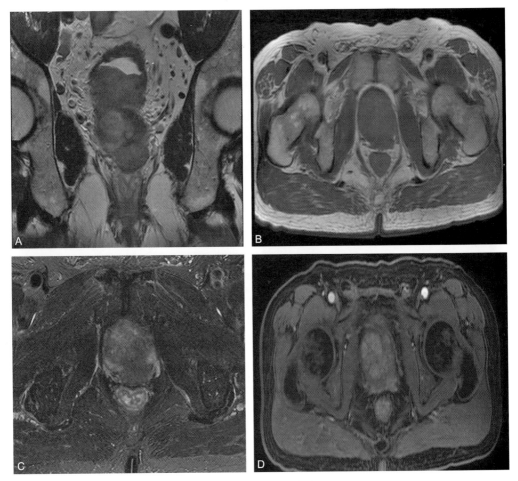

图 9-3-3　前列腺癌

A. 冠状位 T2WI，B、C、D 轴位 T1WI、T2WI 及动脉期增强。前列腺外周带左侧见 T2WI 低信号结节，动脉期增强扫描可见明显强化

信号。

（2）精囊腺内淀粉样沉积：T1WI 上呈等信号，T2WI 上不均匀高信号结节伴周围低信号，增强扫描多呈不均匀显著强化。

（3）良性前列腺肥大：T1WI 呈等信号，T2WI 不均匀高信号结节伴周围低信号，增强扫描多呈不均匀显著强化。

（庞　颖　胡益祺　孙子燕　熊灵波　周舒畅）

第十章　MRI 在骨骼肌肉系统的应用

第一节　骨骼肌肉系统的正常 MRI 表现

骨组织包括骨皮质、骨小梁和内部的骨髓结构，正常骨皮质和骨小梁在所有脉冲序列上均为低或无信号。软组织通常指脂肪和肌肉组织，正常脂肪组织在 T1 和 T2 加权像上均为高信号；肌肉组织在 T1 加权像上为等信号，T2 加权像或重 T2 加权像上为等或略低信号。

判定软组织内病变信号强度的高低，多参照肌肉的信号强度：高信号是指其信号强度高于肌肉的信号强度，低信号是指其信号强度低于肌肉的信号，等信号是指信号强度等于或略高于肌肉的信号。肌肉间隙内的脂肪信号有助于显示肌肉边界及肌肉间走行的血管或神经结构，神经和肌腱在 T1 和 T2 加权像上均为低信号，血管的信号取决于对其内部血流的采集方式和时相，可表现为流空的无信号或高信号。

骨髓包括红骨髓和黄骨髓。正常人各部位骨髓中红、黄骨髓的比例都随年龄增长而变化。出生时，所有骨髓都为红骨髓，出生后部分红骨髓向黄骨髓转化，通常由四肢周围骨向中心中轴骨逐渐转化，最早向黄骨髓转化的部位是趾、指骨远端和骨骺及四肢骨的粗隆部；四肢管状骨内红骨髓向黄骨髓转化的次序依次为骨干、远侧干骺端和近侧干骺端。红骨髓在 T1 加权像上为低或等信号，T2 加权像上呈略高信号，脂肪抑制序列图像上呈等信号。黄骨髓在 T1 加权像上为高信号，T2 加权像上信号强度略高，脂肪抑制序列图像上呈低信号。

第二节　骨骼和软组织肿瘤及肿瘤样病变

一、骨样骨瘤

骨样骨瘤（osteoid osteoma）是良性成骨性肿瘤，由成骨性结缔组织及其形成的骨样组织和编织骨所构成。

【临床表现】

本病多见于 30 岁以下人群，起病缓慢，以患骨疼痛为主，夜间加重，服用水杨酸类药物可缓解疼痛。

【MRI 表现】

（1）肿瘤好发于股骨、胫骨等长管状骨骨干，也可见于脊柱附件及手足骨。根据受累部位大致可分为皮质型、松质型和骨膜下型，其中 85% 发生于骨皮质，瘤灶中央是含有骨样组织的巢，其内血管丰富，含有放射状骨小梁和不同程度的钙化或骨化，肿瘤边缘是粗大、不规则的硬化性骨小梁。

（2）瘤巢在 T1 加权像上呈低到中等信号，在 T2 加权像上呈低、中等或高信号，骨样组织为主者一般为高信号，内部钙化或骨化明显者大部分呈低信号。瘤周骨质增生、骨皮质增厚及骨膜反应，在各种序列上均为低信号（图 10-2-1）。

（3）MRI 对病灶周围的骨髓及软组织充血水肿十分敏感，尤其是关节囊内股骨颈骨皮质区的病灶，可出现范围广泛的异常信号区。总而言之，CT 是首选影像检查方法，不仅能清晰显示瘤巢及周边硬化，而且对不规则骨如脊柱、距骨等处病灶的显示明显优于 X 线平片。

【诊断与鉴别诊断】

1. 诊断依据　患者常伴有夜间特殊疼痛，MRI 显示病灶中央低或等、高信号瘤巢伴周

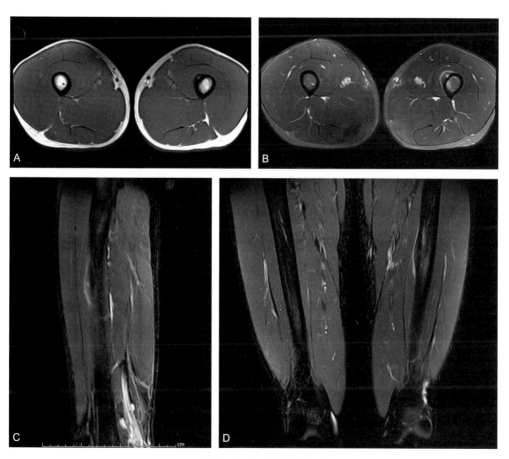

图 10-2-1　骨样骨瘤

A.轴位 T1WI；B.轴位 T2WI；C.矢状位 T2WI；D.冠状位 T2WI。左侧股骨中段骨皮质内瘤巢 T1WI 上呈中等低信号，在 T2WI 上呈高、低、高靶征信号，瘤周硬化边呈低信号。瘤巢周围见片状反应性长 T2 信号灶

围环状反应增生性骨质低信号，病变周围骨质内及软组织不同程度的炎性水肿。

2. 鉴别诊断   不典型病例需与脊柱骨母细胞瘤、慢性骨髓炎及应力性骨折等鉴别。骨母细胞瘤多见于脊柱，组织学上酷似骨样骨瘤，但骨母细胞瘤瘤巢一般较大，具有较明显膨胀性且硬化轻微。慢性骨髓炎伴有 Brodie 脓肿者形态类似于骨样骨瘤，但其有明显的临床感染症状或病史，阿司匹林治疗无效，影像改变上显示小死骨形成而无明显瘤巢改变。

二、内生软骨瘤

【临床表现】

内生软骨瘤（enchondroma）为良性骨肿瘤，较常见。多自幼发病，各年龄段均可发病。多数患者无自觉症状，病程数年或数十年，肿瘤长大后，可发现局部肿块、较硬，无压痛；关节活动一般无障碍。

【MRI 表现】

（1）以手、足短骨最为多见，四肢长骨和躯干骨也可发生，但少见。

（2）内生软骨瘤 T1 加权像呈中或低信号，其内见斑点状更低信号；T2 加权像呈高信号（图 10-2-2）。

【诊断与鉴别诊断】

1. 诊断   X 线片或 CT 显示更敏感，病灶常发生管状骨内沿骨干长轴走形，呈多房分叶状高 T2 信号改变，边界清楚，病灶内伴有低信号钙化。增强扫描病变呈环形或不规则形强化。

2. 鉴别诊断   发生于手足部位病变，需与血管球瘤及纤维结构不良等相鉴别；发生于长管状骨病变需与软骨黏液纤维瘤、骨囊肿、软骨母细胞瘤及骨梗死等鉴别。

（1）软骨黏液纤维瘤：通常位于下肢长管状骨，典型表现为病灶长轴与骨干平行，偏心性椭圆形骨质破坏内有粗糙的梁状间隔，但很少有钙化。

（2）骨囊肿：多数在长管状骨的干骺端，呈圆形或椭圆形骨质长 T2 信号区，内无结构，一般无钙化，常合并有病理骨折。

（3）骨梗死：发生于干骺端，边界清楚，边缘呈匐行状改变，无膨胀性，边界相对欠清。常有酗酒、滥用激素、胰腺炎、深海潜水等既往史。

（4）软骨母细胞瘤：与长骨内生软骨瘤一样，其内可见钙化，周边见硬化环。但前者肿瘤多位于干骺愈合前的骨骺，发生于关节面下的可突破骨端进入关节，单纯位于干骺端而不累及骺板的极少见。而后者病变中心多位于干骺端并向骨干方向发展。

三、骨软骨瘤

【临床表现】

骨软骨瘤是在骨的表面覆以软骨帽的骨性突出物，肿瘤由骨性基底、软骨帽和纤维包膜三部分组成。早期一般无症状，表现为缓慢生长的无痛性肿块，增大时可有轻度压痛和局部畸形。

【MRI 表现】

（1）根据基底形状可分为带蒂和广基两种类型，均与骨干相连，可发生于任何软骨内

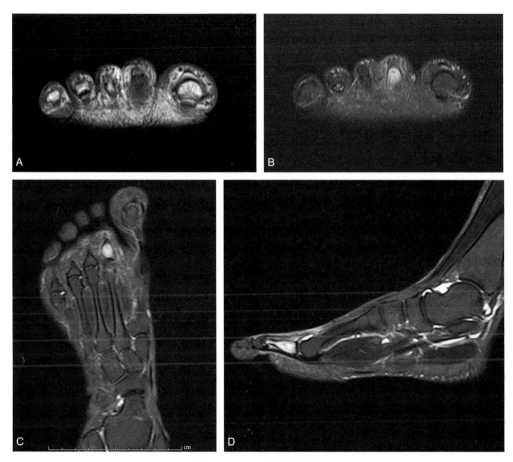

图 10-2-2　内生软骨瘤

A.轴位 T1WI；B.轴位 T2WI 压脂；C.冠状位 T2WI 压脂；D.矢状位 T2WI 压脂。左侧第 2 近节趾骨不规则状长 T1、长 T2 信号灶，内可见斑点状更低信号灶

化骨的骨，长骨干骺端是其好发部位，肿瘤起始于干骺端，随骨的生长而向骨干移行。

（2）骨性基底各部的信号特点与母体骨相同，软骨帽在 T1WI 上呈低信号，在脂肪抑制 T2WI 序列上呈明显的高信号，与关节透明软骨相似（图 10-2-3）。

【诊断与鉴别诊断】

1. 诊断依据　附于长骨干骺端向外生长，呈母体骨信号相同的骨性基底伴表面 T1WI 低信号、T2WI 高信号的软骨帽，软骨钙化时则呈长 T1、短 T2 信号；发生于骨盆或肩胛骨肿瘤的瘤体常呈菜花状或扁平疣状向外突出，发生在肋骨时常沿肋骨走行，形成带蒂骨疣突入胸腔或胸壁软组织。

2. 鉴别诊断　主要与骨旁骨瘤、骨旁骨肉瘤、骨软骨瘤恶变或软骨肉瘤鉴别。骨旁骨

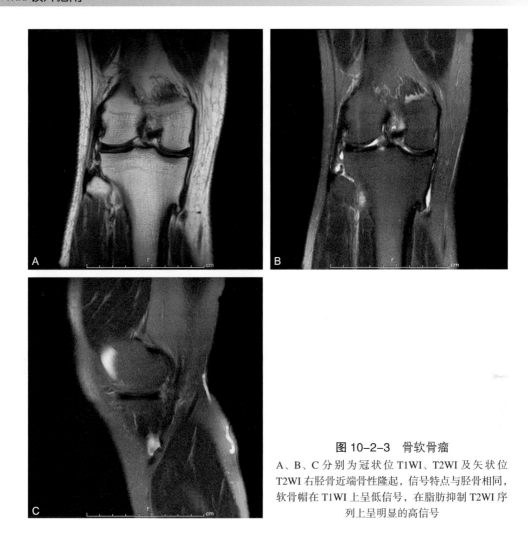

图 10-2-3　骨软骨瘤
A、B、C 分别为冠状位 T1WI、T2WI 及矢状位
T2WI 右胫骨近端骨性隆起，信号特点与胫骨相同，
软骨帽在 T1WI 上呈低信号，在脂肪抑制 T2WI 序
列上呈明显的高信号

瘤来自骨皮质表面，并不与母体骨的髓腔相通。骨旁骨肉瘤是骨表面相邻的软组织中原发恶性肿瘤，倾向于包绕骨生长，不具有骨皮质和骨松质结构的基底。骨软骨瘤恶变或软骨肉瘤则常表现为肿瘤发生于长骨、扁平骨、不规则骨者，病程长、瘤体体积大，近期生长迅速、疼痛明显，并伴有软组织肿块及侵蚀性骨质破坏等恶性征象。

四、骨囊肿

骨囊肿是指骨内充满棕黄色液体的囊腔，较常见。本病多发于儿童四肢长骨干骺端松质骨内，成年后即遗留至骨干，常见于肱骨干。

【临床表现】

本病在其发展过程中，很少产生自觉症状，大多数因外伤致病理性骨折后发现。

【MRI 表现】

（1）病变在 T1WI 上呈低至等信号，T2WI 上呈高信号。

（2）若合并骨折，因病变内出血，呈不均匀混杂信号，可见液液平面及分隔。

（3）增强扫描病变无明显强化（图 10-2-4）。

【诊断与鉴别诊断】

1. 诊断依据　常发生于长骨干骺端骨质内，沿骨干长轴方向生长，呈圆形或椭圆形骨质长 T2 信号区，内无明显其他结构，常合并有病理骨折。

2. 鉴别诊断　本病应与动脉瘤样骨囊肿、骨纤维结构不良、内生软骨瘤等相鉴别，动脉瘤样骨囊肿常可见多发液液平面形成；骨纤维结构不良内部常见分隔或丝瓜瓤结构，且病变范围较广泛，不除骨端外，常侵及干骺端及骨干。内生软骨瘤则常发生于短管状骨，内可见钙化斑点。

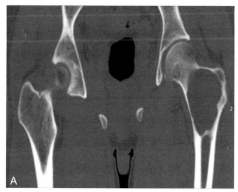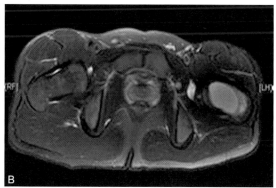

图 10-2-4　骨囊肿

A. CT 重建冠状位，示左股骨上段长椭圆形、囊状骨质破坏，其内密度均匀；B. 轴位 MRI，显示病变内呈长 T2 信号，内部信号均匀

五、动脉瘤样骨囊肿

动脉瘤样骨囊肿是一种病因不明的肿瘤样病变，常发生于 10～30 岁，20 岁以下者多见；全身骨骼均可发病，但以四肢长骨的干骺端好发；位于骨皮质或皮髓质交界处，病灶周围包绕一薄层骨壳，其内为众多充满新鲜或陈旧血液的空腔构成。

【临床表现】

进行性肿胀和疼痛，近关节处病变可导致关节活动受限，也可合并骨折。

【MRI 表现】

（1）病灶内出血时期不同，其信号强度也不同。

（2）病灶内可见多发的囊液并液液平面形成，平面以上为高信号，代表含较多蛋白质的血浆成分，平面以下为低信号，代表变性的细胞成分。

（3）增强扫描病变囊性区无明显强化，其内部的分隔可见强化（图 10-2-5、10-2-6）。

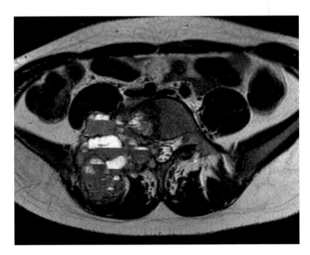

图 10-2-5　动脉瘤样骨囊肿 1

L$_5$ 椎体及右侧椎弓根动脉瘤样骨囊肿，T1WI 序列上呈混杂信号，可见液平面

【诊断与鉴别诊断】

（1）诊断依据　位于长骨干骺端和骨干或脊柱的后部偏心性囊状病变，内有分隔，呈多房状改变，T2WI 上见典型上方高信号，下方低信号的液液平面改变，T1WI 增强扫描病灶囊壁及分隔呈薄层环形强化。

（2）鉴别诊断　本病应与骨囊肿、骨巨细胞瘤、骨转移、软骨母细胞瘤等相鉴别。骨巨细胞瘤，则好发于青壮年，骨骺愈合后的长骨骨端，呈偏心性膨胀性生长，常与骨干长轴垂直。骨转移则存在明显骨质破坏征象并伴有软组织形成。软骨母细胞瘤则根据发生部位、年龄与之鉴别。

六、骨巨细胞瘤

【临床表现】

好发于骨骺愈合后的长骨骨端，多见于 20～40 岁青壮年，男性多于女性，受累部位依次为膝关节（股骨远端、胫骨近端）、桡骨和肱骨，病变常位于关节面下的骨骺和干骺端结合处。肿瘤血供丰富，常见囊变、坏死、出血及含铁血黄素沉着，瘤组织间有纤维性间隔。

【MRI 表现】

（1）MRI 的信号多样，与巨细胞瘤的病理组织成分相关。

（2）肿瘤实质区 T1WI 上呈较低信号，T2WI 上信号混杂偏低，与肿瘤组织内含有的胶原组织和含铁血黄素有关。

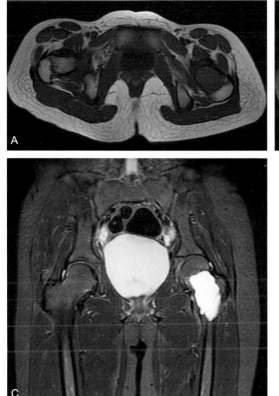

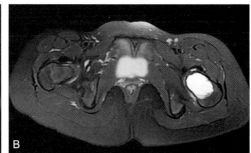

图 10-2-6　动脉瘤样骨囊肿 2

A. 轴 位 T1WI ; B. 轴 位 T2WI 压 脂 ; C. 冠 状 位
T2WI 压脂。左侧股骨颈膨胀性占位性病变，呈长
T1、长 T2 信号，内有分房、液液平面，边界清楚

（3）当肿瘤发生囊变坏死时则呈长 T1、长 T2 信号，此外肿瘤常合并出血，表现为
T1WI 高信号的急性 / 亚急性出血区和 T2WI 低信号的陈旧性出血区。

（4）增强扫描肿瘤实质区明显强化（图 10-2-7）。

【诊断与鉴别诊断】

1. 诊断依据　大多数骨巨细胞瘤处于常见的年龄阶段，位于好发部位，有典型的 CT、
MRI 表现，诊断不困难。

2. 鉴别诊断　当病变的特征不典型时，则需要与以下疾病相鉴别。

（1）当骨巨细胞瘤呈溶骨性骨质破坏，伴骨皮质广泛受累及软组织肿块形成时，要和
骨肉瘤等恶性骨肿瘤相鉴别，前者边界相对清楚，可见蛋壳样的残留骨皮质。

（2）当骨巨细胞瘤呈囊状骨质破坏时，要和动脉瘤样骨囊肿鉴别。①动脉瘤样骨囊肿
好发于 10～20 岁，而骨巨细胞瘤好发于 20～40 岁，且后者的发病率远高于动脉瘤样骨囊肿；
②动脉瘤样骨囊肿的长径与骨干平行，而骨巨细胞瘤的长径与骨干垂直。

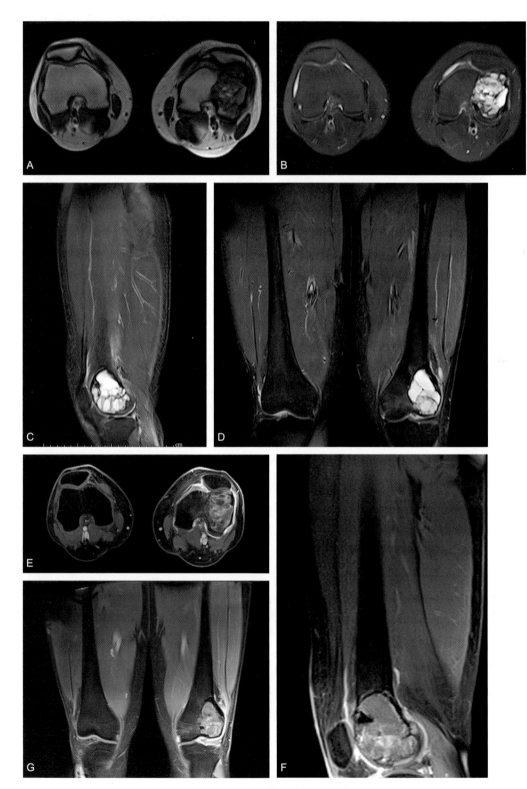

图 10-2-7 左股骨远端骨巨细胞瘤

A. 轴位 T1WI；B. 轴位 T2WI 压脂；C. 矢状位 T2WI 压脂；D. 冠状位 T2WI 压脂；E、F、G. 轴位、矢状位、冠状位 T1WI 增强。左侧股骨远端膨胀性骨质破坏，呈长 T1、长 T2 信号影，骨皮质完整，其内见骨性分隔和液液平面，增强扫描可见明显强化

七、骨母细胞瘤

骨母细胞瘤是一种少见的骨肿瘤，起源于成骨细胞及骨样组织。

【临床表现】

好发年龄为 30 岁以下，发病部位较分散，好发于椎体附件，多位于脊椎的横突、棘突，其次是长管状骨，常见于股骨和胫骨的干骺端或骨端，不侵犯骨骺。侵袭性骨母细胞瘤为很少见的恶性骨肿瘤，可以原发，也可以是良性骨母细胞瘤多次手术后恶变而来。

【MRI 表现】

（1）MRI 在显示骨质破坏及肿瘤内钙化或骨化方面，不如平片和 CT，但在显示肿瘤累及范围以及软组织肿块方面，明显优于 CT。

（2）肿瘤形成的骨样组织 T1WI 上呈稍低或等信号，T2WI 上呈等或高信号。

（3）增强扫描肿块呈中度不均匀强化。

（4）病灶周围的骨髓及软组织可出现反应性充血水肿，呈长 T1、长 T2 信号。

（5）当骨质破坏区边缘模糊，软组织肿块巨大，并向周围侵犯，引起相应区域的淋巴结肿大或远处转移，要考虑到侵袭性骨母细胞瘤（图 10-2-8）。

【诊断与鉴别诊断】

1. 诊断依据　青年人好发（25 岁左右高发），MRI 显示形成肿瘤的骨样组织呈 T1WI 稍低或等信号、T2WI 等或高信号，发生骨化或钙化时内可出现斑点状、索条状、团块状或不规则形低信号区，病灶周围少许硬化低信号环。增强扫描病变实体呈中度不均匀强化；病灶周围的骨髓及软组织反应性充血水肿，呈长 T2 信号。

2. 鉴别诊断

（1）骨巨细胞瘤：多见于 20～40 岁的男性青壮年，好发于骨端关节面下 1cm；多呈偏心性、溶骨性、膨胀性骨破坏，并呈典型的皂泡状改变。病灶多为单发，边界清楚，无明

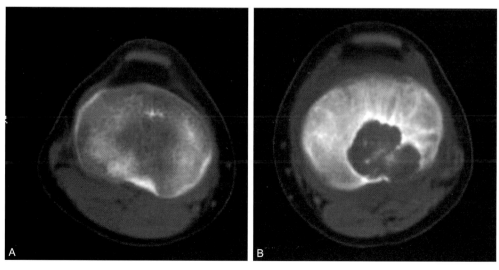

图 10-2-8　左股骨远端骨母细胞瘤

CT 示左股骨远端见溶骨性骨质破坏区，其内见斑点状钙化灶

显硬化，强化多不明显；而骨母细胞瘤常有钙化、骨化，病灶周边常有硬化边，强化多较明显。

（2）骨样骨瘤：病灶直径多小于 1.5cm，周围反应性骨质增生明显，在"瘤巢"周围有广泛骨质硬化与骨膜新生骨形成。而骨母细胞瘤的病灶直径常大于 2.5cm，骨质膨胀较明显，骨硬化较轻，增强扫描强化明显。

（3）动脉瘤样骨囊肿：主要见于儿童及青少年，四肢长骨及脊椎为好发部位，往往有外伤病史，影像上多表现为多囊状改变，并可出现多个液平面。但当骨母细胞瘤合并动脉瘤样骨囊肿时两者鉴别较为困难，但骨母细胞瘤容易出现钙化或骨化是较为特征的表现。

八、骨纤维异常增生症

骨纤维异常增生症系正常骨组织逐渐被增生的纤维组织所代替的一种骨病。

【临床表现】

若同时并发骨骼系统以外的症状，如皮肤色素沉着、性早熟等内分泌紊乱表现，则称为 Albright 综合征。早期单骨型病变常无任何症状，对于多骨型病变，出现愈早症状愈明显。病变进行缓慢，病程可自数年至十数年不等，以下肢和颅面症状较严重。发生于下肢者可引起跛行、畸形和局部疼痛，其中以股骨弯曲和髋内翻最为多见，严重者小腿因多次骨折畸形愈合而呈"乙"字或"钩状"畸形。头面部受累可早期发现，头面部或颌部常呈不对称性畸形隆起，多表现为"骨性狮面"的面容，下颌骨发病可见下颌骨延长、偏斜和膨隆畸形。

【MRI 表现】

（1）病变分布：发生于四肢、躯干骨者，以股骨发病率最高，其次为胫骨、肋骨和髂骨等，胸骨和锁骨最少。发生于颅面骨者，以面骨最多，其次为颅底和颅盖骨，好发于颌骨、颧骨和腭骨，其次为蝶骨、额骨和顶枕骨。病变骨多呈膨胀性生长，MRI 信号主要与纤维组织增生程度和发育不良骨小梁含量不同等相关，多数情况下纤维组织较为特征，在 T1WI、T2WI 上均为中等信号，病灶边缘清晰。

（2）四肢、躯干骨根据纤维组织增生程度和骨样组织含量不同，主要有以下 4 种表现。①囊状膨胀性骨质破坏：分单囊和多囊，大多表现为囊状膨胀性透亮区，边缘硬化，骨皮质菲薄而光滑，病理上为增生纤维组织替代了松质骨。②磨玻璃样改变：正常骨纹消失，髓腔闭塞，形如磨玻璃状，多并发于囊状膨胀性改变之中，常见粗大之条状骨纹和钙化斑；病理上新生的不成熟的原始骨样组织。③丝瓜络样改变：骨膨胀增粗，皮质变薄，骨小梁粗大而扭曲颇似丝瓜络状，常见于肋骨、股骨和肱骨；病理上系骨质修补而呈硬化性骨纹。④虫蚀样骨质破坏，呈单发或多发的溶骨性骨质破坏，边缘锐利如虫蚀样，酷似溶骨性转移瘤。以上四种类型单独出现者少，大多为几种类型混合／共同存在（图 10-2-9、图 10-2-10）。

（3）颅面骨的改变主要为外板的板障骨质膨大增厚和囊性改变，呈磨玻璃样或硬化性改变，有时可伴有不规则的粗大骨小梁或斑点状钙化。颅骨内板较少受累，有 3 种类型：囊状膨胀性改变，所谓类畸形性骨炎型；磨玻璃样改变；硬化改变，较少见，呈分叶状膨胀性骨质硬化，骨密度均匀致密，边缘清楚可跨越多骨。事实上，绝大多数是多种形态混合存在，以磨玻璃及囊样膨胀性改变并存最多见（图 10-2-11、图 10-2-12）。

【诊断和鉴别诊断】

1. 诊断依据　典型病例多容易诊断。MRI 上显示四肢躯干骨和颅面骨骨质信号异常，

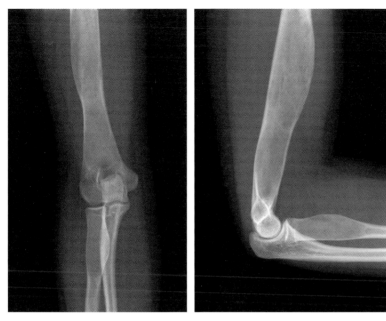

图 10-2-9　骨纤维异常增生症 1

肘关节正侧位 X 线。肱骨中下段及桡骨上段呈囊状膨胀性骨质破坏

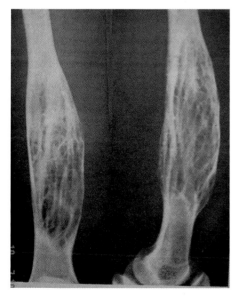

图 10-2-10　骨纤维异常增生症 2

股骨正侧位 X 线。股骨中下段呈丝瓜瓤样、膨胀性骨质破坏

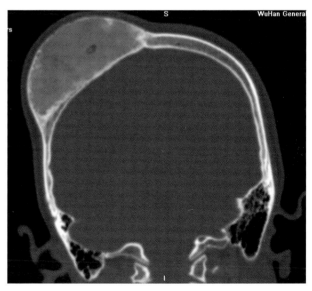

图 10-2-11　骨纤维异常增生症 3

颅骨冠状位 CT。右顶骨板障呈磨玻璃样膨胀性骨质破坏

病变在 T1WI、T2WI 上多均为中等信号，内信号改变不均匀，增强扫描活动期可中度明显强化，但对病变内钙化、骨化等较 X 线片、CT 缺乏鉴别诊断优势。

2. 鉴别诊断　需与长管状骨内生软骨瘤、骨囊肿、骨巨细胞瘤和颅面骨骨化性纤维瘤等鉴别。

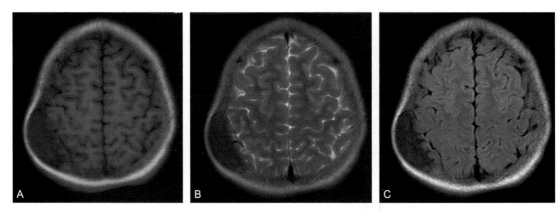

图 10-2-12 骨纤维异常增殖症 4
A、B、C 轴位 T1WI、T2WI、T2 FLAIR。右顶骨增厚，板障内可见膨胀性等 T1、等稍长 T2 信号，病灶内信号均匀

九、软骨肉瘤

软骨肉瘤是较为常见的恶性骨肿瘤，起源于软骨或成软骨结缔组织，亦可由软骨瘤、骨软骨瘤恶化而来。根据肿瘤发生的部位，分为中心型和边缘型，发生于骨髓的间叶组织和由内生软骨瘤恶变者为中心型，起源于骨膜或由骨软骨瘤恶变者为边缘型。

【临床表现】

软骨肉瘤多发生于 30～60 岁，临床表现为钝痛和缓慢生长的肿块，常见于长管状骨，其次为髂骨和肋骨。

【MRI 表现】

（1）对显示肿瘤范围以及软组织肿块有优势，但对瘤软骨基质钙化远不及 CT 敏感。

（2）病灶区的骨质破坏在 T1、T2 加权像上呈混杂信号，周围的软组织肿块在 T1 加权像上信号稍高于肌肉，而在 T2 加权像上呈不均匀高信号（图 10-2-13），其内的钙化表现为不规则的极低信号影。

【诊断与鉴别诊断】

1. 诊断依据　中老年人，长管状骨和髂骨、肋骨区骨质破坏并周围明显软组织肿块，T2WI 显示骨质破坏、周围不均匀高信号软组织肿块，内含结节状低信号钙化灶。增强扫描肿块内明显不均一强化。

2. 鉴别诊断

（1）内生软骨瘤内常有散在沙砾钙化点，但较软骨肉瘤少而小，骨皮质多保持完整，周围无软组织肿块。

（2）骨软骨瘤为附着于干骺端的骨性突起，形态多样，软骨帽盖厚者亦可见肿瘤端部有菜花样钙化阴影。而继发于骨软骨瘤的软骨肉瘤，软骨帽增厚更明显，并形成软组织肿块，其内可见多量不规则絮状钙化点。

（3）骨肉瘤易与中央型软骨肉瘤混淆，特别当软骨肉瘤内并无钙化时，但若见骨肉瘤具有的特征性肿瘤骨化，以及骨膜反应显著者可资鉴别。

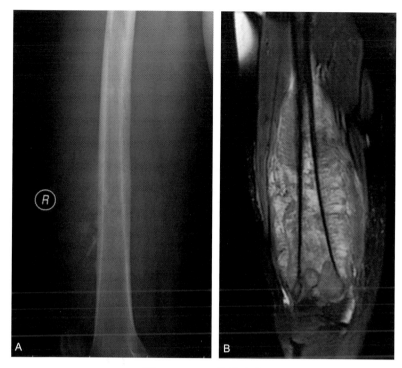

图 10-2-13　软骨肉瘤

A.股骨侧位X线,右侧股骨下段弥漫散在性骨质破坏,有多发斑点状、小环状钙化并内外骨膜反应;B.冠状位T2WI抑脂,
显示股骨下段大范围异常信号并周围大量软组织肿块,病灶呈长 T2 信号,内信号不均伴内部低信号钙化灶

十、骨肉瘤

　　骨肉瘤是一种瘤细胞能直接形成骨样组织或骨质的恶性肿瘤。骨肉瘤的主要成分是肿瘤性成骨细胞、肿瘤性骨样组织和肿瘤骨,还可见肿瘤性软骨组织和纤维组织;其分类多种多样,按肿瘤性骨样组织、肿瘤性软骨组织、纤维组织以及血腔的有无可分为 5 型:①骨母细胞型;②软骨母细胞型;③成纤维细胞型;④混合型;⑤血管扩张型。

　　【临床表现】

　　骨肉瘤为常见的恶性骨肿瘤,发病年龄有 2 个高峰,分别为 10~20 岁和 60 岁以上,好发于长骨干骺端,尤以股骨下端和胫骨上端多见,大于 50 岁患者的病变部位以中轴骨和扁骨多见。骨肉瘤多见于男性,男女之比为 1.7∶1;早期一般是局部疼痛、肿胀和运动障碍三大症状,局部疼痛最为常见,夜间尤甚,随着病情进展,可出现全身症状,如贫血、发热、疲乏、进行性消瘦等。实验室检查可发现白细胞计数增高、红细胞沉降率升高、碱性磷酸酶增高等。

　　【MRI 表现】

　　(1) MRI 可反映肿瘤组织的成分和肿瘤内部有无出血坏死。

　　(2) 病变的成骨样瘤组织在 T1WI 和 T2WI 上均为低信号,非成骨样瘤组织在 T1WI 上表现为低、中等信号,T2WI 上为高信号,脂肪抑制图像上有助于显示病变附近的多发病灶和病变范围。

　　(3) 增强扫描病变明显强化。

（4）MRI 可在 X 线平片阴性时显示病变区信号的异常（图 10-2-14）。

【特殊类型的骨肉瘤】

血管扩张型骨肉瘤属于恶性程度较高的骨肿瘤，具有一般恶性骨肿瘤的侵袭性生物学特点，组织学表现为由大量的血腔构成，类似动脉瘤样骨囊肿表现，但囊壁、囊间隔及少量实性软组织成分中含高度间变的异型性肿瘤细胞，而有别于动脉瘤样骨囊肿的良性表现，血管扩张型骨肉瘤和普通骨肉瘤相比，二者影像表现有所不同：①肿瘤性成骨：血管扩张型骨肉瘤多数无明显影像所见的肿瘤性成骨；②肿瘤内部结构：血管扩张型骨肉瘤以含液囊腔成分为主，伴较薄的囊壁和囊间隔，实性软组织成分较少，肿瘤合并出血后可出现液液平面；③膨胀性生长。因此，血管扩张型骨肉瘤缺乏典型骨肉瘤的成骨性影像特征，且实性软组织成分不明显并出现膨胀性生长时，极易误诊为动脉瘤样骨囊肿。

但其具有恶性骨肿瘤的影像学表现：①溶骨性的骨质破坏；②骨内肿瘤突破骨皮质向周围软组织侵犯：骨皮质受侵蚀破坏而中断，骨外膜受刺激发生反应成骨，继而被破坏出

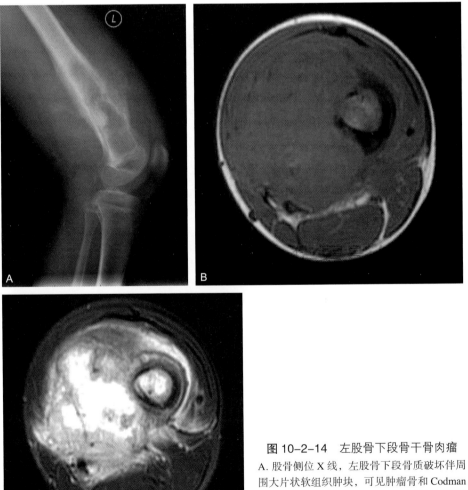

图 10-2-14　左股骨下段骨干骨肉瘤

A. 股骨侧位 X 线，左股骨下段骨质破坏伴周围大片状软组织肿块，可见肿瘤骨和 Codman 三角；B. 轴位 T1WI、T2WI 显示股骨干骨质破坏伴大量软组织肿块形成，病变侵犯周围组织，局部分界不清

现 Codman 三角，肿瘤可突入软组织内形成软组织肿块。

因此，对于临床和影像表现酷似动脉瘤样骨囊肿的患者，当出现骨破坏区周围边缘不清和骨膜新生骨不完整等恶性骨肿瘤征象时，虽无肿瘤性成骨和明显的实性软组织成分，应首先想到血管扩张型骨肉瘤的可能。

【诊断与鉴别诊断】

（1）诊断依据：成骨性骨肉瘤常在 T1WI 和 T2WI 上均为低信号，非成骨性骨肉瘤在 T1WI 上表现为低、中等信号，T2WI 上为高信号，局部可见骨膜反应及软组织肿胀，增强扫描病变可明显强化。

（2）鉴别诊断：需与骨髓瘤、淋巴瘤及 Paget 病、恶性纤维组织细胞瘤等鉴别，结合临床表现、病史可资鉴别。

十一、尤因肉瘤

尤因肉瘤是原发于骨的恶性肿瘤，有人认为来源于骨髓内未成熟的间叶细胞或网状细胞。

【临床表现】

尤因肉瘤常见于 5～14 岁儿童，男性发病多于女性，最好发于股骨，其次为骨盆，其他长骨也可发生。肿瘤生长迅速，局部红肿，间歇性疼痛，有时出现发热、血中白细胞升高。

【MRI 表现】

（1）病变范围广泛，信号不均匀，肿瘤组织在 T1WI 上呈中、低信号，其内见垂直于骨干的线样低信号骨针。

（2）T2WI 上软组织肿块呈不均匀高信号，脂肪抑制序列有助于判断病变范围，显示病变周围水肿的变化。

（3）增强扫描病变明显强化，清楚显示病变累及骨内、外的范围（图 10-2-15）。

【诊断与鉴别诊断】

1. 诊断依据　儿童骨干不规则骨质破坏，呈等、稍长 T1，长 T2 信号，并伴有垂直于骨干的线样低信号骨针，周围不均匀长 T2 信号软组织肿块。

2. 鉴别诊断

（1）急性化脓性骨髓炎：本病发病急，多伴有高热，疼痛较尤因肉瘤剧烈，化脓时常伴有跳痛，夜间痛并不加重。早期的 X 线片上受累骨改变多不明显，以后于髓腔松质骨中出现斑点状稀疏破坏。在骨破坏的同时很快出现骨质增生，多有死骨出现；骨髓炎对抗炎治疗有明显效果，尤因肉瘤对放疗极敏感。

（2）骨原发性网织细胞肉瘤：多发生于 30～40 岁年龄人群，病程长，全身情况尚好，临床症状不重，影像表现为不规则的溶骨性破坏，有时呈溶冰状，无骨膜反应。

（3）神经母细胞瘤骨转移：多见于 5 岁以下的幼儿，60% 来源于腹膜后，25% 来源于纵隔，常无明显原发病症状，转移处有疼痛、肿胀，多合并病理性骨折，尿液检查儿茶酚胺升高。

（4）骨肉瘤：临床表现为轻微发热、疼痛，夜间重，肿瘤穿破皮质骨进入软组织，形成的肿块多偏于骨的一旁，内有骨化影，骨反应的大小、形态常不一致，常见骨膜反应改变。

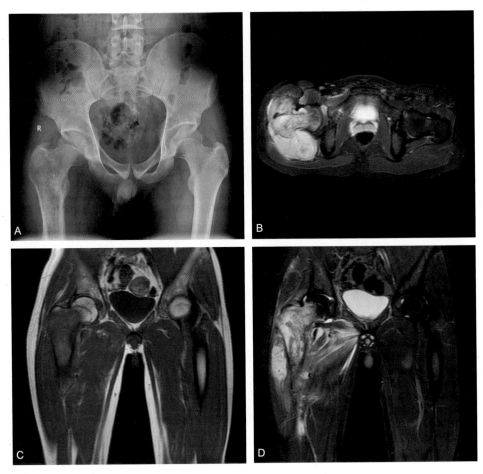

图 10-2-15　尤因肉瘤

A. X 线平片示右股骨上段呈筛孔状骨质破坏，边缘见层状骨膜反应，邻近软组织肿胀；B、C、D.轴位 T2WI 抑脂，冠状位 T1WI、T2WI 抑脂。右股骨上段见稍长 T1、稍长 T2 异常信号，边缘模糊，邻近软组织肿胀，股骨后方见软组织肿块

十二、转移性骨肿瘤

【临床表现】

任何恶性肿瘤均可转移至骨内，骨转移性肿瘤远较任何一种良、恶性的原发性肿瘤多见。骨转移瘤的好发部位，与骨髓的造血功能有密切关系，多发生于有红骨髓的区域，多集中发生在躯干骨，两肘以下的骨质内很少有转移灶发生。骨转移瘤可表现为溶骨、成骨或混合性三种形式，常为多发性病变，在一定时期内可表现为单发。以溶骨性转移瘤为多见，一般认为生长迅速或血管丰富的肿瘤多表现为溶骨性；成骨性者则认为肿瘤细胞引起循环障碍，促使骨质成骨。

【MRI 表现】

（1）T1 加权像上溶骨性和成骨性转移病灶均以低信号为主，T2 加权成像上溶骨性转移灶以高信号为主；成骨性转移灶则以低信号为主（图 10-2-16）。

（2）病灶在 T1 和 T2 加权像上也可呈混杂信号，脂肪抑制序列上则呈以高信号为主的

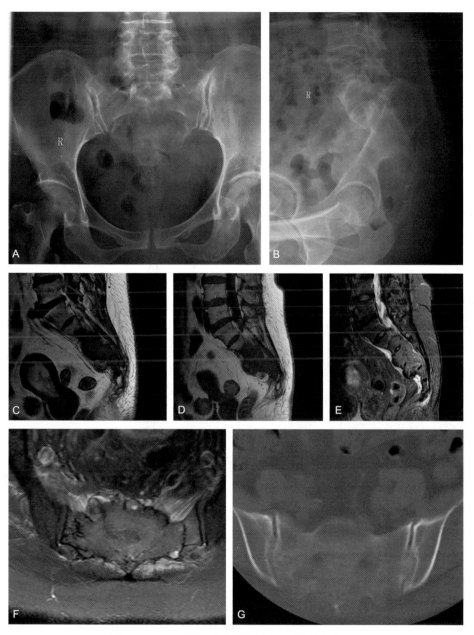

图 10-2-16　甲状腺癌骶骨转移，骶骨骨质破坏

A、B、G . 平片和 CT，显示骨质密度减低，边界不清；C、D、E、F . 矢状位 T1WI、T2WI、STIR、轴位 T2WI 抑脂，
显示骶骨骨质破坏，呈稍长 T1、等或稍长 T2 信号，周围少许软组织，硬膜囊明显受压

混杂信号。

（3）骨质破坏周围可见程度不一的软组织肿块，增强扫描转移性病灶较明显强化。

【诊断与鉴别诊断】

1. 诊断依据　常表现为多发性骨质改变，病变信号取决于其成骨或非成骨性改变，在
脊柱呈跳跃性，病变周围可见软组织肿块形成，增强扫描病变呈中度明显强化。

2. 鉴别诊断　需鉴别于多发性骨髓瘤、淋巴瘤及 Paget 病等，需结合临床病史以资鉴别。

十三、脂肪瘤

脂肪瘤是一种由成熟脂肪细胞构成的良性肿瘤，为最常见的间叶组织肿瘤，可发生于含有脂肪组织的全身任何部位，但多见于颈、肩、背、臀及肢体皮下组织和腹膜后，亦可见于肠系膜、肾周、肌肉和筋膜下等。

【临床表现】

好发于 50~70 岁，多见于肥胖人群，女性多于男性，皮下表浅部位多见。典型表现为缓慢生长的无痛性肿块，大小不一，大者可达 10~20kg。表面皮色正常，基底宽，质软。

【MRI 表现】

（1）呈短 T1、中长 T2 信号，与皮下脂肪信号相同，抑脂序列呈低信号（图 10-2-17）。

（2）边缘清楚，信号均匀，部分有低信号分隔，呈线状，厚薄均匀，没有壁结节。

（3）增强扫描病灶无强化。

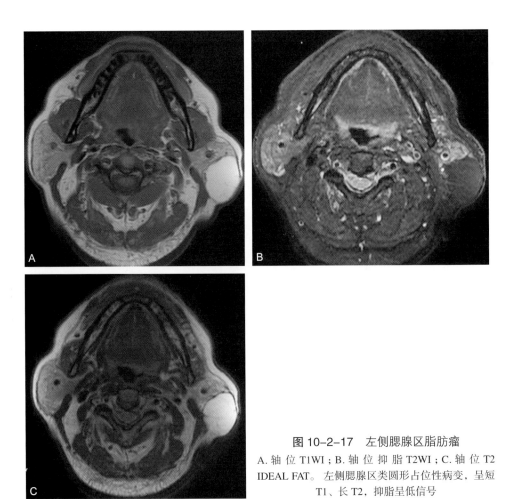

图 10-2-17　左侧腮腺区脂肪瘤

A. 轴 位 T1WI；B. 轴 位 抑 脂 T2WI；C. 轴 位 T2 IDEAL FAT。左侧腮腺区类圆形占位性病变，呈短 T1、长 T2，抑脂呈低信号

【诊断与鉴别诊断】

1. 诊断依据　呈短 T1、中长 T2 信号，与皮下脂肪信号相同，抑脂序列呈低信号的边缘清楚、信号均匀的软组织肿块。

2. 鉴别诊断　一般无需与其他病变鉴别。当瘤内存在间隔时，需与高分化脂肪肉瘤鉴别。后者间隔较厚，且厚薄不均，有壁结节，有明显强化。

十四、脂肪肉瘤

脂肪肉瘤约占所有软组织恶性肿瘤的 10% ~ 18%，在所有软组织肉瘤中居第二位，多发生于深部软组织，最常见于大腿及腹膜后。肿瘤多为原发，很少从脂肪瘤恶变而来。按所含主要瘤细胞成分不同，可分为黏液型（最常见）、圆细胞型（恶性程度最高）、高分化型、多形性型及混合型。

【临床表现】

多见于 40 ~ 60 岁，男性多于女性，儿童极少见，发生于四肢者，可有局限性软组织肿胀；发生于腹膜后者，表现为肿瘤引起的继发症状。病程从几个月到几年，无痛性软组织肿块，晚期可出现疼痛和功能障碍。

【MRI 表现】

（1）肿瘤呈大小不一、形态不整、边界不清、信号不均的软组织肿块。

（2）根据成分不同信号不同，圆细胞型含脂肪少，多呈等 T1、等 T2 信号；黏液型以含液体囊性成分为主，多表现为长 T1、长 T2 信号；分化良好含脂肪成分多的则表现为不

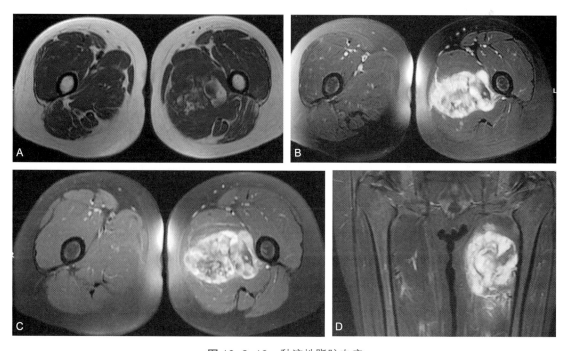

图 10-2-18　黏液性脂肪肉瘤

A.轴位 T1WI；B.轴位抑脂 T2WI；C. 轴位 T1增强；D.冠状位 STIR。左侧大腿内侧肌群内可见一不规则混杂信号肿块，可见短 T1 脂肪信号和长 T1、长 T2 囊变信号，增强不规则，呈异常强化

均匀短 T1、中长 T2 信号（图 10-2-18）。

【诊断与鉴别诊断】

1. 诊断依据　不同病理类型脂肪肉瘤在 MRI 上表现不同，需病理诊断。

2. 鉴别诊断

（1）脂肪瘤：多发生在皮下软组织内，边界清楚，MRI 上与人体脂肪组织信号相同。而脂肪肉瘤多发生在深部软组织，其信号不同于脂肪组织。

（2）其他类型软组织肿瘤：与脂肪含量少的脂肪肉瘤鉴别困难，薄层 MRI 上发现脂肪信号时有助于脂肪肉瘤的诊断。

十五、血管瘤

血管瘤是最常见的软组织良性肿瘤，由血管组织所形成，其与血管畸形约占软组织良性占位病变的 7%。两者发病机制不清。传统分法通常将血管瘤分为毛细血管瘤（最常发生于婴幼儿）、海绵状血管瘤、静脉性血管瘤（多位于深部，好发于成人）、上皮样血管瘤（好发于头颈部，以中青年女性多见）。

【临床表现】

多见于婴儿和儿童，女性多于男性，可累及皮肤、皮下和深部软组织，一般无明显症状。可有局限性、间歇性疼痛、肿胀。体检见暗青色软组织肿块，压之可褪色和缩小。

持续发展可侵犯周围组织，引起肢体功能障碍、畸形或并发感染、溃疡及出血。

【MRI 表现】

（1）多为不均匀等或短 T1、长 T2 信号。长 T2 为良性血管瘤的特征表现，信号强度高于脂肪，随 T2 权重的增加，信号越来越高；静脉石及钙化均呈低信号；亚急性和慢性出血表现为不规则短 T1、长 T2 信号及含铁血黄素沉着引起的短 T2 低信号环（图 10-2-19）。

（2）增强扫描有明显强化。

【诊断与鉴别诊断】

1. 诊断依据　皮肤和皮下血管瘤通常具有典型的临床表现，诊断不难。若病变累及深部组织，需用 MRI 显示病变大小、部位、范围及与周围结构的关系。

2. 鉴别诊断

（1）硬性纤维瘤：硬性纤维瘤与肌间血管瘤一样，呈侵袭性生长，80% 病灶信号不均，边界不规则，在 T1WI 上瘤体以等信号为主，而肌间血管瘤以高信号为主，但两者病灶内均可见脂肪信号，故鉴别较难。

（2）淋巴管瘤：软组织血管瘤和淋巴管瘤在 T1WI、T2WI 及 STIR 序列均表现相同的信号特征，特别是蔓状血管瘤引起皮下淋巴管淤滞，鉴别较困难。增强扫描血管瘤强化而淋巴管瘤无强化是最重要的鉴别点。

十六、淋巴管瘤

淋巴管瘤是由扩张的及内皮细胞增生的淋巴管和结缔组织所共同构成的先天性良性肿瘤，内含淋巴液、淋巴细胞或混有血液。按照构成组织的淋巴管腔隙大小，可以分为毛细淋巴管瘤、海绵状淋巴管瘤和囊状淋巴管瘤。

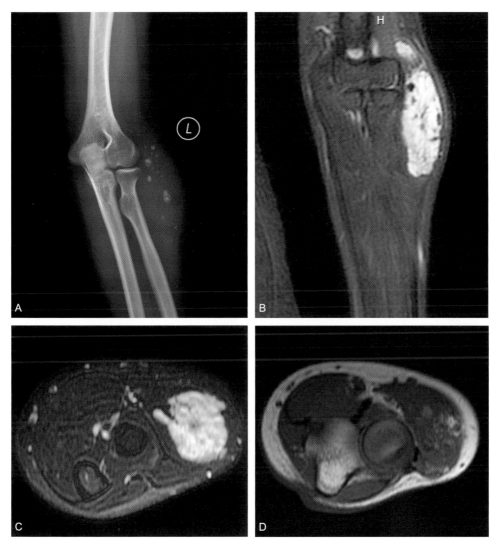

图 10-2-19　血管瘤

A. 左肘关节 X 线平片；B. 冠状位 STIR；C. 轴位 抑脂 T2WI；D. 轴位 T1WI。左肘部皮下肌间不规则软组织肿块，呈稍长 T1、长 T2 信号，内可见散在结节状短 T1 不成熟钙化灶

【临床表现】

50% ~ 65% 患者出生即发病，属先天性淋巴管发育畸形。发生于表浅部位，表现为水泡状或丘状隆起；发生于深部软组织者，表现为柔软、无痛性肿块，肿块较大时，压迫邻近器官，出现压迫症状。淋巴管瘤可以生长很大造成畸形，甚至引起死亡。

【MRI 表现】

（1）呈长 T1、长 T2 信号，其内可见低信号间隔（图 10-2-20）。

（2）增强扫描无强化。

（3）合并出血、感染或手术后，病变信号强度可增加。

【诊断与鉴别诊断】

1. 诊断依据　本病根据临床表现、透光试验及穿刺抽吸等，不难诊断，一般不需进行

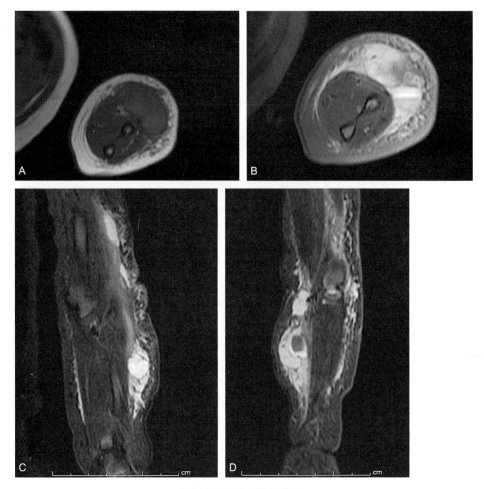

图 10-2-20   淋巴管瘤
A. 轴位 T1WI；B. 轴位 T2WI 压脂；C. 冠状位 T2WI 压脂；D. 矢状位 T2WI 压脂。左前臂皮下包绕肘关节走行的不规则
混杂信号灶，大部分呈长 T1、长 T2 信号，内夹杂少许短 T1 脂肪信号

影像学检查。深部病变需用 MRI 显示病变大小、部位、范围及与周围结构的关系。

2. 鉴别诊断   需要与血管瘤鉴别，后者可见流空信号，增强扫描血管瘤有明显均匀强化。

十七、硬纤维瘤

硬纤维瘤又称韧带样纤维瘤、促结缔组织增生性纤维瘤。本病为良性，但有侵袭性，术后易复发。

【临床表现】

可发生于全身各处，多见于腹壁，也可见于骨骼肌内。多为单侧发病，肿瘤生长缓慢。肿物小时无症状；长大后可出现邻近组织压迫症状，活动度差，无压痛。

【MRI 表现】

（1）T1WI 上呈中等信号；T2WI 上依细胞及胶原纤维含量不同，可呈不同程度高信号，增强扫描呈明显不均匀强化（图 10-2-21）。

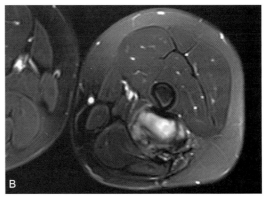

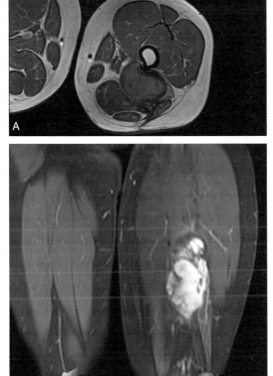

图 10-2-21　侵袭性纤维瘤

A.轴位 T1WI；B.轴位 T1WI 增强；C.冠状位 T1WI 增
强，左大腿肌间隙见等长 T1 信号肿块，增强扫描可见
明显不均匀强化

（2）T2WI 及 GRE 图像上瘤体里出现线状、条状及斑状低信号时，如 X 线平片、CT
排除钙化，可认为是胶原纤维显像，具有诊断意义。

【诊断与鉴别诊断】

1. 诊断依据　定性诊断需依靠活检。

2. 鉴别诊断　纤维肉瘤：形态多不规则，较大者内部出现液化、坏死及出血。MRI
信号不均匀，表现为不规则片状长 T1、长 T2 信号或短T1、长 T2 信号，增强扫描时不均匀
强化。

十八、纤维肉瘤

纤维肉瘤是由成纤维细胞和胶原纤维形成的肿瘤。以往又名黏液纤维肉瘤，是成纤维
细胞的恶性肿瘤，可以产生网状纤维及胶原纤维。部分为先天性疾病。

【临床表现】

好发于 30～55 岁，女性略多于男性，表现为生长缓慢的无痛性深在单发局限性硬固结
节，直径 3～8cm 不等。表面紧张，光亮发红，不易破溃，通常表面皮肤正常，可以移动，
但侵犯邻近组织时则固定不能移动，可浸润至皮下脂肪、肌肉、筋膜等。生长缓慢，可发
生局部侵袭性生长及复发，晚期才发生转移。多次复发后可出现系统症状。转移灶可见于

肺，偶见于肝，局部淋巴结转移则很少见。

【MRI 表现】

（1）T1WI 上呈等或低于肌肉信号，T2WI 上呈高信号，信号强度不均匀（图 10-2-22）。

（2）可延伸或浸润附近肌群。

【诊断与鉴别诊断】

1. 诊断依据　定性诊断需依靠活检。

2. 鉴别诊断

（1）恶性纤维组织细胞瘤：好发于肢体，特别是大腿，临床表现为软组织肿块和局部疼痛，MRI 瘤体内 T1WI 有出血形成的高信号，增强扫描见不均一强化。依据其发病部位，有假包膜及瘤体易侵及血管的影像特征可与纤维肉瘤鉴别。

（2）横纹肌肉瘤：是儿童常见的恶性肉瘤，四肢多见，表现为无痛性深部肿块，不易与纤维肉瘤鉴别。

十九、滑膜肉瘤

滑膜肉瘤起源于滑膜、滑囊和腱鞘，以四肢最好发，尤其是膝关节。此外，与关节无关的部位，如头颈部、腹壁、后腹膜也可发生。全身关节滑膜、滑囊、腱鞘均可受累，一

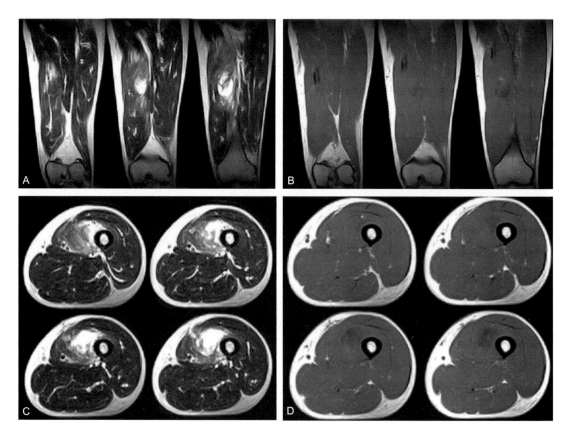

图 10-2-22　黏液纤维肉瘤

A. 冠状位 T2WI；B. 冠状位 T1WI；C. 轴位 T2WI；D. 轴位 T1WI。小腿前组肌群见不规则片状长 T1、长 T2 信号或短 T1、长 T2 信号

般原发于关节囊外，后穿入关节囊。

【临床表现】

多发生于青壮年，半数在 20～40 岁之间，男性多于女性。多位于四肢大关节附近，也可发生于没有滑膜组织的部位，如肌肉、腹壁、腹膜后区等。常表现为无痛性肿块。肿瘤生长缓慢，病程长短不一，多为 2～3 年。

【MRI 表现】

（1）长 T1、中长 T2 信号，其内钙化斑呈长 T1、短 T2 信号，增强扫描呈明显不均匀强化（图 10-2-23）。

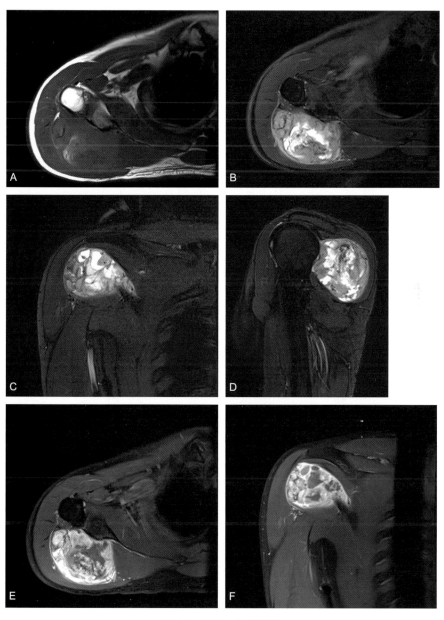

图 10-2-23 滑膜肉瘤

A. 轴位 T1WI；B. 轴位 T2WI 压脂；C. 冠状位 T2WI 压脂；D. 矢状位 T2WI 压脂；E 、F. 轴位、冠状位 T1WI 增强。右肩关节后部长 T1、中长 T2 信号，其内钙化斑呈长 T1、短 T2 信号，增强扫描见明显不均匀强化

（2）对骨侵蚀的显示不如 CT、X 线片清楚。

【诊断与鉴别诊断】

1. 诊断依据　主要影像学表现为关节旁软组织肿块，瘤内可有钙化，关节间隙不受侵犯。MRI 显示软组织病变优于 X 线平片和 CT。

2. 鉴别诊断

（1）骨纤维肉瘤：多呈溶骨性骨质破坏，瘤体主要位于四肢长骨干骺端或骨干的骨内，不跨越关节生长。

（2）软组织纤维肉瘤：多位于大腿和膝部，由外向内侵犯骨结构，边缘常有硬化带，瘤内少有钙化。

（3）关节结核：关节周围软组织和关节囊肿胀，关节间隙变窄，关节面非承重区（骨端边缘部）出现骨质破坏及骨质疏松。而滑膜肉瘤多不侵犯关节腔。

二十、横纹肌肉瘤

起源于横纹肌细胞或向横纹肌细胞分化的间叶细胞的一种恶性肿瘤，为儿童软组织肉瘤中最常见的一种，较少发生于成人。

【临床表现】

儿童常见的恶性肉瘤，四肢多见，表现为无痛性深部肿块，是较常见的恶性程度较高的软组织肿瘤。

【MRI 表现】

（1）T1WI 上肿瘤和周围肌肉信号相仿，均质，边界不清。

（2）T2WI 上为较高信号，由于肿瘤组织分化程度不一及出血坏死，信号混杂（图 10-2-24）。

（3）有包膜处边界清楚，若侵犯周围组织或破坏包膜则边界模糊。

【诊断与鉴别诊断】

1. 诊断依据　定性诊断需依靠活检。

2. 鉴别诊断　纤维肉瘤：好发于 30～55 岁人群，女性略多于男性，表现为生长缓慢的无痛性、孤立性肿块，难与横纹肌肉瘤鉴别。

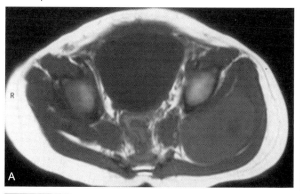

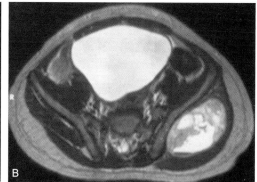

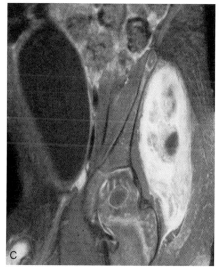

图 10-2-24　横纹肌肉瘤
A. 轴位 T1WI；B. 轴位 T2WI；C. 冠状位 T2WI。左侧臀部见 T1WI 等
信号、T2WI 上为不均匀较高信号肿块，边界不清

第三节　骨髓的病变

一、白血病

【临床表现】

白血病是常见的血液系统恶性肿瘤，在儿童和青年中常见。作为造血干细胞异常的克隆性恶性疾病，其克隆中的白血病细胞停滞在细胞发育的不同阶段，对全身的组织及器官浸润，形成结节性增生或浸润、置换性病变。侵犯造血系统会出现贫血、出血、感染等临床症状。

【MRI 表现】

白血病患者的红、黄骨髓组织为白血病细胞所取代，表现为造血组织的异常增生，同时异常增生的恶性白血病细胞使 T1 弛豫时间延迟，故 MRI 通常表现为 T1WI 信号降低（图 10-3-1）。T2WI 因白血病急性期骨髓浸润部位水分增加，背景信号增高，与正常黄骨髓高信号不易区分，故脂肪抑制序列较 T2WI 更敏感，表现为斑片状高信号。

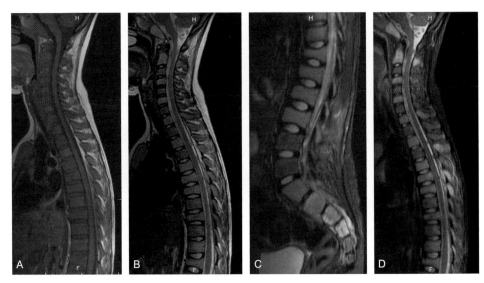

图 10-3-1　急性粒细胞白血病

A.颈胸椎矢状位 T1WI；B.颈胸椎矢状位 T2WI；C.腰骶椎矢状位 T2WI；D.颈胸椎 STIR。显示多发椎体信号异常，呈稍长 T1、长 T2 信号，抑脂序列显示更清楚

【诊断与鉴别诊断】

1. 诊断依据　结合患者白血病病史,骨质出现长 T1、长 T2 信号,尤其是 STIR 呈高信号,应该怀疑骨髓浸润。

2. 鉴别诊断　白血病骨髓浸润需与其他一些血液病鉴别：

（1）组织细胞增生症：可有与白血病相似的表现，但骨质破坏多较明显，且发病年龄较小，病程较急。

（2）多发骨髓瘤：常出现多发的骨质虫蚀样破坏及广泛的骨质疏松，不仅累及椎体，颅骨的破坏也较为常见，本周蛋白是其典型标志物。

（3）原发性骨髓硬化：T1WI、T2WI 呈弥漫性低信号。

二、骨髓瘤

【临床表现】

骨髓瘤分为孤立性浆细胞瘤（solitary plasmacytoma）和多发性骨髓瘤 (multiple myeloma，MM)，是起源于骨髓中浆细胞的恶性肿瘤，组织学表现为单克隆免疫球蛋白 (IgG，IgA，IgD 或 IgE) 或 Bence-Jones 蛋白（游离的单克隆性 κ 或 γ 轻链）过度增生是一种较常见的恶性肿瘤。孤立性浆细胞瘤好发于脊柱和四肢带骨，四肢长骨少见，表现为局部疼痛，可见软组织肿块。多发性骨髓瘤又称细胞骨髓瘤，较多见于脊柱，占脊柱原发肿瘤的 10%，以腰椎部多见。好发年龄多为 40 岁以上，男性与女性之比约 2：1。好发部位依次为脊椎、肋骨、颅骨、胸骨等。

【MRI 表现】

（1）孤立性浆细胞瘤表现为骨质、骨髓的破坏及软组织肿块形成，MRI 表现为 T1WI 低信号、T2WI 高信号，病灶内信号可不均匀，增强扫描呈明显强化。

（2）多发性骨髓瘤因骨髓受到广泛浸润，表现为全身骨质疏松、骨质破坏、局部软组织肿块。MRI 表现为 T1WI 弥漫性低信号或斑点状低信号，T2WI 可无明显变化，可呈弥漫、斑点状高信号，典型者可表现为"盐和黑胡椒征"（图 10-3-2）。

【诊断与鉴别诊断】

1. 诊断依据　孤立性浆细胞瘤骨髓穿刺正常，其最终确诊需依据病理结果；多发性骨髓瘤有典型标志物本周蛋白，MRI 表现为广泛性骨质破坏。

2. 鉴别诊断

（1）骨转移性肿瘤多见于老年患者，且呈跳跃式分布，常累及椎体附件，而多发骨髓瘤常表现为椎体压缩性骨折。

（2）骨质疏松症患者的颅骨骨质、骨髓正常。急性白血病的 MRI 表现可与多发骨髓瘤相似，但实验室检查及骨髓穿刺可以鉴别。

三、淋巴瘤

【临床表现】

淋巴瘤分为霍奇金淋巴瘤（HL）和非霍奇金淋巴瘤（NHL）。霍奇金淋巴瘤常发生于淋巴结，并向周围淋巴结扩散。而非霍奇金淋巴瘤发生于结外组织，常通过血行转移，骨

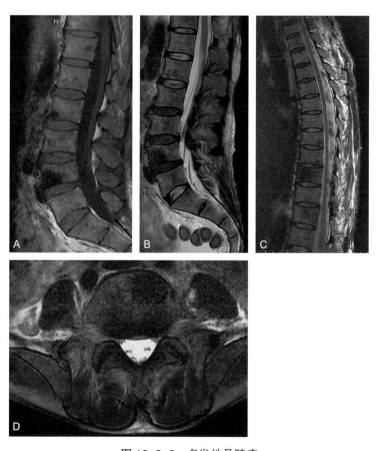

图 10-3-2　多发性骨髓瘤

A. 矢状位 T1WI；B. 矢状位 T2WI；C. 矢状位 STIR；D 轴位抑脂 T2WI。显示胸腰椎多发椎体信号不均匀，内可见多发长 T1、稍长或稍短 T2 信号，表现为花斑或胡椒盐样改变

髓浸润较常见。骨原发淋巴瘤较少见，主要是非霍奇金淋巴瘤，以弥漫大 B 细胞型为主，好发于骨盆、股骨、脊柱，周围可见软组织肿块。骨原发淋巴瘤首发部位是在骨骼，且未发现其他系统、部位原发灶，发现骨骼病灶后约半年才出现其他部位淋巴瘤征象。

【MRI 表现】

病灶可在髓腔内弥漫生长，也可沿骨内膜侵蚀骨皮质，沿哈弗管浸润生长。病灶周围可见软组织肿块。MRI 表现为长 T1、长 T2 信号。增强扫描呈不均匀强化。发生于脊柱时椎间盘通常不受累（图 10-3-3）。

【诊断与鉴别诊断】

1. 诊断依据　淋巴瘤骨转移相对较易诊断，除骨骼病灶外可见胸腹部及颅脑病灶。

2. 鉴别诊断　骨原发淋巴瘤则需与转移瘤，白血病等相鉴别。

（1）转移瘤常发生于老年患者，且有原发灶，骨髓侵犯时常累及椎体附件。

（2）白血病出现的骨髓浸润常首先表现为红骨髓区域的弥漫浸润。

（3）四肢带骨恶性淋巴瘤需与其他骨原发肿瘤相鉴别，其骨膜反应明显但骨质破坏却较轻。

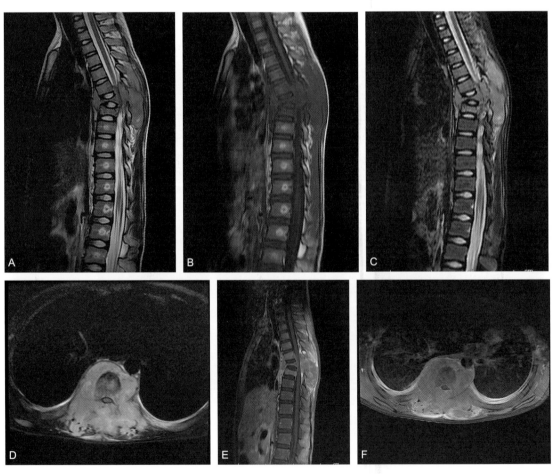

图 10-3-3　胸椎淋巴瘤

A. 矢状位 T2WI；B. 矢状位 T1WI；C. 矢状位 T2WI 压脂；D. 轴位 T2WI；E、F. 矢状位、轴位 T1WI 增强 。胸椎椎旁非霍奇金淋巴瘤由椎间孔侵入椎管内，硬膜外淋巴瘤组织在 T1 加权与 T2 加权像均呈中等强度信号，椎体变扁，椎间盘不受累，增强扫描可见肿块轻度强化

四、骨髓纤维化

【临床表现】

骨髓纤维化指正常骨髓组织为纤维组织所取代，骨髓硬化而影响其造血功能的慢性骨髓病变。可同时伴有脾、肝、淋巴结等髓外造血现象。分为原发和继发性骨髓纤维化。通常由脊柱、骨盆等造血活跃的部位开始，进而向四肢发展，呈弥漫趋势。继发性可由慢性粒细胞白血病、真性红细胞增多症等疾病导致。

【MRI 表现】

该病病理基础为造血活跃的红骨髓内纤维成分的异常增殖，故表现为骨盆及股骨近端、脊柱的信号降低（图 10-3-4）。

【诊断与鉴别诊断】

1. 诊断依据　结合患者骨髓纤维化的病史和骨信号减低，可以诊断。

2. 鉴别诊断　本病需与氟骨症、石骨症等相鉴别。

（1）氟骨症伴有韧带，肌腱、关节囊的钙化。

（2）石骨症可见椎体呈现典型的"夹心面包"改变。

（3）慢性白血病等可继发骨髓纤维化，可通过穿刺与原发骨髓纤维化相鉴别。

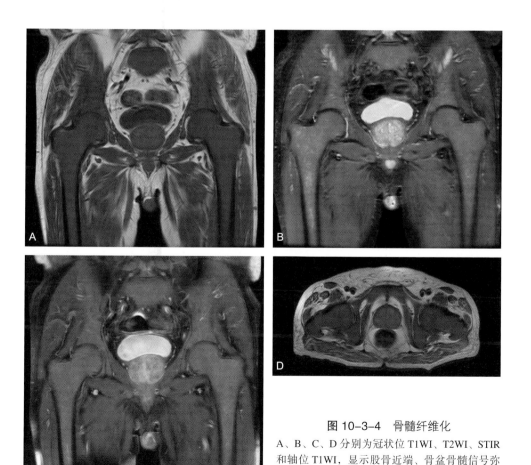

图 10-3-4　骨髓纤维化

A、B、C、D 分别为冠状位 T1WI、T2WI、STIR 和轴位 T1WI，显示股骨近端、骨盆骨髓信号弥漫性减低，内夹杂少许点片状长 T2 信号

五、骨髓炎

【临床表现】

骨髓炎是一种骨的感染性疾病。病原菌主要为金黄色葡萄球菌，可分为急性化脓性骨髓炎和慢性骨髓炎。急性起病可有红、肿、热、痛和功能障碍。

【MRI 表现】

急性早期骨髓内充斥大量白细胞，呈弥漫性水肿，故 MRI 表现为 T1WI 低信号，T2WI 及抑脂序列呈高信号，髓腔内脓液及骨膜下脓肿呈长 T2 信号，周围肌间隙水肿，边界模糊呈现弥漫的长 T1、长 T2 信号。死骨呈低信号。增强扫描肉芽组织及脓肿壁呈不均匀强化。此外，病灶周围常伴有软组织肿块（图 10-3-5）。

【诊断与鉴别诊断】

1. 诊断依据　急性化脓性骨髓炎特征表现为骨髓浸润，骨质破坏，死骨形成，骨膜反应，骨质增生。

2. 鉴别诊断　恶性骨肿瘤虽在骨质破坏的同时伴有骨膜反应，但二者并非同步，而急性化脓性骨髓炎的骨膜反应及骨质增生的趋势是修复病灶。

六、放疗、化疗对骨髓的影响

【临床表现】

放化疗应用于肿瘤的治疗，均可造成骨髓抑制。早期表现为骨髓的非感染性炎症改变，充血水肿（化疗 1 周左右，放疗 1~2 周），继而出现骨髓脂肪化（放疗常在 3~6 周后）。但放疗因其治疗方式的特点，使得骨髓改变为局灶性改变，但一旦骨髓脂肪化后出现纤维化（即继发性骨髓纤维化）常不可逆转。

【MRI 表现】

早期表现为骨髓水肿，T1WI 低信号，T2WI 及 STIR 呈高信号。骨髓脂肪化后，T1WI、T2WI 呈高信号，STIR 呈低信号。当出现骨髓纤维化时，T1WI、T2WI 均呈低信号（图 10-3-6）。

【诊断与鉴别诊断】

一般均有相关治疗史，容易鉴别。

七、骨髓水肿

【临床表现】

骨髓水肿是多种疾病继发表现，为非特异性病理改变。不同原因所致骨髓水肿表现因病因而异。

【MRI 表现】

因病因不同，骨髓细胞周围水分子分布不同，其 MRI 表现各有特点，但基本表现是相同的，呈 T1WI 低信号、T2WI 高信号（图 10-3-7）。

【诊断与鉴别诊断】

骨髓水肿是多种疾病的继发性表现，有其原发疾病病史。

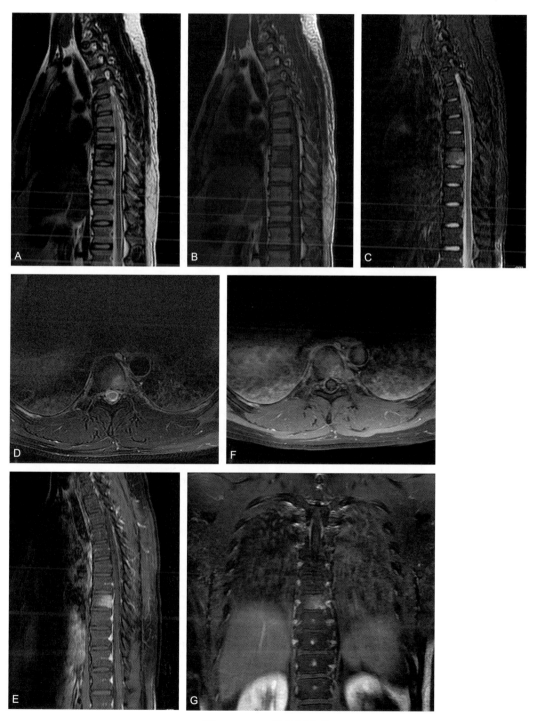

图 10-3-5　椎体骨髓炎

A. 矢状位 T2WI；B. 矢状位 T1WI；C. 矢状位 T2WI 压脂；D. 轴位 T2WI；E、F、G. 矢状位、轴位、冠状位 T1WI 增强。
T_6 椎体左侧斑片状长 T1、长 T2 信号灶，椎旁软组织轻度水肿，增强扫描可见明显强化

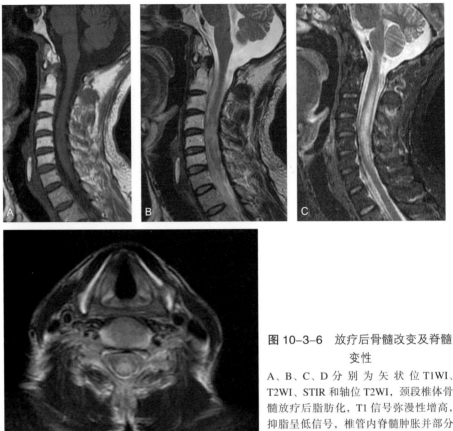
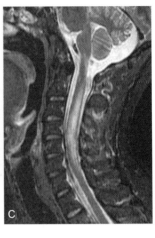

图 10-3-6 放疗后骨髓改变及脊髓
变性

A、B、C、D 分 别 为 矢 状 位 T1WI、
T2WI、STIR 和轴位 T2WI，颈段椎体骨
髓放疗后脂肪化，T1 信号弥漫性增高，
抑脂呈低信号，椎管内脊髓肿胀并部分
软化灶形成

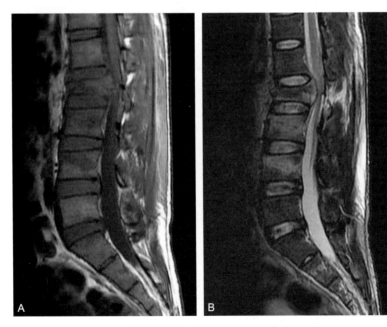

图 10-3-7 骨髓外伤后水肿

A、B 分别为矢状位 T1WI、T2WI，L$_2$、L$_3$、L$_4$ 椎体骨髓内可见斑片状长 T1、长 T2 水肿信号，局部 L$_1$ 呈压缩变扁改变
并局部脊髓受压水肿

第四节　骨关节疾病

一、肩袖撕裂

【临床表现】

肩袖撕裂在 40 岁以上的男性优势侧上肢表现最为突出。主要症状为受伤肩关节的弹响、疼痛、强直和无力，巨大肩袖撕裂患者中，无力这一症状更为明显，可触及肩袖的缺损。长期完全撕裂的患者，肩锁关节上方的肿块可成为较为明显的始发临床表现。病程长的患者可出现冈上肌、冈下肌及三角肌萎缩。

【MRI 表现】

诊断肩袖撕裂的分级如下：Ⅰ级为肌腱信号增强但厚度和形态正常；Ⅱ级为肌腱信号增强并伴有形态改变，如肌腱变薄或不规则（图 10-4-1A）；Ⅲ级为肌腱不连续，并伴有肌腱破裂部位的信号增强。肩袖的局部撕裂（图 10-4-1B、C），包括关节侧撕裂、滑囊侧撕裂和肌腱内撕裂。其中关节侧撕裂最常见，当存在关节积液时，在 T2WI 图像上显示肌纤维的不连续，充满液性信号。其他征象包括肌腱表面的磨损或肌腱厚度的改变，如变薄或增厚，肌腱回缩少见。肩袖的全层撕裂（图 10-4-2）为肌腱的连续性中断、撕裂，从关节面延伸到滑囊面。肩袖全层撕裂最特异表现是肌腱的不连续，肩峰下 - 三角肌下囊积液。

【诊断与鉴别诊断】

肩袖撕裂应与肱骨大结节骨折相鉴别。此种骨折经常无移位，普通 X 线容易遗漏。此外，肩袖撕裂还应与锁骨远端骨质溶解鉴别。锁骨远端骨质溶解可在急性损伤后或肩锁关节反复的微小创伤中发现。在 MRI 成像上最常见的为锁骨远端水肿，T2WI 脂肪抑制成像

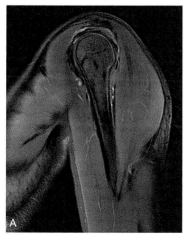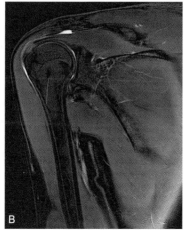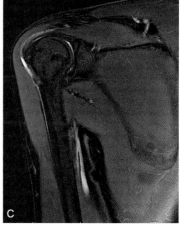

图 10-4-1　肩袖撕裂

A. 矢状位 T2WI 压脂；B、C. 斜冠状位 T2WI 压脂。冈上肌肌腱连续性中断，明显水肿

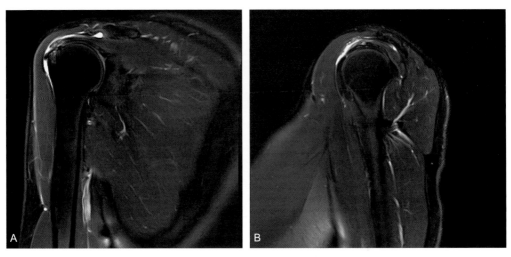

图 10-4-2　冈上肌肌腱撕裂
A.斜冠状位 T2WI 压脂；B.矢状位 T2WI 压脂，冈上肌腱全层撕裂

或反转回复序列成像上显示最好。其他特征包括肩锁关节积液、关节囊膨胀、骨皮质不规则和锁骨远端骨折。肌肉萎缩引起的变性或神经炎也可与肩袖撕裂相似。

二、肌腱炎

【临床表现】

关节或关节附近的触痛，尤其肩腕等周围或肘外侧（此处病变称为网球肘）。可出现麻木或刺痛。关节疼痛、僵硬、活动受限，偶尔有轻微肿胀。

【MRI 表现】

受累肌腱外形增大，T2WI 信号增强，以及其腱鞘因液体积聚而增大。若损伤所致的炎症未治愈，将发展成为肌腱的退行性病变及腱鞘炎等表现（图 10-4-3、图 10-4-4、

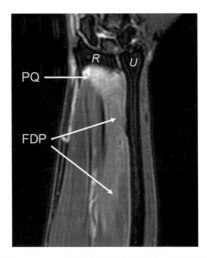

图 10-4-3　指深屈肌及旋前方肌肌腱炎
冠状位 T2WI 脂肪抑制序列示 FDP（指深屈肌）水肿，PQ（旋前方肌）信号增高，肌腱水肿（白箭）

图 10-4-5 ）。

【诊断与鉴别诊断】

结合临床表现及影像学改变，诊断不难。

三、腕管综合征

【临床表现】

本病常发生于 30 ~ 60 岁劳动群体。女性多于男性，多单侧发病，优势手发病率较高。主要症状有桡侧 3 个半手指麻木或刺痛，夜间加剧，寐而痛醒，温度高时疼痛加重，活动

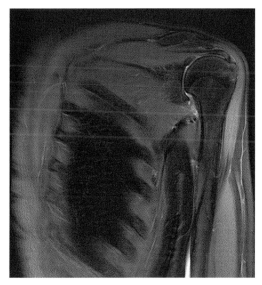

图 10-4-4　冈上肌腱炎

冠状位 T2WI 压脂，冈上肌腱附着处 T2 信号增高

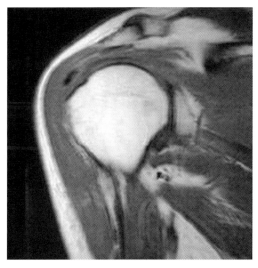

图 10-4-5　钙化性冈上肌腱炎

冠状位 T1WI 示冈上肌腱内长 T1 条状影（钙化物沉积）

或甩手后可减轻；寒冷季节患指发凉、发绀、手指活动不灵敏，拇指外展肌力差；病情严重者患侧大小鱼际肌肉萎缩，甚至出现患指溃疡等神经营养障碍症状。Phalen 征及 Tinnel 征阳性。

【MRI 表现】

正中神经水肿（轴位豌豆骨平面评估较佳），正中神经扁平（轴位钩骨水平评估），屈肌支持带向掌侧弯曲（轴位钩骨水平评估），以及正中神经在 T2WI 加权像上信号增强。另一些病因，如类风湿关节炎滑膜增生、腱鞘炎腱鞘囊肿、正中动脉长期存在及拇内收肌肥大等，MRI 也可明确的显示（图 10-4-6、图 10-4-7、图 10-4-8 ）。

【诊断与鉴别诊断】

依据病史，结合特征性临床表现，不难诊断。

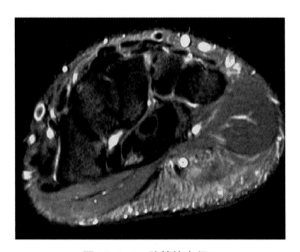

图 10-4-6 腕管综合征 1

轴位 T2WI 脂肪抑制序列示腕管内腱鞘囊肿，造成腕管容积缩小，压迫正中神经至腕管综合征

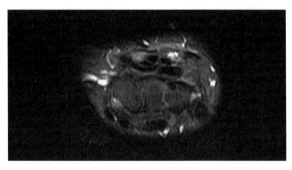

图 10-4-7 腕管综合征 2

轴位 T2WI 压脂，正中神经增粗，T2 信号增高

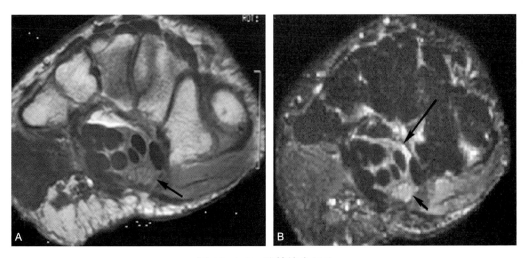

图 10-4-8　腕管综合征 3
A、B 分别为轴位 T1WI、T2WI 脂肪抑制。腕管筋膜增厚，见长 T1、长 T2 信号

四、腱鞘囊肿

【临床表现】

腱鞘囊肿多附着于关节囊上或腱鞘内，可与关节腔、腱鞘沟通。囊肿部位有高出皮面的肿块隆起，呈圆形或椭圆形，大小不等，临床常见的为蚕豆大小。初起质软，触及有轻微波动感或坚硬如橡皮样质感，表面光滑饱满，与皮肤无粘连；日久纤维化后，则可变硬。多无明显临床症状，少数按之有酸胀、疼痛或自觉无力感。

【MRI 表现】

长 T1、长 T2 的囊状影，内中可有低信号的纤维间隔。如果囊肿内蛋白成分较多或合并有出血，T1WI 可以表现为相对高信号，外周囊壁呈等低信号。囊肿可嵌入关节间隙内而在矢状面上呈哑铃状（图 10-4-9 ）。

【诊断与鉴别诊断】

腱鞘囊肿是手部最常见的病变，MRI 可以准确地显示腱鞘囊肿的位置及范围，可根据较长 T1 及长 T2 来确定其性质。

五、色素沉着绒毛结节性滑膜炎

【临床表现】

色素沉着绒毛结节性滑膜炎是一组原因不明，发生于关节、腱鞘、滑膜、滑囊的慢性滑膜增殖性疾病，单关节发病多见；首先为膝关节多见，其次为髋关节、踝关节、肩关节、肘关节；好发年龄为青壮年。呈慢性进展过程，临床表现有轻度疼痛和关节肿胀，伴活动受限，偶尔被侵及关节的皮肤温度增高。66% 患者有关节血性渗液。

【MRI 表现】

（1）主要表现为滑膜增厚、关节囊内弥漫分布或局限性结节、肿块，关节积液，邻近

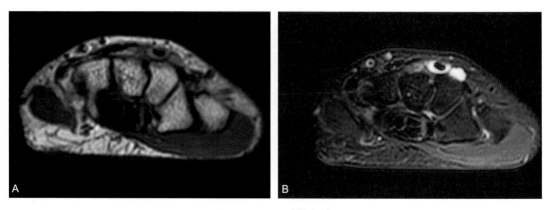

图 10-4-9　腱鞘囊肿

A.轴位 T1WI；B.轴位 T2WI 压脂。指深肌腱腱鞘囊肿，呈长 T1、长 T2 信号影

关节骨被侵蚀。

（2）增生的滑膜组织呈绒毛状或结节状突入关节腔内，在增生的滑膜组织内存在含铁血黄素和类脂质物质，顺磁性的含铁血黄素可引起病变组织 T2 弛豫时间明显缩短，其典型的信号特点是关节内结节在 T1WI 及 T2WI 上均为低信号，SWI 呈低信号，此可作为本病的诊断依据。

（3）关节骨侵蚀，主要表现为关节软骨及骨内见局限性骨质缺损，形态不规则，较大骨侵蚀内可见滑膜组织与关节滑膜相连，MRI 信号一致。

（4）骨缺损导致骨内压力增高，缺损周围环绕水肿带，T2WI 呈广泛高信号，临床引起疼痛症状。

（5）韧带受侵以前后交叉韧带为主，T1WI 及 T2WI 上均表现为低信号，关节积液 T1WI 为低信号，T2WI 为高信号内见低信号结节，结合本病病理改变，认为富含铁血黄素绒毛结节漂浮在液体内（图 10-4-10）。

【诊断与鉴别诊断】

色素沉着绒毛结节性滑膜炎需与滑膜骨软骨瘤病、类风湿关节炎等多种疾病进行鉴别。

滑膜骨软骨瘤病：无相邻关节软骨及骨性关节面的骨质破坏，滑膜增厚不明显，关节内外可见多发游离体，部分钙化呈低信号，由于其无特征性含铁血黄素沉积，故在 T2WI 上无特异性极低信号。

类风湿关节炎：女性多见，好发生于手、足小关节，多关节发病，病因明确，实验室检查类风湿因子阳性，关节骨普遍骨质疏松，滑膜增厚呈等 T1、等 T2 信号，关节内无软组织结节，无含铁血黄素沉着。

六、股骨头缺血坏死

【临床表现】

股骨头缺血坏死好发于 30～60 岁男性，多累及双侧。主要症状和体征为髋部疼痛、压痛、活动受限、跛行及"4"字实验阳性，晚期，关节活动受限加重，同时还有肢体缩短、

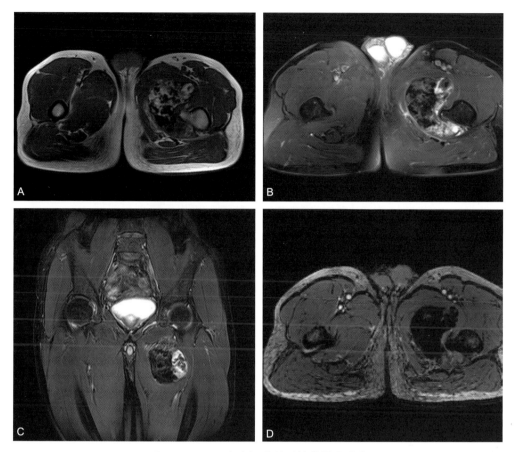

图 10-4-10　色素沉着绒毛结节性滑膜炎

A.轴位 T1WI；B.轴位 T2WI；C.冠状位 T1WI 压脂；D.轴位 SWI。左侧股骨小转子内侧见含铁血黄素和类脂质物质沉积，
呈长 T1、长 T2WI 信号，SWI 见含铁血黄素呈低信号

肌肉萎缩和屈曲、内收畸形。

【MRI 表现】

（1）线样征：为成人股骨头缺血坏死的 MRI 主要征象，线样征可分为单线和双线，单线病理上代表反应性成骨，双线病理上代表坏死区周围肉芽组织增生，同时伴有反应性成骨。线样征是成人股骨头缺血坏死的特征性征象，有重要的 MRI 诊断价值。

（2）脂肪强度征：即低信号区内或近侧存在似皮下脂肪信号的征象，说明坏死区内的脂肪尚未开始修复或未完全修复，缺血坏死处于早期阶段。有学者提出引起股骨头信号降低的疾病很多，但均不会出现脂肪强度征。因此该征象是早、中期成人股骨头缺血坏死特征性征象。

（3）类圆形影：位于线样征内或周边，在 T1 加权上都为低信号，T2 加权上则可为多种信号影：即高、等、低，分别代表其内可为液性、修复的肉芽组织及纤维组织或气体等。分别代表不同时期的影像表现。

（4）关节积液：成人股骨头缺血坏死合并积液发生率较高。产生关节积液的原因，早期可能是静脉回流障碍或局部充血引起渗出。中、晚期主要是股骨头关节面塌陷及继发退行性改变时滑膜产生刺激，促进了血管翳形成而产生渗出。MRI 显示关节积液非常敏感，为明显长 T2 信号，呈条带状包绕在关节和或股骨颈周围，其积液量的多少常与病变程度一致（图 10-4-11）。

【诊断与鉴别诊断】

1. 诊断依据　出现线样征、脂肪密度征、类圆形影或关节积液等征象，应考虑到股骨头缺血坏死。

2. 鉴别诊断

（1）退行性囊肿：局限于骨型关节面下，形态规整，无明显股骨头塌陷。

（2）暂时性骨质疏松：MRI 虽可出现长 T1、长 T2 信号区，与股骨头缺血坏死周边的骨髓水肿改变相似，但本病短期随访信号可恢复正常，不出现典型双线征。

（3）骨岛：多为孤立的圆形硬化区，密度较高，边缘较光整。

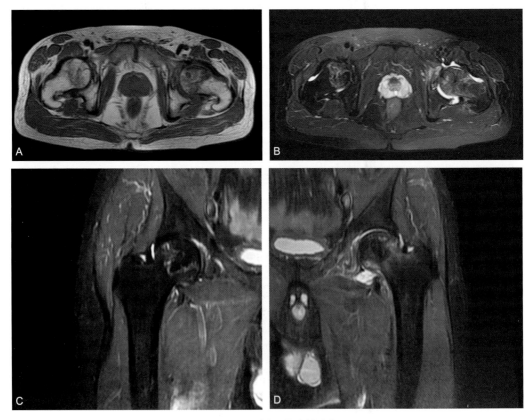

图 10-4-11　双侧股骨头缺血坏死

A. 轴位 T1WI；B. 轴位 T2WI 压脂；C、D. 斜冠状位 T2WI 压脂。双侧股骨头形态失常，信号不均匀，呈混杂长 T1、长 T2 信号改变，病灶周边长 T1、短 T2 硬化环，左侧髋关节腔少量积液

七、关节结核

【临床表现】

关节结核是一种较为常见的慢性进行性关节疾病，占全身骨关节结核的 30%～40%，多见于少年和儿童。好发于持重的大关节，髋、膝关节最多见，占关节结核的 80% 左右，髋关节结核多见于儿童；膝和踝关节结核好发于青壮年。大多数患者发病隐袭，病程缓慢，症状较轻。全身症状可有低热、食欲缺乏和乏力。局部常有疼痛，多为酸痛或钝痛。

【MRI 表现】

（1）MRI 能较细致地显示病变关节滑膜，软骨和软骨下骨的改变以及关节囊内的病理成分，对关节结核的诊断和鉴别诊断有很大帮助（图 10-4-12）。

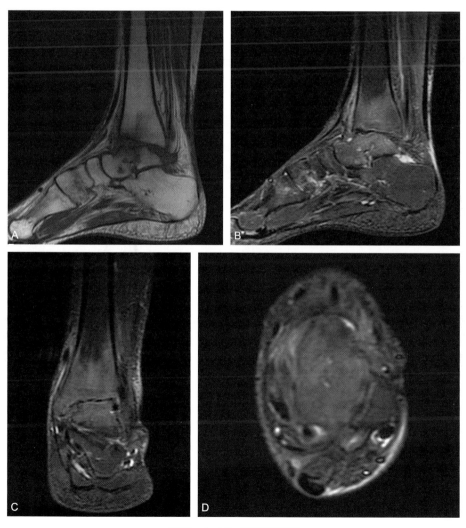

图 10-4-12　踝关节结核

A. 矢状位 T1WI；B. 矢状位 T2WI 压脂；C. 冠状位 T2WI 压脂；D. 轴位 T2WI 压脂。内外踝及距骨骨质信号异常，呈长 T1、长 T2 改变，距骨前部形态失常，轴位软组织及肌肉水肿呈长 T2 改变

（2）早期 MRI 可见关节囊内有大量积液，呈均匀长 T1、长 T2 信号；关节滑膜肥厚，T1 加权呈低信号，T2 加权呈稍高信号。

（3）病变进展 T1 加权像关节腔内的肉芽组织呈均匀低信号，T2 呈等高混杂信号，信号强度高于肌肉但明显低于水。

（4）关节软骨破坏时，可见高信号带不连续，呈碎片状或大部分破坏消失，软骨下低信号的密质骨内出现不规则长 T1、长 T2 信号，说明骨质破坏区内主要为肉芽组织。

（5）儿童骨骺和骺板常受累，T1WI 可见不均匀高信号，骺板软骨内可出现不规则长 T1、长 T2 信号。

（6）关节腔内较少形成干酪性物质，呈小灶性长 T1、长 T2 均匀信号。

（7）关节周围软组织肿胀，肌肉间隙模糊不清。

（8）Gd-DTPA 增强后，以渗出为主的滑膜结核，充血肥厚的滑膜呈明显强化，以肉芽组织增生为主时，关节腔内、关节软骨及软骨下骨的破坏区内均呈明显强化，有时在强化病灶内可见无强化低信号小干酪坏死灶。

【诊断与鉴别诊断】

1. 诊断依据　关节结核临床发病缓慢，关节疼痛和梭形肿胀，关节面下软骨破坏局限于关节边缘，晚期可出现关节间隙变窄，完全性骨性强直，患侧关节周围软组织可萎缩。

2. 鉴别诊断　关节结核与化脓性关节炎进行鉴别，后者发病急，有发热，局部红、肿、热、剧痛，进展快，关节面下软骨破坏广泛，早期即可出现关节间隙变窄，很少出现患侧关节周围软组织萎缩。

八、膝关节半月板及韧带损伤

【临床表现】

此组疾病多见于从事剧烈运动的青壮年，多数患者有膝关节外伤史。主要表现为膝关节明显肿痛、活动受限、不稳定。如内侧副韧带损伤则患者膝关节内侧显著肿胀，皮下淤血、青紫和明显压痛；如完全撕裂，侧方应力试验呈阳性。前、后交叉韧带损伤时，抽屉试验呈阳性。前交叉韧带撕裂则胫骨能向前移位，后交叉韧带撕裂则向后移位。

【MRI 表现】

（1）半月板撕裂分为垂直型和水平型，前者多见于年轻人，因关节内液体充满撕裂口处，MRI 表现撕裂处信号强度增高。水平撕裂则多见于老年人，黏液样退行性变发生在半月板中央，之后形成水平撕裂，形成高信号强度。依半月板内信号进行分类：1 度为半月板内小球状高信号区；2 度为线样高信号区未达关节面；3 度为线样高信号区达半月板关节面。1、2 度为半月板退行性变，3 度为半月板撕裂（图 10-4-13）。

（2）内外侧副韧带可在冠状面显示，韧带撕裂表现为中断或者在正常解剖位置上不能看到正常韧带结构（图 10-4-14）。

（3）前、后交叉韧带撕裂则表现为韧带前附件不规则，成波浪状外形或迂曲状，韧带内高信号和正常韧带的分裂（图 10-4-15、图 10-4-16）。

【诊断与鉴别诊断】

结合患者外伤史，即可诊断。

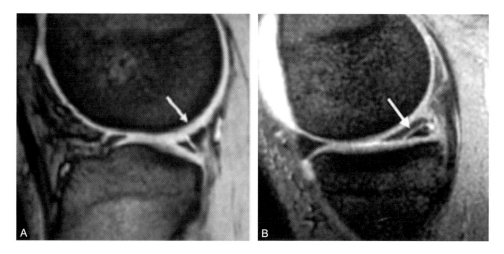

图 10-4-13　膝关节半月板撕裂

A.矢状位质子像显示外侧半月板后角撕裂；B.矢状位 T2WI 抑脂像显示内侧半月板后角撕裂

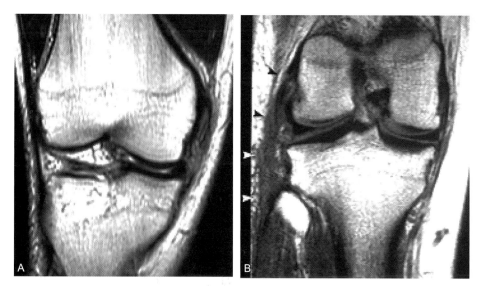

图 10-4-14　膝关节内外侧副韧带撕裂

A.冠状位 T1WI 显示内侧副韧带撕裂；B.冠状位 T1WI 显示外侧副韧带撕裂

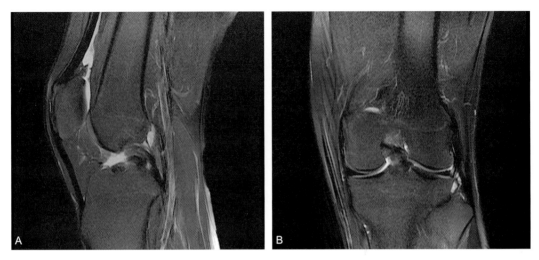

图 10-4-15　膝关节前交叉韧带撕裂

A.矢状位 T2WI 压脂；B.冠状位 T2WI 压脂，前交叉韧带连续性中断，T2 信号增高

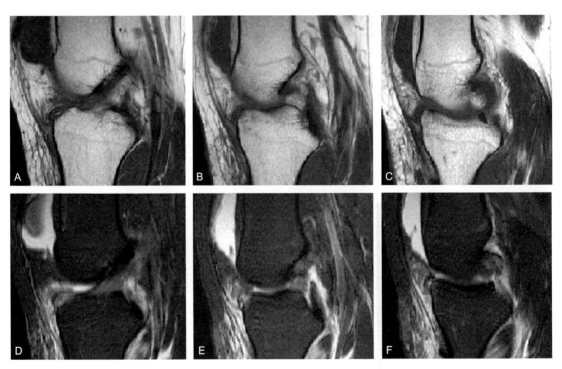

图 10-4-16　膝关节后交叉韧带撕裂

A、B、C.矢状位 T1WI；D、E、F. 矢状位 T2WI。显示后交叉韧带形态不规则，T2WI 见高信号

第五节　脊柱及椎管疾病

一、脊椎退行性病变

（一）椎间盘变性

【临床表现】

发病高峰为 50 岁以上，男女发病无明显差异。腰、腿痛为常见临床症状。

【MRI 表现】

（1）椎间隙变窄为最常见的表现，椎间盘失去正常夹层样结构。

（2）椎间盘呈 T1WI 等信号，T2WI 呈中低信号（图 5-1-1）。

（3）椎间盘内钙化或积气时，T1WI、T2WI 均呈低或无信号区。

【诊断与鉴别诊断】

1. 诊断依据　脊柱常见退行性变，常见于颈、腰椎，椎间盘失去正常夹层样结构，MRI 上呈等 T1、中低 T2 信号影，偶可见钙化和积气的无信号区。

2. 鉴别诊断　本病影像学表现具有特征性，一般不需要与其他疾病鉴别。

（二）椎间盘膨出

【临床表现】

发病高峰为 21 ~ 60 岁，男女发病无明显差异。腰腿痛、间歇性跛行为常见临床症状。

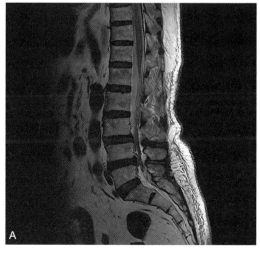
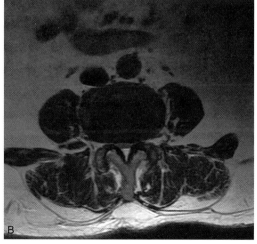

图 10-5-1　椎间盘变性
A. 矢状位 T2WI；B. 轴位 T2WI。腰椎各椎间盘 T2 信号减低

【MRI 表现】

（1）最常表现（图 10-5-2）为纤维环低信号影向四周均匀膨隆，超出椎体轮廓之外，其后缘可轻度膨隆或呈凹陷状。

（2）硬膜前缘和两侧椎间孔脂肪呈光滑、对称性弧形压迹。

（3）高信号的髓核仍位于纤维环内。

（4）椎体边缘骨质增生或骨赘表现，椎体终板前后缘骨皮质呈三角形外突的长 T1、短 T2 信号。

【诊断与鉴别诊断】

1. 诊断依据　椎间盘常见病变，常见于颈、腰椎，纤维环低信号影向四周均匀膨隆，硬膜前缘和两侧椎间孔脂肪呈光滑、对称性弧形压迹，椎体边缘骨质增生或骨赘表现。

2. 鉴别诊断　结合临床病史及影像学表现，诊断多可确立。但椎间盘膨出也可合并椎间盘突出存在，故在椎间盘膨出时，应注意椎间盘后缘有无局限性不规则突出。

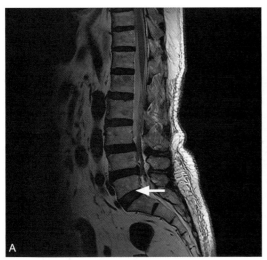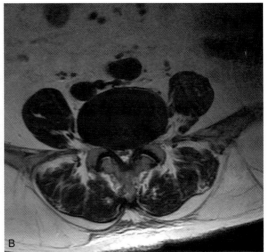

图 10-5-2　椎间盘膨出

A. 矢状位 T2WI；B. 轴位 T2WI。L~4~~5~椎间盘膨出

（三）椎间盘突出

【临床表现】

椎间盘突出的主要症状为腰背部疼痛，主要在下腰部或腰骶部。腰椎间盘突出的患者常有坐骨神经痛。椎间盘突出可致神经根受压，严重时可出现神经麻痹。肌肉瘫痪，较多见于第 4~5 腰椎椎间盘突出。此外，椎间盘突出还可能引发患者肢体发凉，尾骨痛、圆锥综合征、马尾综合征等其他一系列临床表现。椎间盘突出的发病高峰多为青壮年，男女发病之比为 6：1。

【MRI 表现】

（1）最常表现（图 10-5-3）为髓核突出，信号强度依髓核变性程度而异，一般呈等

T1、中长 T2 信号。

（2）髓核游离：游离部分可位于椎间盘水平，也可移位于椎间盘上或下方的椎体后方。

（3）Schmorl 结节：表现为椎体上 / 下缘半圆形或方形压迹，其内容与同水平髓核信号，周边多环绕一薄层低信号带。

（4）硬膜囊、脊髓或神经根受压，局部硬膜外脂肪变窄或消失；受压节段脊髓内等或长 T1、长 T2 异常信号，为脊髓内水肿或缺血改变。

（5）硬膜外静脉丛受压、迂曲，表现为突出层面椎间盘后缘与硬膜囊之间出现短条或弧形高信号；相邻骨结构及骨髓改变。

【诊断与鉴别诊断】

1. 诊断依据　椎间盘常见病变，常见于颈椎、腰椎，髓核突出、游离，Schmorl 结节直接征象及硬膜囊、脊髓或神经根受压、硬膜外静脉丛受压、迂曲间接征象。

2. 鉴别诊断　结合临床病史及 MRI 表现，较容易诊断。

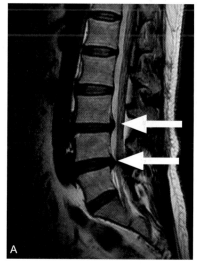
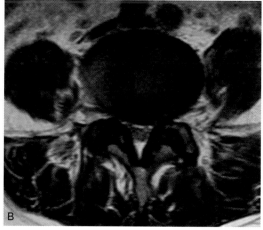

图 10-5-3　椎间盘突出

A. 矢状位 T2WI 示 L_{3-4}、L_{4-5} 椎间盘突出；B. 轴位 T2WI 示椎间盘向左后突出，局部硬膜囊受压，侧隐窝狭窄，如白箭所示

（四）椎管狭窄

【临床表现】

发病高峰多见于中老年人。腰腿痛、肢体麻木、间歇性跛行为常见临床症状。

【MRI 表现】

（1）椎管、椎间孔及侧隐窝狭窄、变形为常见表现（图 10-5-4）。

（2）椎体、椎间关节增生及黄韧带、后纵韧带钙化或骨化，椎间盘膨出或突出。

（3）硬膜外脂肪受压、变形或消失。

（4）硬膜囊前或侧后缘受压、变形或移位。

（5）脊髓受压、移位，重者可出现缺血、坏死、囊变，表现出为脊髓内单或多节段等

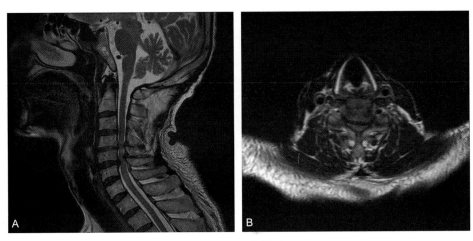

图 10-5-4　椎管狭窄

A. 矢状位 T2WI；B. 轴位 T2WI。$C_{5\sim6}$ 椎间盘突出，椎管狭窄

或长 T1、长 T2 信号。

（6）椎管内占位性病变或邻近结构的病变侵入椎管内。

【诊断与鉴别诊断】

1. 诊断依据　常见于颈、腰椎，椎管、椎间孔及侧隐窝狭窄、变形，硬膜外脂肪受压、变形或消失，脊髓受压、移位。

2. 鉴别诊断　根据影像学表现，不难作出诊断。

（五）颈椎病

【临床表现】

多发于中老年。疼痛、颈肩部不适、上肢麻木、眩晕为常见临床症状。

【MRI 表现】

（1）分为交感神经型、外侧型或根型、椎动脉型、中央型或脊髓型、食管型、混合型。

（2）常表现为椎间隙变窄，椎间盘失去正常夹层样结构、椎间盘呈 T1WI 等信号，T2WI 中低信号。

（3）发生在第 4~7 颈椎之间，以第 5 和第 6 颈椎多见。

（4）椎体、椎间关节增生及黄韧带、后纵韧带钙化或骨化，椎间盘膨出或突出。

（5）椎管、椎间孔及侧隐窝狭窄、变形。

（6）可见颈髓受压、移位，重者可出现缺血、坏死、囊变，表现出为脊髓内单或多节段等或长 T1、长 T2 信号（图 10-5-5）。

【诊断与鉴别诊断】

1. 诊断依据　椎间隙变窄，椎间盘失去正常夹层样结构、椎间盘呈 T1WI 等信号，

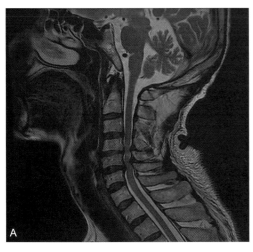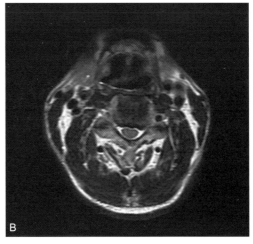

图 10-5-5 颈椎病

A.矢状位 T2WI；B.轴位 T2WI。$C_{4\sim5}$、$C_{5\sim6}$ 椎间盘突出，硬膜囊受压，$C_4 \sim C_5$ 水平脊髓内长 T2 信号，提示局部脊髓缺血

T2WI 中低信号，椎体、椎间关节增生及黄韧带、后纵韧带钙化或骨化，椎间盘膨出或突出，椎管、椎间孔及侧隐窝狭窄、变形，重者可见颈髓受压、移位。

2. 鉴别诊断 结合临床病史及影像学表现，不难鉴别。

（六）脊椎滑脱

【临床表现】

中老年人好发。疼痛、肢体麻木为常见临床症状。

【MRI 表现】

（1）脊椎移位，上、下椎体的相邻终板在同一层面上前后错位显示，呈现所谓的"双终板征"（图 10-5-6），为常见表现。

（2）分为椎弓崩裂性脊椎滑脱和退变性脊椎滑脱。

（3）峡部单侧或双侧不连、断裂，T1WI、T2WI 均呈低信号。

（4）椎管狭窄、变形，多呈"三叶草"形，各径线减小。椎间孔变形、变小，侧隐窝变窄。硬膜囊及神经根受压、变形、移位。

（5）椎体骨髓因受力改变发生变化，开始为长 T1、长 T2 信号（纤维血管组织），然后脂肪化而呈高信号，最后为骨质硬化的低信号。

（6）椎间盘多表现为退变、膨出，椎间隙变窄，常伴有钙化或积气。

【诊断与鉴别诊断】

1. 诊断依据 脊椎的移位，峡部单侧或双侧不连、断裂，T1WI、T2WI 均呈低信号，椎管狭窄、变形。

2. 鉴别诊断 结合临床病史及影像学表现，不难鉴别。

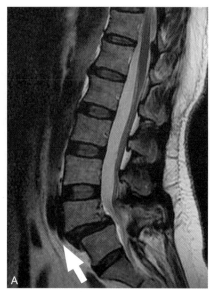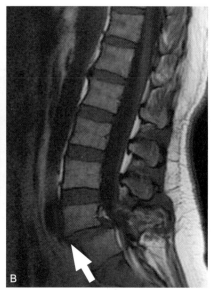

图 10-5-6　腰椎滑脱

A、B 分别为矢状位 T2WI、T1WI，示 L~4~ 椎体向前 I° 滑脱，如白箭所示

二、椎体感染性疾病

（一）椎体结核

【临床表现】

好发于儿童和青少年，发病高峰为 20 ~ 30 岁，女性略多。脊椎痛伴低热、盗汗为常见临床症状。

【MRI 表现】

（1）分为中心型（椎体型）、边缘型（椎间型）、韧带下型（椎旁型）、附件型。

（2）中心型：多见于胸椎，椎体内有圆形或不规则形骨缺损区，边缘不清，可有小死骨，椎体常塌陷变扁或呈楔形，甚至整个椎体可被破坏、消失。

（3）边缘型：多见于腰椎，破坏开始于椎体的上、下缘，病变向椎体和椎间盘侵蚀蔓延，椎间隙变窄。

（4）韧带下型：主见于胸椎，病变在前纵韧带下扩展，常累及数个椎体，椎体前缘糜烂性或凹陷性破坏，椎间盘尚可保持完整。病变继续发展，向后扩散可同时累及多个椎体及椎间盘。

（5）附件型：较少见，可累及棘突、横突、椎板、小关节突，表现出为骨小梁模糊，骨皮质中断，常跨越关节。

（6）关节间隙变窄或消失。

（7）后突畸形，可伴有侧弯。

（8）寒性脓肿。

（9）死骨：较少见，有时见于脊椎中心型结核（图 10-5-7）。

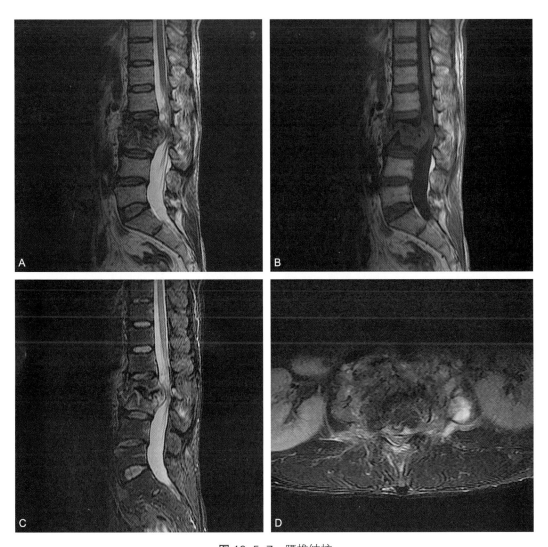

图 10-5-7　腰椎结核

A.矢状位 T2WI；B.矢状位 T1WI；C.矢状位 T2WI 压脂；D 轴位 T2WI 压脂。L_2、L_3 椎体呈长 T1、长 T2 信号改变，
SITR 呈高信号，椎体旁可见长 T1、长 T2 的寒性脓肿

【诊断与鉴别诊断】

1. 诊断依据　脊椎痛伴低热、盗汗为常见临床症状，椎体内圆形或不规则形的骨缺损区，边缘不清，可有小死骨、寒性脓肿。

2. 鉴别诊断

（1）化脓性脊柱炎：多单节或双节发病，破坏进展快，骨质增生硬化明显，骨赘或骨桥形成。

（2）脊柱转移瘤：椎弓根破坏常是脊椎转移瘤的明显特征，而脊椎结核极少单独累及椎体后部及椎弓根，多为椎体广泛破坏后累及之。转移瘤很少累及椎间盘和沿前纵韧带下蔓延。

（3）椎体压缩性骨折：多有明确外伤史，多累及一个椎体，一般为椎体上缘的前中部压缩，致椎体呈楔状变形，无侵蚀性骨质破坏及椎间隙狭窄。可见到骨折处椎旁软组织影，但局限、弧度小。

（二）脊柱骨髓炎

【临床表现】

好发于青壮年。胸腰背痛、体温升高、脊柱活动受限为常见临床症状。

【MRI 表现】

（1）最常表现椎体形态呈不规则变形，附件结构不清，椎体及附件 T1WI 破坏灶表现为低或中等信号，与高信号的黄骨髓形成鲜明对比，T2WI 炎症组织、水肿、脓液和出血呈高信号，死骨呈低信号。

（2）椎间盘形态各异，肿胀增厚、碎裂、变薄或消失，呈等长 T1WI、长 T2WI 信号。

（3）软组织可形成椎旁脓肿，受累椎体、椎间盘及相邻椎体旁软组织增厚，呈 T1WI 等或略低信号，T2WI 呈高信号。

（4）增强扫描炎性病灶强化，而坏死液化区不强化，脓肿壁强化，且较厚不规则（图 10-5-8）。

【诊断与鉴别诊断】

1. 诊断依据　胸腰背痛、体温升高、脊柱活动受限，椎体形态呈不规则变形，附件结构不清，椎体及附件 T1WI 破坏灶表现为低或中等信号，增强扫描炎性病灶强化，而坏死液化区不强化，脓肿壁强化，且较厚不规则。

2. 鉴别诊断

（1）脊柱结核：椎体破坏及寒性脓肿形成，临床有结核病史及结核中毒症状。

（2）脊柱骨转移瘤：边界清晰骨质破坏区，呈 T1WI 低信号，T2WI 高或等、低信号，椎间盘形态及信号正常，易累及椎弓根和附件，有明确肿瘤史。

（3）退行性病变：椎体边缘增生改变，附件无破坏，椎旁软组织正常，增强扫描椎体终板及相邻椎间盘不强化。

（三）椎间盘感染

【临床表现】

多见于青壮年。腰痛、体温升高、腰肌痉挛为常见临床症状。

【MRI 表现】

（1）椎间盘与其相邻椎体呈融合性低信号影，相互间分界不清。

（2）椎间盘显示不清，T2WI 呈异常高信号影，并延伸到椎体旁（图 10-5-9）。

（3）增强扫描显示椎间盘呈弥漫性异常强化，邻近终板形状不规则。

【诊断与鉴别诊断】

1. 诊断依据　腰痛、体温升高、腰肌痉挛，常伴手术史，椎间盘与其相邻椎体呈融合性低信号影，分界不清，椎间盘显示不清，T2WI 呈异常高信号影，并延伸到椎体旁，增强扫描显示椎间盘呈弥漫性异常强化。

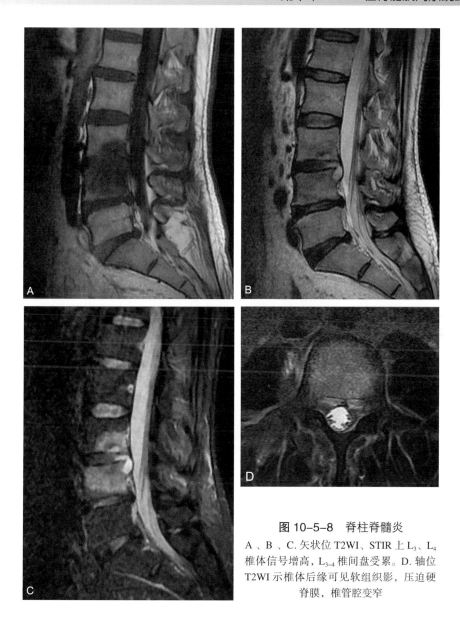

图 10-5-8　脊柱脊髓炎

A、B、C. 矢状位 T2WI、STIR 上 L₃、L₄ 椎体信号增高，L₃₋₄ 椎间盘受累。D. 轴位 T2WI 示椎体后缘可见软组织影，压迫硬脊膜，椎管腔变窄

2. 鉴别诊断

（1）脊柱结核：椎体破坏及寒性脓肿形成，临床有结核病史及结核中毒症状。

（2）退行性病变：椎体边缘增生改变，附件无破坏，椎旁软组织正常，增强扫描椎体终板及相邻椎间盘不强化。

（四）硬膜外脓肿

【临床表现】

多见于住院体弱患者，发热、局限性背部疼痛、进行性神经体征为常见临床症状。

【MRI 表现】

（1）硬膜囊外侧规则或不规则软组织肿块影，上、下缘光滑，对硬膜囊和脊髓形成占位效应。

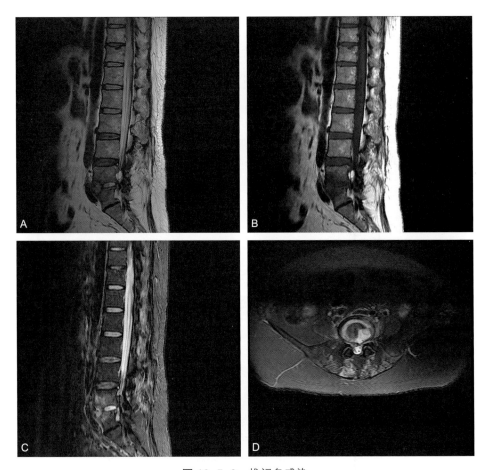

图 10-5-9　椎间盘感染

A. 矢状位 T2WI；B. 矢状位 T1WI；C. 矢状位 T2WI 压脂；D. 轴位 T2WI 压脂。L_5/S_1 椎间隙变窄，椎间盘结构显示不清，呈长 T2 信号影

（2）硬膜囊模糊不清，出现较脑脊液信号较高的弥漫性异常信号。

（3）硬膜外脓肿 T1WI 与脊髓信号相等，T2WI 信号增高。

（4）增强扫描表现为弥漫性、均匀性、不均匀性及细环形等到多种形式强化（图 10-5-10）。

【诊断与鉴别诊断】

1. 诊断依据　硬膜囊外侧规则或不规则软组织肿块影，上、下缘光滑，对硬膜囊和脊髓形成占位效应、增强扫描表现为弥漫性、均匀性、不均匀性及细环形等到多种形式强化。

2. 鉴别诊断

（1）转移瘤：边界清晰骨质破坏区，呈 T1WI 低信号，T2WI 高或等、低信号，椎间盘形态及信号正常，易累及椎弓根和附件，有明确肿瘤史。

（2）脊柱结核：椎体破坏寒性冷脓肿形成，临床有结核病史及结核中毒症状。

（五）脊髓炎

【临床表现】

好发于青壮年。单侧或双侧下肢突发性麻木、运动和感觉缺失，尿潴留，瘫痪为常见

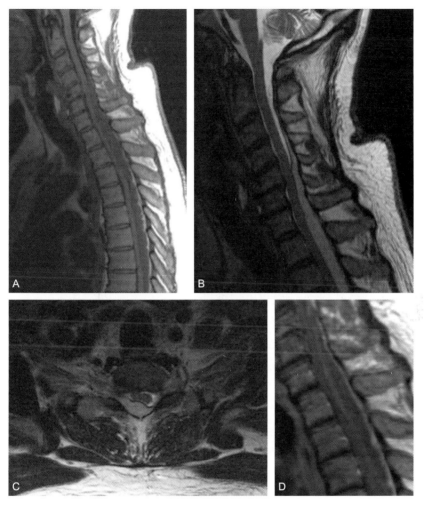

图 10-5-10　硬膜外脓肿

A、B、C、D 分别为矢状位 T1WI、矢状位 T2WI、轴位 T2WI、矢状位增强。颈胸段椎管内，脊髓后缘硬膜外可见条片
状蔓延的长 T1、长 T2 信号灶，局部硬膜囊受压变形，增强扫描病变呈边缘强化

临床症状。

【MRI 表现】

（1）最常见表现为脊髓外形可正常，或呈均匀一致轻度增粗，外缘轮廓光整，病变范
围较长。

（2）T1WI 呈等或稍低信号，T2WI 为病变区信号增高，且多不均匀。

（3）胸髓多见，颈髓次之。

（4）增强扫描病变区不强化或仅轻度小片状强化。

（5）可伴有坏死和小血管破裂出血（图 10-5-11）。

【诊断与鉴别诊断】

1. 诊断依据　突发性一侧或双侧下肢麻木、运动和感觉缺失、尿潴留、瘫痪，脊髓
外形可正常或均匀一致轻度增粗，外缘轮廓光整、病变范围较长，T1WI 呈等或稍低信号，
T2WI 为病变区信号增高，且多不均匀，增强扫描病变区不强化或仅轻度小片状强化。

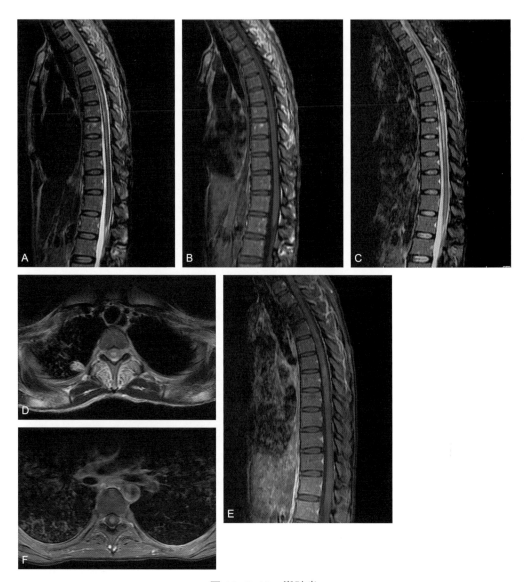

图 10-5-11　脊髓炎

A.矢状位 T2WI；B.矢状位 T1WI；C.矢状位 T2WI 压脂；D.轴位 T2WI；E、F.矢状位、轴位 T1WI 增强。下颈段及上胸段脊髓增强扫描，见条状长 T1、长 T2 信号影，增强扫描可见强化

2. 鉴别诊断

（1）脊髓肿瘤：多发病缓慢，脊髓呈梭形肿胀，外缘可凸凹不平，可因坏死产生囊变、脊髓空洞，肿瘤实质部分显著增强。

（2）脊髓血管畸形：T1WI 呈灶状混杂信号，T2WI 呈高低不等的围绕同心圆改变，其中可见流空血管。

（3）急性硬脊膜外脓肿：硬膜囊外侧规则或不规则软组织肿块影，上、下缘光滑，对硬膜囊和脊髓形成占位效应。

（六）蛛网膜炎

【临床表现】

多见于青壮年。神经根痛、运动及反射障碍、感觉障碍为常见临床症状。

【MRI 表现】

（1）最常表现为蛛网膜增厚、邻近神经粘连。

（2）蛛网膜闭塞、囊肿形成。

（3）脊髓不均匀变细，内骨斑片状 T1WI 上为低信号，T2WI 及 T2 FLAIR 为高信号，与正常脊髓分界不清。

（4）增强扫描呈轻度均匀或不均匀强化（图 10-5-12）。

（5）腰椎硬膜囊内马尾神经根中央呈束状软组织影，并聚集成一条或多条条索状、硬膜囊粘连，形成一个"空硬膜囊"征。蛛网膜炎转变成充满硬膜囊的炎性肿块。

【诊断与鉴别诊断】

1. 诊断依据　起病急，病程短，有发热史，脑脊液检查细胞数增加及蛋白质含量增加。

2. 鉴别诊断

（1）髓内肿瘤：多呈局灶性增粗，占位效应明显，可出现坏死及合并脊髓空洞，强化显著，而前者病变范围长，肿胀轻，脊髓空洞少见，仅有轻度强化。

（2）多发性硬化：也可表现为较长范围病变，但患者有病性加重与缓解交替发作史，激素治疗有效，可伴有脊髓中央管扩张，增强扫描病变呈断续状明显强化。

（3）随脑脊液播散转移瘤：与中央粘连型蛛网膜炎鉴别，后者形态较规则和对称，前者一般形态多不规则，增强扫描较蛛网炎强化更明显，且有明确肿瘤史。

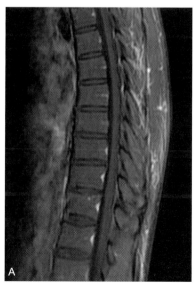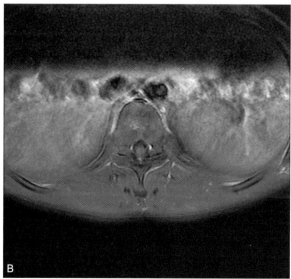

图 10-5-12　蛛网膜炎

A、B 分别为矢状位、轴位 T1WI 增强，蛛网膜条形强化

三、脊柱和脊髓损伤

【临床表现】

多见于青壮年脊柱外伤后，疼痛、骨折、肢体神经性损伤为常见临床症状。

【MRI 表现】

（1）椎体损伤：矢状位及冠状位可很好地显示椎体骨折及形态的改变，T1WI 呈等或稍低信号，T2WI 呈高信号。

（2）韧带损伤：椎体韧带撕裂或断裂，韧带黑色线或条状信号中断或掀起，T2WI 呈高信号。

（3）椎间盘损伤：椎间盘可向四周膨出或突出，以向后突出最多见，椎间盘碎裂后形态失常、T2WI 呈不均质高信号，T1WI 可见细条状低信号。

（4）脊髓损伤：脊髓受压移位、变形，受损节段脊髓增粗、梭形膨大，呈等或稍长 T1、长 T2 信号，严重者可见出血及骨髓断裂（图 10-5-13）。

【诊断与鉴别诊断】

1. 诊断依据　外伤史伴椎体损伤、韧带损伤、椎间盘损伤、脊髓损伤。

2. 鉴别诊断　结合病史，一般不难作出诊断。

四、椎管肿瘤

（一）髓内肿瘤

室管膜瘤

【临床表现】

发病高峰为 30-50 岁，平均年龄 42 岁。男性稍多于女性。疼痛、运动及感染障碍为常见临床症状。

【MRI 表现】

（1）颈胸段脊髓局限性增粗，范围常达 4～5 个椎体节段，位于腰骶段则通常较大，呈不规则分叶状，常充满整个椎管。

（2）T1WI 不均质低信号，T2WI 不均质信号增高。

（3）大部分发生于腰骶区，可合并有囊变、出血、脊髓空洞。

（4）增强扫描呈实质部分显著强化，边界清晰、锐利。

（5）可沿神经轴的肿瘤复发或种植转移（图 10-5-14）。

【诊断与鉴别诊断】

1. 诊断依据　颈胸段脊髓局限性增粗，范围常达 4～5 个椎体节段，位于腰骶段则通常较大，呈不规则分叶状，常充满整个椎管，T1WI 不均质低信号，T2WI 不均质信号增高，增强扫描呈实质部分显著强化，边界清晰、锐利。

2. 鉴别诊断

（1）急性脊髓炎：发病急、病史短、病变范围长，肿胀多较轻，均匀一致，外缘光滑，很少合并囊变及脊髓空洞，增强扫描一般不强化或轻度斑片状强化。

（2）髓内星形细胞瘤：多见于儿童及青少年，常位于颈髓及上部胸髓，增强扫描呈不

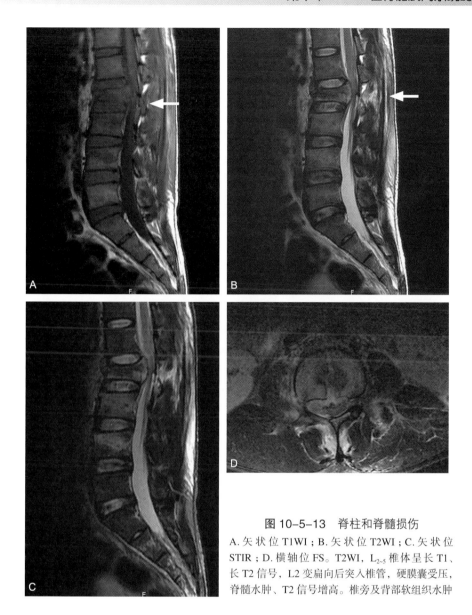

图 10-5-13　脊柱和脊髓损伤
A. 矢状位 T1WI；B. 矢状位 T2WI；C. 矢状位
STIR；D. 横轴位 FS。T2WI，L_{2-5} 椎体呈长 T1、
长 T2 信号，L2 变扁向后突入椎管，硬膜囊受压，
脊髓水肿、T2 信号增高。椎旁及背部软组织水肿

规则强化，边界欠清晰，肿瘤常为非中心性，多位于脊髓后部。

星形细胞瘤

【临床表现】

多见于儿童及青少年，少见于成人。男性稍多见。疼痛、运动及感染障碍为常见临床
症状。

【MRI 表现】

（1）T1WI 表现为不均质低信号，T2WI 显示不均质高信号。

（2）颈髓及上胸髓多见，呈梭形增粗，外形可不规则，可累及多个脊髓节段。

（3）常伴囊变及脊髓空洞，囊变位于肿瘤实质内，空洞位于肿瘤两端。

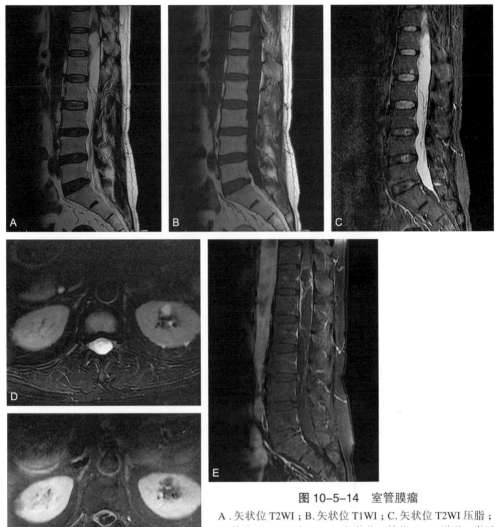

图 10-5-14　室管膜瘤

A . 矢状位 T2WI；B . 矢状位 T1WI；C . 矢状位 T2WI 压脂；
D . 轴位 T2WI 压脂；E、F . 矢状位、轴位 T1WI 增强。脊髓
圆锥下部见不均匀长 T1、长 T2 信号肿块影，可见多发分隔，
增强扫描可见分隔明显强化

（4）增强扫描实质部分显著强化（图 10-5-15）。

【诊断与鉴别诊断】

1. 诊断依据　多见于儿童及青少年，颈髓及上胸髓多见，呈梭形增粗，外形可不规则，可累及多个脊髓节段，增强扫描实质部分显著强化。

2. 鉴别诊断

（1）急性脊髓炎：发病急、病史短、病变范围长，肿胀多较轻，均匀一致，外缘光滑，很少合并囊变及脊髓空洞，增强扫描一般不强化或轻度斑片状强化。

（2）髓内室管膜瘤：多见于 30 岁以后，多发生于下部脊髓、圆锥及终丝，增强扫描强化常较锐利，边界清晰，常累及整个脊髓截面。

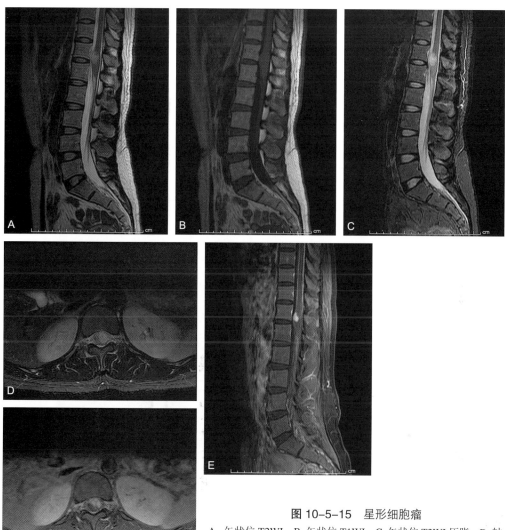

图 10-5-15　星形细胞瘤
A．矢状位 T2WI；B．矢状位 T1WI；C．矢状位 T2WI 压脂；D．轴位 T2WI 压脂；E、F．矢状位、轴位 T1WI 增强。脊髓圆锥明显增粗，见稍长 T1、稍长 T2 信号结节影，增强扫描可见明显强化

血管网状细胞瘤

【临床表现】

　　发病高峰为 20～30 岁，可有家族性，也可散发。疼痛、进行性运动及感觉障碍为常见临床症状。

【MRI 表现】

　　（1）肿瘤部分或完全呈囊性，范围可很大，囊变区伴有一个或多个血管瘤结节，常位于囊的背侧，T1WI 呈低或混杂信号，T2WI 呈高信号。

　　（2）多发生颈胸段脊髓，大部分位于脊髓内。

　　（3）多为单发，如合并 von Hippel-Lindau 综合征，则可表现为多发病变。

　　（4）可见供血动脉及引流静脉。

　　（5）少数囊壁内可含有脂质而 T1WI 呈环状高信号。

　　（6）常伴脊髓空洞，脊髓增粗范围很长。

（7）增强扫描附壁结节显著强化，且均质，边界清晰、锐利，囊变区及囊壁不强化（图 10-5-16）。

【诊断与鉴别诊断】

1. 诊断依据　肿瘤大部或完全呈囊性，范围可很大，囊变区伴有一个或多个血管瘤结节，常位于囊的背侧，T1WI 呈低或混杂信号，T2WI 呈高信号，增强扫描附壁结节显著强化，且均质，边界清晰、锐利，囊变区及囊壁不强化。

2. 鉴别诊断　典型血管网状细胞瘤不难诊断，但若无囊变则很难与其他髓内肿瘤鉴别，常需采用多种检查方法来鉴别，必要时行 MRI 增强检查。

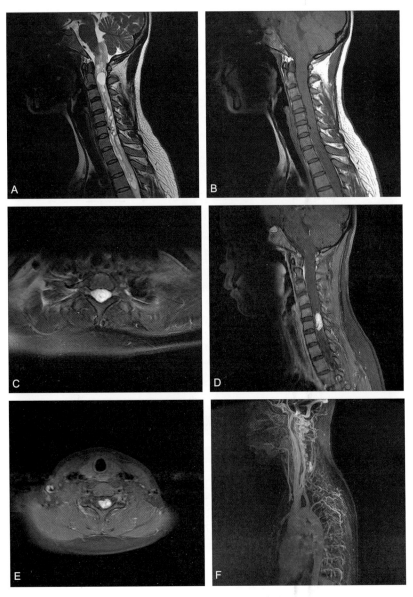

图 10-5-16　血管网状细胞瘤

A. 矢状位 T2WI；B. 矢状位 T1WI；C. 轴位 T2WI 压脂；D、E. 矢状位、轴位 T1WI 增强；F. 脊髓血管成像。肿瘤 T1WI 呈低或混杂信号，T2WI 呈高信号伴迂曲的流空血管信号，病变上下脊髓肿胀，增强扫描肿瘤实体明显强化并可见肿瘤血管

（二）髓外硬膜下肿瘤

神经鞘瘤及神经纤维瘤

【临床表现】

神经鞘瘤发病高峰为 20～60 岁，男性稍多于女性。神经纤维瘤好于 20～40 岁，无性别差异，神经根性疼痛、肢体麻木、感觉运动障碍为常见临床症状。

【MRI 表现】

（1）最常表现为 T1WI 呈等或稍低信号，T2WI 呈稍高信号。

（2）圆形实质性肿块，脊髓受压移位。

（3）肿瘤沿椎间孔突出到椎旁，呈哑铃状、长条状、不规则状，椎间孔扩大。

（4）常位于脊髓腹外侧方，边界清晰，矢状位呈圆、类圆形或方形。

（5）增强扫描通常显著强化。

（6）神经鞘瘤可囊变，呈类脑脊液信号,增强扫描呈环形强化,神经纤维瘤囊变少见（图10-5-17）。

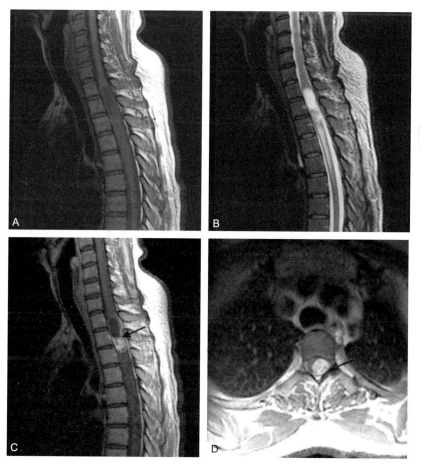

图 10-5-17　神经鞘瘤

A、B 为矢状位 T1、T2，示 T$_{1-3}$ 水平椎管内肿块，呈 T1WI 上为等或稍低信号，T2WI 呈稍高信号，此段水平脊髓受压，下方脊髓中央管扩张；C、D 为矢状位、轴位增强扫描，可见肿块明显强化（红箭）

【诊断与鉴别诊断】

1. 诊断依据　T1WI 呈等或稍低信号，T2WI 呈稍高信号，肿瘤沿椎间孔突出到椎旁，呈哑铃状、长条状、不规则状，椎间孔扩大。

2. 鉴别诊断

（1）脊膜瘤：常见于胸段，常位于脊髓背侧，呈等 T1、等 T2 信号，钙化多见，一般不呈哑铃状改变，增强扫描局部可见硬脊膜尾征。

（2）节细胞胶质瘤：病变起源于脊柱旁沟交感神经节，胸腰段多见，常发生于 8 岁以下儿童，MRI 表现为椎管内硬膜下长带状 T1WI 低信号、T2WI 高信号病灶，可有局灶性出血和坏死。

（3）表皮样囊肿：源于外胚层组织的先天性病变，好发于马尾神经根，瘤体规则清晰，沿硬膜下匍匐生长，T1WI 呈不均匀稍低信号，T2WI 呈明显高信号，增强扫描无强化。

脊膜瘤

【临床表现】

多见于中年女性。运动和感觉障碍为常见临床症状。

【MRI 表现】

（1）最常表现为 T1WI 等或稍低信号、T2WI 常稍高于脊髓等信号，边缘光整。

（2）髓外硬膜下最多见，少数可位于硬膜外。

（3）增强扫描呈明显均匀强化，可表现为以硬膜为主基底的软组织肿块。

（4）轴位多呈圆形或类圆形，可发生钙化，矢状位常见上下径大于横径。

（5）蛛网膜下隙（腔）增宽，脊髓向对侧移位（图 10-5-18）。

【诊断与鉴别诊断】

1. 诊断依据　中年女性椎管内常见肿瘤，常位于硬膜下，为 T1WI 等或稍低信号、T2WI 常稍高于脊髓等信号，边缘光整，增强扫描呈明显均匀强化。

2. 鉴别诊断　神经纤维瘤及神经鞘瘤：常引起椎间孔扩大，沿椎间孔向椎管外生长时，应首先考虑神经纤维瘤及神经鞘瘤。

畸胎瘤

【临床表现】

多见于儿童及青少年，男性多见，运动和感觉障碍为常见临床症状。

【MRI 表现】

（1）最常表现信号混杂，可见脂肪、钙化及软组织信号。

（2）可为实质性或囊性。

（3）通过较小，多累及 1~2 个椎体节段。

（4）增强扫描呈不均质强化（图 10-5-19）。

【诊断与鉴别诊断】

1. 诊断依据　肿瘤内发现脂肪、钙化或骨性结构是诊断畸胎瘤依据。

2. 鉴别诊断　肿瘤表现典型，一般不难鉴别，主要鉴别脂肪瘤或表皮样囊肿病变，脂肪瘤信号均匀，多位于腰骶段，常合并脂肪栓系；表皮样囊肿一般沿椎管、骶孔蔓延，呈"见缝就钻"改变。

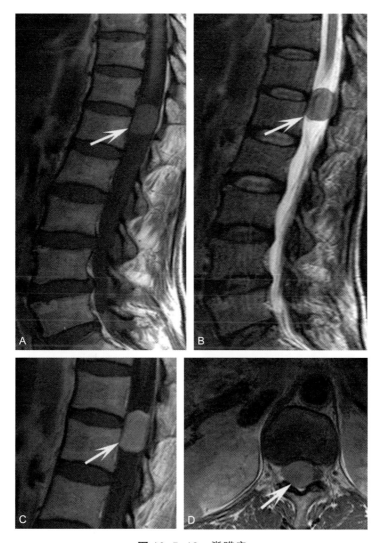

图 10-5-18　脊膜瘤

A、B、C 分别为矢状位 T1WI、T2WI、T1 增强，示 T_{12}/L_1 水平椎管内边界清晰、形态规则肿块，呈 T1WI 上为等或稍低信号，T1WI 等或稍低信号、T2WI 呈等信号（白箭）；D 为轴位增强扫描，轴位 T1 可见脊髓受推移

（三）硬膜外肿瘤

转移瘤

【临床表现】

肺癌、乳腺癌、甲状腺癌以及前列腺癌常常引起转移，脊柱胸段常常受累。硬膜外转移瘤与椎体转移瘤常常同时存在，但椎间盘不受累。疼痛是最常见的并发症，发生于 95%的脊柱转移瘤患者，且通常出现于脊柱转移瘤神经损害之前。通常，疼痛发生于颈部和背部，且常有夜间疼痛的特点。运动功能障碍通常为椎体转移瘤第二个最常见的症状。孤立的脊柱转移瘤，通常伴有不同程度的硬膜外压迫，即可表现为微小的神经功能紊乱，也可表现为明显的硬膜外压迫。

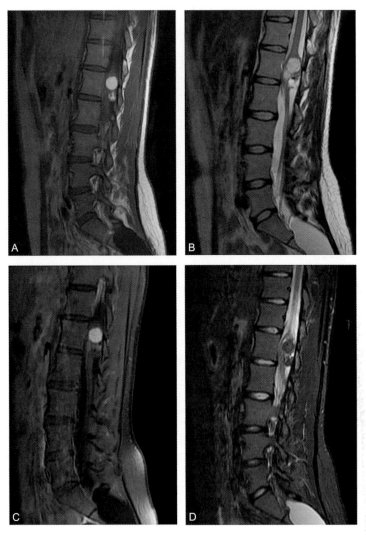

图 10-5-19　畸胎瘤

A、B、C、D 分别为腰椎矢状位 T1WI、T2WI STIR、T1 增强。L_1 椎体水平椎管内髓外硬膜外下囊实性病变,呈混杂信号,
内可见短 T1、长 T2 信号灶,抑脂呈低信号。增强扫描病变边缘轻度强化

【MRI 表现】

（1）椎体转移瘤常见于胸椎,椎体可有形态异常,但椎间盘未见明显异常改变。

（2）病变局部硬膜外见一异常信号软组织肿块,硬脊膜囊和脊髓受压变形、移位,在
肿块与脊髓之间见线样硬脊膜低信号。

（3）病变在 T1WI 呈低信号,T2WI 呈等或高信号,少数为低信号,抑脂序列显示更清
楚（图 10-5-20）;增强扫描病变呈明显强化改变。

【诊断与鉴别诊断】

1. 诊断依据　有肿瘤史,椎体骨髓信号异常伴硬膜外软组织肿块,T1WI 多呈等或稍
低信号,T2WI 呈高信号,增强扫描可见病变强化。

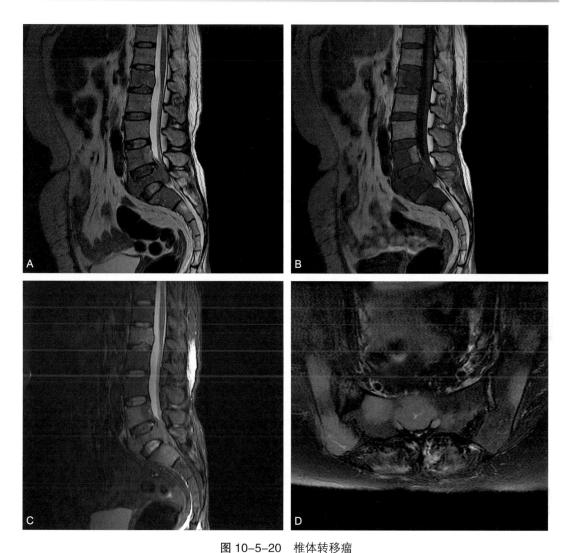

图 10-5-20　椎体转移瘤

A. 矢状位 T2WI ; B. 矢状位 T1WI ; C. 矢状位 T2WI 压脂 ; D. 轴位 T2WI 压脂。多发腰椎及骶椎见骨质破坏影，并硬膜
外软组织肿块形成

2. 鉴别诊断

（1）恶性纤维组织细胞瘤 : 同单个的椎体转移瘤影像表现类似，但恶性纤维组织细胞
瘤软组织肿块较大而骨受累较轻，此外椎间孔内亦可见肿瘤组织伸入。

（2）神母细胞瘤 : 向后浸润侵及硬膜外，但病变主体多为于腹膜后，且常发生于儿童。

淋巴瘤

【临床表现】

霍奇金病发病高峰为 20 ~ 30 岁。淋巴肉瘤发病高峰为 30 ~ 50 岁。非霍奇金病发病高
峰为 40 ~ 60 岁，脊髓和神经根受压、局部疼痛为常见临床症状。

【MRI 表现】

（1）最常表现为 T1WI 多呈等信号，T2WI 呈稍高信号。

（2）以胸腰段多见，纵向上呈浸润性生长，上下范围很大，且常环形包绕硬膜囊。

（3）可侵蚀周围椎体附件骨质。

（4）可同时有椎体淋巴瘤存在。

（5）增强扫描通常轻到中等强化（图 10-5-21）。

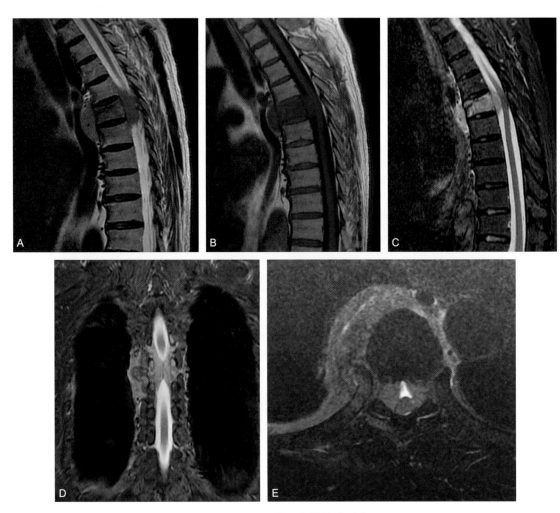

图 10-5-21　淋巴瘤并脓肿形成

A、B、C 分别为矢状位 T2WI、T1WI 、STIR，D、E 分别为冠状位、轴位 T2WI。胸椎椎旁非霍奇金淋巴瘤由椎间孔侵入椎管内，硬膜外淋巴瘤组织在 T1 加权与 T2 加权像均呈中等强度信号，其脊髓侧的线条状低信号代表硬脊膜，由于占位效应，硬脊膜向脊髓方向移位

【诊断与鉴别诊断】

1. 诊断依据　胸、腰段多见，纵向上呈浸润性生长，上下范围很大，且常环形包绕硬膜囊，T1WI 多呈等信号，T2WI 呈稍高信号，增强扫描通常轻到中等强化。

2. 鉴别诊断

（1）脊椎转移瘤：有明确肿瘤史，受累椎体呈多发、跳跃式转移，T1WI 呈低信号，T2WI 呈高或混杂高信号，附件常受累，增强扫描强化明显。

（2）神经母细胞瘤：常包绕硬膜囊生长，但范围较淋巴瘤小，且多见于幼儿，伴腹膜后淋巴结肿大少见。

（宋少辉　张淯淞　刘思敏　唐　超　王　敏）

第十一章　MRI 在儿科的应用

第一节　先天性颅脑畸形

一、小头畸形

【临床表现】

新生儿期即出现头部颅面大小比例失调，头围低于同龄组正常儿童 2 个标准差，头小而尖、前额窄小、枕部平坦的特殊面貌，颅盖骨彼此重叠。鼻长而突出，面骨正常。患儿早期可出现精神症状，可合并先天性家族性黑矇性痴呆等疾病。常有不同程度的认知发育异常、运动落后或姿势异常、言语发育落后、对外界环境反应能力差、社会适应能力差、视听觉障碍，乃至癫痫发作，多数预后不良。

【MRI 表现】

轻度小头畸形可正常。先天遗传性小头畸形 MRI 通常表现为脑容积小，白质髓鞘化不良，皮质薄、光滑，脑沟回少、胼胝体发育不良、透明隔发育异常等，可伴有脑室系统及蛛网膜下隙（腔）扩大。继发于颅脑损害导致的头小畸形可有脑梗死、孔洞脑、脑萎缩等脑停止发育表现（图 11-1-1、图 11-1-2）。

【诊断与鉴别诊断】

头小畸形需与正常小头和狭颅症小头畸形鉴别。正常小头者，头小，形状正常，临床无症状，智力正常；狭颅症由于颅缝过早闭合，限制了脑发育，脑回压迹明显，常伴有颅内压增高表现。

二、颅裂

【临床表现】

原始神经管未闭合称为颅裂，颅裂可分为显性和隐性两类。隐性颅裂只有颅骨缺损而无颅腔内容物的膨出，颅内结构从骨缺损处膨出为显性颅裂。显性颅裂按膨出物内容可分为 5 个亚型：①脑膜膨出，内容物为硬脑膜和脑脊液；②脑膨出，内容物为脑膜和脑实质；③脑膜脑膨出，内容物为脑脊液和脑组织；④积水性脑膨出，内容物为脑膜脑实质和部分脑室，但在脑实质和脑膜之间无脑脊液存在；⑤积水性脑膜脑膨出，内容物为脑室、脑组织和扩大的脑脊液腔。临床上以前两型多见。颅骨缺损大小变异很大，小者数毫米，大者

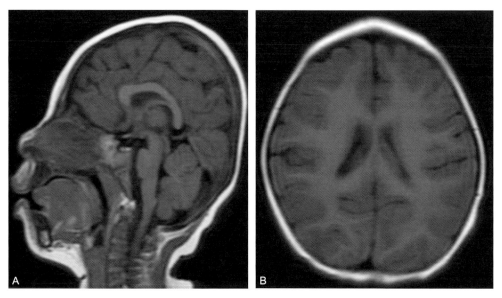

图 11-1-1 先天性头小畸形
A. 矢状位 T1WI；B. 轴位 T1WI。示额部狭小，脑沟回少

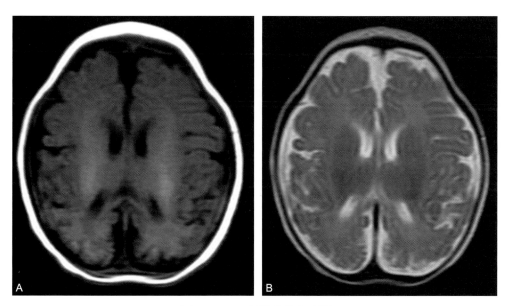

图 11-1-2 后天性头小畸形
A. 轴位 T1WI；B. 轴位 T2WI。示双侧大脑半球脑沟裂池宽大，颅腔容积小，
以额部为著

数厘米。特征性表现是膨出部的张力可随患儿哭闹而增加，常可触及搏动。患儿常见智力发育迟缓，局限性肢体力弱或痉挛。

【MRI 表现】

颅裂好发于中线，最常见的膨出部位在颅骨后部枕外粗隆附近（图 11-1-3），也可位于颅底，向前下进入鼻腔或鼻额、鼻眶区。颅裂的诊断要点在于发现颅骨缺损和判断通过缺损

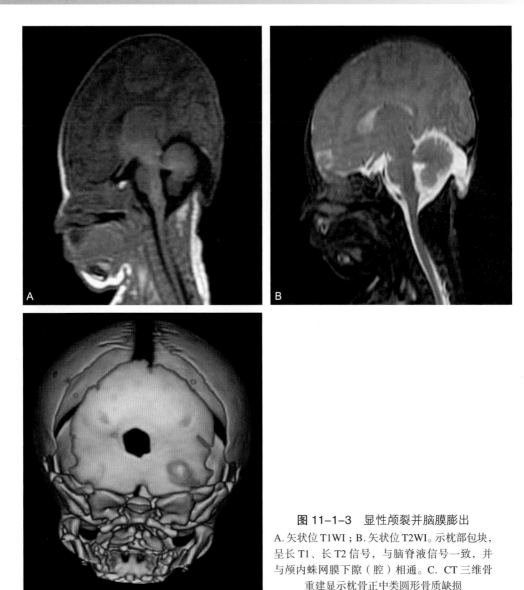

图 11-1-3　显性颅裂并脑膜膨出
A.矢状位 T1WI ; B.矢状位 T2WI。示枕部包块,
呈长 T1、长 T2 信号,与脑脊液信号一致,并
与颅内蛛网膜下隙(腔)相通。C. CT 三维骨
重建显示枕骨正中类圆形骨质缺损

疝出颅外的内容物性质。MRI 可显示颅骨缺损的部位和膨出物的内容,脑组织及脑室的牵拉变形和移位。头皮厚如薄纸。MRA 及 MRV 可显示部分血管分布紊乱、矢状窦上抬等征象。

【诊断与鉴别诊断】

根据特征性的颅板缺损和膨出颅外的包块,MRI 可明确诊断。值得注意的是,前额部和突入鼻腔的膨出尚需与鼻根部肿物、眶内肿物和鼻息肉等相鉴别,枕部和顶部的囊性包块需与头皮血肿、表皮样囊肿、颅骨囊肿及囊状淋巴管畸形等鉴别。

三、Dandy-Walker 综合征

【临床表现】

主要为脑积水及其合并畸形的表现。

（1）颅内压增高：患儿表现出兴奋性增强、头痛、呕吐等。

（2）脑积水征：头围增大、颅缝裂开、前囟扩大隆起。头颅扩大以前后径长为特点，因第四脑室扩大的程度比侧脑室和第三脑室更为显著，故后颅凹扩大更明显。

（3）小脑症状：走路不稳、共济失调、眼球震颤等。

（4）其他：运动发育迟缓、展神经麻痹、智力低下、头部不能竖起、坐立困难、痉挛性瘫痪、癫痫发作。

（5）合并畸形改变：脑膨出、多指（趾）及心脏畸形等。

【MRI 表现】

第四脑室呈长 T1、长 T2 脑脊液信号的囊袋状、扇形或三角形影，从缺如的小脑蚓部向后上方扩张，与枕大池相连，小脑蚓部部分或全部缺如。小脑半球向前外侧分离移位，且有不同程度缩小或以一侧半球缩小为主。脑干明显前移，小脑脑桥角池和第四脑室侧隐窝消失，枕部颅内板可变薄。幕上脑室系统呈对称性扩大，中线无移位。小脑天幕和窦汇

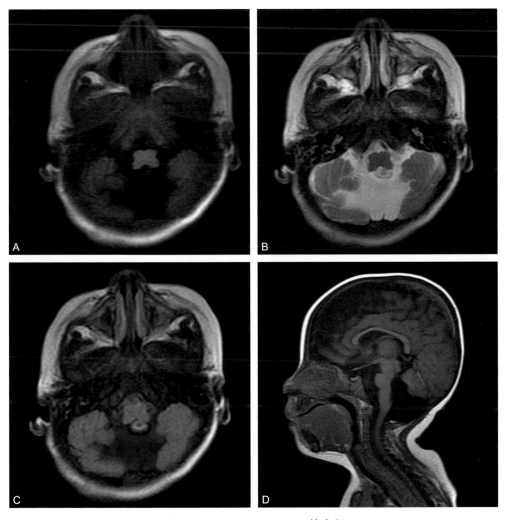

图 11-1-4　Dandy-Walker 综合征

A. 轴位 T1WI；B. 轴位 T2WI；C. 轴位 T2 FLAIR；D. 矢状位 T1WI。第四脑室与枕大池相通，小脑蚓部缺如

上抬，可超过"人"字缝。后颅凹变大，小脑被囊腔包埋（图 11-1-4）。此外，还可合并其他畸形如胼胝体发育不良。变异型 MRI 表现为第四脑室下部呈袋状憩室向后突出，小脑下蚓部发育不良，一般无脑积水。

【诊断与鉴别诊断】

本病 MRI 表现较为特征，一般不难诊断。但仍需与后颅凹巨大蛛网膜囊肿及大枕大池相鉴别。前者表现为脑脊液信号的囊肿，不与第四脑室相通。囊肿可有小梁分隔，第四脑室形态正常及小脑蚓部存在，仅有移位改变，枕骨内板可有压迹。后者小脑半球蚓部及第四脑室正常，无占位效应，亦无脑积水，后颅凹大小正常。

四、中线脂肪瘤

【临床表现】

脂肪瘤较小，一般无症状，脂肪瘤较大，或合并较严重发育畸形者，多表现为头痛、癫痫等。好发于中线部位及其附近，最常见于胼胝体周围，其次见于蛛网膜下隙（腔）内。

【MRI 表现】

脂肪由于具有短的 T1 弛豫值和长 T2 弛豫值，在 MRI 上表现极具特征性，T1WI 呈高 T1 信号，T2WI 呈稍高 T2 信号，肿块信号均匀，STIR 抑脂序列可见高信号的脂肪被抑制为均匀一致的低信号，与皮下脂肪信号一致，边缘多不规则或呈分叶状。需注意的是较大的脂肪瘤对于周围的血管是包绕征象，而不是推挤，此乃特征性表现。MRI 多方位成像可以显示脂肪瘤与周围的关系及胼胝体的发育情况（11-1-5）。

【诊断与鉴别诊断】

MRI 对颅内脂肪瘤的诊断比较明确，主要与皮样囊肿和畸胎瘤这两种含有脂肪成分的肿瘤鉴别。

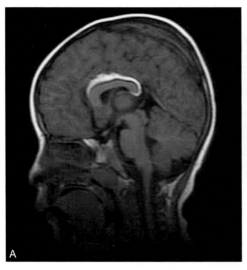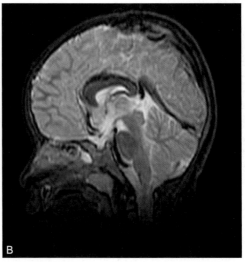

图 11-1-5 半球间裂脂肪瘤

A. 矢状位 T1WI，示胼胝体周围高信号脂肪影，呈 "C" 形包绕胼胝体，胼胝体发育良好；B. STIR 抑脂序列，示高信号脂肪被抑制呈低信号

后两者通常还有其他成分如囊性、软组织钙化等，信号不均匀，可资鉴别。

五、胼胝体发育不全

【临床表现】

一般先天性胼胝体发育不全或缺如的本身不产生症状，仅可有智力低下或轻度视觉障碍或交叉触觉定位障碍。因患儿可呈球形头、眼距过宽和巨脑畸形，多在怀疑脑积水时做MRI 检查发现。严重者可出现精神发育迟缓和癫痫。脑积水者可出现颅内压增高表现。

【MRI 表现】

大脑半球间裂过深，明显靠近第三脑室前部。双侧侧脑室扩大、体部平行分离，或体部脉络丛间夹角变小，前角分离，呈倒"八"字形，或呈新月形。第三脑室扩大、上移，插入双侧侧脑室体部间（图 11-1-6）。可形成间脑囊肿（与第三脑室相通或不通）。严重者达

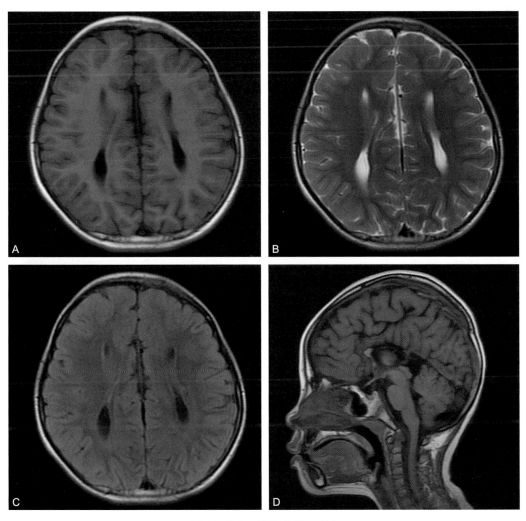

图 11-1-6　胼胝体发育不良

A. 轴位 T1WI；B. 轴位 T2WI；C. 轴位 T2 FLAIR；D. 矢状位 T1WI。胼胝体嘴部可见，膝部、体部及压部缺如，双侧侧脑室体部分离

纵裂顶部，Monro 孔（室间孔）常拉长。MRI 矢状位能直接显示胼胝体嘴、膝、体和压部全貌，T1WI 序列上呈均匀的高信号，正常者呈"C"形，发育不良时，胼胝体细薄，压部失去球茎外形，部分或全部缺如，正常"C"形消失，脑沟和脑回沿侧脑室壁呈放射状排列。DTI 序列能够直观显示胼胝体发育不全的部位及程度。胼胝体部分发育不全表现为来自全脑的纤维束汇集于部分发育很小的胼胝体膝部，并连接到对侧。胼胝体完全未发育者表现为来自大脑半球的纤维不能越过中线，只能形成浓密的前后走行的纤维束。

　　MRI 还可发现伴随的其他畸形：①脑裂畸形、巨脑回等。②半球间裂蛛网膜囊肿，位于双侧侧脑室中间部，呈长 T1、长 T2 信号。③脂肪瘤（或称脂肪存留），是一种原发的脂肪块，局限于胼胝体内，弥漫地覆盖在胼胝体上或纵卧于胼胝体的大脑正中裂内。MRI 平扫，示脂肪瘤呈圆形、类圆形或不规则形，短 T1、稍长 T2 信号影，STIR 序列可见脂肪抑制，呈低信号，边界清楚，增强扫描无强化。25% 的患者在脉络丛可见第二个脂肪瘤。④ Dandy-Walker 综合征。⑤透明隔缺如。

【诊断与鉴别诊断】

　　胼胝体发育不良 MRI 诊断较为容易，关键是图像要显示好，同时注意伴随畸形的诊断。

六、先天性孔洞脑

【临床表现】

　　孔洞脑又称脑穿通畸形囊肿，先天性患儿病因可分两种，一种为发育缺陷引起，可能与胚胎期发育异常或与母体营养障碍、遗传因素等有关；一种为宫内脑梗死，即破坏性脑穿通畸形，与宫内缺氧缺血、脑血管病变、感染、外伤和手术等有关。临床表现主要取决于病变的大小、部位，婴儿以头围增大、癫痫、肢体瘫痪及颅骨畸形多见；年长儿以智力低下、脑瘫、癫痫发作和脑积水多见。

【MRI 表现】

　　脑穿通畸形囊肿在 MRI 上表现为长 T1、长 T2 信号，与脑脊液信号一致，内部信号均匀，边界清楚，可单发或多发，单侧或双侧分布，该囊腔与相应脑室或蛛网膜下隙（腔）相通，脑室可明显扩大，患侧脑组织发育不良，可有局限性萎缩和脑软化形成，邻近部位颅板可变薄，向外隆起等（图 11-1-7）。

【诊断与鉴别诊断】

　　MRI 对本病诊断并不困难，但须与分离型脑裂畸形（脑裂性孔洞脑）及巨大蛛网膜囊肿相鉴别。前者为深脑裂、脑灰质异位，在囊壁内衬以异位灰质或室管膜；而脑穿通畸形囊肿壁为结缔组织，借此可区分。蛛网膜囊肿多在脑沟、裂、池内，呈不与脑室相通的单发脑脊液囊腔，脑组织可受压或发育不良。

七、脑裂畸形

【临床表现】

　　临床症状有癫痫、发育迟缓、智力低下、运动异常和脑积水等。

【MRI 表现】

　　侧裂池和中央沟多见，可单侧或双侧对称分布，MRI 表现为自脑表面向内延伸裂隙抵

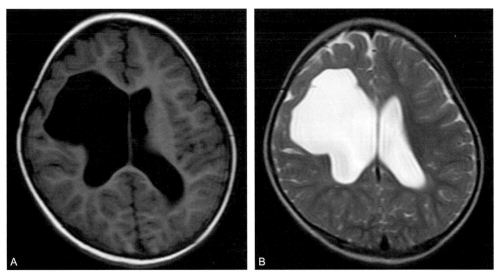

图 11-1-7　先天性孔洞脑
A.轴位 T1WI；B. 轴位 T2WI。示囊腔与右侧侧脑室相通，脑室扩大

达侧脑室室管膜下，邻近皮质同时卷入衬于裂隙两侧，表面的软脑膜与室管膜融合形成软脑膜 - 室管膜缝（P-E 缝）。Yakovlev 等将其分为两型：Ⅰ型（闭合型脑裂畸形）的特点为裂隙两侧的灰质层相贴或融合，裂隙关闭；Ⅱ型（分离型脑裂畸形）的特点为内折皮质分离，形成较大或巨大裂隙，与侧脑室和蛛网膜下隙（腔）相通，表现为长 T2 脑脊液信号。同时脑裂附近脑回常增厚，裂隙两旁常伴灰质异位，80%～90% 患儿透明隔缺如（图 11-1-8、图 11-1-9 ）。

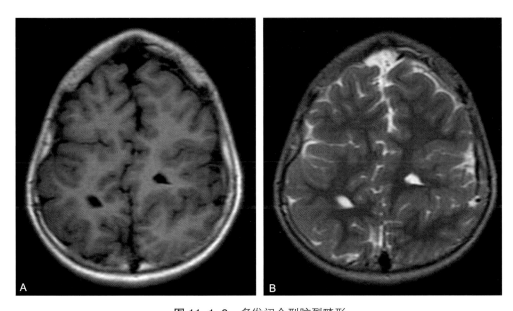

图 11-1-8　多发闭合型脑裂畸形
A.轴位 T1WI；B.轴位 T2WI。示双侧顶叶多个裂隙自脑表面深达纵裂旁，裂隙两旁衬以灰质

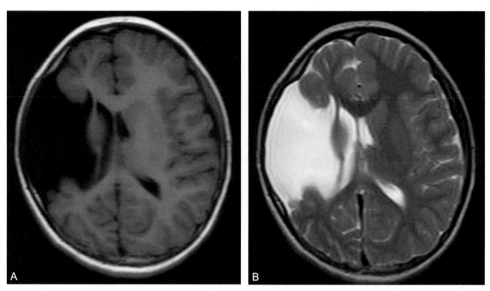

图 11-1-9　右侧裂池分离型脑裂畸形
A.轴位 T1WI；B.轴位 T2WI，示右侧外侧裂宽大，裂隙深达侧脑室旁，囊壁衬以灰质

【诊断与鉴别诊断】

分离型脑裂畸形主要与脑穿通畸形囊肿鉴别，脑裂畸形囊壁内衬以异位灰质或室管膜，而脑穿通畸形囊肿壁为结缔组织，不伴随灰质结构，MRI 借此可区分。

八、结节性硬化

【临床表现】

本病好发于儿童，7 岁以前多见，绝大多数（新生儿除外）以药物难治性癫痫为首发症状（明显早于皮肤损害或颅内结节钙化）。智力障碍以 8～14 岁时表现突出，50%～80% 表现为智能低下，80%～90% 患儿可有皮脂腺瘤，多在 3 岁前出现，少数还可见鲨革样、白斑、颗粒斑、皮肤片状棕褐色色素沉着（牛奶咖啡斑）等。叶状白斑在诊断婴幼儿结节性硬化症时有重要作用。但同一患儿并非同时具有上述三种改变，往往呈不典型表现。视网膜晶体瘤发生率也较高，巨细胞星形细胞瘤是结节性硬化最常合并的脑肿瘤，占 1.7%～14%。易引起颅内压增高和脑积水。此外，可合并有单侧或双侧肾血管平滑肌脂肪瘤、心脏横纹肌瘤以及骨骼、肺、甲状腺等病变。

【MRI 表现】

病变主要为脑部错构瘤结节，以发生在大脑半球及脑室系统为多，其他部位少见。该结节可分别位于大脑皮质、皮质下或异位白质内、室管膜下等处。大脑皮质的错构瘤结节，表现为长 T1、长 T2 信号，T2WI 除了显示结节，还可显示自脑室外侧壁伸至皮质的胶质增生和白质髓鞘异常。室管膜下结节以 T1WI 显示最佳，呈等或高信号，T2WI 呈低信号，结节多发，分布于室间孔和侧脑室外侧壁，并突向脑室内，呈"淌蜡样"或"烛泪样"改变，有时表现为一团块影，增强一般不强化，但显示更清晰（图 11-1-10）。值得注意的是，增强扫描若在室间孔附近（大多数）、三角区或后角、第三脑室或大脑深部出现明显增强的肿块，高度提示合并巨细胞星形细胞瘤。

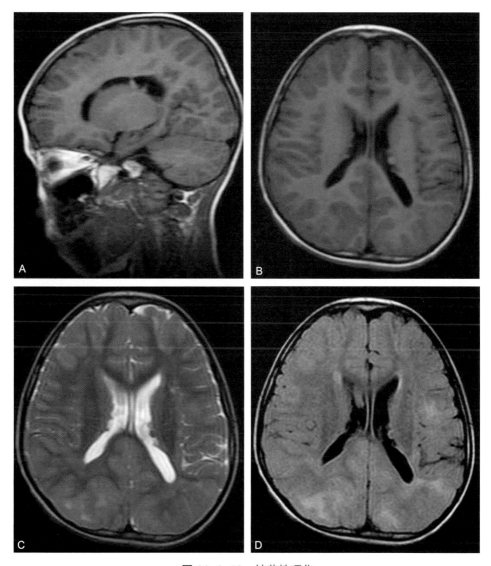

图 11-1-10 结节性硬化

A. 矢状位 T1WI；B. 轴位 T1WI。示双侧侧脑室室管膜下多个稍高信号结节，凸向脑室内，呈"烛泪样"改变。C. 轴位 T2WI 示室管膜下结节呈低信号。D. FLAIR 示左侧颞叶、双顶叶多发斑片状稍高信号的胶质增生

【诊断与鉴别诊断】

Pampiglione 等认为，凡具备下述各项中的三项者，诊断即可成立：①各类癫痫或婴儿痉挛；②智力低下；③面部皮脂腺瘤；④皮肤低色素斑；⑤颅内典型部位的结节状钙化；⑥其他，如眼、心脏、肾等病变。根据 MRI 上特征性的室管膜下烛泪样结节征象，再结合临床表现不难诊断。

九、Chiari 畸形

【临床表现】

小脑扁桃体下疝超过 5mm 具有临床症状，多为枕部、颈部和臂部灼烧样放射痛，少数

为持续性局部疼痛，颈部活动时加重，还可有共济失调、眼球震颤、视力模糊、呕吐等其他表现。

【MRI 表现】

按病变发展的严重程度分四型：

Ⅰ型：最常见，小脑扁桃体及下叶呈锥状疝入颈上部椎管内，伴有轻度延髓变形，没有脑积水和脊柱裂，可合并脊髓空洞症。多见于儿童及成人。MRI 表现为正中矢状位上小脑扁桃体下端变细下移至颈部椎管，超过 5mm 可确诊，延髓扭曲，小脑围绕脑干两侧向前内侧生长，若合并脊髓空洞症，矢状位上表现为脊髓扩大，脊髓中央连续纵行长柱状长 T1、长 T2 异常信号，与脊髓长轴一致，呈"腊肠状"或"串珠状"，横断位上呈卵圆形或不规则形，范围多为颈胸段脊髓。

Ⅱ型：常见，小脑蚓部和扁桃体疝入颈上部椎管内，延髓拉长，向下移位，后颅窝小，小脑幕低，常伴有脑积水和脊柱裂，多见于婴儿。MRI 表现为小脑异常，延髓扭曲，顶盖鸟嘴样变，双侧脑室扩大且不对称，第三脑室扩大，第四脑室变小、拉长、向下移位，枕大池变小或无枕大池，几乎均伴脊髓脊膜膨出、脊髓栓系等。

Ⅲ型：除二型外，兼有枕颈部脑膨出，多见于新生儿。

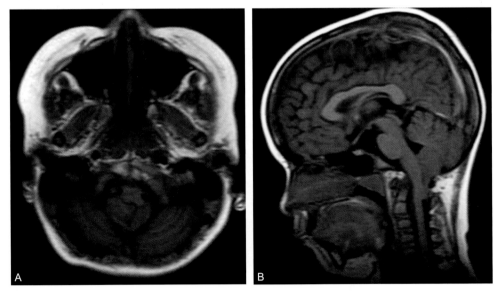

图 11-1-11 Chiari 畸形Ⅰ型

A. 轴位 T1WI，示小脑围绕脑干向前两侧生长，无枕大池；B. 矢状位 T1WI，示小脑扁桃体疝入椎管内约 5mm

Ⅳ型：小脑扁桃体不向下移位，小脑发育不全，脑干细小，后颅窝主要由扩大的蛛网膜下腔所占据。多见于婴儿期。

【诊断与鉴别诊断】

MRI 诊断本病准确，需要与小脑肿瘤，后颅窝慢性硬膜外血肿等鉴别。

（马慧静   邵剑波）

第二节　新生儿缺氧缺血性脑病

新生儿缺氧缺血性脑病（hypoxic ischemic encephalopathy，HIE）是围生期缺氧引起的脑部损害。主要病因为窒息，占 90%，其他有红细胞增多症、呼吸窘迫综合征、败血症、发绀型心脏病、肺炎等。轻者脑损伤可恢复，重者脑损伤多留有后遗症，病死率可达 35%，为新生儿常见的死亡原因。

【临床表现】

根据病情可分为轻度、中度和重度。①轻度：表现为过度兴奋、易激惹、肌张力正常或增高，一天内症状好转。②中度：患儿嗜睡、反应迟钝、肌张力降低、反射减弱、常有惊厥、呼吸不规则、瞳孔可缩小，症状约 1 周内消失，存活者可留有后遗症。③重度：患儿神志不清、肌张力松软、反射消失、反复惊厥、呼吸不规则、瞳孔不对称、对光反应消失，多在 1 周内死亡，存活者症状持续数周，均有后遗症。

HIE 后遗症：运动功能障碍、脑瘫、脑积水、智力低下、癫痫、共济失调等。

【MRI 表现】

1. 足月儿缺氧缺血性脑病

（1）轻、中度脑损伤限于分水岭区，表现如下。①双侧额顶枕叶皮质或皮质下白质损伤：T1WI 呈低信号，T2WI 呈高信号。②深部白质损伤：两侧额叶白质见对称点状稍高信号，是由于缺氧导致髓静脉淤血扩张再出血所致（图 11-2-1）。

（2）重度脑损伤者除上述表现外，可有下列任一表现：①基底节和丘脑改度，最常受累的部位是豆状核，其次是苍白球和丘脑腹外侧，表现为斑片状对称性 T1WI 不均匀高信号，T2WI 改变不明显，内囊后肢正常髓鞘化受到障碍，因此 T1WI 正常高信号消失表现为低信号；②脑室及室外间隙，脑室内出血表现为 T1WI 高信号，T2WI 低信号，常有液平征象，伴或不伴有脑室扩大，蛛网膜下腔出血表现为大脑表面脑沟、脑池、脑裂、直窦、窦汇内以及小脑幕内 T1WI 高信号，T2WI 低信号；③皮质下囊状坏死，弥漫性脑水肿。

2. 早产儿缺氧缺血性脑病　早产儿脑灰白质供血几乎来自脑表面的向心性血流，所以常引起脑室周围分水岭区脑白质的缺血水肿、坏死，同时早产儿室管膜旁还存在血供丰富的生发基质，当缺血区再灌注时，生发基质内脆弱血管破裂、出血，常引起室管膜下出血（图 11-2-2）。严重的病例可发展成脑室周围白质软化（periventricular leukomalacia，PVL），形成囊腔或吸收后导致脑室扩大、脑白质减少（图 11-2-3），MRI 表现为双侧侧脑室不规则扩大，脑室周围白质呈长 T1、长 T2 信号，FLAIR 呈高信号，若白质内有囊变，则 FLAIR 呈低信号。

【DWI、DTI 及 MRS 在 HIE 中的应用研究】

DWI 技术被认为是目前诊断脑梗死最敏感的方法，可以及时反映脑缺血早期细胞内水肿所致的弥散受限，表现为明显高信号，所显示的病变范围较常规 T2WI 更为广泛，但是随着时间推移，细胞性水肿减轻，血管性水肿加重，当两者处于平衡期时，大约是新生儿HIE 之后 1 周，DWI 呈现假阴性表现，此时常规 MRI 检查较 DWI 敏感。

另外，通过测量 ADC 值可以定量评估脑损伤的严重程度，对应不同的缺氧缺血损伤

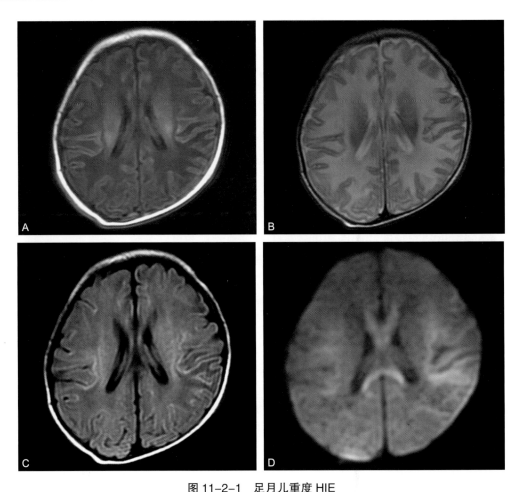

图 11-2-1　足月儿重度 HIE

A. 轴位 T1WI；B. 轴位 T2WI；C. 轴位 T2WI 压水；D. 轴位 DWI。双侧额叶、颞叶及岛叶皮质 T1WI 呈高信号，DWI
呈弥散受限

程度，ADC 值表现为 3 种变化模式。①永久减低模式：重度缺氧缺血，ADC 值下降后不再恢复。该模式导致脑坏死。②双相减低模式：中度缺氧缺血，ADC 值先减低，复苏后恢复至约正常水平，后再度减低。该模式导致脑梗死。③一过性减低模式：轻度缺氧缺血，ADC 值先减低，复苏后恢复至约正常水平并保持稳定。该模式导致选择性神经元死亡。

　　MRS 能活体测量脑组织的代谢产物浓度，直接反映缺血脑组织的代谢状况，评估缺血脑组织的可逆性。HIE 患儿的典型 ^{1}H-MRS 表现是位于 1.33ppm 处的 Lac 峰和位于 3.76ppm 处的 Glx α 峰明显增加，NAA 峰降低。正常新生儿乳酸含量几乎检测不到，但在新生儿缺氧缺血性脑损伤发生 24 小时内，乳酸就可以特异性的大量存在，早于常规 MRI 出现脑异常信号之前。NAA 的降低常在 Lac 升高后数天才出现，提示乳酸积聚引起神经元自身溶解，是不可逆性损伤的一个标志。有文献报道，Lac/NAA 比值与常规 MRI 和 ADC 值比较有更高的诊断准确性。重度 HIE 患儿可见 Lip 峰明显增高，与重度缺氧时，神经细胞坏死及凋亡有关。

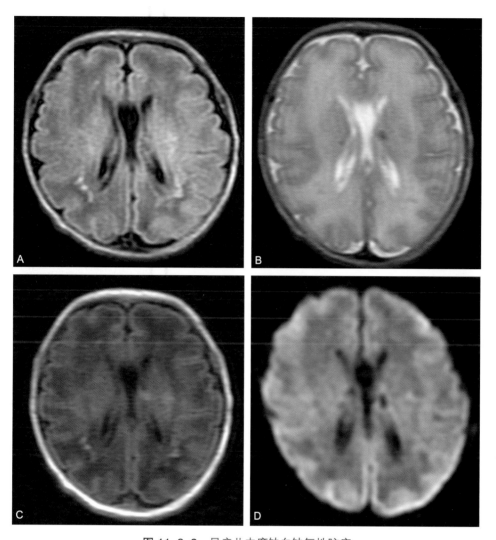

图 11-2-2　早产儿中度缺血缺氧性脑病

A. 轴位 T1WI，示大脑皮质薄，左侧侧脑室室管膜下及双侧旁矢状区多个点片状高信号出血；B. 轴位 T2WI，示出血呈短 T2 信号；C.FLAIR，示病灶呈高信号；D. DWI，示病灶部分呈高信号，部分低信号，且病变范围无常规 MRI 序列敏感，提示病灶病程的不同

　　所以，常规 MRI 检查序列联合功能 MRI 成像在新生儿 HIE 评估中起到了重要的作用，在缺血缺氧发生 7 天内，常规 MRI 检查序列、DWI 和 MRS 联合检查模式值得在临床推广应用。

【诊断与鉴别诊断】

　　本病依据窒息缺氧史、临床表现、不同程度脑水肿及颅内出血的 MRI 表现，一般可明确诊断。但注意勿将早产儿白质低信号诊断为 HIE，使之扩大化。

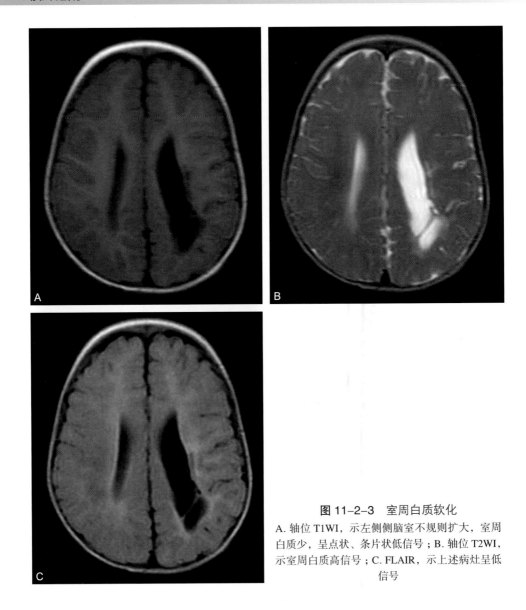

图 11-2-3　室周白质软化
A. 轴位 T1WI，示左侧侧脑室不规则扩大，室周
白质少，呈点状、条片状低信号；B. 轴位 T2WI，
示室周白质高信号；C. FLAIR，示上述病灶呈低
信号

（马　静　邵剑波）

第三节　脊椎先天性畸形

一、脊椎裂

【临床表现】

为骨性椎弓的先天缺如或不连接，其分类同颅裂，分为显性和隐性两类，隐性脊椎裂
只有椎骨缺损而无内容物的膨出。多数患者无症状，于常规 X 线平片时发现，少数有局部
酸痛与不适感，部分患者到成年后可产生遗尿、尿失禁等症状。显性脊柱裂为椎管骨缺损

伴椎管内容物膨出（图 11-3-1）。

【MRI 表现】

MRI 示脊柱椎弓间连接中断，被软组织填塞。最常见于脊柱腰、骶段。隐性脊柱裂一般仅有几个椎体的椎板缺损，脊膜大多完整。有的合并表皮外胚层发育异常（先天性皮窦）。显性脊椎裂 MRI 表现见"脊髓脊膜膨出"。

【诊断与鉴别诊断】

同本节"节脊髓脊膜膨出"。

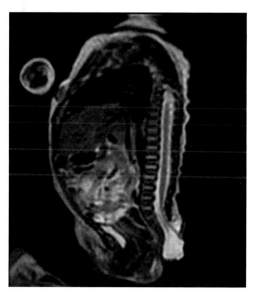

图 11-3-1　骶尾部显性脊椎裂

矢状位 T2WI。骶尾部脊柱闭合不全并脊髓脊膜膨出，脊髓拴系

二、脊膜膨出、脊髓脊膜膨出

【临床表现】

腰、骶部多见，胸部少见，婴儿出生时在背部中线的颈胸或腰骶部可见一囊性肿物，哭闹时包块膨大，压迫包块则前囟膨隆。脊膜膨出可以无神经系统功能症状。脊髓脊膜膨出并有脊髓末端发育畸形变性、形成脊髓空洞者其症状多较严重，常有不同程度的双下肢瘫痪及大小便失禁。少数脊膜膨出向椎管侧方或咽后壁、胸腔、腹腔及盆腔内伸展者，可表现膨出囊压迫邻近组织器官的症状。一部分脊膜膨出患儿合并脑积水和脊柱侧弯等其他畸形，可出现相应的症状。

【MRI 表现】

MRI 表现为脊柱椎管裂开，长 T1、长 T2 脑脊液信号影从蛛网膜下隙（腔）经脊柱裂处突出体外（图 11-3-2），裂隙较大者常呈"喇叭口"样膨出，裂隙细小者，则常呈"吹气球"样膨出，伴局部蛛网膜下隙（腔）扩大，脊髓脊膜膨出可在膨出的长 T2 脑脊液中发现线样等信号神经。

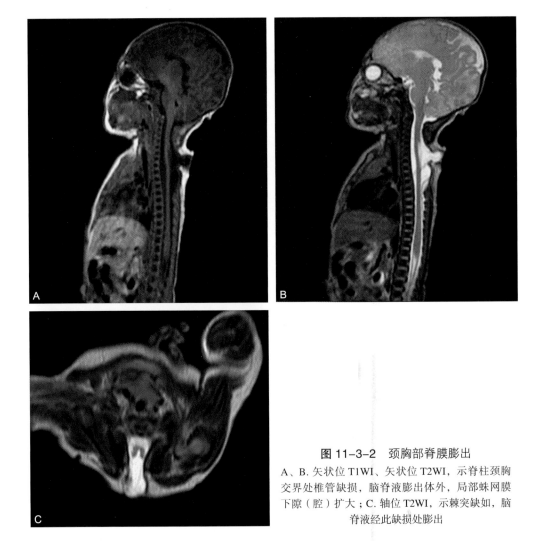

图 11-3-2　颈胸部脊膜膨出
A、B. 矢状位 T1WI、矢状位 T2WI，示脊柱颈胸
交界处椎管缺损，脑脊液膨出体外，局部蛛网膜
下隙（腔）扩大；C. 轴位 T2WI，示棘突缺如，脑
脊液经此缺损处膨出

【诊断与鉴别诊断】

（1）骶尾部囊性畸胎瘤：与脊髓硬膜囊界限清楚，与蛛网膜下隙（腔）不相通，且囊内多有分隔。

（2）脂肪瘤：MRI 显示均匀短 T1、长 T2 脂肪信号，抑脂序列可见脂肪抑制，肿块与脊髓硬膜囊界限清楚，与蛛网膜下隙（腔）不相通，内无脑脊液信号。但骶尾部脊髓脊膜膨出常合并该部位的皮下脂肪瘤，应注意鉴别。

（3）皮样囊肿：少见，与椎管不相通，T1WI 为高信号，T2WI 为等信号，STIR 序列可见脂肪抑制。

三、脊髓纵裂

【临床表现】

一段脊髓或马尾成矢状面分裂，分裂间隔可为骨性、软骨或纤维组织，或无分隔，有学者等将脊髓纵裂分为两型。Ⅰ 型：双硬脊膜囊双脊髓型，各有其硬脊膜和蛛网膜，内有骨性或软骨间隔。Ⅱ型：共脊膜囊双脊髓型，有共同硬脊膜及蛛网膜，有纤维分隔。脊髓纵裂常伴发脊柱侧弯、脊椎及脊髓各种发育畸形，如半椎、蝴蝶椎及脊髓脊膜膨出等，临床表现为腰背部疼痛、下肢发育不良、下肢运动障碍、神经性膀胱、大小便失禁、背部纵裂部位皮肤异常等。

【MRI 表现】

脊髓纵裂主要发生在胸腰段，尤其是 $L_1 \sim L_3$，其次是胸段，T_5 以上明显减少，极少见于颈段和骶段。两个分裂脊髓可对称或不对称，在横轴位呈圆形或类圆形，与正常脊髓走行连续，信号一致，较纵裂上端脊髓为细（图 11-3-3），中间可见异常信号影分隔，T1WI上，纤维与软骨间隔信号呈稍低信号，介于脑脊液与脊髓信号之间；T2WI上，骨性和纤维性间隔则呈低信号，与脑脊液高信号形成明显信号对比，软骨性间隔呈高信号。该分隔常与椎体后缘相连续，部分后端游离，分裂的脊髓大部分远端又合二为一。若并发脊椎或脊髓畸形，则呈相应 MRI 表现。

【诊断与鉴别诊断】

脊髓纵裂 MRI 表现很具特征性。

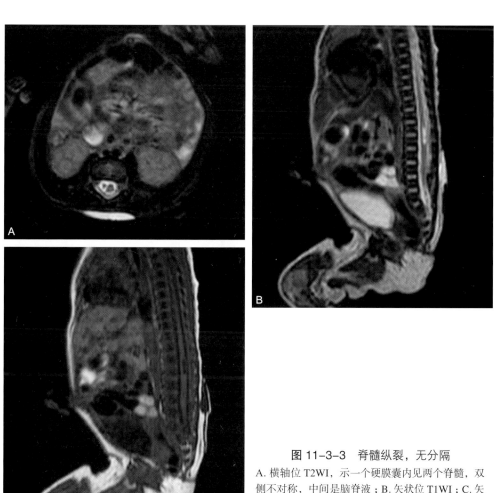

图 11-3-3 脊髓纵裂，无分隔

A. 横轴位 T2WI，示一个硬膜囊内见两个脊髓，双侧不对称，中间是脑脊液；B. 矢状位 T1WI；C. 矢状位 T2WI，示 L_{1-2} 水平脊髓裂开，远端汇合，脊髓圆锥位于 L_5 水平，脊膜膨出

四、脊髓拴系综合征

【临床表现】

新生儿期脊髓末端约位于 L_3 水平，随着生长发育脊髓圆锥逐渐上移，至成人期，脊髓末端位于 L_1、L_2 水平，一般认为，脊髓圆锥位于 L_3 以下，可诊断脊髓拴系综合征。由于脊髓拴系综合征病因、牵拉程度不同，神经损伤症状差别很大，轻者不明显，重者下肢瘫痪，主要临床表现为背部皮肤异常，下肢畸形、感觉和运动障碍，肛门、尿道、膀胱括约肌功能障碍，大小便失禁等。

【MRI 表现】

MRI 以矢状位显示最佳，能清楚显示圆锥的位置，终丝的形态、粗细及固定的位置，并发的畸形。如脊柱裂导致的脊膜膨出，则显示皮下包块与脑脊液信号一致，脊髓脊膜膨出则可示脑脊液中的神经影，若膨出物含脂肪组织，则为脂肪脊髓脊膜膨出，对于椎管内脂肪存留或椎管内外相通的脂肪瘤，MRI 显示更具特征性（图 11-3-4）。

【诊断与鉴别诊断】

MRI 由于软组织分辨力高，对于脊髓拴系的位置及并发畸形都显示地非常清楚。

五、尾部退化综合征

【临床表现】

尾部退化综合征是骶尾部先天畸形伴有邻近区域软组织异常的一系列病变，从轻微的发育不良到完全的骶尾椎发育不全。患者出现的症状可以从轻微的末梢肌肉萎缩到完全的瘫痪，几乎所有的患者都有神经源性膀胱。

【MRI 表现】

尾部退化综合征被分为两组。第一组包含严重的病变，主要出现在儿童期或出生前，患者脊髓高位，脊髓末端圆钝，其止点位于 L_1 椎体上方。往往在 S_1 椎体水平或以上合并严重的骶椎畸形。脊髓末端圆钝是由于末梢脊髓发育不良。第二组有相对轻的发育不良，患者可能直到成年后都没有症状。通常脊髓位置较低，远端脊髓逐渐变细，并且拴系于终丝、脂肪瘤、脂肪瘤型脊膜膨出或末梢脊膜膨出（图 11-3-5）。

【诊断与鉴别诊断】

鉴别诊断包括脊髓拴系，同样表现为脊髓低位伴有或不伴有增厚或脂性的终丝，但是没有尾部发育不全。另一种鉴别诊断是闭合性的脊髓椎管闭合不全，同样椎弓没有融合，但没有脊椎发育不良。

六、脊柱侧弯

【临床表现】

脊柱在冠状面上的侧向弯曲畸形，可分为先天性脊柱侧弯和特发性脊柱侧弯，先天性脊柱侧弯是因为半椎、蝴蝶椎等各种椎体畸形导致脊柱侧弯，特发性的脊柱侧弯，脊柱结构基本没有异常，多由于长期不良姿势，不良生活习惯导致神经肌肉力量失去平衡，导致

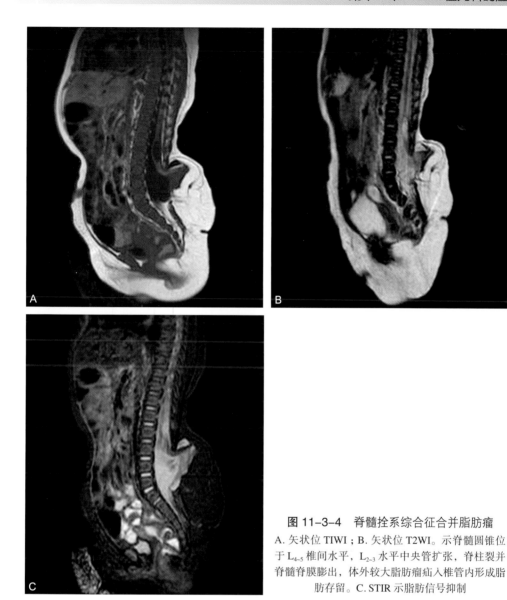

图 11-3-4 脊髓拴系综合征合并脂肪瘤
A. 矢状位 T1WI；B. 矢状位 T2WI。示脊髓圆锥位于 L_{4-5} 椎间水平，L_{2-3} 水平中央管扩张，脊柱裂并脊髓脊膜膨出，体外较大脂肪瘤疝入椎管内形成脂肪存留。C. STIR 示脂肪信号抑制

脊柱原来应有生理弯曲变成了病理弯曲。临床常见，多数可以通过保守治疗取得理想效果。临床表现为肩和骨盆的倾斜，肩部不等高，躯干和下肢比例失调，长期不对称姿势，优势手、下肢不等长，肌肉凸侧组织紧张，凹侧组织薄弱、被牵拉。先天性脊柱侧弯患者常伴发泌尿生殖系统、脊髓纵裂、脊髓拴系、硬膜内脂肪瘤等畸形。

【MRI 表现】

脊柱侧弯 MRI 表现重点在于侧弯角度测量、发现椎体畸形的类型、部位和数目及各种伴发畸形（图 11-3-6）。侧弯角度测量法有两种，一种是 Cobb 法，即通过上位终末椎体下缘及下位终末椎体下缘各做一条直线，再做这两条线的垂线，其交角即为 Cobb，适用于侧弯角度大于 50°者；另一种是 Ferguson 法，原发侧弯两端的椎体中心点和侧弯顶点椎体中心点之连线的交角，适用于侧弯角度小于 50°者。

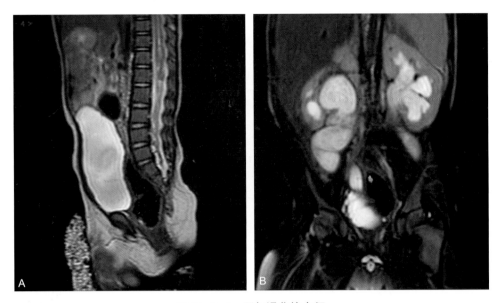

图 11-3-5　尾部退化综合征

A. 矢状位 T2WI，示 S_{4-5} 及尾椎缺如，臀部脂肪增厚，脊髓 T_{10}~L_1 段中央管扩张，脊髓远端无逐渐变细的圆锥形态，呈 "吊球状"，终丝扭曲萎缩，膀胱扩大，壁不光滑，多个小憩室形成；B. 冠状位 T2WI，示双侧肾盂肾盏及全段输尿管扩张

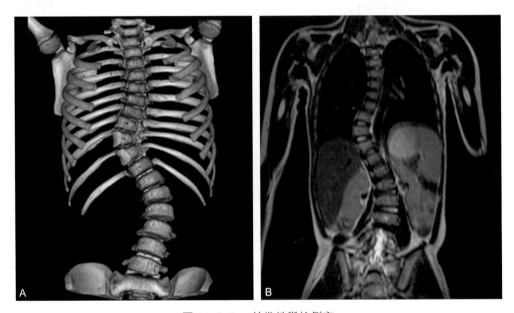

图 11-3-6　特发性脊柱侧弯

A. MSCT，示脊柱 "S" 形弯曲，第 11 对肋骨，T_{8-10} 椎体左侧变扁；B. 冠状位 T2WI，示脊柱侧弯，椎体未见发育畸形

【诊断与鉴别诊断】

脊柱侧弯诊断并不困难。

七、脊髓空洞症

【临床表现】

由于空洞累及脊髓部位不同，其临床症状不一，一般均起病隐匿，进展缓慢，常有温痛觉丧失、肌肉瘫痪和萎缩、肌无力、疼痛等。晚期可出现神经源性膀胱和尿失禁。

【MRI 表现】

MRI 矢状位可以清楚显示空洞位置、大小和范围。空洞呈脑脊液信号，纵行范围不一，增强无强化，可仅限于数节段，亦可累及脊髓全长，周围可伴胶质增生，脊髓外形可以正常，也可以梭形膨大或萎缩变细（图 11-3-7）。同时可伴 Chiari 畸形和脊柱其他畸形等。轴位象可以显示空洞的大小和残存脊髓的范围。

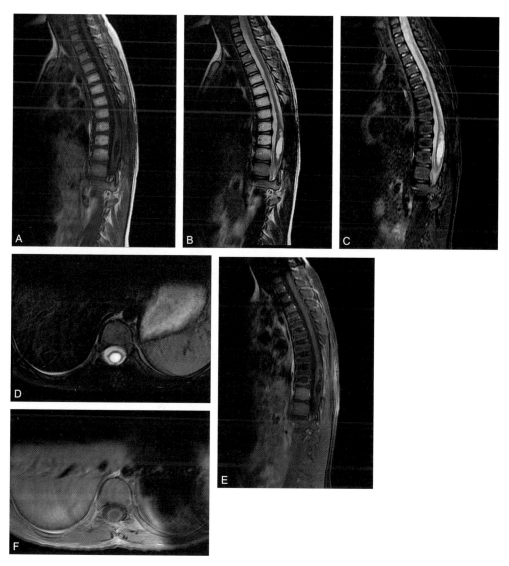

图 11-3-7　脊髓空洞症

A.矢状位 T1WI；B.矢状位 T2WI；C.矢状位 T2WI 压脂；D.轴位 T2WI 压脂；E、F.矢状位、轴位 T1WI 增强。下胸段脊髓增粗，见长 T1、长 T2 信号影，与脑脊液信号一致，增强未见强化

【诊断与鉴别诊断】

脊髓积水和脊髓空洞两者在临床、影像甚至病理上都难以区分，大多数学者将两者统归为脊髓空洞症。

第四节　儿童腹部肿瘤性病变

一、肝母细胞瘤

【临床表现】

为小儿最常见的肝恶性肿瘤，患儿多以右上腹包块就诊，肿瘤生长迅速，可达脐下或超过腹中线，晚期可有发热、食欲缺乏、体重下降、呕吐、腹痛贫血甚至黄疸、腹水等症状。约 80% 患者甲胎蛋白（AFP）可升高。

【MRI 表现】

肝母细胞瘤多为单发病灶，以肝右叶多见，部分病变为外生型，肿块边界清楚，有假包膜，多呈实性，表现为长 T1、长 T2 信号或混杂信号，局灶性 T1WI 高信号可能与肿瘤内出血或脂肪成分有关。钙化灶在 MRI 上呈低信号。肿瘤在 T2WI 上呈"石榴样"改变，即瘤内见多个细小囊状高信号影，周围有低或等信号的线样间隔。肝硬化少见。值得一提的是，在 T2WI 上，肿瘤的假包膜可明显显示，呈低信号环绕，但不完整，部分区域被破坏，甚至消失（图 11-4-1）。增强扫描 40% 病变可有周边晕环强化，且消除迅速。MRI 可清晰显示血管受压、移位及受侵情况。

【诊断与鉴别诊断】

（1）肝细胞癌：儿童肝细胞癌多见于 4 岁以上儿童(肝母细胞瘤 90% 发生于 3 岁以前)，肿块边缘不如肝母细胞瘤光整，钙化少见（10%），且为斑点状，无骨样组织钙化的特点。门静脉瘤栓较多见，常有脂肪肝或肝硬化等表现。

（2）转移瘤：除中枢神经系统外的全身实质性肿瘤均可转移至肝。腹部以肾母细胞瘤、神经母细胞瘤转移最多见，亦可见于淋巴瘤及白血病（可为多中心起源）。其中以多个结节常见，亦可单发。分布于肝的外围部，不同于肝母细胞瘤。增强扫描肿瘤周边可呈环状强化。

（3）错构瘤：主要应与囊性肝母细胞瘤鉴别。前者以 2 岁以下男孩多见，囊性肿块常有间隔，囊壁光整，边缘清晰。

（4）未分化胚胎性肉瘤：年长儿多见，肝内肿块呈浸润性生长，境界不清楚，形态不规则，罕见钙化，甲胎蛋白阴性等可资鉴别。

二、婴儿型血管内皮瘤

【临床表现】

本病多见于 6 个月以下小儿及新生儿，半数病例因心脏高排出量引起的心力衰竭就诊，肝内血管分流量较少者，表现为腹部肿块、肝大、腹胀，可伴发血小板减少导致 Kasabach-

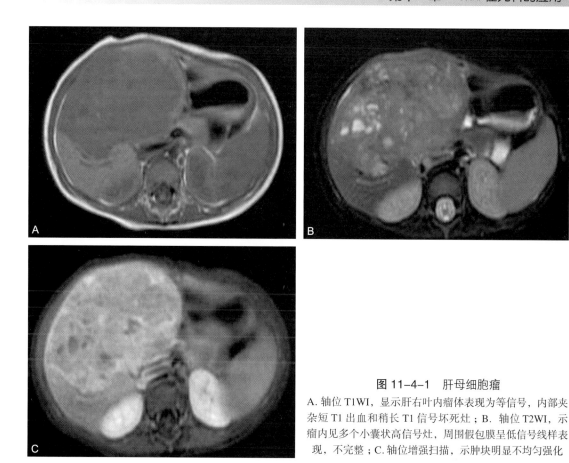

图 11-4-1　肝母细胞瘤

A. 轴位 T1WI，显示肝右叶内瘤体表现为等信号，内部夹杂短 T1 出血和稍长 T1 信号坏死灶；B. 轴位 T2WI，示瘤内见多个小囊状高信号灶，周围假包膜呈低信号线样表现，不完整；C.轴位增强扫描，示肿块明显不均匀强化

Merritt 综合征及弥散性血管内凝血（DIC），亦可无症状。20% 伴皮肤血管瘤，原发性肿瘤破裂引起腹腔出血和消耗性凝血病为少见的并发症，大多数患儿 AFP 可升高。部分病例可自行消退。

【MRI 表现】

MRI 上肿瘤呈长 T1、长 T2 信号，STIR 呈高信号，且更加清晰，呈"灯泡征"。肿块一般信号较均匀，较大的肿块内当有出血、坏死和纤维化时，在 T2WI 上，肿瘤可呈不均匀的高信号。急性出血时，在 T1WI 上局部可见高信号影，而低信号区常为纤维化或含铁血黄素沉着所致，钙化 MRI 上难以显示。MRI 增强扫描，较大的肿块在动脉期瘤体呈环形或葡萄状强化，随时间延长，对比剂自肿瘤边缘逐渐向中心充填。延迟扫描，对比剂逐渐填平（图 11-4-2），与正常肝之间信号差异变小，等于或稍高于正常肝实质信号，坏死、出血、血栓或纤维化区不强化。较小的肿瘤可出现全瘤均匀强化。另外腹主动脉远端的降主动脉与肝脏以上水平的主动脉相比管径有缩小，只是程度不同，这是由于很大一部分心输出量经腹主动脉进入肿瘤所致。

【诊断与鉴别诊断】

本病主要与海绵状血管瘤鉴别，两者影像表现相似，后者极少见于 1 岁以下患儿，直径一般在 2cm 以下，很少表现为较大的肿块，钙化少见，增强早期多呈边缘结节性强化，很少环形强化。肝转移瘤与肝母细胞瘤不会出现向心性强化。

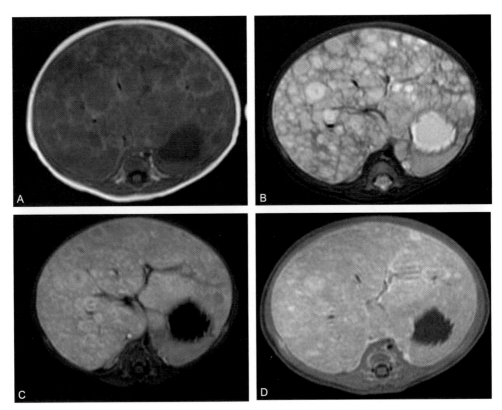

图 11-4-2   婴儿型血管内皮瘤

A . 轴位 T1WI ; B. 轴位 T2WI。示肝内弥漫分布大小不一的类圆形长 T1、长 T2 信号灶，边界清楚，内部信号均匀。
C. 轴位增强扫描示多数病灶呈环形强化。D. 延迟扫描。示大部分病灶已填平完全强化

三、囊性间叶错构瘤

【临床表现】

大多发生于 2 岁以下男童，以迅速增大的腹部包块为首发症状，无腹痛，部分患者
AFP 可升高。

【MRI 表现】

MRI 上表现为边界清楚的多房囊性肿块，多见于肝右叶，呈长 T1、长 T2 信号，但信
号根据囊内蛋白含量和有无出血有所不同，内部可见分隔。增强扫描，间隔强化，而囊内
容物不强化。肝内巨块和多个囊泡是其特征（图 11-4-3 ）。

【诊断与鉴别诊断】

本病主要需与肝内其他囊性肿块鉴别。

（1）婴儿型血管内皮细胞瘤：增强瘤体呈结节强化，延时扫描对比剂自外周逐渐向中
心充填。

（2）先天性肝内囊肿：少见。

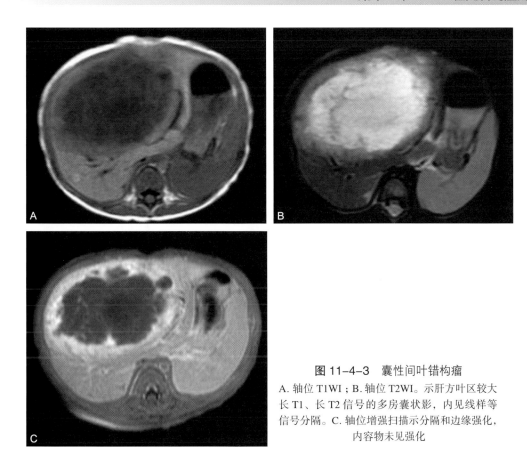

图 11-4-3　囊性间叶错构瘤
A. 轴位 T1WI；B. 轴位 T2WI. 示肝方叶区较大长 T1、长 T2 信号的多房囊状影，内见线样等信号分隔。C.轴位增强扫描示分隔和边缘强化，内容物未见强化

（3）肝脓肿：临床及实验室检查有败血症征象，肿块周围有水肿。

（4）肝包虫病：有地域性，大的囊腔内可见分房结构或子囊（囊内囊），子囊主要分布在母囊的周边部分呈车轮状，囊内见低信号头节。

（5）肝未分化胚胎肉瘤：发病年龄和症状不一样。

四、肝胆管横纹肌肉瘤

【临床表现】

本病发病年龄为 5 个月～11 岁，以 2～6 岁多见，发病高峰是 4 岁，男女相当，9 岁以上少见。肿瘤位于肝外胆管者临床表现阻塞性黄疸，位于肝内者，则以腹痛、肝大、腹部包块就诊。此外尚有发热、全身乏力或转移性症状，AFP 阴性。

【MRI 表现】

肿块在 T1WI 呈低信号或等信号，T2WI 为中等至高信号。瘤体实性为主，沿肝门及肝外胆管生长，肝内外胆管扩张明显（图 11-4-4）。增强呈不均匀强化，部分明显强化，且具有向心性，延迟仍有强化。MRCP 可显示梗阻以上部位的胆管扩张及管内不规则低信号区。

【诊断与鉴别诊断】

对于肝外胆管横纹肌肉瘤，应考虑与胆结石、蛔虫、胆总管囊肿鉴别。小儿横纹肌肉

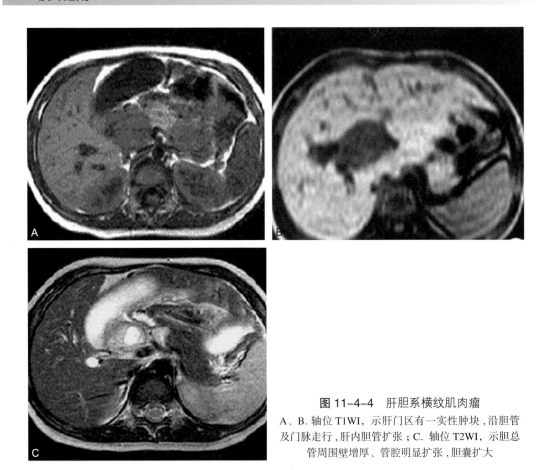

图 11-4-4　肝胆系横纹肌肉瘤

A、B. 轴位 T1WI，示肝门区有一实性肿块，沿胆管
及门脉走行，肝内胆管扩张；C. 轴位 T2WI，示胆总
管周围壁增厚、管腔明显扩张，胆囊扩大

瘤引起息肉样肿物几乎均可侵及胆管全长，特别是远端受侵，是胆管内肿物的特征性征象。
对于肝内横纹肌肉瘤，影像学缺乏特征性，与其他肝内原发性肿瘤较难区别；对位于肝门区
实性肿物，应警惕本病，结合临床症状、年龄、肝胆以外的病理征象及 AFP 等有助于鉴别。

五、肾母细胞瘤

【临床表现】

肾母细胞瘤又称 Wilms 瘤，大部分肾母细胞瘤患儿的一般健康状况良好。全身症
状少见，偶可有体重下降，食欲缺乏。最常见的临床表现是触及腹部包块，出现率为
75%～95%。25% 的患儿有镜下血尿。肉眼血尿少见，如果出现则提示肿瘤侵入集合系统
或者肿瘤起于肾盂。25% 的患者患有高血压，与肿瘤产生肾素有关。

【MRI 表现】

肾母细胞瘤在 MRI 上表现为长 T1、长 T2 信号，常因肿块内部有出血、坏死、囊变而
信号不均匀，坏死、囊变 T1WI 信号更低，T2WI 信号更高，出血则 T1WI 呈高信号，与肾
边界清楚，冠状位与矢状位对于肿块与肾的关系显示很重要，可以清晰显示残余肾、肾盂、
肾盏受压移位的情况，但 MRI 不能确定小的肾包膜破坏，不能区别淋巴结的肿大是由于
肿瘤转移还是淋巴结反应性增大，因为此时淋巴结的信号强度均与原发肿瘤一样。MRI 可
发现肝转移和腔静脉瘤栓，瘤栓信号与原发瘤信号一致。增强 T1WI 显示肿瘤不均匀强化，

总的强化不如正常的肾组织，但增强后，肿瘤的边界更加清晰，典型者残肾呈"抱球征"（图 11-4-5）。

【诊断与鉴别诊断】

（1）较大神经母细胞瘤侵犯肾：两者常混淆，神经母细胞瘤可跨中线生长，包绕血管，钙化多见。肾母细胞瘤边界规则，位于一侧腹膜后，推移血管。可以结合 CT 检查有无钙化和尿儿茶酚胺来加以鉴别。

（2）肾母细胞增生症：多双侧发病。

六、神经母细胞瘤

【临床表现】

5 岁以下儿童多见，近半数患者表现为固定、坚硬、分叶状肿块，位于一侧上腹部或中线部位，可伴腹胀、腹痛，50% 患儿初诊时已有转移症状，如头部包块、眼球突出、贫血、骨关节疼痛、肝大、表浅淋巴结肿大及发热、多汗、体弱等。少数患者有高血压、心悸、腹泻、血管活性肠肽综合征或婴儿肌痉挛性脑病。部分病例有家族史，以及染色体异常。

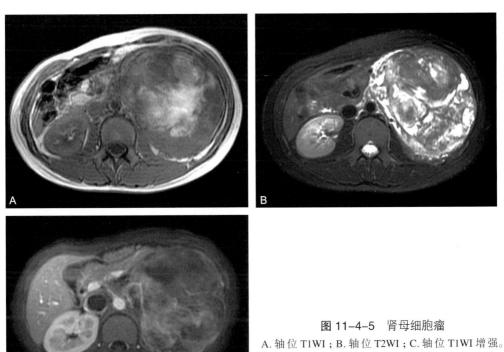

图 11-4-5 肾母细胞瘤
A. 轴位 T1WI；B. 轴位 T2WI；C. 轴位 T1WI 增强。
左肾中下级巨大肿块，信号不均匀，以长 T1、长 T2
信号为主，边界清晰，可见等信号包膜，增强肿块明
显不均匀强化

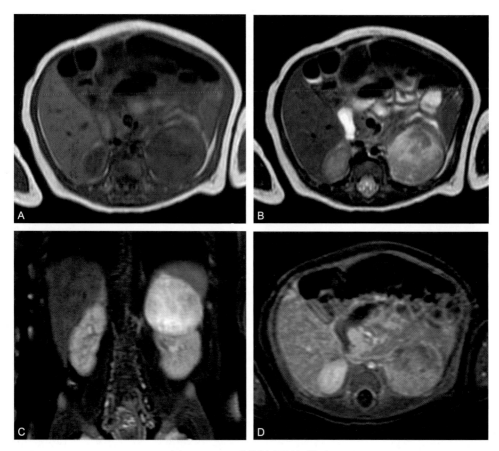

图 11-4-6　Ⅰ期神经母细胞瘤

A. 轴位 T1WI，示左侧肾上腺区圆形等信号软组织信号影，内见小片状长 T1 坏死区和短 T1 高信号出血；B. 轴位 T2WI，示肿块呈稍长 T2 信号，坏死区信号更高；C. 冠状位 STIR，示肿块压迫左肾上极，左肾未见累及；D. 轴位增强示肿块中度强化

【MRI 表现】

MRI 示肾上腺区巨大肿块，信号均匀或不均，不均匀则提示肿块内出血、坏死、囊变，肿块内"沙粒样"钙化是其特征性表现，MRI 表现为低信号，但细小的钙化灶常难以发现，T1WI 上肿块呈低信号，较肝、肾信号稍低，T2WI 上，与肾信号较接近，肿块常跨越中线生长，并向周围浸润，包绕腹部大血管，增强呈轻至中度不均匀强化（图 11-4-6），常见肿瘤侵犯邻近器官，局部淋巴结转移。MRI 检查的意义在于观察肿块范围，对周围器官的侵犯，明确肿瘤的分期，判断患儿的预后（图 11-4-7）。

部分新生儿神经母细胞瘤呈囊性，MRI 示长 T1、长 T2 信号，可单侧或双侧发病，增强不强化。

【诊断与鉴别诊断】

（1）巨大神经母细胞瘤侵犯肾，需与肾母细胞瘤鉴别（同前）。

（2）囊性神经母细胞瘤与新生儿肾上腺出血鉴别：后者出血早期，T1WI 呈高信号，随着出血吸收液化，两者鉴别有时较困难，可以通过复查加以鉴别。

（3）肾上腺皮质癌：临床多有库欣综合征或性早熟，肿块边界清楚，不跨越中线生长。

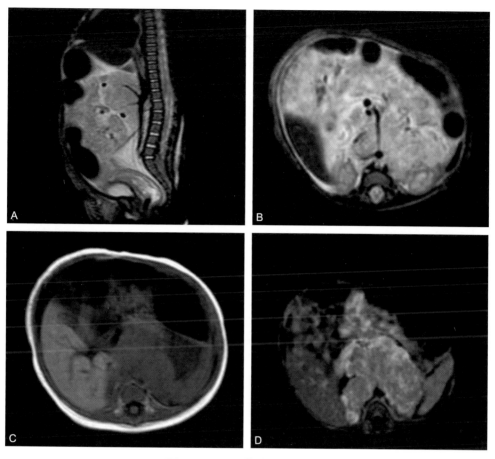

图 11-4-7　Ⅲ期神经母细胞瘤

A. 轴位 T1WI。B. 轴位 T2WI。示左侧肾上腺区肿块呈长 T1、长 T2 信号，表面呈结节状，跨中线向右侧生长，边界不清，包绕肠系膜上动脉和右肾动脉，左肾受压，腹水。C. 矢状位 STIR 示肿块呈宽基底向前生长，流空大血管被包绕。D. 轴位增强扫描示肿块中度不均匀强化，边界较平扫清晰，未见肝、脾侵犯征象

（4）嗜铬细胞瘤：良性，直径小，边界清楚。

七、腹膜后畸胎瘤

【临床表现】

常以腹部大包块就诊，一般情况良好，腹部触诊可及囊实性肿块，活动度小，少数可有腹痛、排便困难等尿道、肠道受压症状，为鉴别良、恶性应常规检查甲胎蛋白（AFP）和人绒毛膜促性腺激素（HCG）。

【MRI 表现】

肿块边界清楚，呈类圆形或不规则形，MRI 由于分辨力高，对于畸胎瘤含有的不同组织成分，如脂肪、钙化、牙齿、囊液等，可以通过不同序列显示清楚，脂肪抑脂序列对诊断有帮助。良性畸胎瘤不强化（图 11-4-8），恶性畸胎瘤可见强化（图 11-4-9）。

【诊断与鉴别诊断】

（1）寄生胎：为发育不全的胎儿，可见脊柱及成形骨骼器官，有比较明显的胎儿外形，

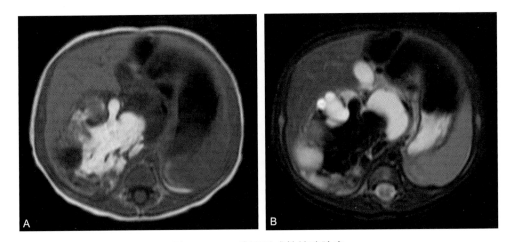

图 11-4-8　腹膜后成熟性畸胎瘤

A. 轴位 T1WI；B. 轴位 T2WI 抑脂，示右腹部肿块，内见长 T1、长 T2 囊性影，等 T1、等 T2 软组织信号影及短 T1 脂肪高信号影，T1 高信号在 T2 抑脂序列可见抑制呈低信号

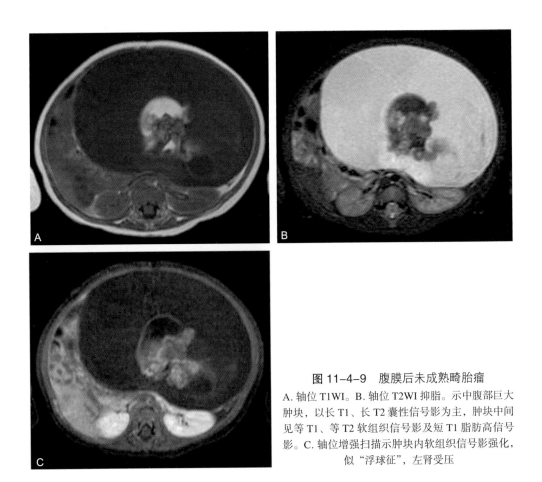

图 11-4-9　腹膜后未成熟畸胎瘤

A. 轴位 T1WI。B. 轴位 T2WI 抑脂。示中腹部巨大肿块，以长 T1、长 T2 囊性信号影为主，肿块中间见等 T1、等 T2 软组织信号影及短 T1 脂肪高信号影。C. 轴位增强扫描示肿块内软组织信号影强化，似"浮球征"，左肾受压

解剖学上和组织学上比较成熟，而畸胎瘤仅有零星的骨质不能形成真正器官系统，而且有向成熟或恶性组织分化的潜能。

（2）囊性畸胎瘤与肠系膜囊肿或肠重复畸形鉴别：腹膜后畸胎瘤对肠管向前向健侧压迫移位，肠系膜囊肿压迫肠管向两侧移位，肠重复畸形与小肠伴行。同时，分化成熟的囊性畸胎瘤 MRI 表现瘤体内的多种组织成分。

（邵剑波　马慧静　杨敏洁　李　茜）

参考文献

[1] 王振宇. 人体断面与影像解剖[M]. 北京: 人民卫生出版社, 2010.

[2] 王云钊. 中华影像医学, 骨肌系统卷[M]. 北京: 人民卫生出版社, 2002.

[3] 梁碧玲. 骨与关节疾病影像诊断学[M]. 北京: 人民卫生出版社, 2006.

[4] 候熙德. 神经病学[M]. 3版. 北京: 人民卫生出版社, 1997.

[5] 白人驹, 张雪林. 影像诊断学[M]. 北京: 人民卫生出版社, 2010.

[6] Harnsberger. 影像专家鉴别诊断头颈部合册[M]. 王振常, 鲜军舫译. 北京: 人民军医出版社, 2012.

[7] 夏黎明, 朱文珍. 功能性磁共振诊断[M]. 北京: 人民卫生出版社, 2011.

[8] 张兆琪. 心血管疾病磁共振成像[M]. 北京: 人民卫生出版社, 2007年.

[9] 李坤成. 中华影像医学. 心血管系统卷[M]. 北京: 人民卫生出版社, 2007.

[10] 夏黎明, 朱文珍. 功能性磁共振诊断[M]. 北京: 人民卫生出版社, 2011.

[11] 吴恩惠. 医学影像诊断学[M]. 北京: 人民卫生出版社, 2001.

[12] 李正. 先天畸形学[M]. 北京: 人民卫生出版社, 1999.

[13] 邵剑波, 李欣. 小儿腹部CT诊断图鉴[M]. 沈阳: 辽宁科学技术出社, 2004.

[14] 吴恩惠, 戴建平, 张云亭. 中华影像医学: 中枢神经系统卷[M]. 北京: 人民卫生出版社, 2004.

[15] 王承缘, 邵剑波, 李欣. 小儿颅脑疾病CT诊断[M]. 武汉, 湖北科学技术出版社, 1999.

[16] 孟亚丰, 李坤成, 张念察, 等. 颅内结核瘤的 MRI 诊断[J]. 中华放射学杂志, 1999, 33 (10): 680 - 683 . 31.

[17] 周文辉, 沈继平, 周进, 等. 多发脑结核病的MRI诊断[J]. 中国CT和MRI杂志, 2005, 3 (1): 18-20.

[18] 秦卫和, 龙宇辉, 付飞先. 脑血吸虫病的MRI诊断[J]. 中国CT和MRI杂志, 2006 (2): 12-13.

[19] 刘庆先, 夏爽, 祁吉. 中毒性脑病的影像学表现及DWI的价值[J]. 中国医学影像技术, 2009, 25(1):54-57.

[20] 李洁, 王小宜, 阿师雷. Wernicke脑病的MRI表现与临床[J]. 实用放射学杂志, 2009, 25(2):157-159.

[21] 刘佩芳, 鲍润贤, 王琦. 规范乳腺MRI检查适应证、检查技术和诊断[J]. 中华医学计算机成像杂志, 2008, 14 (6) 507-515

[22] 孙爱敏, 朱铭, 钟玉敏, 等. 磁共振成像在心房异构诊断中的应用[J]. 中国临床医学影像杂志, 2007, 18(7):485-487.

[23] 吕建华, 陆敏杰, 赵世华, 等. 磁共振在复合和复杂先天性心脏病"一站式"检查中的应用[J]. 中国医学影像技术, 2010, 26(10):1864-1868.

[24] 闫媛媛, 靳二虎, 张洁, 张艺. 3.0 T MRI对胰腺假性囊肿的研究[J]. 国际医学放射学杂志, 2012 (02): 107-111.

[25] 刘运财, 郭献日. 壶腹癌的MRI诊断[J]. 中国医学影像学杂志, 2007 (03): 224-225.

[26] 胡学梅, 胡道予, 夏黎明, 等. 肾结核的MRI表现(附12例分析) [J]. 放射学实践, 2006 (03): 281-283.

[27] 连世东, 谭晓天, 徐哲, 等. 肾透明细胞癌的MRI分析 [J]. 中国临床医学影像杂志, 2010 (01): 64-66.

[28] 周建军, 丁建国, 曾蒙苏, 等. 肾嫌色细胞癌:动态增强CT及MR表现 [J]. 放射学实践, 2008 (02): 161-164.

[29] 姚立新, 李华菊. 双肾上腺转移瘤的MRI表现(附1例报告)) [J]. 实用放射学杂志, 2003 (05): 480.

[30] 郭献日, 童婷婷, 等, 曹国全. 原发性输尿管癌的磁共振诊断 [J]. 现代泌尿外科杂志, 2008 (06): 425-428.

[31] 侯志彬, 李欣, 王春祥, 等. 儿童腹膜后良性畸胎瘤CT、MRI表现 [J]. 临床小儿外科杂志, 2008 (03): 63-64.

[32] 彭旭红, 吴元魁, 陈斌, 等. 骨软骨瘤的3.0T MRI特征[J]. 临床放射学杂志, 2010 (02): 221-224.

[33] 魏龙晓, 王玮, 黄进, 等. X线平片及MRI诊断动脉瘤样骨囊肿的价值[J]. 实用放射学杂志, 2005 (05): 501-503.

[34] 马强华, 杨晓萍, 张薇薇, 等. 骨巨细胞瘤的MRI诊断[J]. 实用放射学杂志, 2007 (04): 490-492.

[35] 朴永男, 刘慧楠. MRI诊断转移性骨肿瘤[J]. 中国介入影像与治疗学, 2012 (10): 722-725.

[36] 张朝晖, 孟悛非, 张小玲. 四肢黏液样脂肪肉瘤的MRI诊断[J]. 中华放射学杂志, 2007 (01): 66-68.

[37] 李涛, 刘汉菊, 宋扬. MRI对急性骨髓炎感染患者诊断价值分析[J]. 中华医院感染学杂志, 2013 (18): 4431-4433.

[38] Nathoo N, Nadvi SS . Infratentorial empyema: analysis of 22 cases[J] . Neurosurgery, 1997, 41(6) : 1263- 1268.